LA CHUTE DE LA PERSONNE ÂGÉE

CHEZ LE MÊME ÉDITEUR

Dans la collection « Problèmes en Médecine de Rééducation » :

OBÉSITÉ ET MÉDECINE DE RÉÉDUCATION. 1991, 168 pages, 36 figures.
ISOCINÉTIQUE ET RÉDECINE DE RÉÉDUCATION. 1991, 160 pages, 35 figures.
ÉLECTROSTIMULATION DES NERFS ET DES MUSCLES. 1992, 216 pages, 70 figures.
RÉÉDUCATION VÉSICO-SPHINCTÉRIENNE ET ANO-RECTALE. 1992, 520 pages, 104 figures.
POSTURE, ÉQUILIBRATION ET MÉDECINE DE RÉÉDUCATION, 1993, 304 pages, 50 figures.
ÉVALUATION DE LA QUALITÉ DE VIE. 1993, 320 pages, 38 figures.
PATHOLOGIE VASCULAIRE DES MEMBRES. 1993, 392 pages, 85 figures.
SEXUALITÉ, FERTILITÉ ET HANDICAP. 1996, 280 pages, 26 schémas.
GREFFES, TRANSPLANTATIONS ET MÉDECINE DE RÉADAPTATION. 1997, 232 pages.
LE FAUTEUIL ROULANT. 1997, 400 pages, 109 figures.
TECHNIQUES DE RÉÉDUCATION RESPIRATOIRE. 1997, 240 pages.
L'ESCARRE. 1998, 386 pages, 43 figures.

Dans la collection « Actualités en rééducation fonctionnelle et réadaptation » (21 séries parues).

Dans la collection « Pathologie locomotrice et de médecine orthopédique » :

PATHOLOGIE DU RACHIS VIEILLISSANT. 1992, 376 pages.
EXPÉRIENCES EN RÉÉDUCATION LOCOMOTRICE. 1992, 280 pages.
PATHOLOGIE DE LA COIFFE DES ROTATEURS DE L'ÉPAULE. 1993, 360 pages, 167 figures.
LES TRAUMATISMES DE L'ENFANT ET LEURS SÉQUELLES. 1993, 288 pages, 190 figures.
LES INÉGALITÉS DE LONGUEUR DES MEMBRES. 1994, 320 pages, 92 figures.
LES MANIPULATIONS VERTÉBRALES. 1994, 326 pages, 121 figures.
LES CYPHOSES : DE L'ENFANT À L'ADULTE. 1995, 300 pages, ill.
LA SCOLIOSE IDIOPATHIQUE. 1996, 464 pages, 276 figures.
AMPUTATIONS DU MEMBRE INFÉRIEUR, APPAREILLAGE ET RÉÉDUCATION. 1996, 512 pages, 99 figures.
LES TRAUMATISMES DU SPORT CHEZ L'ENFANT ET L'ADOLESCENT. 1997, 360 pages.
MAIN ET MÉDECINE ORTHOPÉDIQUE. 1997, 432 pages, 202 figures.
OSTÉOPROSE ET MÉDECINE PHYSIQUE. 1998, 278 pages, 32 figures.
LE PIED DE L'ENFANT ET DE L'ADOLESCENT. 1998, 444 pages, 227 figures.
GROSSESSE ET APPAREIL LOCOMOTEUR. 1998, 176 pages.

Dans la collection « Rencontres en rééducation » :

LA RÉINSERTION SOCIO-PROFESSIONNELLE DES PERSONNES HANDICAPÉES. 1994, 356 pages, 13 figures.
LA RAIDEUR ARTICULAIRE. 1995, 432 pages, ill.
MALADIE D'ALZHEIMER ET MÉDECINE DE RÉADAPTATION. 1996, 248 pages, 14 figures.
LES APRAXIES. 1997, 144 pages 10 figures.
LES SYNDROMES DE NÉGLIGENCE SPTATIALE. 1998, 324 pages, 50 figures.`

Dans la collection « Acquisitions rhumatologiques » :

PATHOLOGIE DES INSERTIONS ET TENDINOPATHIES. 1991, 256 pages, 85 figures.
LES MÉDICAMENTS ANTALGIQUES. 1992, 144 pages, 12 figures.
PATHOLOGIE IATROGÈNE DU RACHIS. 1993, 368 pages 120 figures.
CÉPHALÉES ET MIGRAINES. 1993, 256 pages, 19 figures.
ARCHITECTURES ET RÉSISTANCE MÉCANIQUE OSSEUSES. 1993, 176 pages, 63 figures.

Dans la collection « Monographies de Podologie » :

LE PIED POST-TRAUMATIQUE. 1991, 224 pages 46 figures.
LE PIED DU SUJET ÂGÉ. 1992, 224 pages, 46 figures.
LE PIED DIABÉTIQUE. 1993, 200 pages, 60 figures.
LA PATHOLOGIE UNGUÉALE. 1994, 107 pages.
LA PATHOLOGIE DE L'ARTICULATION SOUS-ASTRAGALIENNE. 1994, 161 pages.
MÉTHODES ACTUELLES D'EXPLORATION DU PIED. 1995, 264 pages, 154 figures.
LE PIED NEUROLOGIQUE DE L'ADULTE. 1996, 270 pages, 41 figures.`

Dans la collection « Progrès en Médecine physique et de réadaptation » 1re série, 2e série.

PROBLÈMES EN MÉDECINE DE RÉÉDUCATION
sous la direction de
Lucien SIMON, Jacques PÉLISSIER et Christian HÉRISSON

N° 36

LA CHUTE DE LA PERSONNE ÂGÉE

sous la direction de

J.-M. JACQUOT, D. STRUBEL, J. PÉLISSIER

avec la collaboration de

M.ABRIC, J.L. ALBARÈDE, D. ALBERT, G. ALBRAND, E. ALIX, ALMERAS, B. ARNAUD, G. ASENCIO, J.J. BARRAULT, C. BAZALGETTE, O. BEAUCHET, L. BECK, S. BELHASSEN, J. BERIA, R. BERTIN, J.P. BERTINCHANT, M. BERTYHEL, P. BESSOU, P. BLANC, M.A. BLANCHON, I. BODSON, O. BONNIER, V. BOUILLERET, P. BOURRIER, J. BOUZIGUES, CL. BRAIZE, F. BUSQUÈRE, L. CALMELS, G. CALTELNOVO, G. CAZALET, B. COMPAN, M.C. COSTES-SALON, PH. COURPRON, L. DAVID, C. DEMUYNCK-ROEGEL, PH. DEWAILLY, M.C. DIANA, G. DONNAREL, F. DUMILIEU, G. DUPEYRON, P. DUPUI, R. ECOCHARD, A. ECOLAN, J.P. EMERIAU, M. ENJALBERT, S. FARDJAD, F. FAVIER, H. FINIELS, P.J. FINIELS, C. DE LA FOURNIÈRE, J.P. FRAYSSE, J.C.GARROS, J.P. GAVROY, A. GENTRY, R. GONTHIER, C. GROSSHANS, G. GUILLOUX, M.M. HALM, D. HEITZ, D. IMLER, J.M. JACQUOT, C. JEANDEL, G. KALTENBACH, C. KERVINIO, M. KIESMANN, N. KOTZKI, F. KUNTZMANN, P. LABAUGE, F. LAFLEUR, C. LAFONT, M. LAPIERRE, V. LAUVERNIER, L. LAVENUE, L. LE MANACÕH, LE MOULEC, B. LEDERMAN, A. LEVY, X. MALLIOPOULOS, CH. MARCELLI, C. MARTIN-HUNYADI, P. MESSNER-PELLENC, J.F. MIDEY, F. MOUREY, C. NGUYEN-PHUOC-DU, J. NIGOND, F. NOURHASHEMI, F. NOUVEL, J. OTHONIEL, V. PARDESSUS, J. PELISSIER, D. PERRENNOU, B. PETER, S. PEZZINI-PICART, P. PFITZENMEYER, J.B. PIERA, B. PLACINES, B. POLLEZ, G. PONTON, J. PREZIOSO, F. PUISIEUX, G. RAGE, M. RAINFRAY, N. DE REKENEIRE, N. REVUELTA, D. RICHARD, T. ROLLAND, Y. ROLLAND, A. ROUSSEL, F. ROUVIÈRE, M. RULLIER, O. SAINT-JEAN, J. SANOU, N. SHARIFI-GANAAT, G. SIBEL, M.L. SOUAN, F. STER, D. STRUBEL, B. TAVERNIER, B. TAVERNIER-VIDAL, F. TENENBAUM, A. THEVENON, PH. THOUMIE, V. TIFFREAU, M. TOUPET, B. VELLAS, C. VEROLLET, M. VERONAT

MASSON

Paris Milan Barcelone

ISBN : 2-225-83650-7
ISSN : 0223-9183

MASSON S.A., 120, bd Saint-Germain, 75280 Paris Cedex 06

TABLE DES MATIÈRES

3. Évaluation du risque

4. Morbidité

5. Prise en charge du chuteur

6. Interventions préventives

CONTENTS

1. Epidemiology

2. Aetiology

3. Risk assessment

4. Morbidity

5. Care of the falling patient

6. Prevention

AVANT-PROPOS

La fracture du col du fémur est l'expression la plus spectaculaire de la gravité des chutes chez le sujet âgé ; elle mobilise des moyens chirurgicaux et est considérée à juste titre comme une conséquence coûteuse et grave du vieillissement. Cependant moins de cinq pour cent des chutes se compliquent de fracture, et les chutes répétées restent chez le sujet âgé un des principaux motifs d'entrée dans la dépendance. Le vieillissement physiologique du contrôle postural et les déficiences de nature neurologique ou rhumatologique altèrent l'agilité posturale et favorisent la survenue de chutes ; l'environnement quotidien devenu inadapté voire dangereux pour la personne âgée polydéficiente joue également un rôle. La chute engendre la peur de tomber et le syndrome de régression psycho-motrice, authentique faillite des processus de contrôle postural, génère une perte sévère d'autonomie.

La chute du sujet âgé est apparue comme un enjeu de santé publique par la gravité de ses conséquences sociales et par le niveau des coûts directs et indirects qu'elle engendre.

L'abord de la chute ne peut être que multidisciplinaire. Les traumatismes liés au chutes conduisent à une prise en charge bien codifiée : service d'urgences, chirurgie traumatologique, rééducation. Le sujet âgé nécessite une filière de soin tenant compte de sa spécificité : polydéficience, fragilité psychologique, importance de l'environnement et de l'entourage. Cette approche gériatrique est indispensable, et les praticiens amenés à prendre en charge les sujets âgés doivent s'en imprégner. L'enjeu est en fait tout autant dans la rééducation de la personne chuteuse que dans la prévention d'éventuelle chutes ultérieures par le contrôle des facteurs intrinsèques d'instabilité posturale comme par l'adaptation de l'environnement ; cette prise en charge tend à s'individualiser. A côté de cette prévention secondaire, sont proposés de nombreux programmes de prévention primaire autour desquels l'unanimité n'est pas faite mais qui reposent sur les campagnes de dépistages des personnes potentiellement chuteuses, sur l'entraînement postural, sur l'adaptation « préventive » de l'environnement.... autant d'initiatives dans lesquelles les collectivités territoriales ont un rôle essentiel et dont il importe de mesurer l'impact.

Quoi qu'il en soit, cette prise en charge est à toutes les étapes nécessairement multidisciplinaire impliquant de nombreux acteurs de santé et les techniques de médecine physique et de réadaptation, en s'intégrant dans la pratique gériatrique, y ont acquis une place déterminante.

Cet ouvrage tente de présenter de la façon la plus didactique sinon la plus exhaustive les aspects théoriques et pratiques de cette prise en charge et s'adresse à tous ceux qui sont amenés à intervenir auprès du sujet âgé chuteur ou potentiellement chuteur.

J. Pélissier et L. Simon

Le thème « La chute de la personne âgée » a été débattu dans le cadre des XXVIIe Entretiens de Médecine Physique et Réadaptation les 3 et 4 mars 1999 à Montpellier coordonné par J.M. Jacquot, D. Strubel et J. Pélissier.

Cet ouvrage est une publication de l'association « Entretiens de rééducation et réadaptation fonctionnelles » (ERRF), Montpellier.

1

ÉPIDÉMIOLOGIE

CHUTES CHEZ LES PERSONNES ÂGÉES VIVANT À DOMICILE : PRÉVALENCE, INCIDENCE, CIRCONSTANCES ET MORBIDITÉ

N. DE REKENEIRE[1], A. GENTRY, G. DONNAREL

Les chutes et leurs complications sont parmi les problèmes les plus importants dans la population âgée du fait de leur fréquence, de leur mortalité, de leur morbidité, de la baisse d'autonomie et de l'institutionnalisation prématurée en maison de retraite qu'elles engendrent.

La prévalence et l'incidence des chutes à domicile ont fait l'objet de nombreuses études qui seront exposées ici. Certaines conséquences de ces chutes sont bien connues. Elles représentent la première cause de décès accidentel chez le sujet âgé. Le risque de décès est d'autant plus important que le temps passé au sol est élevé. 50 % des chuteurs ayant passé plus d'une heure au sol décèdent dans les six mois suivant la chute [26].

Les fractures secondaires à la chute ne surviennent que dans une faible proportion de cas. Les traumatismes (abrasion - contusion) sont plus fréquents. La perte d'autonomie, conséquence fonctionnelle, et en particulier le « post fall syndrom » peuvent atteindre 1/3 des sujets n'ayant pas de fracture. Cette perte d'autonomie engendrée par la peur de tomber, si fréquente après une première chute, peut être responsable d'une institutionnalisation.

Le coût de la prise en charge des chutes et notamment des conséquences fonctionnelles et de l'institutionnalisation secondaire est difficile à évaluer.

1. Centre Gérontologique Départemental, 13012 Marseille.

ÉPIDÉMIOLOGIE DES CHUTES

L'incidence des chutes et la sévérité de leurs complications augmentent avec l'âge. Les accidents constituent la 5e cause de décès chez le sujet âgé et les chutes représentent 2/3 de ces décès accidentels. Dans l'enquête EHLASS (European Home and Leisure Surveillance System) de 1987, la chute est en cause dans les 3/4 des cas des accidents domestiques chez les personnes âgées [6]. Aux Etats-Unis, 75 % des décès liés aux chutes surviennent chez les personnes âgées, qui ne représentent qu'environ 13 % de la population. [7]. De nombreuses études décrivant l'épidémiologie des chutes ont été publiées et les taux de prévalence et d'incidence des chutes sont très variables selon le type de population (domicile, institution...). Les fréquences les plus basses (0,2-0,8 personne/an) sont rencontrées parmi la population vivant à domicile, généralement des personnes en bon état de santé.

Le recueil des chutes peut faire l'objet de biais (enquête rétrospective), d'où la nécessité de répertorier la survenue de chutes (calendrier - enquête téléphonique - courrier) en prospectif. Les études présentées ici sont très différentes selon l'objectif fixé (fréquence, facteurs de risque, causes, conséquences, prévention...), la population étudiée (plus ou moins à risque), le type d'enquête (prospective - rétrospective).

Prévalence

– Dès 1948, Sheldon [13, 14] note lors d'une étude rétrospective réalisée par interview une prévalence de 43 % de chutes chez les femmes et 21 % chez les hommes, avec une augmentation linéaire avec l'âge pour atteindre 50 % de chutes chez les femmes après 85 ans.

– Droller [5] en 1955 rapporte les résultats suivants : 36 % de personnes interrogées sont tombées depuis le début de leur retraite ; pourcentage qui augmente chez les femmes et avec l'âge (45 % après 75 ans).

– Dans une étude cas-témoin réalisée par Waller en 1974, 30 % des 150 sujets témoins déclaraient être tombés dans l'année précédente [24].

– Prudham [12] 1981, dans une étude rétrospective sur les 12 mois précédents retrouve une prévalence de chutes à 28 % (une à plusieurs chutes). Ce pourcentage est significativement plus élevé chez les femmes (34,4 %) que chez les hommes (29 %). La prévalence augmente avec l'âge (35 % après 85 ans ; 22 % avant 70 ans). Après standardisation sur l'âge, le taux de prévalence annuel est 2,1 fois plus élevé chez les femmes.

– Dans l'étude de Nottingham de 1988 réalisée chez 1 042 sujets âgés, Blake [3] note 35 % [n : 356] de chuteurs dans l'année précédente. Le ratio femme/homme est de 2,7 : 1, avec une augmentation significative de la prévalence des chutes avec l'âge (51 % après 85 ans ; 35 % avant 70 ans).

Ces études rétrospectives s'accompagnent de biais importants, car basées sur des données rapportées par les sujets, qui peuvent surestimer la réelle prévalence des chutes ; d'où la nécessité de réaliser des études prospectives.

Incidence

Environ 30 % des personnes de plus de 65 ans qui vivent à domicile chutent chaque année. Ce taux s'élève à plus de 40 % chez les sujets de plus de 80 ans. Le nombre de chutes nécessitant un examen médical voire une hospitalisation (conséquence directe de la chute) est de 14 à 19/1 000 chez les sujets de plus de 60 ans [9, 25].

– Dans l 'étude de Tinetti [17] 1988, 108 sujets (32 %) ont fait au moins une chute dans l'année du suivi de cette population de 336 personnes (correspondant à 272 chutes).

– Pour Campbell [4] 1989, dans une étude prospective d'un an de 761 sujets, 507 chutes étaient notées chez 39,6 % des femmes et 28,4 % des hommes.

– Dans l'étude canadienne [11] réalisée de mai 1987 à octobre 1988, les auteurs suivent 409 personnes de plus de 65 ans : après un entretien initial à domicile, un entretien téléphonique tous les mois pendant 48 semaines. 29 % des sujets chutent pendant cette période, avec un taux d'incidence de chutes de 41 chutes pour 1 000 personnes - mois.

– Tinetti [18] étudie des personnes âgées vivant en résidence en utilisant le recueil des chutes en prospectif à l'aide d'un calendrier (les participants notent chaque jour s'ils ont présenté une chute). 39 % de chutes ont été notées dans l'année du suivi (341 chuteurs soit 31 % sur une population de 1 103 sujets âgés).

– Dans l'étude ICARE longitudinale réalisée à Toulouse [20, 21], le recueil des chutes est réalisé par questionnaire postal envoyé tous les deux mois ; méthodologie identique à celle de l'étude longitudinale du Nouveau-Mexique à Albuquerque aux États-Unis. 613 sujets ont été suivis pendant deux ans : 59,3 % des femmes et 45,5 % des hommes ont présenté au moins une chute pendant cette période de deux ans. Il n'est pas retrouvé ici de différence significative en fonction de l'âge.

Les médecins généralistes sont consultés pour des chutes chez les patients à tous les âges avec une prédominance de personnes âgées [15]. Après 80 ans, le taux annuel est de 25 pour 1 000 ; 9/1 000 entre 65 et 80 ans et inférieur à 5/1 000 pour les autres âges.

CIRCONSTANCES DE LA CHUTE

Description des chutes

Peu d'études font état du lieu, de la direction et du point d'impact des chutes. Tinetti note une majorité des chutes à la maison (77 %), la possibilité d'un facteur environnemental est évoqué dans 44 % des chutes [17]. L'étude de la population d'Albuquerque [21] montre que 52 % des chutes ont lieu au domicile (31 % à l'intérieur du domicile) ; la direction se fait dans 48 % des cas vers l'avant, 21 % vers l'arrière ; les points d'impact étant la main dans 26 % des cas et l'arrière [21 %]. La plupart des chutes ont lieu à l'extérieur pour les hommes et à l'intérieur pour les femmes. Les femmes tombent plus souvent sur la hanche, les hommes se rattrapent plus souvent avec l'aide du bras. Pour Berg [2], la maison est le lieu de la chute dans 58 % des cas (35 % à l'intérieur de la maison/23 % à l'extérieur). Dans 63 % des chutes les sujets étaient seuls à domicile. Ces chutes surviennent la plupart du temps l'après-midi (52 %) puis le matin, le soir et la nuit (30 %, 14 % et 4 %) respectivement.

Circonstances

Les circonstances des chutes rapportées par les patients diffèrent selon les études.

Prudham [12] sur une étude de 660 sujets âgés ayant présenté une ou plusieurs chutes notent les points suivants : 21,8 % des sujets sont incapables de donner la raison de leur chute, 50,2 % ont trébuché, 6,4 % ont eu des vertiges, 3,9 % ont chuté suite à un évanouissement, 9,5 % suite à un dérobement des membres inférieurs.

Blake [3] note que 19,3 % des sujets ne peuvent donner une raison à leur chute, 53,3 % rapportent des chutes secondaires à un trébuchement, 7,8 % suite à des vertiges, 6,4 % des pertes de connaissance.

Dans les facteurs environnementaux occasionnant la chute, le plus fréquent est le trébuchement (25 % des chutes), les escaliers (10 %) [17]. Dans cette étude, 119 chutes sont arrivées durant une activité déplaçant légèrement le sujet de son centre de gravité (comme se tenir debout immobile, marcher). 75 chutes sont apparues durant des activités accusant un déplacement modéré (comme se lever, s'asseoir, se pencher, descendre ou monter).

Les principales circonstances de chutes retrouvées dans l'étude de Berg [2] sont le fait de trébucher ou de glisser : ceci représente 59 % des chutes. Le faux pas et la perte d'équilibre sont la 3e et la 4e cause rencontrée.

Dans l'étude longitudinale d'un suivi de 2 ans de 482 sujets âgés, à Albuquerque, la nature des chutes était « accidentelle » dans plus de 90 % des cas. Le sentiment de malaise était rapporté dans moins de 3 % des chutes. La plupart des gens réalisaient une activité telle que se tenir debout ou marcher juste avant la chute et trébuchaient ou faisaient un faux pas [23]. Près de la moitié des chutes étaient notées quand une personne se heurtait à un objet entraînant un déplacement inattendu pour lequel la capacité à corriger le mouvement rapidement faisait défaut.

Morbidité et conséquences de la chute

Conséquences cliniques des chutes

La morbidité due aux chutes résulte directement du traumatisme physique tout autant que du traumatisme psychologique entraînant souvent une diminution de l'autonomie. Toutes les chutes chez les personnes âgées ne font pas l'objet d'une consultation médicale. Toutefois, la fréquence des traumatismes ou blessures graves est plus importante chez le sujet âgé, qui est plus volontiers admis à l'hôpital (30 % après 80 ans, moins de 5 % avant 65 ans) [15].

• Les traumatismes sévères sont rencontrés dans l'étude de Tinetti chez 24 % des patients qui chutent, correspondant à 11 % des chutes.6 % des patients ont une fracture, 5 % des contusions sévères [17]. La même équipe en 1991 [16], sur une population de 336 sujets âgés, appartenant soit au groupe de sujets fragiles, soit au groupe « en bonne santé », soit au groupe intermédiaire notait les résultats suivants :

– l'incidence des chutes était plus élevée dans le groupe fragile (52 %) contre 17 % chez les sujets en bonne santé ;
– les traumatismes graves survenaient par contre dans 22 % des chutes chez les sujets en bonne santé, mais seulement dans 6 % des chutes des sujets fragiles. Ces sujets en bonne santé chutaient plutôt lors d'une activité de déplacement (52 %/

31 % : sujets fragiles), avec la présence d'un facteur environnemental (53 % versus 29 %), dans les escaliers (27 % versus 6 %).

• Nevitt en 1991 retrouve 6 % de traumatismes graves (fracture - luxation - suture de plaie) ; 55 % des chutes avaient comme conséquence une blessure mineure cutanée [10].

• Vellas [21] note que 42 % des chutes n'ont pas entraîné de conséquences, 46 % une abrasion ou une contusion, 5 % une fracture dont 1 % une fracture du col du fémur ; 24 % ont nécessité des soins d'urgence. Les conséquences psychologiques, notamment la peur de tomber est retrouvée chez 35 % des sujets ; 16 % considèrent que la chute a changé leur vie.

• Pour Berg [2], les fractures apparaissent dans 5 % des chutes, toutes chez des femmes. 9 % de contusions ou abrasions tissulaires nécessitent un traitement médical. Ces traumatismes graves se rencontrent chez les plus âgés.

• En Finlande, entre 1970 et 1995, le nombre de sujets de plus de 60 ans admis pour chute avec traumatisme a augmenté en moyenne de 13,5 % par an [8]. En 1995, 65 % des lésions étaient des fractures osseuses, 10 % des contusions tissulaires, 6 % des traumatismes crâniens sans fracture, 5 % des luxations articulaires et 4 % des lacérations ou blessures des tissus mous. Le plus grand risque de chute est retrouvé dans le groupe des « sujets âgés fragiles ».

Conséquences à long terme

Les chutes sont graves également par la peur de tomber qu'elles engendrent [1, 11].

Syndrome de l'après-chute

Dans l'étude ICARE [21], 16 % des sujets qui considèrent que leur chute a changé leur vie sont le plus souvent ceux ayant présenté une chute avec traumatisme. Les conséquences psychologiques sont plus importantes chez ceux incapables de se relever du sol. Chez les chuteurs, on note une diminution significative à long terme de leur mobilité et augmentation de leur plainte cognitive.

La chute apparaît être un facteur de restriction d'activités avec un retentissement sur le plan cognitif et sur le plan physique, même en dehors de tout traumatisme ou fracture. La chute est en outre grave, car c'est un facteur de perte d'autonomie, et elle est source d'institutionnalisation. Sur 393 malades hospitalisés à Toulouse de 1981 à 1984, les chutes occasionnent une perte d'autonomie à court terme dans 31 % des cas, une institutionnalisation pour 39 % des sujets [19].

La peur de tomber

La peur de tomber est reconnue comme une conséquence psychologique handicapante au décours de chute chez la personne âgée. Cette peur peut conduire à un confinement au domicile, une restriction d'activité entraînant des conséquences physiques. Dans l'étude longitudinale du Nouveau-Mexique à Albuquerque, 32 % des sujets ayant fait une chute dans les 2 années de suivi déclarent avoir peur de tomber [22]. La peur de tomber était plus fréquente chez les femmes (74 %) que chez les hommes [26 %]. Les chuteurs ayant peur de tomber avaient significativement plus de troubles de l'équilibre et de la marche à l'entrée dans l'étude. L'analyse statistique retrouvait comme facteurs significativement associés à la peur de tomber : les troubles de la marche, une mauvaise perception de l'état de santé, l'état des fonctions cognitives et les ressources économiques. Les sujets qui ont peur de tomber après une chute présentent une diminution importante de leur mobilité. La restriction d'activité parait plus liée à la peur de tomber qu'à la chute elle-même et survient chez les sujets plus fragiles [21].

Arfken retrouve lui aussi, dans une étude de suivi d'une cohorte pendant un an, une prévalence de la peur de chuter qui augmente avec l'âge et plus élevée chez les femmes [1]. Cette peur de chuter est associée à une récente expérience de chute, une humeur dépressive, une baisse de la satisfaction de vivre et avec un état de santé fragile. Cette peur de chuter{ entraîne une baisse de mobilité et d'investissement dans les activités sociales.

La chute chez les sujets vivant à domicile est fréquente (en moyenne 30 % chutent chaque année). Un grand nombre de chutes est retrouvé chez les sujets les plus actifs. Les chutes avec traumatisme sont beaucoup plus fréquentes (multipliées par 10) chez les patients présentant une certaine fragilité mais restant très actifs, ce qui augmentent leur risque. Le plus souvent les chutes chez les personnes âgées sont sans conséquences. Toutefois, il faut rester vigilant devant le risque d'apparition d'un syndrome de l'après-chute. En effet, la peur de tomber a souvent plus de conséquences que la chute elle-même. Les troubles de l'équilibre y sont plus fréquents et nécessitent une prise en charge adéquate. Les facteurs de risque, les causes et les conséquences des chutes sont différents selon que l'on s'adresse aux diverses populations de sujets âgés : en bon état de santé, fragiles, malades. La prise en charge et la prévention varieront selon le type de population considérée. Il est nécessaire de prendre en compte la notion de peur de tomber dans nos stratégies de rééducation et de réadaptation.

SUMMARY

Falls among the elderly living at home : prevalence, incidence, circumstances and morbidity. - Falls are an important public health problem in elderly because of their frequency, their mortality, their morbidity, the risk of mobility impairment, restriction of activity and institutionalization. It has been estimated that about 30 % of community-dwelling elderly persons older than 65 years fall at least once one year. The rate increases to 40 % among those over the age of 80. Most of the studies find similar prevalence and incidence. Falls represent the first cause of accidental death in elderly. They can lead to a severe autonomy loss and restriction of activity (even without fracture). Fear of falling seems to be a factor as disabling as the fall.

RÉFÉRENCES

[1] Arfken C.L., Lach H.W., Birge S.J., Miller J.P. - The prevalence and correlates of fear of falling in elderly persons living in the community. *Am. J. Public Health* 1994; 84:565-70. [2] Berg W.P., Alessio H.M., Mills E.M., Tong Chen - Circumstances and consequences of falls in independant community-dwelling older adults. *Age and Ageing* 1997; 26:261-68. [3] Blake A.J., Morgan K., Bendall M.J. *et al.* - Falls by elderly people at home : prevalence and associated factors. *Age and Ageing* 1988; 17:365-72. [4] Campbell A.J, Borrie M.J., Spears G.F - Risk factors for falls in a community-based prospective study of people 70 years and older. *J. Gerontol.* 1989; 44, 4:M 112-7. [5] Droller H. - Falls among elderly living at home. *Geriatrics* 1955; 10:239. [6] Duval Ch., Serre C. - Accidents domestiques chez les personnes âgées. *Rev. Prat.* 1990; 91:85-97. [7] Hogue C. - Injury in late life. I. Epidemiology. II. Prevention. *J. Am. Geriatr. Soc* 1982; 30:183-90. [8] Kannus P., Niemi S., Palvanen M., Parkarri J. - Fall induced injuries among elderly people. *Lancet* 1997; 350:1174. [9] Lucht V. - A prospective study of accident falls and resulting injuries in the home among elderly people. *Acta Soc Med Scand* 1971; 2:105-20. [10] Nevitt M.C., Cummings S.R., Hudes E.S. - Risk factors for injurious falls : a prospective study. *J. Gerontol.* 1991; 46:M 164-70.

[11] O'Loughlin J.L., Robitaille Y., Boivin J.F., Suissa S. - Incidence and risk factors for falls and injurious falls among the community-dwelling elderly. *Am. J. Epidemiol.*, 1993; 137:342-54. [12] Prudham D., Grimley Evans J. - Factors associated with falls in the elderly : a community study. *Age Ageing* 1981; 10:141-46. [13] Sheldon J.H. - The Social Medicine of old age. London, Oxford University Press, 1948. [14] Sheldon J.H. - On the natural history of falls in old age. *Br. Med. J.* 1960; 2:1685-90. [15] Shepherd J., Lutz L.J., Miller R.S., Main D.S. - Patients presenting to family physicians after a fall : a report from the anbulatory sentinel practice network. *J. Fam. Pract.* 1992; 35:43-8. [16] Speechley M., Tinetti M. - Falls and injuries in frail and vigorous community elderly person. *J. Am. Geriatr. Soc.* 1991; 36:46-52. [17] Tinetti M.E., Speechley M., Ginter S.F. - Risk factors among elderly persons living in the community. *N. Engl. J. Med.* 1988; 319:1701-7. [18] Tinetti M.E., Baker D.I., Mc Avay G. *et al.*. - A multifactorial intervention to reduce the risk of falling among elderly people living in the community. *N. Engl. J. Med.* 1994; 331:821-7. [19] Vellas B., Albarede J.L. - Restriction d'activité après la chute chez la personne âgée, document présenté au colloque O.M.S.-C.I.G.S. sur l'Épidémiologie des Chutes. *Age and Ageing* 1987; 16:189-93. [20] Vellas B.J., Baumgartner R.N., Romero L.J., Wayne S.J., Garry P.J. - Incidence and consequences of falls in free-living healthy elderly persons. In : *Facts and Research in Gerontology* 1993; 7:131-42.

[21] Vellas B., Faisant C., Lauque S. *et al.* - Étude ICARE : investigation sur la chute accidentelle recherche épidémiologique. *L'année gérontologique* 1995:423-36. [22] Vellas B.J., Wayne S.J., Romero L.J., Baumgartner R.N., Garry P.J. - Fear of falling and restriction of mobility in elderly fallers. *Age and Ageing* 1997; 26:189-93. [23] Vellas B.J., Wayne S.J., Garry P.J., Baumgartner R.N. - A two-year longitudinal study of falls in 482 community-dwelling elderly adults. *J. Gerontol.* 1998; 53, 4:M 264-74. [24] Waller J. - Injury in the aged : clinical and epidemiological implications. *NY State J. Med.* 1974; 74:2200. [25] Waller J.A. - Falls among the elderly - human and environmental factors. *Accid. Anal. Prev.* 1978; 10:21-33. [26] Wild D., Nayak V.L., Isaacs B. - How dangerous are falls in old people at home. *Br. Med. J.* 1981;282:266-8.

ÉPIDÉMIOLOGIE DES CHUTES DANS LES INSTITUTIONS GÉRIATRIQUES

G. ALBRAND[1], J.F. MIDEY[2], J. BERIA[1]

La chute [7] regroupe tous les incidents entraînant un contact avec le sol comme une glissade, un affaissement vers le sol involontaire ou occasionné par un tiers. La chute peut survenir pendant la marche, la station debout immobile ou lors des transferts (lit, fauteuil, toilette, fauteuil roulant) le transfert pouvant être réalisé seul ou avec une aide.

Chez les personnes âgées vivant en institution gériatrique, l'incidence des chutes est trois fois plus fréquente (1 200 pour 1 000 personnes-année) que celle observée dans les populations vivant à leur domicile (400 pour 1 000 personnes-année), mais

1. Hôpital Gériatrique Antoine Charial, 40, avenue de la Table de Pierre, 69340 Francheville.
2. Soins et Accueils des Monts du Lyonnais, place de l'Eglise, 69670 Vaugneray.

elle est comparable à celle observée dans les services hospitaliers. Les différentes études [3, 4, 9, 10, 11, 14, 19, 24, 27, 30, 35] montrent une grande dispersion des d'incidences qui peuvent varier entre 350 et 2 890 chutes pour 1 000 personnes-année (tableau I). Cette dispersion peut-être liée au fait que les lieux d'études sont différents les uns des autres. La définition d'une institution gériatrique n'est pas univoque. La littérature de langue anglaise utilise les termes de « nursing-home », « long-term care facility », « chronic hospital », « board-and care beds », « skilled nursing beds », etc. Ces termes recouvrent-ils avec pertinence l'ensemble des différents concepts d'hébergement des personnes âgées aux USA, en Europe, en Asie ? En France, les institutions gériatriques regroupent les logements foyers, les maisons de retraite, les maisons d'accueil pour personnes âgées dépendantes, les unités de soins de longue durée, les cantous. Autant de concepts différents de prise en charge, de typologie différente de patients, de moyens humains différents... Par exemple Lipsitz *et al.* [13] observe une incidence annuelle des chutes dans une institution japonaise 4 fois inférieure à celle d'une institution américaine (13 % versus 49 % ; p < 0,0001). Ces deux populations différent en matière de co-mordibité, de thérapeutique, de statut fonctionnel et les pratiques de soins sont très différentes. La dispersion des données d'incidence peut également être liée à des pratiques de soins différentes selon les pays.

Cette hypothèse de différences dans les pratiques de soins selon les pays et les institutions ne peut pas être vérifiée car très peu de travaux ont intégré cette variable dans leur analyse. Mais il semble que le taux de chute est inversement proportionnel au nombre de soignant. Malgré ces limites méthodologiques force est de constater que l'on chute beaucoup dans les institutions gériatriques du monde entier. Ce fait est-il surprenant ? Non, puisque les personnes âgées vivant en institution gériatrique

TABLEAU I. — INCIDENCE DES CHUTES EN INSTITUTIONS GÉRIATRIQUES.

Référence	*Pays*	*Type d'hébergement*	*Incidence annuelle pour 1 000 personnes*
Gryfe *et al.*, 1977	USA	ICF	668
Berry *et al.*, 1981	Canada	GI	1 547
Luukinen *et al.*, 1982	Finlande		1 673 (homme)
			1 406 (femme)
Baker *et al.*, 1985		NH	2 000
Holtzmann *et al.*, 1984	USA	NH	830
Holtzmann *et al.*, 1988	USA	NH	930
Rubenstein *et al.*, 1990	USA	NH/ICF	1 260
Svenson *et al.*, 1991		NH	350
Zlicaric et Desquemack,1991	France	SLD	1 490 (total)
			1 410 (homme)
			1 510 (femme)
Gurwitz *et al.*, 1994	USA	LTC	2 890
Midey, Albrand 1995	France	MDR et SLD	980
Thapa *et al.*, 1996	USA	NH	1 585
Nyberg et al 1997	Suède	NH	1 148
Capezuti et al 1998	USA	NH	2 993

NH : Nursing Home ; ICF : Institute care facility ; MDR : Maison de retraite ; SLD Soins de longue durée ; GI : Geriatric Institution.

proviennent d'une population exposée au risque de survenue d'une chute. En effet, la survenue de chute à domicile est un facteur de risque important d'admission en institution gériatrique [33]. Le risque relatif d'admission en institution dans l'année qui suit une chute survenant au domicile varie de 3,1 à 10,2 suivant le type de chute. Mais toutes les personnes âgées vivant en institution ne sont pas exposées au risque de chute. 58 à 61 % [9, 11, 31] des sujets ne chutent pas sur une année d'observation. Dans un travail personnel en maison de retraite nous avons observé que 60 % des personnes n'avaient pas chuté au cours de l'année d'observation. Certaines études montrent un taux de chuteurs plus important [4, 24, 32]. En institution gériatrique, il existe un sous-groupe important (de l'ordre de 50 %) fortement exposé au risque de chute.

En fonction de leurs conséquences, les chutes sont classées en deux catégories : les chutes bénignes et les chutes graves [7]. Les chutes bénignes sont définies comme responsables d'une ou plusieurs des événements suivants : pas de lésion, lésions cutanées bénignes, pas de traitement... Les chutes graves peuvent être responsables des événements suivants : hématome, perte de connaissance, suture, fracture, hospitalisation, décès. Selon les études, l'incidence des chutes graves varie de 55 à 67 pour 1 000 personnes-année [14,17] à 305 pour 1 000 personnes-année [22]. 14 à 18 % des chutes [9,32] sont graves. Le niveau de dépendance des patients influence directement le risque de survenue d'une chute grave [21]. L'incidence des chutes graves est de 67 pour 1 000 personnes-année chez les patients confinés au fauteuil ou au lit contre 170 pour 1 000 personnes-année pour les patients pouvant se déplacer [28]. Gurwitz [10] constate une incidence de chutes graves de 1 420 pour 1 000 personnes-année pour les semi-dépendants, de 710 pour les dépendants et de 660 pour les indépendants. Le nombre de fractures secondaires à une chute est important, 40 pour 1 000 personnes-année dans notre série, de 72 à 94 pour 1 000 personnes-année dans d'autres séries [21]. 3 % des chutes sont responsables d'une fracture [10]. Les fractures de l'extrémité supérieure du fémur représentent 50 % des fractures et les fractures de jambes 14 % [5]. Les chutes sont responsables dans 12 à 26 % des cas de lésions cutanées graves [10, 15]. Chez les femmes, l'incidence des chutes graves est deux fois plus importantes que chez les hommes, 113 pour 1 000 personnes-année versus 57 pour 1 000 personnes-année [14]. Les chutes graves sont beaucoup plus fréquentes dans les institutions gériatriques qu'à domicile.

La relative comparaison de l'incidence de survenue des chutes en institutions gériatriques et dans les hôpitaux soulève l'hypothèse d'une relative comparaison du niveau de morbidité de ces populations. Les cliniciens savent que les personnes âgées vivant en institution gériatrique sont des « malades » et non des personnes âgées soumis aux seuls effets du vieillissement physiologique. Dans cette population il existe deux sous-groupes, comparables en volume, ceux qui sont très exposés au risque de chute et ceux qui le sont beaucoup moins. Dans le cadre d'une politique de réduction de l'incidence des chutes et tout particulièrement de l'incidence des chutes graves en institution gériatrique le premier objectif est d'identifier le groupe à haut risque de chute.

La survenue d'une chute est la conjonction de facteurs favorisants et de facteurs précipitants. Les facteurs favorisants sont intrinsèquement liés au patient. Ils sont la résultante de l'interaction du vieillissement et de la polypathologie. Les facteurs précipitants sont de différentes natures : environnementaux (lieux de la chute, circonstances de la chute, chaussage, etc.), médicaux (pathologies aiguës, iatropathologie sous toutes ses formes). Sur le plan méthodologique seules les études analytiques de type cas-témoin permettent de cerner les facteurs favorisants des chutes. L'étude des facteurs favorisants est beaucoup plus complexe, car basée sur l'analyse de chacune des chutes observées. L'environnement est nettement moins impliqué dans la survenue des chutes en milieu institutionnel par rapport à celle observées en milieu ambulatoire [26].

L'environnement semble être la cause primaire de la chute dans 27 % des cas [26]. Un sol mouillé est impliqué dans 16 % des chutes compliquées d'une fracture [5]. Les chutes surviennent plus souvent la nuit que le jour et majoritairement dans la chambre ou la salle de bains (55 %). L'activité la plus habituelle immédiatement avant la chute est la marche (67 %), le déplacement vers les toilettes, les transferts lit-fauteuil [4, 9, 26]. Les mêmes facteurs favorisants des chutes sont observés tant au domicile qu'en institution. Un élément doit être souligné avec force, quel que soit leur lieu de vie, les patients âgés fragilisés sont à plus haut risque de chute que les sujets âgés en bonne santé [26]. La chute est un marqueur de la forte morbidité des personnes âgées hébergées en institution gériatrique. En institution, les facteurs précipitants fréquemment cités [9, 18, 24, 26] sont outre l'âge, une asthénie généralisée, une hypotension orthostatique, des troubles de la marche et de l'équilibre, une déficience visuelle, la présence d'une neuropathie, la survenue d'une pathologie aiguë et la présence d'effets secondaires des médicaments. Les antécédents de chutes sont un facteur de risque important de survenue de nouvelles chutes : RR = 4,5 [2]. En maison de retraite, nous avons observé que 59 % des chuteurs entraînaient 81 % des chutes observées et qu'ils avaient présentés deux chutes ou plus au cours de l'année d'observation. Pour certains auteurs [13] la survenue d'une chute dans les 6 mois n'est pas une variable qui permettrait de distinguer un futur chuteur. Plusieurs travaux [12, 23, 31, 34) ont mis en évidence que la baisse de la puissance musculaire au niveau des membres inférieurs est un facteur de risque de survenue de chute. Lipsitz [13] dans un travail en maison de retraite américaine note une diminution de l'incidence des chutes avec l'augmentation de la puissance musculaire du quadriceps (p = 0,04), mais ce résultat n'est pas confirmé chez des Japonais vivant dans une maison de retraite japonaise. Une réduction marquée (20 ± 5 mmHg) de la pression artérielle systolique en post-prandial est un facteur de risque de chute [1], de même que la présence d'une hypotension orthostatique [24, 31]. Il existe un lien très fort entre la présence de certaines pathologies et les chutes [8, 18, 21, 30, 25]. Ainsi les pathologies ostéo-articulaires, les dépressions, l'altération des fonctions cognitives, les polyneuropathies, la déficience visuelle, les troubles de l'équilibre et le diabète sont très impliqués dans la survenue des chutes en institution. Les chuteurs en institution consomment plus d'antidépresseurs et de psychotropes [12]. Quatre classes médicamenteuses [8, 18, 20, 29] sont particulièrement impliquées dans la survenue des chutes en institution gériatrique : antidépresseurs (OR = 2,6), psychotropes sédatifs et hypnotiques (OR = 2,6), vasodilatateurs (OR = 2,1) et anti-inflammatoires non stéroïdiens (OR = 2,4). Les associations médicamenteuses augmentent considérablement le risque de chutes, les odds ratio étant supérieur à 8 pour les triples associations. Les psychotropes sont ils des facteurs de risque indépendants ou des biais confondants ? Les psychotropes sont un facteur de risque indépendant de survenue des chutes en institution et surtout des chutes graves [17, 20, 29]. Les hypothèses physiopathologiques peuvent être multiples : hypotension orthostatique, baisse de la vigilance... Mais l'information la plus importante et que l'étiologie des chutes en institution comme à domicile est multifactorielles [18, 30].

L'incidence des chutes en institution peut-elle être réduite ? La mise en place d'un programme de réduction des contentions physiques entraîne une augmentation du nombre total des chutes mais sans augmentation du nombre des chutes graves [6, 7, 15]. Une prise en charge kinésithérapique seule ne permet pas une réduction significative de l'incidence des chutes [16]. Un programme de prise en charge des chuteurs [22, 24] comportant une amélioration de l'environnement, du comportement sécuritaire du personnel, de l'utilisation des fauteuil-roulants, de l'utilisation des psychotropes, des transferts et de la déambulation a permis une réduction de l'incidence des chutes de 31 %, une réduction de 54 % du nombre des chuteurs récurrents, une réduction de 26 % des hospitalisations, une diminution de la mortalité. Les programmes basés sur une analyse individuelle des facteurs de risque de chute permet d'obtenir une réduction significative de l'incidence des chutes. Mais les données bibliographiques ne permettent pas de définir un taux incompressible de chute dans les institutions (objectif à atteindre), car elle ne détermine pas le taux des chutes « évitables ».

La forte incidence des chutes et tout particulièrement des chutes graves dans les institutions gériatriques est un marqueur de la forte morbidité des patients qu'elles hébergent. L'étiologie des chutes est multifactorielle. L'incidence des chutes en institution peut être abaissée par la mise en place de politiques de contrôle des facteurs favorisants et de lutte contre l'apparition des facteurs précipitants. Il est impossible actuellement de fixer une incidence-plancher. Le danger serait la recherche du risque zéro car il pourrait entraîner une aliénation de la personne âgée en lui interdisant par des moyens physiques l'expression de son autonomie. Dans les institutions gériatriques, la politique de prévention des chutes doit dépasser le cadre individuel pour atteindre une dimension collective. La population d'une institution gériatrique est une population relativement captive sur laquelle peut s'appliquer les méthodes de santé publique type campagne de dépistage, de prévention tout en respectant l'autonomie des personnes âgées.

SUMMARY

Epidemiology of falls in geriatric nursing homes. – Fall incidence is very high in nursing home (1 200 falls per 1 000 persons-year). The most important problem concerning falls in elderly persons who live in geriatric institution is not only the high incidence but rather the high incidence together with a high susceptibility to injury (fracture, skin tear). Environment-related falls are more common in community-living populations than in institutions. The institutionalized elderly patients fall during normal daily activities. Falls are associated with illness and psychotrops drugs use. In geriatric institutions, as at home, fall is multifactorial. It is possible to decrease the incidence of falls in geriatric institutions by using assessment programs.

RÉFÉRENCES

[1] Aronow W.S., Ahn C. – Postpandrial hypotension in 499 elderly persons in a long-term Health care facility. *J. Am. Geriatric. Soc.* 1994;42:930-2. [2] Aronow W.S., Ahn C. – Association of postpandrial hypotension with incidence of falls, syncope, coronary events, stroke and total

mortality at 29-month follow-up in 499 older nursing home residents. *J. Am. Geriatric. Soc.* 1997;45:1051-53. [3] Baker S.P., Harvey A. – Falls in the elderly: Biologic and behavioral aspects, *in* Radebaugh T.S., Harley E., Suzman R., eds. *Clinics in Geriatric Medicine*, Philadelphia, PA, W.B. Saunders Company, 1985. [4] Berry G., Fisher R.H., Lang S. Detrimental incidents, including falls, in an elderly institutional population. *J. Am. Geriatric. Soc.* 1981;24:322-4. [5] Cali C.M., Kiel D.P. – An epidemiologic study of fall-related fractures among institutionalized older people. *J. Am. Geriatric. Soc.* 1995;43:1336-40. [6] Capezutti E., Strumpf N.E., Evans L.K., Grisso J., Maislin G. – The relationship between physical restraint removal and falls and injuries among nursing home residents. *J. Gerontol. Med. Sci.* 1998;53A:M47-52. [7] Ejaz F.K., Jones J.A., Rose M.S. – Falls amoung nursing home residents : An examination of incidence reports before and after restraint reduction programs. *J. Am. Geriatric. Soc.* 1994;42:960-4. [8] Granek E., Baker S.P., Abbey H., Robinson E., Myers A.H., Samkoff J.S., Klein L.E. – Medications and diagnoses in relation to falls in a long-term care facility. *J. Am. Geriatric. Soc.* 1987;35:503-11. [9] Gryfe C.I., Amies A., Ashley M.J. – A longitudinal study of falls in an elderly population : I. Incidence and morbidity. *Age and Ageing* 1977;6:201-10. [10] Gurwitz J.H., Sanchez-Cross M.T., Eckler M.A., Matulis J. – The epidemiology of adverse and unexpected events in the long-term care setting. *J. Am. Geriatric. Soc.* 1994;42:33-8.

[11] Holtzman J., Lurie N. – Causes of increasing mortality in a nursing home population. *J. Am. Geriatric. Soc.* 1996;44:258-64. [12] Lipsitz L.A., Jonsson P.V., Kelley M.M., Koestner J.S. – Causes and correlates of recurrent falls in ambulatory frail elderly. *J. Gerontol. Med. Sci.* 1991;46:M114-122. [13] Lipsitz L.A., Nakajima I., Gagnon M., Hirayama T., Connelly C.M., Izumo H., Hirayama T. – Muscle strength and fall rates among residents of Japanese and American nursing homes : An international cross-cultural study. *J. Am. Geriatric. Soc.* 1994;42:953-59. [14] Luukinen H., Koski K., Honkanen R., Kivelä S.L. – Incidence of injury-causing falls among older adults by place of residence : A population-based study. *J. Am. Geriatric. Soc.* 1982;43:872-76. [15] Malone M.L., Rozario N., Gavinski M., Goodwin J. – The epidemiology of skin tears in the institutionalized elderly. *J. Am. Geriatric. Soc.* 1991;39:591-4. [16] Mulrow C.D., Gerety M.B., Kanten D., Cornell J.E., DeNino L.A., Chiodo L., Aguilar C. *et al.* – A randomized trial of physical rehabiltation for very frail nursing home residents. *JAMA* 1994;271:519-24. [17] Mustard C.A., Mayer T. – Case-control study exposure to medication and the risk of injurious falls requiring hospitalization among nursing home. *Am. J. Epidemiol.* 1997;145:738-75. [18] Myers A.H., Baker S.P., Van Hatta M.L., Abbey H., Robinson E.G. – Risk factors associated with falls and injuries among elderly institutionalized persons. *Am. J. Epidemiol.* 1991;133:1179-90. [9] Nyberg L., Gustafson Y., Janson A., Sandman P.O., Erikson S. – Incidence of falls in three types of geriatric care. A swedish prospective study. *Scand. J. Soc. Med.* 1997;25:8-13. [20] Nygaard H.A. – Falls and psychotropic drug consumption in long-term care residents : Is there an obvious association ? *Gerontology* 1998;44:46-50.

[21] Perry B.C. – Falls among the elderly : A review of the methods and conclusions of epidemiologic studies. *J. Am. Geriatric. Soc.* 1982;30:367-71. [22] Ray W.A., Taylor J.A., Meador K.G., Thapa P., Brown A.K., Kajihara H.K., Davis C., Gideon P., Griffin M.R. – A randomized trial of a consultation service to reduce falls in nursing homes. *JAMA* 1997;278:557-62. [23] Robbins A.S., Rubenstein L.Z., Josephson K.R., Schulman B.L., Osterweil D., Fine G. – Predictors of falls among elderly people. Results of two population-based studies. 1989 *Arch. Intern. Med.* 1989;149:1628-33. [24] Rubenstein L.Z., Robbins A.S., Josephson K.R., Schulman B.L., Osterweil D. – The value of assessing falls in elderly population. A randomized clinical trial. *Arch. Intern. Med.* 1990;113:308-16. [25] Rubenstein L.Z., Josephson K.R., Osterweil D. – Falls and fall prevention in the nursing home. *Clin. Geritr. Med.* 1996;12:881-902. [26] Rubenstein L.Z., Josephson K.R. – Causes and prevention of falls in elderly people. *In* Vellas B.J., Toupet, Rubenstein L.Z., Albarède J.L., Christen Y., eds. *Balance and Gait Disorders in the Elderly :* Elsevier Paris : 21-38. [27] Svenson M.L., Rundgren A., Larsson M., Oden A., Sund V., Landahl S. – Accidents in the institutionalized elderly : a risk analysis. *Aging* 1991;3:181-192. [28] Thapa P.B., Gideon P., Brockman K.G., Fought R.L., Ray W.A. – Clinical and biomechanical measures of balance as fall predictors in ambulatory nursing home residents. *J. Gerontol. Med. Sci.* 1996;51A:M239-46. [29] Thapa P.B., Gideon P., Fought R.L., Ray W.A. – Psychotropic drugs and risk of recurrent falls in ambulatory nursing home residents. *Am. J. Epidemiol.* 1995;142:202-11. [30] Thapa P.B., Brockman K.G., Gideon P., Fought R.L., Ray W.A. – Injurious falls in non ambulatory nursing home residents : A comparative study of circumstances, incidence and risk factors. *J. Am. Geriatric. Soc.* 1996;44:273-78.

[31] Tinetti M.E., Williams T.F., Mayewski R. – A fall risk index based on number of chronic disabilities. *Am. J. Med.* 1986;80 :429. [32] Tinetti M.E. – Factors associated with serious injury during falls by ambulatory nursing home residents. *J. Am. Geriatric. Soc.* 1987;35 :644-48. [33] Tinetti M.E., Williams C.S. – Falls, injuries to falls, and the risk to admission to a nursing home, *N. Engl. J. Med.* 1997;337 :1279-84. [34] Whipple R.H., Wolfson L.I., Amermann P.M. – The relationship of knee and ankle weakness to falls in nursing home residents : An isokinetic study. *J. Am. Geriatric. Soc.* 1987;35 :13-20. [35] Zlicaric-Descamps I., Desquemack-Plouvier M. – Les chutes chez les personnes âgées institutionnalisées. Thèse de Médecine - Lille. 1991, 118 p.

CHUTES CHEZ LE SUJET ÂGÉ HOSPITALISÉ

O. BEAUCHET[1], M.C. DIANA[1], M.A. BLANCHON[1], D. IMLER[2], R. GONTHIER[1]

La chute de la personne âgée cache derrière une apparente banalité un problème majeur en gériatrie. Avec une fréquence estimée à 30 % chez les plus de 65 ans et à 50 % chez les plus de 80 ans, qu'il s'agisse de personnes vivant à domicile, en institution ou à l'hôpital, la chute fait partie du quotidien du gériatre [2, 10]. En France, le nombre de chutes chez la personne âgée est estimé à plus de 2 millions par an [28]. Ce chiffre est probablement sous-estimé car la chute à domicile est bénigne, c'est-à-dire sans traumatisme corporel dans 85 % des cas, et de ce fait souvent oubliée ou négligée par le sujet âgé voir par son entourage [2, 10, 32], si bien que seulement 5 % d'entre elles conduisent à une consultation médicale. Par ailleurs, il s'agit d'un événement récurrent chez un même individu. On estime que 50 % des chuteurs font au moins deux chutes par an [7, 28, 30].

A l'échelle individuelle, la plupart des études faites sur les personnes victimes de chutes retrouvent une morbidité et une mortalité supérieures aux populations témoins d'âge apparié. Parmi les conséquences, la perte d'autonomie et l'institutionnalisation peuvent atteindre jusqu'à 40 % des sujets en fonction des études [16].

A l'échelle socio-économique, les répercussions sont considérables en terme de santé publique et représentent un enjeu économique de première importance. Avec une espérance de vie en constante augmentation, la proportion des dépenses hospitalières dépasse 63 % du total de celles-ci après 85 ans [20]. Or les chutes du sujet âgé représentent environ 20 % des admissions en hospitalisation aiguë. L'impact

1. Service de Gérontologie Clinique, Hôpital de la Charité, 44, rue Pointe Cadet, 42055 Saint-Étienne Cedex 2.
2. Service de médecine polyvalente gériatrique et gérontologique, Hôpital de Saint-Jean Bonnefonds, 42650 Saint-Jean-Bonnefonds.

financier de cet événement est donc très important [14-6]. En France, l'estimation du coût global des chutes est d'environ 7 millions de francs par an, sans oublier que le coût de la dépendance qui en résulte est certainement très supérieur et reste actuellement une inconnue [1].

ANALYSER LES CHUTES DU SUJET ÂGÉ HOSPITALISÉ

L'étude des chutes chez le sujet âgé hospitalisé se heurte à deux principaux problèmes. Tout d'abord, si elles font l'objet de nombreux travaux, c'est paradoxalement en milieu hospitalier qu'elles sont le moins bien étudiées. La majorité des études concernent des populations de personnes âgées vivant à domicile ou en maison de retraite. Et parmi les études menées à l'hôpital, la plupart concernent l'admission pour chute dans un service d'urgences ou en court séjour gériatrique.

L'autre difficulté est liée à l'interprétation difficile des résultats selon les études. Les trois raisons principales sont les suivantes :

• Il existe fréquemment un manque de précision sur la définition opérationnelle de la chute. Celle-ci se définit comme l'action de tomber au sol indépendamment de sa volonté. Cet événement peut être signalé par le chuteur ou son entourage. En fonction des études, certains facteurs intrinsèques majeurs tels qu'un coma métabolique, une syncope, un accident vasculaire cérébral ou une crise d'épilepsie, peuvent être exclus de la définition. Il en est de même pour les facteurs extrinsèques environnementaux comme un accident de la voie publique ou une agression. L'ambiguïté d'une définition trop générique peut conduire à des biais de recrutement, des erreurs dans les résultats et leurs interprétations.

• Les populations étudiées sont très hétérogènes. L'âge d'inclusion, qui débute à partir de 65 ans dans la majorité des études, est peu représentatif de la population hospitalisée en gériatrie. En effet, l'âge moyen du sujet hospitalisé est plus proche de 85 ans que de 65 ans. Or toutes les études confirment que la prévalence, les caractéristiques et les conséquences de la chute changent après 80 ans (tableau I). Il paraît donc nécessaire de distinguer deux types de population : les plus et les moins de 80 ans.

TABLEAU I. — ÉTUDE SUR LA FRÉQUENCE DES CHUTES POPULATION GÉNÉRALE [10].

Référence	*Pays*	*Type d'étude*	*Nombre de sujets*	*Age*	*% de chuteurs sur 12 mois*	*Incidence annuelle des chutes (p. 1 000)*
Campbell *et al.*, 1981	Nouvelle-Zélande	R	553	65	34	–
Prudham et Evans, 1981	Grande-Bretagne	R	2 357	65	28	–
Blake *et al.*, 1988	Grande-Bretagne	R	1 042	65	34	–
Tinetti et *al.*, 1988	USA	P	336	75	32	809
Winner *et al.*, 1989	Grande-Bretagne	R	368	65	23	–
Campbell *et al.*, 1990	Nouvelle Zélande	P	761	70	35	683
Svensson *et al.*, 1992	Suède	R	732	80	41	–

R : Rétrospective, P : Prospective.

• Les méthodologies employées pour les enquêtes descriptives sont variables et les résultats sont exprimés différemment en fonction des études, rendant difficile l'analyse comparative des études entres elles.

SUJETS ÂGÉS HOSPITALISÉS POUR CHUTE

La chute est un phénomène complexe, multifactoriel qui résulte du jeu de facteurs de risque extrinsèques environnementaux et intrinsèques individuels [16].

Le vieillissement physiologique des organes sensoriels, du squelette et de la masse musculaire entraînent une altération de l'équilibre et de la posture [18]. La conséquence est une diminution des capacités d'adaptation de la personne âgée à son environnement. Mais le vieillissement ne permet pas d'expliquer à lui seul la chute, puisque 50 % des sujets âgés ne chutent pas [8, 29].

L'étude de la chute chez le sujet âgé hospitalisé doit préciser deux points essentiels. Le premier est de définir deux types de population en fonction du lieu de la chute. A l'extérieur de l'hôpital, l'environnement est souvent mal adapté à la personne âgée. De ce fait, il a une influence plus importante en comparaison des chutes survenant à l'hôpital, milieu qui devrait être protégé par excellence. Par ailleurs, Il faut différencier dans le groupe des sujets âgés hospitalisés, les personnes hospitalisées pour chute de celles dont la chute est survenue au cours de l'hospitalisation aiguë. Le second point concerne les facteurs de risque intrinsèques liés à l'individu âgé. Une partie de ceux-ci a pu être isolée par des études épidémiologiques. Les principaux sont représentés par l'âge élevé, le sexe féminin, la détérioration des fonctions cognitives, la prise de médicaments psychotropes, les troubles de la vue, la diminution de la force musculaire, les troubles de la marche et de l'équilibre [10, 12]. Cependant, si ces facteurs intrinsèques semblent clairement établis, ils évoluent avec des différences notables suivant que la personne âgée vient du domicile, d'une institution ou de l'hôpital. Cette différence semble liée à l'état de santé, la chute du sujet âgé étant caractérisée par une morbidité élevée.

CHUTE DU SUJET ÂGÉ ET HOSPITALISATION AIGUË

La chute est un motif fréquent d'hospitalisation du sujet âgé. En France, qu'il s'agisse d'une admission au service des urgences ou en court séjour gériatrique, la chute correspond à environ 20 % des admissions avec un âge moyen variant entre 82 et 85 ans [6, 14]. Au Royaume-Uni, on retrouve un chiffre similaire, la chute représentant la principale cause d'admission en service de gériatrie [2]. L'hospitalisation pour chute croît avec l'âge du sujet. Estimée à environ 10 % des sujets de plus de 65 ans, elle passe à 30 % pour les plus de 75 ans. Par ailleurs, l'hospitalisation est plus élevée pour les femmes que pour les hommes [26]. Cependant elle dépend de l'attitude du médecin traitant, car lorsque celui-ci est sensibilisé par cet événement, seulement 9 % des plus de 75 ans sont hospitalisés [11]. L'autre point à signaler est qu'au cours d'une hospitalisation en service aigu, plus de 40 % des sujets âgés vont présenter une chute à un moment ou un autre, avec une récidive dans 10 % des cas [32-4].

Pour seulement 15 % d'entre elles, les chutes survenant à domicile vont entraîner un traumatisme physique important et conduire à une hospitalisation. Parmi ces chutes traumatisantes, 10 % ont pour conséquence un traumatisme sévère sans fracture nécessitant des soins médicaux et 5 % correspondent à une fracture [10]. Les fractures du col du fémur, de l'avant bras et du bras représentent 35 % de la totalité de celles-ci, les fractures de la cheville et de la jambe sont estimées à 30 % du total, les fractures de côtes sont évaluées à 20 %, alors que les fractures du bassin et des vertèbres représentent chacune 5 % de l'ensemble des fractures [3]. Quand aux fractures du col fémoral, si elles ne représentent que 1 % des cas, elles constituent l'une des conséquences les plus graves [10, 15, 23]. En effet, dans 20 % des cas, la personne âgée décède dans l'année de cette fracture. Pour celles qui survivent, la morbidité associée est considérable, ce qui explique en partie, que malgré une prise en charge de 6 mois en secteur médicalisé, 85 % des sujets âgés ont une diminution de leur mobilité. Cette perte d'autonomie s'associe à une prise en charge temporaire ou définitive en soins de longue durée qui peut atteindre 40 % des sujets [2, 30]. Dans 90 % des cas, c'est la chute qui a entraîné la fracture [22]. Même si le pourcentage des chutes provoquant des fractures reste faible, la fréquence du phénomène chute est telle que le nombre de personnes âgées présentant une fracture est considérable. En France on a estimé qu'il y a eu au cours de l'année 1990, 38233 fractures de l'extrémité du col du fémur chez les sujets de plus de 65 ans, avec une très nette prédominance féminine évaluée à environ 80 % [5].

Les variations d'incidences des fractures avec l'âge peuvent expliquer les résultats d'études récentes, qui ont comparé les chutes accompagnées de traumatismes graves aux chutes bénignes. En dehors de la masse osseuse, où l'importance de l'ostéoporose expliquerait l'incidence plus élevée des fractures chez la femme [9-8], la rapidité et l'efficacité des réflexes de protection semblent jouer un rôle important sur le risque de traumatisme lors de la chute [32]. Par ailleurs, la fréquence et le type de traumatisme varient en fonction de l'activité du sujet [31]. Par exemple, la fracture du poignet de type Pouteau-Colles est à un pic à 70 ans, en plateau par la suite et décroît finalement, en raison d'une baisse d'activité [13]. Aux États-Unis le taux de chutes avec traumatisme ayant entraîné une hospitalisation aiguë est estimé à 84 pour 1000 sujets de 65 ans et plus [6]. Ce taux, tout comme en France, croît avec l'âge et le sexe féminin.

La mortalité des sujets âgés hospitalisés pour chute est particulièrement importante. Des études longitudinales réalisées en Europe et aux États-Unis ont révélé qu'un an après une fracture du col fémoral 17 à 30 % des patients sont décédés [17]. Si l'on rapporte ces résultats à des sujets appariés de la population générale, l'excès de mortalité est estimé à environ 15 %. Une étude prospective plus récente réalisée en Israël, sur une population de chuteurs ayant été admis dans un service d'urgence, a révélé qu'après deux ans de suivi environ 33 % des sujets étaient décédés [30]. Ces différents résultats suggèrent que la chute qui conduit à une hospitalisation entraîne un risque de décès plus grand en raison d'un état de santé moins bon que celui des sujets qui ne chutent pas [10]. Ce n'est donc pas la chute qui entraîne le décès mais la comorbidité qui y est associée, sauf peut-être lorsque le sujet n'a pu se relever seul du sol ou lorsque le temps passé sur le sol a dépassé 1 heure [10]. Paradoxalement, si ce sont les femmes qui sont victimes de fractures, ce sont les hommes qui ont le taux de mortalité le plus élevé, et ceci tout âge confondu et quelque soit le groupe d'âge considéré [28].

En dehors des traumatismes physiques sévères et du décès, la chute bénigne est souvent à l'origine d'une réduction importante et persistante des capacités motrices, entraînant un déclin fonctionnel essentiellement par traumatisme psychique. 50 % des personnes âgées ayant chutées déclarent avoir peur de rechuter et 40 % d'entre elles réduisent leurs activités quotidiennes [19]. Ce déclin peut être si important et durable qu'il peut conduire à l'institutionnalisation. En prenant l'exemple des chutes avec fractures, parmi les sujets qui vivaient avant à leur domicile, 15 à 25 % d'entre eux se retrouveront en institution [10]. Le constat est similaire pour les chutes sans fractures ayant entraînées une hospitalisation aiguë. Aux États-Unis une étude sur une population de Miami hospitalisée pour chute a révélé que seulement 50 % d'entre eux sont rentrés à domicile et que 37 % ont été institutionnalisés [29].

CHUTE EN COURT SÉJOUR GÉRIATRIQUE : ANALYSE À PARTIR D'UNE ÉTUDE RÉTROSPECTIVE ET PROSPECTIVE

Pour mieux cerner le phénomène chute chez la personne âgée hospitalisée, nous présentons les premiers résultats d'une étude rétrospective, réalisée au CHU de Saint-Étienne dans un service de court séjour gériatrique admettant des sujets de 75 ans et plus, comparés à ceux d'une étude prospective réalisée dans un service similaire au CHU Houphouët Boigny à Marseille [6] (tableau II).

Il y a au sein des deux structures des éléments concordants :

– l'incidence des chutes et l'âge moyen des patients, la prédominance féminine ;

– un environnement socio-familial similaire : veuves ou veufs, vivant en majorité en institution ;

– une comorbidité très élevée, avec un nombre moyen de diagnostics, d'après l'évaluation du PMSI, de 3,8 à Saint-Étienne et de 4,09 à Marseille. Parmi les antécédents médicaux retrouvés, ce sont les antécédents cardiaques (92 % à Saint-Étienne contre 55 % à Marseille) et les antécédents neurologiques (74 % à Saint-Étienne contre 51 % à Marseille) qui prédominent ;

– une polymédication importante avec 91 % des patients stéphanois versus 87 % des patients marseillais. Parmi les différentes classes thérapeutiques, les médicaments à visée cardio-vasculaire et psychotrope sont majoritaires ;

– la fréquence de la dénutrition, 82 % des patients stéphanois et 62 % des patients marseillais ont une albuminémie inférieure à 35 g/l.

Les antécédents de chutes sont fréquents dans les deux études. Chiffrés à 58 % dans la population de Saint-Étienne, il existe probablement une sous-estimation liée au mode de recrutement rétrospectif. Ce qui explique certainement qu'à Marseille les antécédents de chutes sont évalués à 77 % des cas. Par ailleurs, avec 83 % de déments avérés et un Mini Mental Test moyen de 18.6 points sur 30, la population stéphanoise se caractérise par une détérioration cognitive importante. La comparaison ne peut se faire avec l'étude marseillaise car le niveau de détérioration des fonctions supérieures n'est pas précisé.

L'étiologie des chutes dans ces deux études est à l'image de la comorbidité associée. Les trois principales causes de chutes sont la pathologie neuro-psychiatrique (38 % à Saint-Étienne et 23 % à Marseille), une origine mécanique (20 % à Saint-Étienne et 29 % à Marseille) et la pathologie cardio-vasculaire (19 % à Saint-Étienne et 10 % à Marseille).

TABLEAU II. — CHUTES EN COURT SÉJOUR GÉRIATRIQUE : ANALYSE COMPARATIVE D'UNE ÉTUDE RÉTROSPECTIVE ET PROSPECTIVE.

	Étude rétrospective de Saint-Étienne	*Étude prospective de Marseille*
Type de service	Court séjour gériatrique admettant les sujets de 75 ans et plus	Court séjour gériatrique sans limite d'âge à l'admission
Durée de l'étude	6 mois (du 01/01/98 au 30/06/98)	1 an (01/04/95 au 31/03/96)
Nombre total de patients hospitalisés	359	381
Chutes en %	20,2 (motif d'admission)	21 (motif d'admission et en hospitalisation aiguë)
Age moyen (en années)	85,8	82,4
Profil du chuteur (%) :		
– Femmes	82	Sexe ratio : 2,2 femmes
– Statut matrimonial :		
veuves ou veufs	75	70
– Vivant :		
• Au domicile	68	78,8
• En institution	32	17,5
Facteurs intrinsèques (%) :		
– ATCD de chute	58	77
– ATCD médicaux :	100	92,5
• Cardio-vasculaires	92	55
• Neuro-psychiatriques	74	51
– PMSI moyen	3,8	4,09
– > 3 médicaments	91	87
– Dénutrition	82	62
– Albuminémie moyenne en g/l	33,1	–
Conséquences des chutes (%) :		
– Traumatisme :	41	61
• Sans fracture	41	42
• Avec fracture	0	19
– Décès	14	5
– DMS	31,9	28,8
– Institutionnalisation	11	8,5
Étiologie des chutes (%) :		
– Neuro-psychiatrique	38	22,5
– Cardio-vasculaire	19	10
– Mécanique	20	30

Quant aux conséquences de la chute, il existe des différences dues à un biais de recrutement dans le service de Saint-Étienne. Si la majorité des patients hospitalités pour chute vient du domicile par l'intermédiaire des urgences, le service de court séjour gériatrique stéphanois ne reçoit pas les chutes avec fractures. Celles-ci sont admises directement en soins de suite rééducatifs. Durant la même période ce service a reçu 70 % de chuteurs présentant une fracture du col fémoral dans 81 % des cas, avec une très nette prédominance féminine (89 % de femmes). Cependant les traumatismes sans fractures représentent 41 % des cas à Saint-Étienne contre 42 % à Marseille où les fractures sont présentent dans 19 % des cas.

La mortalité constatée dans les deux études passe du simple au double. Faible avec 5 % des cas à Marseille, elle est de 14 % à Saint-Étienne. Cette différence ne peut s'expliquer que par un biais de recrutement lié à l'âge. A Saint-Étienne, l'admission en service de gériatrie se fait à partir de 75 ans et non à Marseille. Or la proportion de décès toutes causes confondues varie fortement avec l'âge. D'après une étude réalisée au Québec durant l'année 1983-84, la proportion de décès durant l'hospitalisation était de 5 % chez les 65-74 ans, et de 11,2 % chez les 75 ans et plus [13]. La différence de moyenne d'âge de 3,4 ans constatée entre les deux cohortes de patients âgés peut donc à elle seule expliquer cette variation du taux de mortalité entre les deux populations.

La durée moyenne de séjour est longue. De 28,8 jours à Marseille, elle passe à 31,9 jours à Saint-Étienne, tant pour les hommes que pour les femmes, se rapprochant ainsi des résultats de l'étude réalisée au Québec qui avait une durée moyenne de séjour de 34 jours [13]. A Saint-Étienne, la durée moyenne de séjour de l'ensemble des patients ne chutant pas hospitalisés en cour séjour gériatrique durant la même période est de 24 jours. L'hospitalisation des patients chuteurs est donc plus longue de 7,9 jours, confirmant ainsi que la chute cache une pathologie complexe.

L'institutionnalisation est paradoxalement faible à Saint-Étienne. Seulement 11 % des chuteurs rentrent en institution médicalisée ou non. Ce faible pourcentage est lié aux moyens financiers peu élevés d'une population principalement ouvrière. La conséquence directe est le développement important des structures de maintien à domicile dans la région stéphanoise.

L'analyse comparative des résultats de ces deux études sur la chute du sujet âgé hospitalisé en court séjour gériatrique, malgré une méthodologie différente, retrouve de nombreuses similitudes avec l'étude ICARE des chuteurs à domicile. En effet, dans cette étude le profil du chuteur était le suivant : il s'agissait principalement de femmes (68 %), de 82 ans en moyenne, veuves dans 70 % des cas, vivant seule et pour 47 % des cas à domicile [34]. Mais surtout ce qui ressort de ces études, c'est que derrière la chute du sujet hospitalité il y a au premier plan une polypathologie décompensée. L'environnement semble être un facteur mineur en comparaison des facteurs intrinsèques. La chute apparaît alors comme l'indicateur d'une multiplication de manifestations morbides prévalantes [27].

CHUTE EN MOYEN ET EN LONG SÉJOUR GÉRIATRIQUE

En moyen et en long séjour gériatrique, le manque d'études ne permet pas d'analyser la prévalence, les caractéristiques et les conséquences des chutes. Cependant plusieurs points méritent d'être souligner.

Le caractère aigu ou chronique du ou des pathologies associées à la chute est la principale différence entre une hospitalisation en court et en moyen séjour. Si la chute du sujet âgé hospitalisé est le résultat de manifestations morbides prévalantes qui jouent le rôle de facteurs précipitants, en phase chronique cette morbidité élevée s'additionne aux facteurs prédisposants intrinsèques. L'influence des facteurs extrinsèques environnementaux en principe est atténuée. L'hôpital gériatrique, devenu un lieu de vie, est un environnement plus adapté à la personne âgé, avec un degré de tolérance à l'erreur plus grand.

Certaines complications seront absentes pour les chutes survenant à l'hôpital. C'est le cas du « Syndrome de la tortue » qui se définit par l'impossibilité de se relever du sol après être tombé sur le dos [26]. Touchant les personnes vivant seules à domicile, il s'accompagne d'une rhabdomyolyse constante. Et si le temps passé au sol dépasse une heure, 50 % des sujets décèdent dans les 6 mois [35]. La présence permanente d'une équipe médicale et paramédicale permet donc de limiter une partie des conséquences traumatiques de la chute.

Seule la chute après un accident vasculaire cérébral a été plus étudiée dans les services de soins de suite. L'intérêt est lié à sa fréquence élevée et ses conséquences entraînant une réduction des activités et une augmentation de la durée moyenne de séjour [33]. Le pourcentage de sujets âgés atteints d'une pathologie vasculaire cérébrale, présentant une chute durant leur hospitalisation, est estimé à 14 % en court séjour et à 39 % dans les services de soins de suite [25]. Les facteurs prédictifs de chutes, d'après une étude réalisée en 1997 sur 135 patients hospitalisés dans un service de soins de suite gériatrique sont le sexe masculin, de faibles performances aux activités de la vie quotidienne, une incontinence urinaire, des troubles de la statique posturale, un déficit moteur bilatéral, la présence de lésions corticales ou de la substance blanche bilatérales, une héminégligence spatiale, l'utilisation de médicaments diurétiques ou psychotropes [24].

La fréquence de la chute explique que celle-ci soit un motif fréquent d'admission à l'hôpital estimé à 20 % de l'ensemble des entrées aux urgences et en court séjour gériatrique. La chute du sujet hospitalisé se caractérise par une morbidité importante qui joue le rôle de facteur précipitant. Elle peut être assimilée à un symptôme d'état de santé précaire, devenant ainsi l'indicateur d'une morbidité prévalante.

Le profil caractéristique du sujet âgé hospitalisé pour chute est celui d'une femme, de plus de 80 ans, veuve vivant à domicile. L'impact de la chute qui entraîne une hospitalisation est considérable. A l'échelle de l'individu, la chute accélère la perte d'autonomie et conduit à l'institutionnalisation. La mortalité est aussi importante, surtout en cas de fracture du col fémoral, et prédomine chez l'homme. A l'échelle de la santé publique, le coût global des chutes est d'environ 7 millions de francs par an, et est probablement sous-estimé car il ne tient pas compte de la dépendance qui croît avec la chute.

Quant aux chutes survenant en moyen et en long séjour gériatrique, leur analyse reste difficile en raison du faible nombre d'études dont elles ont fait l'objet.

SUMMARY

Falls in Geriatric Hospital. – Although the high incidence of falls in elderly people has contributed to make them dramatically common, the fall is associated with severe disorders in most of the cases. Its incidence is 20 % of hospital entrance, in urgency ward or in short-stay geriatric care. These falls occur because of external or personal factors, but, in fact, are specially linked with chronic impairments such as cardiovascular and neurological diseases. Women older than 80 years, widowed, living alone, are the most concerned. Fall impact has to be taken in consideration, as for the patient as for economical and social consequences. Mortality after hip fracture secondary to fall is important, and higher for men than for women. Even without traumatic lesions, fall may lead the elderly people to the loss of autonomy and to a permanent hospitalization in 40 % of cases.

Références

[1] Allard M, Andrieux J.M., Westerloppe J. – Le coût économique de la chute peut-il être estimé ? *L'année gérontologique* 1995:379. [2] Allard J. – Chutes. *In :* Précis pratique de gériatrie, eds *Arcand-Hebert.* Maloine 1997;123-33. [3] Ashley M.J., Gryfe C.I., Amies A. – A longitudinal study of falls in an elderly population. II. Some circumstances of falling. *Age and Ageing* 1977;6:211-20. [4] Baker S.P., Harvey A.H. – Fall injuries in the elderly. *Clin. Geriatr. Med.* 1985;1:501-12. [5] Baudoin C., Fardellone P., Potard V., Sebert J.L. – Fractures of the proximal femur in Picardie, France, in 1987. *Osteoporosis Int.* 1993;3:43-9. [6] Bonin-Guillaume S., N'Guyen N., Tonolli-Serabian I., Vaisse B. – Les chutes en court séjour gériatrique. Premier résultats d'une enquête prospective. *La revue de gériatrie* 1997;22 (9):583-90. [7] Campbell A.J., Borrie M.J., Spears G.F. – Risk factors for falls in a community-based prospective stydu of people 70 years and older. *J. Geronto.* 1989;44:4112-7. [8] Cummigs R.G., Klineberg R.J. – Fall fréquency and characteristics and risk of hip fractures. *JAGS* 1994;42:774-8. [9] Dargent-Molina, Favier F., Grandjean H. *et al.* – Fall related factors and risk of hip fracture : The EPIDOS prospective study. *The Lancet* 1996;348, 9021:145-9. [10] Dargent-Molina P., Bréart G. – Épidémiologie des chutes et des traumatismes liés aux chutes chez les personnes âgées, *Rev. Épidém. Et Santé Publ.* 1995;43:72-83.

[11] Descamps C., Bosson J.L., Couturier P., Casset J.C. – Évaluation des chutes chez les personnes âgée en médecine ambulatoire. Utilisation d'un réseau de médecins généralistes. *La revue de gériatrie* 1995;20(5):302-7. [12] Falls in older persons : risk factors and prévention : In : Berg R.L. and Cassel, eds. The second fifty years. Promotting health and prévention disability. Institue of medecine. *National Academy Press* ; Washintong, D.C. 1992. [13] Favier F. – Les risques de chute. In : Ostéoporose et médecine physique, eds Simon L., Marcelli M., Revel M. Masson, Paris 1998:32-45. [14] Gentric A., Duquesne F., Graziana A. *et al.* – L'accueil gérontologique médicosocial aux urgences : une alternative à l'hospitalisation des personnes âgées en médecine ? *Rev. Méd. Interne* 1996;17 (Suppl. 3):385s. [15] Houge C.C. – Injury in later life : Part one. Epidemiology. *JAGS* 1982;30:183-90. [16] INSEE, dans : Groupe de travail de l'OMS. Les chutes chez la personne âgée : épidémiologie, éthiopathologie, prévention. *L'année gérontologique* 1989:15-31. [17] Keene G.S., Parker M.J., Pryor G.A. – Mortality and morbidity after hip fractures. *Br. Med. J.* 1993;307:1248-50. [18] Lafont Ch., Dupui Ph., Costes-Salon M.C., Albarede J.L., Bessou P. – Équilibre et vieillissement. *L'année gérontologique* 1991;5:151-91. [19] Marottoli Ra., Berkman L.F., Cooney L.M. – Decline in physical function following hip fracture. *J. Am. Geriatr. Soc.* 1992;40:861-66. [20] Mizrahi A. et Ar. – Gérontologie et société, 30 ans de politiques vieillesse 1996, 81.

[21] Mortality. Vital statistics of the United States. US Departement of Health and Human Services. Governement Printing Office 1976. [22] Netti M.C., Cumming S.R. – The Study of Osteoporotic Fractures Researche Group. Falls and fractures in older women. In : Balance and Gait Disorders in the Elderly, Vellas B., Toupet M., Rubenstein L., Albaréde J.L., Christen Y., eds. Falla,. Elsevier, Paris 1992:69-80. [23] Netti M.C., Cumming S.R., Kidd S., Black D. – Risk factors for recurrent nonsyncopal falls : a prospective study. *JAMA* 1989;261:2663-8. [24] Nyberg L., Gutafson Y. – Fall prediction index for patient in stroke rehabilitation. *Stroke* 1997 ;28 (4):716-21. [25] Nyberg L., Gutafson Y. – Patient falls in stroke rehabilitation. A challenge to rehabilitation strategies. *Stroke* 1995;26:838-42. [26] Ollier S., Dingremont C., Juchet H., Arlet P. – « Syndrome de la tortue » : chute et rhabdomyolyse chez le sujet âgé. *Rev. Méd. Interne* 1997 ;18 (Suppl. 2): 127s. [27] Prudham D., Evans J.G. – Factors associated with falls in the elderly : a community falls, *Age Ageing* 1981;10:141-6. [28] Robitaille Y., O'loughlin J. – Épidémiologie de la chute chez les personnes âgées. *L'année Gérontologique* 1990 :145-55. [29] Sattin R.W., Lambert H., Ca de Vito *et al.* – The incidence of fall injury events among the elderly in a defined population. *Am. J. Épidemiol.* 1990;131:1028-37. [30] Sinoff G., B.Ch. M.B., Clarfield A.M. *et al.* – Atwo-Years Follow-Up of Geriatric Consults in the Emergency Department. *JAGS* 1998;46:716-20.

[31] Speechley M., Tinetti M. – Falls and injuries in frail and ingrous commuity elderly persons. *J. Am. Geriatr. Soc.* 1991;39:46-56. [32] Tinetti M.E., Speechley M., Ginter S.F. – Risk factors for falls among elderly personn living in the community. *New Eng. J. med.* 1988;319:1701-7. [33] Vellas B., Cayla F., Bocquet H., de Pemille F., Albarade J.L. – Prospective study of restriction of activity in old people after falls. *Age Ageing* 1987;16:189-93. [34] Vellas B., Faisant C., Lanque S. *et al.* – Étude ICARE : investigation sur la chute accidentelle recherche épidémiologique. *L'année gerontologique* 1995:423-36. [35] Wild D., Nayak U.S.L., Isaacs B. – Pognosis of falls in old people at home, *J. Epidemiol. Community Health* 1981;35(3):200-4.

CONSÉQUENCES ÉCONOMIQUES DES CHUTES CHEZ LES MALADES ÂGÉS

O. SAINT-JEAN[1], F. YVAIN

Les chutes chez les malades âgés constituent un problème de santé publique gériatrique majeur [2]. Elles représentent l'un des symptômes d'appel les plus fréquents en matière de morbidité des malades âgés. Dans les institutions, la chute est avec la fièvre le premier motif d'intervention de l'interne de garde. A domicile, c'est l'un des obstacles essentiels à un maintien au domicile harmonieux. Aux urgences hospitalières, c'est le second motif d'admission des malades de 80 ans et plus. Les conséquences économiques des chutes demeurent mal mesurées car difficiles à repérer au sein de la morbidité gériatrique telle qu'elle est décrite par les systèmes d'information existant en France. On trouvera ici principalement des données anglo-saxonnes, mais probablement celles-ci seraient aisément transposables à notre pays.

Les conséquences économiques des chutes peuvent être analysées selon plusieurs axes :

– les coûts induits directs par la prise en charge des conséquences immédiates des chutes vulnérantes ;

– la surconsommation en biens et services médicaux dans les périodes qui suivent, le symptôme chute devenant un marqueur de fragilité gériatrique ;

– l'impact économique d'une politique de prévention de la récidive de chute chez des malades âgés et l'étude coût-bénéfice d'une telle politique.

Coût hospitalier de la prise en charge des chutes

Trop peu de données françaises sont disponibles pour que l'on puisse valoriser cette prise en charge hospitalière dans notre pays. L'enquête menée durant l'année

1. Service de Gériatrie, Hôpital Européen Georges Pompidou, Paris.

1995 sur la durée de séjour et le PMSI dans les services de Gériatrie de court séjour ne s'était pas particulièrement intéressée aux chutes. La durée de séjour des malades dont le diagnostic principal était « chute et troubles de la statique » se situait dans la moyenne des durées de séjour observées. La présence d'une chute comme comorbidité prolongeait la durée de séjour mais, semble-t-il, au même titre que d'autres pathologies associées. D'ailleurs la nouvelle classification PMSI 1998 ne retient pas la chute comme comorbidité associée sévère. Dans le domaine des soins de suite et de réadaptation, la base de données utilisée pour construire la classification PMSI n'avait pas montré de rupture particulière de consommation de ressources lorsqu'une chute était signalée comme diagnostic associé ou comme diagnostic de type aigu. En soins de longue durée où cet événement est fréquent, les chutes ne semblent pas non plus être un événement repérable dans les quelques travaux répertoriés. Bref les systèmes d'information français gériatriques sont à cet égard insuffisants et seules des études à mener pourraient nous éclairer.

Seul un travail nord américain [1] s'est intéressé à ce problème et le coût des hospitalisations liées aux conséquences de chutes a été analysé dans l'état de Washington à partir des codes de sortie des hospitalisations. Les hospitalisations liées aux chutes vulnérantes représentent 5,3 % des hospitalisations des sujets âgés, pour un total annuel de 53 346 191 $. Le taux de transfert secondaire en *nursing home* est particulièrement élevé, ce qui laisse penser qu'un coût important doit être ajouté à ce montant. Les auteurs concluent à un taux d'hospitalisation de 13,5 par millier d'habitant et un coût moyen par habitant de l'état de 92 $.

Conséquences d'une chute sur les consommations de biens médicaux (tableau I)

TABLEAU I. — VARIATIONS DE CONSOMMATION DE BIENS ET SERVICES MÉDICAUX SELON LES CHUTES (d'après Kiel DP *et al.* [3]).

	Chuteurs uniques Vs témoins	*Chuteurs récurrents Vs témoins*
Hospitalisation	1.26 (1.06-1.75)	1.57 (1.21-1.82)
Consultations multiples de généralistes	1.28 (1.02-1.59)	1.48 (1.17-2.89)
Institutionnalisation	2.65 (1.19-5.88)	3.48 (1.67-7.22)
Altération dans les activités de vie quotidienne	1.27 (1.02-1.59)	1.81 (1.41-2.31)
Altération des fonctions physiques	1.50 (1.13-1.99)	2.58 (1.85-3.59)

Toutes les études [2] confirment que la survenue d'une chute constitue un tournant de l'état de santé d'un malade âgé. De fait les consommations de biens et services médicaux chez les malades âgés chuteurs diffèrent de ceux des malades non chuteurs.

Un premier travail [3] a porté sur la cohorte de sujets âgés suivi dans le cadre de la *Longitudinal Study of Aging* (USA). L'objet était de repérer, dans l'état d'autonomie et dans les consommations de biens et services médicaux de malades âgés suivis prospectivement, l'impact des chutes en séparant au sein de la population étudiée les chuteurs épisodiques des chuteurs récurrents (2 ou plus dans une année). L'effectif extrait d'un fichier prospectif comportait plus de 5 000 sujets de 75 ans et plus, dont

595 chuteurs occasionnels et 627 chuteurs récurrents. Après un appariement initial selon l'âge, le sexe et les incapacités de la vie quotidiennes, il a été montré que les chutes, notamment récurrentes, avaient un impact significatif sur les taux d'hospitalisation, d'entrée en institution et sur l'autonomie fonctionnelle. Le tableau I montre les risques relatifs de ces événements.

De ces résultats est née une enquête prospective [6] au sein de cette même cohorte dont le suivi s'est étendu à 3 ans. Les résultats d'augmentation de consommation se maintiennent à 3 ans pour les chuteurs récurrents mais cela n'est pas le cas des chuteurs épisodiques. Globalement, le caractère récurrent des chutes semble avoir plus de pertinence à long terme qu'une chute unique (tableau II). Cependant les auteurs identifient deux sous-catégories de chuteurs dont le profil évolutif et les consommations de ressources médicales diffèrent :

TABLEAU II. — MODIFICATIONS DES CONSOMMATIONS DE BIENS ET SERVICES MÉDICAUX APRÈS UNE CHUTE DANS UN GROUPE DE CHUTEURS OCCASIONNELS ET DE CHUTEURS RÉCURRENTS (valeur p) (d'après Wolenski FD *et al.* [6]).

	Une chute	*Chuteur récurrent*	
	Suivi 1 an	Suivi 1 an	Suivi 3 ans
Contact avec médecin généraliste	NS	0,022	0,206
Contact hospitalier	NS	0,009	0,001
Nombre de séances de médecin généraliste	NS	0,057	0,673

• les chuteurs dont les conséquences vont en cascade et les consommations adoptent une croissance très rapide,
• ceux dont l'évolution se fait avec une marche d'escalier pour ensuite demeurer linéaire et dont les consommations retournent à une niveau proche de l'antérieur ou se stabilisent.

De ces notions de consommations plus élevées, le travail de Rizzo [5] passe au stade de la valorisation financière. L'étude repose sur les données de l'état du Connecticut. Des techniques d'analyse multivariée et de régression logistique ont été utilisées pour déterminer l'influence des divers facteurs cliniques et démographiques qui seraient explicatifs des coûts médicaux. Ceux des chuteurs ont été analysés pendant l'année suivant l'épisode de chute. Les consommations ont été comparées à celle d'une cohorte témoin.

Les résultats démontrent clairement que les coûts de santé augmentent chez les chuteurs et que cette augmentation est corrélée avec la gravité et la fréquence des chutes. Une chute (ou plus) est associée à une augmentation des coûts hospitaliers annuels de 11 042 $, de soins de réadaptation (nursing homes) de 5 325 $. Le coût total de la santé est lui augmenté d'un montant de 19 440 $.

Étude coût-bénéfice

Enfin il a été testé l'impact économique de mesure de prévention des chutes chez le malades âgés [4]. Il s'agit d'une étude coût-bénéfice menée dans ce même état du

Connecticut sur une cohorte de 301 patients de 70 ans et plus. L'intervention ciblée comportait des ajustements médicaux et des recommandations organisationnelles. Ainsi 153 patients ont été randomisés dans le groupe intervention. Le coût de l'intervention était en moyenne de 925 $ (588-1 346 $). La réduction des coûts est évaluée en moyenne à 2 000 $ par an chez ces malades. Sans équivoque la relation coût-bénéfice est en faveur de ces programmes d'intervention. Celle-ci est d'autant plus importante qu'il s'agissait de patients présentant de nombreux facteurs de risque de chutes (de 4 à 8 facteurs de risque identifiés).

Les chutes ont donc chez les malades âgés des conséquences économiques importantes. Plus exactement il est possible d'identifier des patients à fort risque de chute générateurs d'augmentation de consommation de ressources ; il est de même possible de leur faire bénéficier de politiques d'intervention qui, outre la réduction des chutes, sont génératrices de réduction des coût. Des politiques de ce type doivent absolument être menées en France. Elles imposent la reconnaissance de populations cibles et donc un travail important d'analyse des facteurs de récidive de chutes chez les malades âgés hospitalisés ou évalués en consultation.

SUMMARY

Economical issues of falls in elderly. – Economical issues of falls in elderly have to be studied through study either of inducted cost of surgical and rehabilitation care after a fall with fracture (femoral neck, spine, wrist) or wound, either of overruns of health services facing falling in elderly people, or of economical impact of prevention aiming at reducing fall occurrence in such a population. There are few European studies, but the results of some American surveys can be adapted to our European countries. It is clear that fall increases medical and social cost of elderly people compared with those who do not fall, and that these costs increase dramatically in the part of the elderly population who are often falling ; falling relapses are determinant from an economical point of view. However a cost-benefit study comparing two groups of paired elderly people, one included into a fall prevention program, and the other one not included demonstrated clearly that such a program of fall prevention could be efficient and that the cost-benefit index is positive ; such a study emphasises the interest of an European large campaign of fall prevention programs.

RÉFÉRENCES

[1] Alexander B.H., Rivara F.P., Wolf M.E. – The cost and frequency of hospitalisation for fall related injuries in the elderly. *Am. J. Public Health* 1992;82:1020-3. [2] Grimley-Evans J. – After the fall : consequences and implications of fall by old people. In Vellas B., Toupet M., Rubinstein I., Albarède J.L., Christen Y. Eds. – *Falls, balance and gait disorders in the elderly.* Elsevier (Paris) 1992:39-53. [3] Kiel D.P., O'Sullivan P., Teno J.M., Mor V. – Health care utilisation and functional status in the aged following a fall. *Med. Care* 1991;29:221-8. [4] Rizzo J.A., Baker D.I., McAway G., Tinetti M. – The cost-effectiveness of a multifactorial targeted prevention program for falls among community elderly persons. *Med. Care* 1998;34:954-69. [5] Rizzo J.A., Friedkin R., Williams C.S., Nabors J., Acampora D., Tinetti M. – Health care utilisation and costs in a Medicare population by falls status. *Med. Care* 1998;36:1174-88. [6] Wolinski F.D., Johnson R.J., Fitzgerald J.F. – Falling, health status and the use of health services by older adults. A prospective study. *Med. Care* 1992;30:58797.

2

ÉTIOLOGIE

POURQUOI TOMBENT-ILS ?

D. STRUBEL[1], J.M. JACQUOT[2], M. LAPIERRE[1], H. FINIELS[1]

La chute fait tomber involontairement une personne âgée qui, après avoir été déséquilibrée, n'a pas présenté de mécanismes compensateurs suffisants pour se rattraper. L'âge avancé est caractérisé par une forte incidence, non seulement des chutes (semblable à celles des adultes actifs et sportifs), mais surtout aussi de leurs complications parfois dramatiques. Le risque de perte d'autonomie est maximum en cas de chutes répétées.

Rares sont les chutes qui répondent à une cause unique. Leur mécanisme, habituellement plurifactoriel, met en cause de façon plus ou moins complexe [2, 10, 27] :

– des facteurs personnels liés à l'état de santé, à la sénescence, à des pathologies aiguës ou chroniques. Le sujet âgé fragile (*frail elderly*) accumule les risques ;
– des facteurs situationnels, liés à l'activité en cours et parfois à la prise de risque ;
– des facteurs environnementaux mettant en cause l'habitat ou les lieux publics et leur interface avec les utilisateurs âgés.

C'est dire la nécessité d'une enquête diagnostique précise, exhaustive, prélude à la mise en place d'un programme personnalisé de prévention des récidives.

ILS TOMBENT PARCE QU'ILS VIEILLISSENT

L'état de santé du sujet vieillissant se caractérise par une réduction de la réserve fonctionnelle et adaptative, avec toutefois une grande variabilité d'un individu à l'autre. Il en est ainsi pour les chutes : le sujet âgé est exposé à l'instabilité posturale, en raison de la fragilisation des fonctions d'équilibration et de motilité.

1. Service de Gérontologie et Prévention du Vieillissement, Centre Raymond Ruffi, CHU, 5, rue Hoche, 30029 Nîmes Cedex.

2. Service de Suite et de Réadaptation Gériatrique, Hôpital Carémeau, rue du Professeur Debré, 30029 Nîmes Cedex.

L'âge affecte surtout la qualité et l'intégration des informations venant des différents capteurs de la fonction d'équilibration [14, 26, 27] :

– la diminution de la sensibilité de la vision au contraste, caractéristique de la sénescence visuelle, associée à un certain rétrécissement du champ visuel, rendent les obstacles moins repérables ;
– la sensibilité des récepteurs labyrinthiques s'émousse et certains sujets âgés éliminent même leurs afférences vestibulaires (omission vestibulaire) ;
– la diminution de la sensibilité proprioceptive des membres inférieurs et de la sensibilité cutanée plantaire altère l'analyse des interfaces du sujet avec le sol et les obstacles, et la perception de son propre corps dans l'espace ;
– l'âge allonge les temps de conduction nerveuse périphérique et centrale, et la latence des réponses motrices et cognitives. De plus, l'organisation des synergies musculaires se modifie au profit de schémas d'activation qui ont tendance à devenir proximo-distaux et de stratégies posturales « inflexibles », peu adaptatives ;
– enfin, le muscle sénile perd en force musculaire et en efficience (sarcopénie sénile) et le jeu musculaire peut être limité par une certaine réduction des amplitudes articulaires [8].

Sur le plan fonctionnel et clinique, l'équilibre statique du sujet âgé est marqué par une majoration des oscillations et une réduction de la capacité à tenir en appui unipodal. L'équilibre dynamique, exploré sur plate-forme de force, objective le risque de chute avec lenteur du rattrapage et inadaptation des synergies musculaires [26]. La marche du sujet âgé est un peu ralentie, à pas un peu raccourcis et un peu élargis avec allongement du temps de double appui [5]. La diminution de hauteur du pas facilite l'accrochage du pied. Cette marche sénile est moins automatique et semble nécessiter plus d'attention, comme en témoigne sa fréquente interruption quand le sujet est sollicité pour parler : dans l'étude de Lundin-Olsson *et al.* [16], ce signe est même prédictif de chute.

A travers de multiples études, l'incidence des chutes du sujet âgé a été mise en relation avec :

– l'altération de l'équilibre statique mesuré par les oscillations sur plate-forme,
– l'altération de la vision contrastée,
– l'allongement des temps de réaction,
– la diminution de la force musculaire de la dorsiflexion du pied,
– la souplesse des hanches et des chevilles,
– la diminution de la masse musculaire,
– l'incapacité de tenir plus de 5 secondes en appui unipodal.

Les effets du vieillissement sont rapidement majorés lors d'un déconditionnement physique qui fragilise la fonction d'équilibration et majore la fonte musculaire. Le syndrome post-chute et le syndrome de régression psychomotrice en sont des exemples : la réduction d'activité, parfois associée au décubitus pendant plusieurs jours en sont les facteurs principaux, éventuellement aggravés par la peur de tomber. De même après hospitalisation, Mahoney *et al.*[17] ont montré qu'environ un septième des personnes âgées chutent dans le mois suivant le retour à domicile, surtout lorsque l'hospitalisation a comporté une perte d'autonomie.

ILS TOMBENT PARCE QU'ILS SONT ACTIFS ET PRENNENT DES RISQUES

La majorité des chutes des personnes âgées surviennent au cours d'une activité comme un changement de position, la toilette, la marche, un déplacement dans la rue... Les hommes tombent plus souvent à l'extérieur que les femmes, probablement en raison d'habitudes de vie différentes [2, 32]. Une minorité de chutes, de l'ordre de 5 %, sont liées réellement à des activités dangereuses avec prise de risque, comme de monter sur une échelle ou de pratiquer des sports inadaptés pour l'âge. Parfois les conditions de pratique de l'activité sont inadéquates, comme un chaussage inadapté à une activité sportive. Ces situations incriminent le jugement que l'individu peut porter sur ses propres capacités et ses propres limites, et le souhait de rester indépendant.

L'incidence des chutes et leurs conséquences sont différentes selon le profil des sujets et leur niveau d'activité :

– dans l'étude ICARE [32] qui porte sur des individus âgés, autonomes et actifs, vivant à domicile, l'incidence des chutes est plus élevée (39 % dans l'année) que dans l'étude de Tinetti *et al.*[29] portant sur une population moins sélectionnée (31 % de chutes dans l'année). Les chutes des sujets actifs sont également plus violentes ;

– Speechely *et al.*[25] ont distingué trois types de sujets âgés sur la base de critères précis de qualité de vieillissement (mais aussi de pathologies associées) et leur risque de chute est différent : 50 % des sujets âgés dits fragiles font une chute dans l'année mais seulement 6 % de ces chutes sont graves, alors que 10 % des sujets âgés dits vigoureux tombent dans l'année, mais 25 % de leurs chutes sont graves. Les sujet à profil intermédiaire ont des incidences et des gravités de chute intermédiaires. De plus, les sujets âgés fragiles tombent au cours d'activité de routine alors que les sujets vigoureux sont souvent engagés dans des activités à niveau d'exigence plus élevé.

ILS TOMBENT PARCE QU'ILS ONT PEUR DE TOMBER

La peur de tomber est indiscutablement associée à une majoration du risque de chute [10, 33]. Elle est particulièrement fréquente après une chute, où elle existe chez 48 % des sujets âgés, mais 27 % des sujets âgés non chuteurs ont également peur de tomber. Actuellement, la peur de chuter peut être mesurée par des échelles validées [1, 22, 30]. On sait ainsi qu'elle augmente avec l'âge, qu'elle prédomine chez les femmes, qu'elle s'associe à des anomalies objectives de l'équilibre et de la marche et à une perception plus péjorative de son état de santé physique, mental et de sa situation économique [33]. La peur de tomber après une chute restreint davantage l'activité du sujet et s'accompagne d'une marche précautionneuse, ralentie à petits pas glissés, avec élargissement du polygone de sustentation, changements de direction en bloc, rappelant la marche du parkinsonien ou du lacunaire.

Au total, il apparaît que la peur de tomber reflète davantage une altération de la fonction d'équilibration qu'un simple mécanisme anxieux [1].

ILS TOMBENT PARCE QU'ILS SONT MALADES

Environ 10 % des chutes surviennent lors d'une affection aiguë qu'elles viennent parfois révéler [29] : pneumopathie, anémie, infarctus du myocarde, insuffisance cardiaque, infection urinaire, rétention d'urines... L'essentiel des chutes liées aux pathologies sont en rapport avec des affections chroniques, retentissant sur l'équilibration et la marche ou pourvoyeuses de limitations fonctionnelles. Il s'agit ainsi [3, 9, 10, 12, 15, 24, 27] :

– d'affections neurologiques : accidents vasculaires cérébraux, syndromes parkinsoniens, affections vestibulaires, affections dégénératives cérébrales, neuropathies, plus exceptionnellement crises comitiales et myopathies en particulier thyroïdiennes ;
– d'affections ostéo-articulaires : arthrose des membres inférieurs, séquelles de chirurgie du col du fémur, troubles podologiques... ;
– d'affections cardio-vasculaires : troubles du rythme paroxystiques, lipothymies et syncopes, hypotension artérielle orthostatique ;
– d'affections ophtalmologiques, essentiellement à type de cataracte ou de dégénérescence maculaire liée à l'âge ;
– d'états de dénutrition protéino-énergétique de causes multiples, facteurs également de gravité de chute [31].

Pour Campbell *et al.*[3], les différents facteurs pathologiques vont intervenir différemment selon le sexe. Tinetti *et al.* [28] ont bien objectivé l'effet cumulatif des pathologies dans une population âgée institutionnalisée : le risque de chute augmente de façon linéaire avec le nombre d'affections chroniques pour atteindre 70 % de chutes par an à partir de 4 affections conjointes.

En réalité, plus que le diagnostic précis des affections, c'est le degré d'altération fonctionnelle qui détermine le risque de chute : ainsi une altération de la mobilité double ou triple le risque de chute, qui augmente également de façon nette lorsqu'un sujet âgé devient incapable de se lever sans accoudoir. L'incidence des chutes est également majorée en cas de dépendance pour les actes de la vie journalière et en cas d'altération des fonctions cognitives [28].

ILS TOMBENT PARCE QU'ILS PRENNENT DES MÉDICAMENTS

Indépendamment des affections souvent multiples du sujet âgé, la consommation de médicaments majore le risque de chute.

Les psychotropes sont incriminés en premier lieu par leur effet sur la vigilance, l'effet confusiogène des drogues à effet anticholinergique, l'effet myorelaxant des benzodiazépines ou les syndromes parkinsoniens provoqués par certains neuroleptiques. Les benzodiazépines sont très fréquemment en cause [19], surtout les molécules à demi-vie longue, qui favorisent la survenue de fracture de l'extrémité supérieure du fémur [11].

Les diurétiques favorisent également les chutes par un effet de déshydratation ou une hypotension artérielle orthostatique. Il en est de même de divers antihypertenseurs comme les anticalciques [13].

D'autres médicaments ont parfois été mis en cause : dérivés nitrés, vasodilatateurs périphériques, hypoglycémiants oraux, digitaliques, anticonvulsivants... [9, 11].

Il a été clairement montré que le risque de chute est significativement majoré au delà d'une prise simultanée de 4 médicaments [29].

ILS TOMBENT À CAUSE DE LEUR ENVIRONNEMENT

L'environnement d'une personne âgée intervient pour 30 à 50 % de ses chutes [6, 20, 29], sans qu'il n'existe toutefois d'association significative entre le risque de chute et le danger potentiel d'un habitat [21, 29]. Le degré de familiarité de la personne âgée avec son cadre de vie ou la fréquence d'utilisation de cet environnement sont des facteurs importants. En réalité, les problèmes liés à l'environnement potentialisent les handicaps liés au vieillissement et aux pathologies : ainsi une personne âgée malvoyante risque davantage de tomber dans un lieu mal éclairé.

Les mécanismes précis des chutes liées à l'environnement sont multiples et reposent également sur des facteurs comportementaux [4]. Les sujets âgés les plus actifs tombent plutôt à l'extérieur de chez eux, en raison d'irrégularités du sol, d'obstacles divers, d'espaces de circulation mal éclairés, de trottoirs inadaptés... La majorité des chutes incriminant l'environnement surviennent à domicile, préférentiellement dans certains lieux :

– les escaliers, surtout s'ils sont mal éclairés ou ne comportent pas de rampe. Les chutes surviennent surtout au niveau des dernières marches et sont souvent graves ;
– la salle de bain et la cuisine : sol mouillé, glissant, objets au sol... ;
– la chambre à coucher, surtout dans le périmètre autour du lit : lit trop bas ou trop haut, tapis non fixé, éclairage insuffisant... ;
– les animaux domestiques peuvent être responsables de chutes.

L'hôpital peut également être un lieu inducteur de chute, à la faveur d'une agitation, de difficultés d'appréhension de l'espace : de même, les chutes ne sont pas rares en institution, surtout pendant la phase initiale, même avec des locaux adaptés. Les contentions sont parfois utilisées dans l'optique de prévenir des chutes, mais il a été prouvé que la réduction des contentions n'augmente pas l'incidence des chutes graves [7].

Quel que soit le lieu de survenue d'une chute, le risque de fracture du col du fémur, du poignet ou de tassement vertébral est lié aux modalités de la chute et à la violence de l'impact : ainsi, une fracture de l'extrémité supérieure du fémur survient préférentiellement pour une chute de côté, sur sol dur, en l'absence de réflexe de protection des membres supérieurs alors qu'une fracture du poignet survient plutôt lors d'une chute en arrière avec réflexe de protection des avant-bras [20].

La mise en cause de l'environnement justifie une approche écologique de la chute de la personne âgée : il faut analyser les caractéristiques de l'environnement dans lequel est survenue la chute, sans négliger de préciser si cet environnement a fait l'objet d'un usage normal ou inhabituel.

La complexité de la chute du sujet âgé découle de la multiplicité des facteurs en cause et de leur intrication : ainsi l'effet de la sénescence, très variable d'un individu à l'autre, est potentialisé par les pathologies aiguës ou chroniques, qui s'additionnent volontiers au fil des années. De même, les facteurs d'environnement sont en interaction avec les habitudes de vie du sujet.

L'accumulation des facteurs de risque caractérise le sujet âgé fragile, chez qui les chutes peuvent se répéter pour conduire à une véritable « chute maladie ». Il est important de repérer cette catégorie de population pour optimiser les mesures de prévention des récidives.

Quel que soit le mécanisme de la chute, elle constitue un événement grave dans le parcours de vie d'un sujet âgé.

SUMMARY

Why do they fall ? – Falls in elderly have usually multiple and associated mechanisms : – neurosensorial and locomotion ageing predisposes to falls ; – falls occur usually during activities, sometimes dangerous activities ; – fear of falling increases risk of fall ; – numerous diseases induce falls and medications often increase this risk ; – finally, environment may be hazardous, specially at home. Diagnostic investigations with the aim of choosing targeted treatments have to be undertaken with care.

RÉFÉRENCES

[1] Baloh R.W., Jacobson K.M., Socotch T.M., Spain S., Bell T. – Posturography and concerns about falling in the older people. In : *Les troubles de la posture et les risques de chute. Falls in the elderly* L'Année Gérontologique Serdi Éd. 1995; Suppl 51-63. [2] Berg W.P., Alessio H.M., Mills E.M., Tong C. – Circumstances and consequences of falls in independent community-dwelling older adults *Age and Ageing* 1997;26:261-8. [3] Campbell A.J., Borrie M.J., Spears G.F. – Risk factors for fall in a community-based prospective study of people 70 years and older. *J. of Gerontol.* 1989;44:M112-7. [4] Connel B.R., Wolf S.L. for the Atlanta FICSIT Group. – Environmental and behavioral cicumstances associated with falls at home among healthy elderly individuals. *Arch. Phys. Med. Rehabil.* 1997;78:179-86. [5] Costes-Salon M.C., Lafont C., Dupui P., Stephan E., Albarede J.L., Bessou P. – Modifications des paramètres spatiotemporels de la marche lors du vieillissement : étude kymographique chez 168 volontaires sains. L'Année Gérontologique Serdi Éd. 1995;9:439-57. [6] Davies A.J., Kenny R.A. – Falls presenting to the accident and emergency derpatment : types of presentation and risk factor profile. *Age and Ageing* 1996;25:362-66. [7] Ejaz F.K., Jones J.A., Rose M.S. – Falls among nursing home residents : an examination of incident report before and after restraint reduction programs. *J. Am. Geriatr. Soc.* 1994;42:960-4. [8] Gehlsen G.M., Whalen M.H. – Falls in the elderly : Part II Balance, strength and flexibility *Arch. Phys. Med. Rehabil.* 1990;71:739-41. [9] Graafmans W.C., Ooms M.E., Hofstee H.M.A., Bezemer P.D., Bouter L.M., Lips P. – Falls in the elderly : a prospective study of risk factors and risk profiles. *Am. J. Epidemiol.* 1996;143/11:1129-36. [10] King M.B., Tinetti M.E. – Falls in community-dwelling older persons. *J. Am. Geriatr. Soc.* 1995;43:1146-54.

[11] Koski K., Luukinen H., Laippala P., Kivela S.L. – Physiological factors and medication as predictors of injurious falls by elderly people : a prospective population-based study. *Age and Ageing* 1996;25:29-38. [12] Lipsitz L.A., Jonsson P.U., Kelley M.M., Koestner J.S. – Causes and correlates of recurrent falls in ambulatory frail elderly. *J. of Gerontol.* 1991;46/4:M114-22. [13] Liu B.A., Topper A.K., Reeves R.A., Gryfe C., Maki B.E. – Falls among older people : relationship to medication use and orthostatic hypotension. *J. Am. Geratr. Soc.* 1995;43:1141-5. [14] Lord S.R., Ward J.A., Williams P., Anstey K. – Physiological factors associated with falls in older community-dwelling women. *J. Am. Geriatr. Soc.* 1994;42:1110-7. [15] Lord S.R., Lloyd D.G., Li S.K. – Sensori-motor function, gait patterns and falls in community dwelling women. *Age and Ageing* 1996;25:292-9. [16] Lundin-Olsson L., Nyberg L., Gustafson Y. – « Stops walking when talking » as a predictor of falls in elderly people. *Lancet* 1997;349:617. [17] Mahoney J., Sager M., Cross Dunham N.C., Johnson J. – Risk of falls after hospital discharge. *J. Am. Geriatr. Soc.* 1994;42:269-74. [18] Maki B.E., Holliday P.J., Topper A.K. – Fear of falling and the postural performance in the elderly. *J. of Gerontol.* 1991;46/4:M123-31. [19] Neutel C.I., Hirdes J.P., Maxwell C.J., Patten S.B. – New evidence on benzodiazepine use and falls : the time factor. *Age and Ageing* 1996;25:273-8. [20] Nevitt M.C., Cummings S.R. and the Study of Osteoporotic Fractures Research Group – Type of fall and risk of hip and wrist fractures : the study of osteoporotic fractures. *J. Am. Geriatr. Soc.* 1993;41:1226-34

[21] Northridge M.E., Nevitt M.C., Kelsen J.L., Link B. – Home hazards and falls in the elderly : the role of health and functional status. *Am. J. Public Health* 1995;85/4:509-14. [22] Powell L., Myers A. – The Activities-specific Balance Confidence (ABC) *Scale. J. Gerontol.* 1995;50A:M28-34. [23] Ray W.A., Griffin M.R., Schaffner W., Baugh D.K., Melton L.J. – sychotropic drug use and the risk of hip fracture. *N. Engl. J. Med.* 1987;316:363-9. [24] Shaw F.E., Kenny R.A. – Can falls in patients with dementia be prevented ? *Age and Ageing* 1998;27:7-9. [25] Speechley M., Tinetti M. – Falls and injuries in frail and vigorous community elderly persons. *J. Am. Geriatr. Soc.* 1991;39:46-52. [26] Strubel D., Jacquot J.M. – Troubles posturaux du sujet âgé : mécanismes et prise en charge. In J. Pélissier, V. Brun, M. Enjalbert. *Posture, équilibration et Médecine de Rééducation.* Masson Éd. 1993:199-206. [27] Tideiksaar R. – Falls in older persons. *Mount Sinaï J. of Med.* 1993;60/6:515-21. [28] Tinetti M.E., Williams T.F., Mayewski R. – Fall risk index for elderly patients based on number of chronic disabilities. *Am. J. Med.* 1986;80:429-34. [29] Tinetti M.E., Speechley M., Ginter S. – Risk factors for falls among elderly persons living in the community. *N. Engl. J. Med.* 1988;319:1701-7. [30] Tinetti M.E., Richmann D., Powell L. – Falls efficacy as a measure of fear of falling. *J. Gerontol.* 1990;45/6:239-43

[31] Vellas B., Baumgartner R.N., Wayne S.J., Conceicao J., Lafont C., Albarede J.L., Garry P.J. – Relationship between malnutrition and falls in the elderly. *Nutrition* 1992;8:105-8. [32] Vellas B., Faisant C., Lauque S., Sedeuih M., Baumgartner R, Andrieux J.M., Allard M., Garry P.J., Albarede J.L. – Étude ICARE : investigation sur la chute accidentelle, recherche épidémiologique. *L'Année Gérontologique Serdi Ed.*, 1995;9:423-36. [33] Vellas B.J., Wayne S., Romero L.J., Baumgartner R.N., Garry P.J. – Fear of falling and restriction of mobility in elderly fallers. *Age and Ageing* 1997;26:189-93.

« INSTABILITÉ », VIEILLISSEMENT DE LA FONCTION D'ÉQUILIBRATION ET CHUTES

C. LAFONT[1], M.C. COSTES-SALON[1], P. DUPUI[2], Y. ROLLAND[1], F. BUSQUERE[1], J.-L. ALBARÈDE[1]

Responsable, selon les auteurs, de 2,7 à 19 % des chutes du sujet âgé [1, 40] l'instabilité posturale constitue certainement l'un des principaux motifs de consultation en Gérontologie. Il s'agit d'une plainte qui ne doit pas être négligée, car le sentiment d'insécurité qu'elle induit est bien souvent à l'origine d'un confinement, première étape vers la dépendance [49], mais aussi parce qu'elle est annonciatrice de chutes dont on connaît la sévérité chez les vieillards [30, 49, 50]. En effet la chute constitue actuellement la première cause de décès accidentels après 65 ans et ce dans les deux sexes. Elle est en cause deux fois sur trois chez les femmes et une fois sur trois chez les hommes [59] (fig. 1). La chute est par ailleurs responsable de blessures

1. Service de Médecine Interne et de Gérontologie Clinique, Pavillon Junod, CHU Purpan, 31059 Toulouse.
2. Service d'Exploration Sensori-Motrice, CHU Rangueil, 31403 Toulouse.

graves dans 6 % des cas parmi lesquelles la fracture du col du fémur (0,3-1 % des chutes) [30] [50]. Enfin, même en l'absence de lésions orthopédiques son retentissement psychologique et social est à cet âge des plus sévère [39].

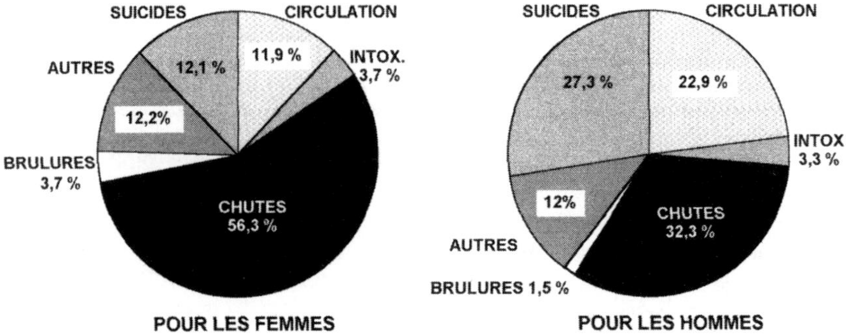

FIG. 1. — *Cause des décès accidentels chez les sujets de plus de 65 ans [59].*

« INSTABILITÉ » : VIEILLISSEMENT DE LA FONCTION D'ÉQUILIBRATION

L'instabilité est la traduction du vieillissement de la fonction d'équilibration. Décrite par le vieillard ou son entourage comme un déséquilibre, un « vertige », une sensation ébrieuse, une marche incertaine, l'instabilité se caractérise par la disproportion qui existe entre la gène fonctionnelle, souvent importante, dont se plaint le patient et le peu d'anomalies constatées à l'examen neurologique classique. On peut donc éliminer sans grande difficulté certaines affections neurologiques liées à des atteintes focalisées du système nerveux central ou périphérique : syndrome vestibulaire, ataxie cérébelleuse, neuropathies périphériques, syndrome strié, hydrocéphalie.

La pluralité des structures impliquées dans l'équilibre et la posture (fig. 2) laisse suspecter que l'instabilité a une étiologie multifactorielle. Le vieillissement touche de façon différente les divers organes intervenant dans la fonction d'équilibration, ce qui est à l'origine de « désaccords sensoriels » entrant pour une grande part dans la sensation d'instabilité décrite par les personnes âgées. Mais on peut aussi incriminer des atteintes plus diffuses faisant intervenir le vieillissement même de l'individu (fig. 3). Ainsi, la réduction insidieuse de la mobilité explique en partie la méconnaissance progressive du schéma corporel et la sidération de certains réflexes de protection observés avec l'avance en âge ; l'amenuisement des fonctions supérieures et la démotivation, à l'origine d'une diminution de la vigilance et d'une augmentation du temps de réaction, rendent compte de la qualité médiocre des réflexes d'anticipation. A ceci s'ajoutent enfin, la perte d'efficience des muscles antigravifiques [2, 25], les troubles orthopédiques et podologiques, sources de stimuli nociceptifs et de déséquilibres mécaniques. Face à cette mosaïque de troubles infra-cliniques, l'examen neurologique classique, l'électrophysiologie et les dernières techniques de l'imagerie apparaissent impropre à une approche objective du problème. Elles gardent, bien sur, toute leur valeur au titre du diagnostic différentiel.

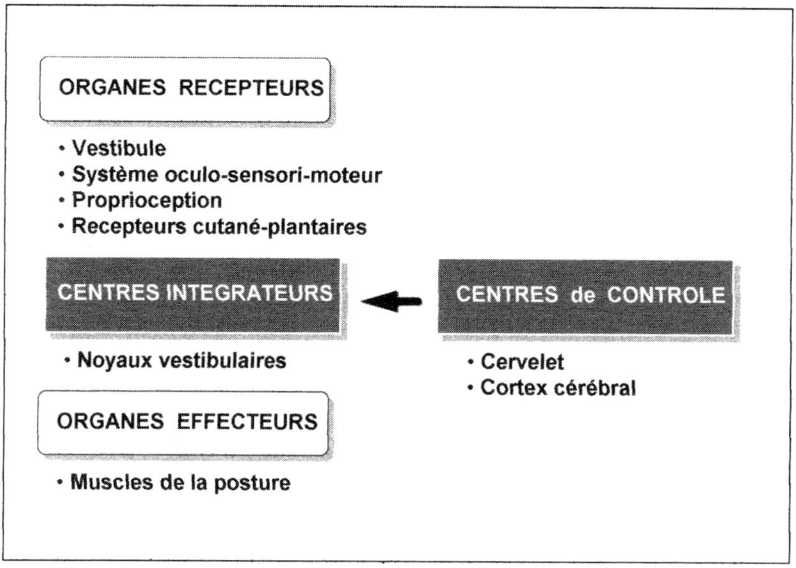

FIG. 2. — *Représentation schématique de l'organisation de la fonction d'équilibration.*

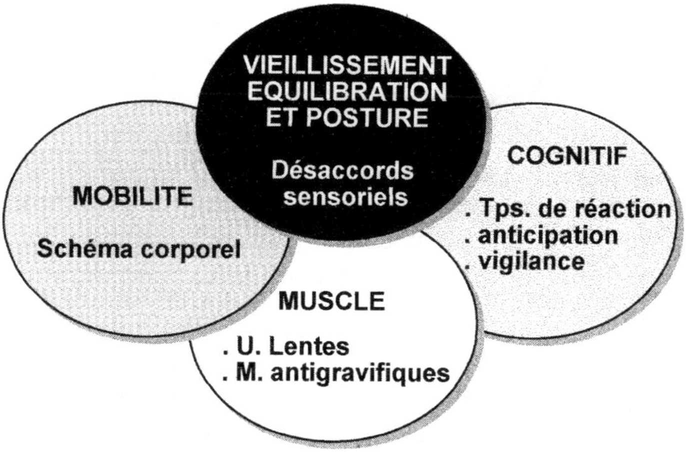

FIG. 3. — *Mécanismes physiopathologiques à l'origine de « l'instabilité ».*

ÉVALUATION CLINIQUE ET POSTUROGRAPHIQUE DE LA FONCTION D'ÉQUILIBRATION

Certains tests cliniques semi-quantitatifs sont facilement réalisables en pratique quotidienne et permettent d'objectiver les troubles de l'équilibres du sujet âgé, d'en déterminer la sévérité et de préciser ultérieurement leur évolution. Parmi eux :

– *Les épreuves inspirées du test de Romberg* [38] consistent à mesurer le laps de temps durant lequel un sujet peut se tenir debout pieds joints yeux ouverts puis yeux fermés. L'épreuve est limitée à 30 s.

– *L'évaluation chronométrée de la station unipodale* [8] permet de noter la durée maximale pendant laquelle un patient parvient à tenir en équilibre sur un pied, avec, puis sans le contrôle de la vue. La durée de l'épreuve est de 30 s.

– *Le « get up and go » test* [29] permet d'étudier les transferts assis-debout, la marche et les changements de directions du patient. Pour cela il suffit de disposer d'un siège avec accoudoirs placé à 3 mètres d'un mur. Le sujet est invité à se lever en utilisant les accoudoirs, à rester debout quelques instants, à marcher jusqu'au mur, à faire demi-tour sans toucher le mur, à revenir jusqu'à son siège, à en faire le tour et à s'y asseoir de nouveau. L'épreuve est cotée de 1 à 5 (1 si réalisée sans difficulté, 5 si impossible).

– *Le test de Tinetti* [47], assez proche dans sa conception du précédent, comporte 13 épreuves cotées de 1 à 3 (1 : normal, 2 : adapté, 3 : impossible). Certaines explorent le rôle des afférences visuelles, d'autres font intervenir les propriocepteurs cervicaux et les récepteurs labyrinthiques et d'autres, enfin, étudient les réactions d'équilibrations en réponse à des poussées déséquilibrantes.

Les tests cliniques peuvent être complétées par des explorations posturographiques qui permettent une évaluation chiffrée de l'équilibre statique et dynamique. Ces méthodes d'enregistrement font appel à de nouvelles technologies au sein desquelles la micro informatique joue un rôle important.

– *L'équilibre statique* est évalué grâce à des plates-formes de force qui, à l'aide de capteurs de pression, enregistrent les déplacements du centre de pression des pieds du sujet debout sur la plate-forme. Les informations fournies par les capteurs sont transformées en signaux électriques adressés vers un micro-ordinateur, où ils sont numérisés, puis traités et donnent lieux à des représentation graphiques sous forme de courbes (stabilogrammes) ou de surfaces (statokinésigrammes) [7, 22] (fig. 4a et 4b).

– *L'exploration de l'équilibre dynamique* s'avère plus complexe mais plus proche des situations de la vie quotidienne et, en particulier, de la locomotion. L'obstacle majeur rencontré est la grande diversité des techniques utilisées et l'absence de consensus concernant les paramètres à étudier, ce qui rend difficilement comparable les résultats obtenus par les diverses équipes. En fait, d'un point de vue technologique, on distingue deux types de plates-formes :

• les plates-formes instables, non servocommandées, sur lesquelles le sujet est lui même l'auteur du déséquilibre (du fait du déplacement du centre de pression des pieds) et l'acteur de la rééquilibration [6, 11, 22]. Elles étudient l'équilibre dynamique spontané du patient examiné (fig. 5a). Les épreuves sont sensibilisées en supprimant ou en modifiant certaines informations sensorielles : fermeture des yeux, mise en place d'une plaque de mousse entre la plate-forme et les pieds du sujet pour fausser l'entrée podale. Les stratégies d'équilibration et le rôle respectif des informations sensorielles sont déduits de l'analyse spectrale des courbes obtenues lors de l'enregistrement (fig. 5b) ;

• les plates-formes servocommandées telles que l'Équitest [52] sont animées, par l'intermédiaire d'un moteur, de mouvements survenant de manière aléatoire (inclinaisons antéro-postérieures ou latérales et translations). Elles étudient les stratégies du sujet face à une série de déséquilibres stéréotypés. Les variations d'inclinaison de la plate-forme ainsi que les mouvements de l'environnement visuel, asservis aux déplacements du centre de pression des pieds du sujet, permettent de créer des conflits sensoriels plus ou moins complexes. On peut ainsi réaliser des enregistre-

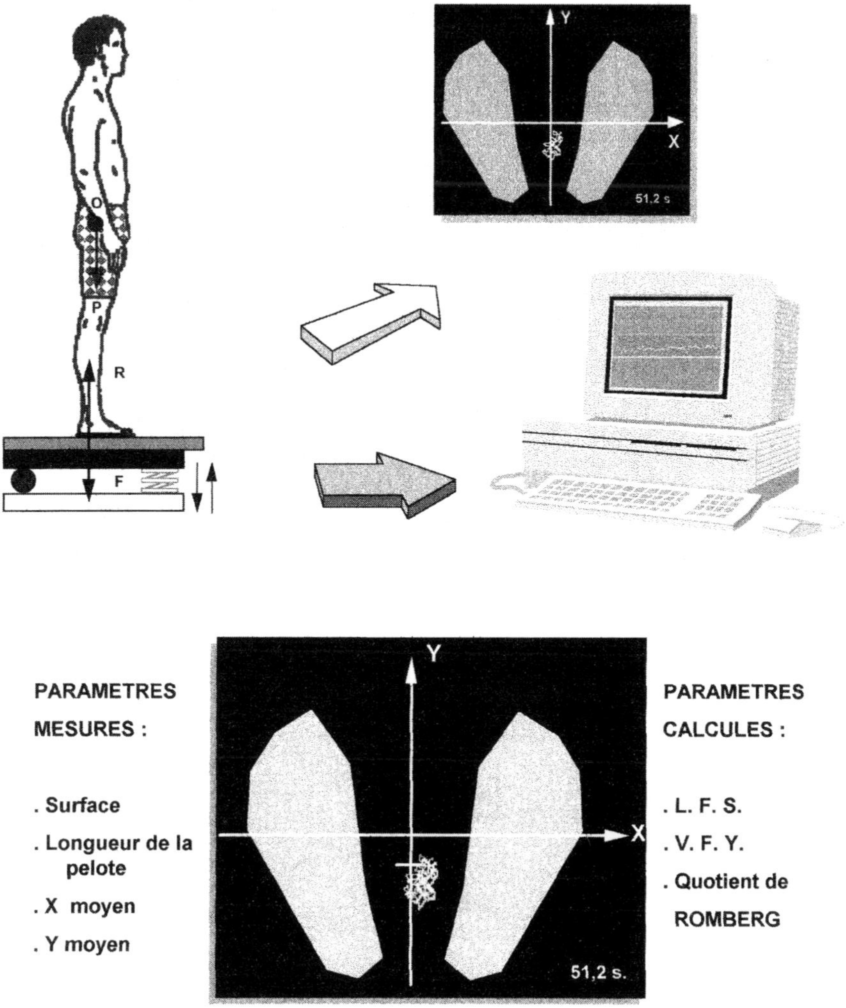

a

b

FIG. 4. — **a.** *Plate-forme dynamométrique conçue pour évaluer l'équilibre statique.* **b.** Exemple d'enregistrement de l'équilibre statique, le tracé obtenu (statokinésigramme) représente le déplacement du centre de pression des pieds du sujet debout sur la plate-forme. *L.F.S. = longueur en fonction de la surface : précision du système postural fin. V.F.Y. = variance des vitesses antéro-postérieures : tonus des muscles de la loge postérieure de la jambe.*

ments en supprimant les informations visuelles ou en vision stabilisée, couplés ou non à des enregistrements avec plate-forme stabilisée (fig. 6).

Enfin certains auteurs associent à la posturographie l'analyse cinématique et l'électromyographie afin d'étudier la chronologie des mouvements, l'amplitude de la réponse articulaire ainsi que la séquence de recrutement des divers groupes musculaires [2, 18] et la latence des réponses [34, 58].

a 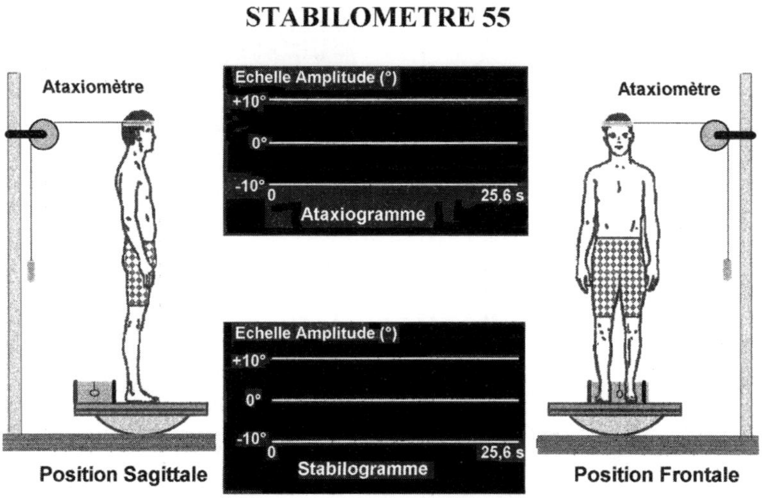

b 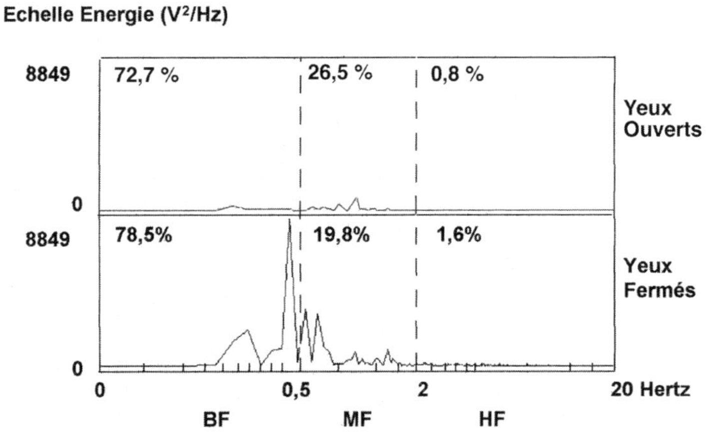

FIG. 5. — **a.** *Exemple d'enregistrement de l'équilibre dynamique à l'aide du stabilomètre, plate-forme instable non servocommandée [6, 11] : la courbe supérieure (ataxiogramme) correspond à l'enregistrement des mouvements de la tête, la courbe inférieure (stabilogramme) est fournie par l'enregistrement des oscillations de la plate-forme.* **b.** Analyse spectrale des stabilogrammes : elle permet de calculer le contenu énergétique total des courbes et d'individualiser 3 bandes de fréquences qui représentent chacune le fonctionnement des principaux systèmes intervenant dans l'équilibre (basses fréquences (B.F.) : voie oculo-vestibulo-spinale, moyennes fréquences (M.F.) : cervelet, hautes fréquences (H.F.) : proprioception).

MODIFICATIONS DE LA FONCTION D'ÉQUILIBRATION AVEC L'AVANCE EN ÂGE

La réalisation de tests cliniques semi-quantitatifs et l'application des techniques de posturographie chez des sujets âgés, exempts d'affection orthopédiques ou oto-neurologiques, ont permis de montrer certaines modifications de l'équilibre et de la posture liées au vieillissement. Les troubles observés font partie intégrante du vaste

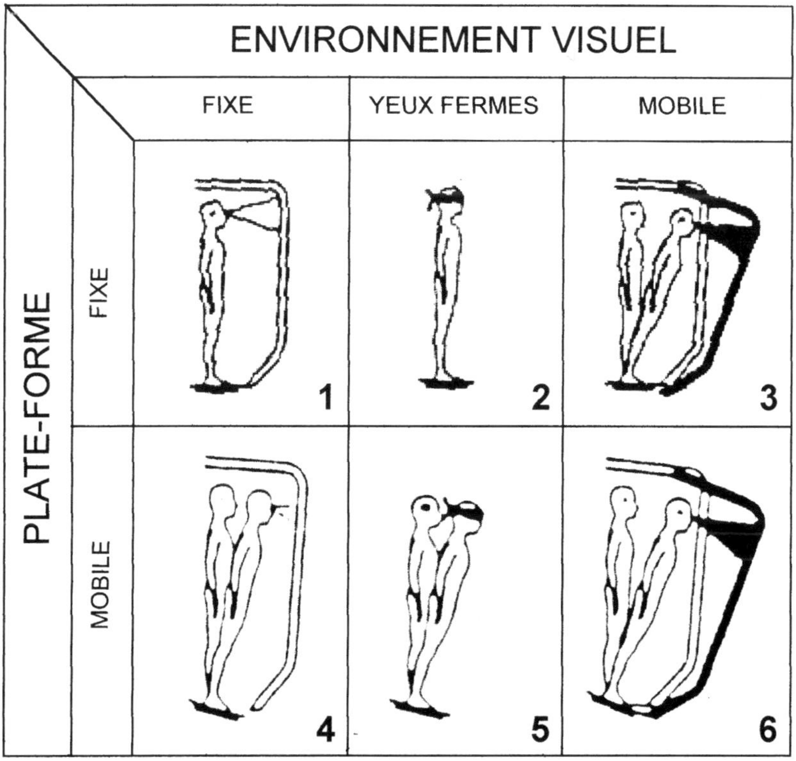

FIG. 6. — *Exemple d'enregistrement de l'équilibre dynamique à l'aide de l'Équitest plate-forme servocommandée. Six conditions sensorielles sont utilisées : 1) toutes les informations sensorielles sont présentes, 2) suppression de la vision, 3) informations visuelles inadéquates, 4) proprioception modifiée, 5) suppression de la vision et proprioception modifiée ; 6) vision et proprioception inadéquates [54].*

processus dégénératif qui touche les récepteurs, les voies nerveuses et les centres intégrateurs. Ils sont à l'origine de phénomènes d'adaptation plus ou moins efficaces mis en évidence par l'étude des tactiques qu'adopte le sujet face aux situations de déséquilibre plus ou moins complexes que lui impose l'examinateur.

Le vieillissement se caractérise par des altérations des performances d'équilibre qui rendent compte, du moins en partie, de l'augmentation de la fréquence des chutes chez le sujet âgé [59].

Ainsi Bohannon *et al.* [8] observent que *la durée de maintien de l'équilibre unipodal décline précocement.* Les premières difficultés apparaissent vers la cinquantaine. La différence entre les sujets jeunes et les sujets âgés est majorée lorsque l'on supprime les afférences visuelles. L'étude de 184 volontaires âgés de 20 à 79 ans montre que tous les sujets de moins de 45 ans parviennent à maintenir l'équilibre 30 secondes les yeux ouverts, 75 % des sujets de moins de 40 ans n'y parviennent plus les yeux fermés et aucun sujet de plus de 70 ans ne peut tenir en équilibre unipodal les yeux fermés plus de 13 secondes. Ce travail met en évidence une relation significative entre l'avance en âge et l'altération de la fonction d'équilibration statique et permet d'établir que le facteur âge entre pour 50 % dans la performance. Plusieurs auteurs font état de résultats comparables [12, 22, 51] de sorte que ce test est fréquemment utilisé en routine comme dépistage des troubles de l'équilibre du sujet âgé mais aussi pour détecter les sujets à risque de chutes. En effet, Vellas *et al.* [51] montrent dans une étude longitudinale que le fait de ne pouvoir maintenir la station unipodale 5 secondes les yeux ouverts multiplie par deux le risque de chute grave, sur une période de trois ans (RR = 2,13 ; 95 %-IC : 1,04-3,34 ; p < 0,03).

De nombreux travaux de posturographie, réalisés avec des plates-formes dynamométriques, montrent que le vieillissement s'accompagne d'une *augmentation de l'amplitude et de la fréquence des oscillations* du centre de pression [2, 3, 9,10, 26, 32-33, 48]. Sheldon [41] fut le premier, en 1963, à étudier, en posturographie, les modifications de l'équilibre statique au cours du vieillissement normal. Grâce à un système de mesure équivalent à une plate-forme de force, il a pu montrer que les performances d'équilibration statique commencent à se détériorer à partir de 50 ans, surtout lorsque les sujets ont les yeux fermés. A partir de 80 ans, les performances d'équilibration les yeux ouverts deviennent proches de celles des enfants de moins de 10 ans. Overstall *et al.* [31] utilisant une méthode posturographique proche de la précédente montrent que l'amplitude totale des oscillations du corps augmente avec l'âge quel que soit le sexe des sujets examinés. Ils soulignent que, chez les femmes, les performances d'équilibration statique sont à tout âge inférieures à celles des hommes. Contrairement à d'autres auteurs qui constatent de meilleures performances chez les femmes [23, 36] ou une absence de différence en fonction du sexe. Pour Overstall l'expression des résultats en coordonnées semi-logarithmiques (fig. 7) permet d'obtenir une relation quasi linéaire entre le vieillissement et le logarithme de l'amplitude des oscillations. Les modifications liées au vieillissement sont identiques dans les deux sexes. La différence de performance d'équilibration entre les hommes et les femmes demeure donc constante toute la vie. Toupet *et al.* [48] signalent chez le sujet âgé *une augmentation de la surface d'équilibration* enregistrée sur plate-forme dynamométrique que ce soit les yeux ouverts ou les yeux fermés. Diard *et al.* [13] utilisant l'Équitest comme une plate-forme statique aboutissent à la même constatation. L'utilisation par Maki [26] et Balho [3,4] de plate-formes permettant un enregistrement en statique puis en dynamique montre que les oscillations augmentent, quelque soit l'âge, avec la difficulté de l'épreuve. Toutefois les sujets âgés sont plus gênés que les jeunes en dynamique et ce, d'autant que la situation devient plus complexe. Un suivi longitudinal des sujets [5] fait apparaître une altération importante des performances d'équilibration en trois ans au delà de 79 ans.

En posturographie dynamique, Lafont *et al.* [24] montrent, à l'aide du stabilomètre, que *la longueur du parcours d'équilibration* enregistrée chez 168 volontaires sains augmente avec l'âge que ce soit dans le sens antéro-postérieur ou dans le sens latéral, les yeux ouverts comme les yeux fermés. L'altération des performances apparaît à partir de 60 ans et s'aggrave encore au delà. Dans cette étude les hommes ont, à tout âge, un parcours d'équilibration supérieur à celui des femmes ce qui semble traduire que les hommes, de cette cohorte, ont des performances d'équilibration dynamique inférieures à celles des femmes et confirme sur ce point les résultats de Pyykö *et al.* [36].

Avec l'âge, on observe également une modification des stratégies d'équilibration [15, 36, 42].

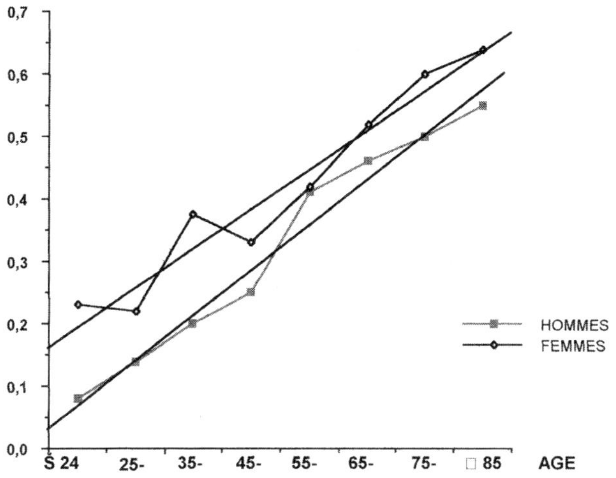

FIG. 7. — *Étude en posturographie statique des modifications de l'équilibre, au cours du vieillissement, chez les hommes et chez les femmes d'après Overstall [31].*

Ainsi plusieurs auteurs observent, sur plate-forme de force, une *projection plus postérieure du centre de pression des pieds* [12], témoin d'une tendance à la rétro pulsion ou simple traduction de « l'attitude sénile » en flessum de hanche et de genou.

L'importance respective des informations sensorielles et surtout la hiérarchisation de leur utilisation dans le maintien de l'équilibre et de la posture semblent se modifier au cours du vieillissement [44]. Ainsi il est connu qu'il y a une augmentation progressive du rôle de la vision de l'enfance jusque vers l'âge de 65 ans. Ultérieurement *le rôle de la vision* est diversement appréciée selon les auteurs. Certains considèrent que les sujets âgés sont plus gênés que les sujets jeunes lors de la fermeture des yeux [3, 36], alors que d'autres ne notent aucune différence liée à l'âge [9, 24, 32, 33, 37, 48]. La plupart des travaux réalisés avec l'Équitest montre que les sujets âgés sont moins gênés en l'absence d'informations visuelles qu'en vision stabilisée et *qu'ils sont plus dépendants des informations proprioceptives que des informations visuelles* [9, 10, 13, 28, 52, 54]. Ces caractéristiques se majorent avec l'âge et sont plus marquées encore au delà de 80 ans. Les informations somesthésiques jouent donc un rôle très important chez le sujet âgé même si l'on observe cliniquement une altération des voies de conduction, comme en témoigne la diminution de la sensibilité au diapason et le ralentissement des vitesses de conduction.

Par ailleurs, *le sujet âgé semble utiliser peu ou pas les informations vestibulaires.* Vitte *et al.* [13, 52] montrent à partir de l'exploration de quarante personnes instables âgés de 74 à 90 ans, avec un bilan oto-neurologique normal, que ces sujets ont un comportement proche de celui des patients présentant une pathologie vestibulaire. L'absence de trouble physiologique aux explorations ORL et la présence de troubles fonctionnels vestibulaires ainsi que les améliorations constatées après rééducation vestibulaire [13] conduisent à considérer qu'il apparaît avec l'âge une négligence vestibulaire qui répond à la prise en charge rééducative.

D'autres travaux réalisés avec des techniques différentes de posturographie dynamique [23] laissent supposer la survenue d'un dysfonctionnement vestibulaire lié au vieillissement. Ainsi l'étude de l'équilibre dynamique frontal de sujets jeunes et de sujets âgés, sans atteinte oto-neurologiques, fait apparaître, lors de l'analyse spectrale des oscillations de la plate-forme, une majoration de la bande des basses fréquences chez les personnes âgées et ce quel que soit le sexe. L'augmentation relative des basses fréquences au détriment des moyennes fréquences et des hautes fréquences plaide en faveur d'une altération fonctionnelle des boucles longues polysynaptiques (voie visuo-vestibulo-spinale) (fig. 5b) et fait évoquer la possibilité d'une augmentation de la latence de la réponse vestibulo-spinale. Cette hypothèse semble confirmée par les résultats de Martin [28] qui a réalisé chez 30 sujets jeunes et 30 sujets âgés une mesure de l'équilibre dynamique frontal au cours de stimulations vestibulaires galvaniques. Ce travail permet de mettre en évidence une augmentation de la latence de la réponse vestibulaire chez le sujet âgé sans modification de l'amplitude de cette réponse ; ceci est en faveur d'une sensibilité identique aux stimuli et d'une conduction nerveuse plus lente. Par ailleurs les réactions compensatoires médiocres des sujets âgés, face au déséquilibre induit par la stimulation galvanique, traduisent soit une adaptation moindre des récepteurs vestibulaires, soit une altération des autres systèmes sensori-moteurs devenus incapables d'assurer une compensation adéquate.

Les sujets âgés semblent rencontrer *plus de difficultés pour maintenir l'équilibre antéro-postérieur que pour maintenir l'équilibre latéral.* Ring [37] observe, qu'en posturographie statique, les sujets âgés ont des oscillations antéro-postérieures plus marquées que les adultes jeunes alors que les oscillations latérales sont semblables dans les deux groupes. Perrin *et al.* [32,33] montrent de même que le rapport des oscillations antéro-postérieures sur les oscillations latérales augmente avec l'âge. Balho [3, 4] observe en statique et surtout en dynamique une majoration des oscillations antéro-postérieures plus marquée chez les sujets âgés que chez les jeunes. Ces oscillations sont d'autant plus importantes que le patient avance en âge et se considère « instable ». Toutefois cette constatation posturographique n'est pas corrélée à un risque accru de chutes. A l'inverse, l'équilibre latéral semble un meilleur indicateur. Maki [27], qui a comparé en posturographie statique et dynamique des sujets âgés chuteurs et non chuteurs, montre que les chuteurs ont des oscillations latérales plus amples en statique, quelles que soient les conditions visuelles, et considère qu'il s'agit d'un facteur prédictif de chutes. De même, en posturographie dynamique Lafont *et al.* [24] observent que, si l'on compare les difficultés rencontrées pour assurer l'équilibre dynamique dans le sens sagittal et dans le sens frontal, l'équilibration antéro-postérieure s'avère à tout âge plus difficile et ce, quelles que soient les conditions sensorielles, yeux ouverts ou yeux fermés. Toutefois, les sujets âgés sont proportionnellement plus gênés dans le sens antéro-postérieur que les sujets jeunes (fig. 8), ce qui peut être expliqué par un défaut d'utilisation de la stratégie de cheville.

Plusieurs travaux montrent en effet que *les sujets âgés font moins appel que les adultes jeunes à la stratégie de cheville* et, qu'à l'image des patients atteints de neuropathies périphériques, ils utilisent plus la stratégie de hanche ou la stratégie du pas [16]. On observe, par ailleurs, chez le sujet vieillissant que cette stratégie se modifie. Alexander [2] signale que lors d'une traction antéro-postérieure les sujets âgés contrairement aux sujets jeunes s'équilibrent en faisant plusieurs pas postérieurs au lieu d'un. Ces pas sont plus courts, de moindre hauteur et surviennent plus

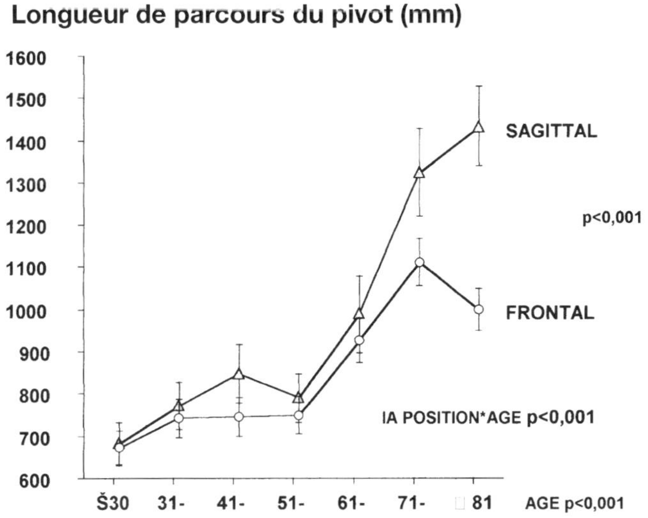

FIG. 8. — *Étude en posturographie dynamique des modifications de l'équilibre antéro-postérieur et latéral, au cours du vieillissement (n = 168 sujets, 12 hommes et 12 femmes par tranche d'âge de 10 ans). L'examen a été réalisé à l'aide du stabilomètre, plate-forme mobile non servocommandée [24].*

précocement. L'étude des amplitudes articulaires utilisées par rapport aux possibilités suggère que la limitation articulaire ne suffit pas à expliquer ce type de réaction.

Enfin les sujets âgés semblent avoir de *plus grandes difficultés pour gérer les conflits sensoriels,* ainsi qu'*une sensibilité plus marquée aux brusques changements de l'environnement.* Whipple [53] et Wolfson montrent [54] que les sujets vieillissant sont surtout gênés dans les situations les plus difficiles de privation et de désaccord sensoriel (suppression de la vision ou vision stabilisée associée à une proprioception devenue inadéquate). Selon Diard [13], pour assurer son équilibre, la personne âgée a besoin de disposer au minimum de deux références sensorielles. Woolacott *et al. [55, 58] ont exploré les réactions dynamiques d'équilibration d'une population de sujets normaux à l'aide d'une plate-forme mobile servocommandée animée de mouvements horizontaux dans le sens antéro-postérieur ou de mouvements de rotation provoquant des flexions-extensions de la cheville. En comparant les résultats des plus âgés (61 à 78 ans) avec ceux des plus jeunes (19 à 32 ans), les auteurs ont pu montrer que les caractéristiques de l'organisation des réponses posturales étaient qualitativement identiques chez les adultes les plus jeunes et les plus vieux. Dans les deux groupes, les latences des réponses réflexes aux perturbations posturales sont élevées ; par contre, lorsque les sujets sont soumis à des changements brusques de l'environnement (diminution des entrées sensorielles ou création de conflits pluri-sensoriels), les difficultés d'adaptation de l'équilibre sont plus importantes chez les sujets âgés que chez les adultes les plus jeunes. Ces résultats sont corroborés par Camicioli et al.* [9] qui observent que ces troubles s'aggravent encore avec le grand âge (au-delà de 80 ans). Ces difficultés traduisent probablement une moindre sensibilité vis-à-vis des informations périphériques mais surtout une altération des mécanismes d'intégration centrale [45].

Bien que sans doute très incomplètes à ce jour, ces diverses observations issues de la clinique et de la posturographie peuvent d'ores et déjà être mises à profit pour établir des programmes de prévention des chutes basés à la fois sur l'activité physique et la rééducation.

PRÉVENTION DES ALTÉRATIONS DE LA FONCTION D'ÉQUILIBRATION CHEZ LE SUJET VIEILLISSANT

De façon empirique il semble qu'il faille considérer deux niveaux d'intervention.

Le premier niveau d'intervention s'adresse aux sujets actifs, en bonne santé, n'ayant pas de plainte fonctionnelle spontanée. Pour eux doivent être mis en place des programmes de prévention basés sur la pratique d'une activité physique régulière comportant des exercices gymniques qui vont privilégier le travail de l'équilibre sous toutes ses formes : exercices de proprioception, travail de l'équilibre et de la posture en biofeedback sur plate-forme [19], pratique du Taï-Chi [35], stimulations multisensorielles (c'est-à-dire travail de l'équilibre statique et dynamique lors de modifications des informations sensorielles telles que la suppression de la vue, les changements de positions de la tête, ou de la texture du sol) [17, 18] ; mais aussi le renforcement musculaire des membres inférieurs, la mobilisation des chevilles avec pour objectif un gain des amplitudes articulaires [21], et enfin, l'entraînement au maintien de la station unipodale les yeux ouverts et les yeux fermés [21]. Ces exercices doivent être réalisés de façon régulière, trois fois par semaine, en observant une progression, en durée et en intensité. Il faut y associer de la marche à raison de 1,6 km trois fois par semaine car il a été démontré [43] qu'au sein des activités physiques pratiquées par les sujets du troisième âge, la marche constitue le meilleur moyen de prévenir les fractures, toutes localisations confondues.

Le deuxième niveau d'intervention concerne les sujets âgés fragiles, instables ou chuteurs. La prise en charge de tels patients relève d'un programme personnalisé établi à l'issue d'un bilan des fonctions déficitaires et associé à un travail global ayant pour objectif une optimisation de l'effecteur musculo-articulaire associé à une « réassurance » du patient. Le premier but est de corriger la tendance à la rétropulsion par des exercices favorisant une antépulsion dynamique du tronc tels que la marche en poussée réciproque, ou la résistance à des poussées déséquilibrantes antéropostérieures [14, 46]. Il faut ensuite améliorer la proprioception et réapprendre l'utilisation des récepteurs cutanés plantaires par des exercices d'équilibre sur plateau instable ou trempolino, associés à des exercices de marche et de maintien de l'équilibre réalisés pieds nus sur des tapis de mousse de différentes densités. Enfin, il semble important de stimuler les récepteurs labyrinthiques [13] et cervicaux, par des exercices de mobilisation de l'extrémité céphalique : balancements de droite à gauche, mouvements de flexion extension de la colonne cervicale, d'abord réalisés en position assise, puis en position debout. Ultérieurement, ces mobilisations de la tête sont effectuées lors de la marche en ligne droite, avec l'aide du rééducateur, puis sans aide. Lorsque le travail est correctement réalisé, sans perte d'équilibre, on peut associer aux mouvements cervicaux des exercices de déplacement selon un trajet circulaire dans le sens horaire et dans le sens anti-horaire. L'autonomie du patient sera par la suite optimisée par des exercices de déplacements rapides avec changement de direction à la consigne, des franchissements d'obstacles. Enfin l'indépendance retrouvée, doit être entretenue par une activité physique régulière associant la marche et les séances de gymnastique de façon tri-hebdomadaires.

En conclusion il ne faut jamais perdre de vue que le mouvement demeure le principal facteur susceptible d'enrichir les programmes moteurs et ce quel que soit l'âge. Il a été démontré que l'entraînement d'une tache d'équilibration permet d'améliorer d'autres taches d'équilibration [17, 18] grâce à une meilleure intégration sensorielle et par amélioration de l'interaction au niveau des centres. La lutte contre l'instabilité passe donc par le mouvement, mais le mouvement « conscient », c'est-à-dire associé à une meilleure analyse des informations sensori-motrices intervenant dans la fonction d'équilibration.

SUMMARY

Instability, falls and age-related changes in posture and balance. – Balance impairment, which is common in the elderly represents an important problem because postural instability is a good predictor of falls and injuries. The role that ageing plays in balance disorders can be assessed by clinical measures (i.e. Romberg, timed one-leg balance, get up and go test, Tinetti balance scale...) but also by static and dynamic posturography. Various technologies, which differ according to the type of perturbation and specific output measured, have been used to study balance in elderly so that interpretation is often difficult.

Previous studies about age-related changes in posture and balance demonstrated many differences between young and old people. These can be used for comprehensive exercise programs based on physical activity or rehabilitation to prevent falls. Balance performance decreases beyond 50 years old. Timed one-leg balance decreases, amplitude and frequency of postural sway increases in healthy elderly. In this group statokinesigram area grows more than adults. Balance strategies are different from younger subjects : in elderly the pressure center position is projected behind, old subjects are more dependent on proprioception than vision in maintenance of equilibrium, elderly seems to have vestibular negligence and ankle strategy is less used than hip strategy and stepping strategy. At last elderly are more affected than young adults when they are submitted to conflicting inputs or sudden modifications of environment.

RÉFÉRENCES

[1] Alexander N. – Technology-based measures to assess postural control in older adults. In : *Falls, gait and balance disorders in the elderly : from success full aging to frailty* ; Éd. Lafont C., Baroni, Allard M., Tideiksaur R., Vellas B., Garry P.J., Albarede J.L. Springer Publishing Compagny 1996:141-57. [2] Alexander N. – Postural Control in Older adults *J. Am. Geriat. Soc.* 1994;42:93-108. [3] Baloh R.W., Fife T.D., Zwerling L., Socotch T., Jacobson K., Bell T., Beykirch K. – Comparison of static and dynamic posturography in young and older normal people. *J. Am. Geriat. Soc.* 1994;42(4):405-12. [4] Baloh R.W., Spain S., Socotch T.M., Jacobson K.M., Bell Th. – Posturography and balance problems in older people. *J. Am. Geriat. Soc.* 1995;43:638-44. [5] Baloh R.W., Corona S., Jacobson K.M., Enrietto J.A., Bell T. – A prospective study of posturography in normal older people. *J. Am. Geriat. Soc.* 1998;46: 438-43. [6] Bessou P., Costes-Salon M.C., Dupui P., Montoya R., Pages B. – Analyse de la fonction d'équilibration dynamique chez l'Homme.. *Arch Int Physiol Biol* 1988;96, 3 A, 103. [7] Bizzo G., Larkin P.A., Gagey P.M. – Specification for building a vertical force paltform designed for clinical stabilometry. *Med. & Biol. Eng. & Comput.* 1985;23:474-6. [8] Bohannon R., Larkin P.A., Cook A.C., Gear J., Singer J. – Decrease in timed balance test scores with ageing. *Physical Therapy* 1984;64:1067-70. [9] Camicioli R., Panzer V.P., Kaye J. – Balance in healthy elderly : posturography and clinical assessment. *Arch. Neurol.* 1997;54(8):976-81. [10] Colledge N.R., Canthy P., Peaston I., Brasch H., Lewis S., Wilson J.A. – Ageing and Balance : the measurement of spontaneous sway by posturography. *Gerontology* 1994;40:273-8.

[11] Costes MC. – Mise au point d'une méthode d'évaluation de la fonction d'équilibration dynamique chez l'homme. *Thèse Doctorat Médecine. Toulouse, Université Paul Sabatier*,1987. [12] Costes-Salon M.C. – From bipodal to unipodal support : influence of aging. Multisensory control of posture and gait. Multisensory control of posture and gait. 13th international symposium, Paris,1997. [13] Diard J.P., Vitte E., Sermont A., Freyss G. – Équilibre, instabilité et chutes du sujet vieillissant. *La revue d'ONO* 1993;19/20:83-5. [14] Gaudet M., Tavernier B., Mourey F., Tavernier C., Richard

D., Marot J.P. – Le syndrome de régression psycho-motrice du vieillard. *Méd. Hyg.* 1986;44, 1332-6. [15] Horak Fay B., Shupert C.L., Mirka A. – Components of postural dyscontrol in the elderly : a review. *Biology of Aging* 1989;10:727-38. [16] Horak F.B. – Effects of neurological disorders on postural movement strategies in the elderly. *In : Falls, Balance and gait disorders in the Elderly* 1991; Ed. Vellas B., Toupet M., Rubenstein L.Z., Albarede J.L., Christen Y. Elsevier Publishers 137-53. [17] Hu M., Woollacott M. – Multisensory training of standing Balance in older adults : I. Postural stability and one-leg stance-balance. *J. Am. Geriatr. Soc.* 1994;49:2, M52-M61. [18] Hu M., Woollacott M. – Multisensory Training of Standing Balance in Older Adults : II. Kinematic and Electromyographic Postural Responses. *J. Am. Geriatr. Soc.* 1994;49, n°2, M62-M71. [19] Judge J., Underwood M., Gennosa T. – Exercise to improve gait velocity in older persons. *Arch. Phys. Med. Rehab.* 1993;74:400-6. [20] Judge J., Whipple R., Wolfson L. – Effects of resistive and balance exercise on isokinetic strength in older persons. *J. Am. Geriatr. Soc.* 1994;42:937-46.

[21] Kostec V., Nourashemi F., Lafont C., Vellas B. – Chutes et fractures du sujet âgé : évaluation du risque et prise en charge; Éd. Theramex. 1998. [22] Lafont C., Dupui Ph., Costes-Salon M.C., Bessou P., Albarède J.L.. – Équilibre et vieillissement. In: *L'Année Gérontologique* Éd. SERDI, 1991;150-91. [23] Lafont C., Costes-Salon MC., Dupui Ph., Stephan E., Albarède J.L., Bessou P. – Los estudios posturograficos XVII Reunion de la Sociedad Espanola de Geriatrica Y Gerontologia : *las Caidas en las Personas Ancianas.* Saragosse, 1995;39-43. [24] Lafont C., Dupui Ph., Costes-Salon M.C., Albarède J.L., Bessou P. – Antero-posterior and lateral sways during dynamic balance : Influence of aging. Multisensory control of posture and gait. 13th international symposium, Paris,1997. [25] Lord S., Ward J. – Age associated differences in sensori-motor function and balance in community dwelling women. *Age and Ageing* 1994;23:452-60. [26] Maki B.E., Holliday P.J., Fernie G.R. – Aging and postural control : a comparison of spontaneous-and induced-sway balance test. *J. Am. Geriatr. Soc.* 1990;38:1-9. [27] Maki B.E., Holliday P.J., Topper A.K. – A prospective study of postural balance and risk of falling in an ambulatory and independant elderly population. *J. Gerontol.* 1994;49 (2):M72-M84. [28] Martin K. – Étude du vieillissement de la voie vestibulospinale : effet des stimulations galvaniques vestibulaires sur l'équilibre dynamique 1994; *DEA de biologie du vieillissement Paris.* [29] Mathias S., Nayac U.S., Isaak B. – Balance in elderly : the « get up and go » test. *Phys Med Rehabil* 1986;67/6:387-389. [30] Nevitt M.C., Cummings S.R., Hudes E.S. – Risk factors for injurious falls. A prospective study. *J. Gerontol.* 1991;46 5:M164-M170.

[31] Overstall P.W., Exton-Smith A.N., Imms F.J., Jonhson F. – Fall in the elderly related to postural imbalance. *Br. Med. J.* 1977 ;(1):261-4. [32] Perrin P., Jeandel C., Perrin C.A., Courant P. – Contribution de la posturographie statique et dynamique à l'étude du vieillissement physiologique de l'équilibration. *La revue d'ONO* 1993;19/20:95-9. [33] Perrin P., Jeandel C., Perrin C.A., Bene M.C. – Influence of visual control, conduction, and central integration on static and dynamic balance in healthy older adults. *Gerontology* 1997;43(4):223-31. [34] Peterka R.J., Black F.O. – Age – related changes in human posture control : motor coordination tests. *Journal Vestibular Research* 1990;1:87-96. [35] Province M.A., Hadley E., Hornbrook M., Lipsitz L., Miller J., Mulrow C., Ory M., Sattin R., Tinetti M.E., Wolf S. – For the Ficsit Group : the effects of exercise on falls in elderly patients a preplanned meta-analysis of the Ficsit Trials. *JAMA* 1995;273:1341-7. [36] Pyykkö I., Aalto H., Hytönen M., Starck J., Jäntti P., Ramsay H. – Effect of age on postural control. In : *Posture and gait : Developpement, adaptation and modulation,* Ed. Amblard B., Berthoz A. and Clarac F., Elsevier Sciences Publishers B.V. (Biomedical division), 1988:95-105. [37] Ring C., Noyak S.L., Iaac B. – The effects of visual deprivation and proprioceptive change on postural sway in healthy adults. *J. Am. Geriat. Soc.* 1989;37 :745-749. [38] Romberg M.H. – Lerhrbuch Nervenkrankheiten des Menschen. Verlag Alexander Duncker, Berlin. 1951. [39] Rolland Y., Lafont C., Nourashemi F., Vellas B. – Répercussions psychologiques de la chute chez le sujet âgé limitation d'activité et entrée en institution. In : *La chute de la personne âgée.* Dir. J.M. Jacquot, D. Strubel et J. Pélissier, Masson Édit. Paris,1999 (sous presse). [40] Rubenstein L.Z., Robbins A.S., Schulman B.L., Rosado J., Osterweil D., Josephson K.R. – Falls and instability in the elderly. *J. Am. Geriat. Soc.* 1988;36:266-78.

[41] Sheldon J.H. – The effect of age on the control of sway. *Gerontol. Clin.* 1963;5:129-38. [42] Singer R.N. – Basic considerations in motor learning and performance. In : *Motor learning and human performance : an application to physical education skills,* Ed. Singer R.N., London : Macmillan 1986:52-105. [43] Sorock G., Bush T., Golden A., Fried L., Breuer B. and Hale W. – Physical Activity and Fracture Risk in a Free Living Elderly Cohort. *Gerontol.* 1988; 43, 5:134-9. [44] Straube A., Bötzel K., Hawken M., Paulus W., Brandt T. – Postural control in the elderly : differential effects of visual, vestibular and somatosensory input. In : *Posture and gait : Developpement, adaptation and modulation.* Ed. Amblard B., Berthoz A. and Clarac F., Elsevier

Sciences Publishers B.V. (Biomedical Division), 1988:105-115. [45] Teadale N., Stelmach G.E., Breuning A., Meeuwsen. – Age differences in visual sensory integration. *Exp. Brain Res.* 1991;85:691-6. [46] Thevenon A., Pollez B., Danes J.P., Dewailly P.H. – Rééducation du déséquilibre arrière. *Rev. Gériatr.* 1988;13:69-72. [47] Tinetti M.E. – Performance-oriented assessment of mobility problems in elderly patients. *J. Am. Geriatr. Soc* 1986;34:119-26. [48] Toupet M., Gagey P.M., Heuschen S. – Vestibular patients and aging subjects lose visual imput and expend more energy in static postural control. In : *Falls, Balance and gait disorders in the Elderly.* Ed. Vellas B., Toupet M., Rubenstein L.Z., Albarede J.L., Christen Y., Elsevier Publishers 1991:183-98. [49] Vellas B., Lafont C., Albarede J.L. – Les chutes chez la personne âgée un facteur d'incapacité et de handicap (à propos de 393 cas). *J. Read. Med.* 1987;7:1 17-22. [50] Vellas B.J., Faisant C., Lauque S., Sedeuilh M., Baumgartner R., Andrieux J.M., Allard M., Garry P.J., Albarede J.L. – Étude ICARE : investigation sur la chute accidentelle. Recherche épidémiologique, Éd. Serdi.*Année Gérontol.*, 1995;9:423-436.

[51] Vellas B.J., Wayne S., Romero L., Baumgartner R.N., Rubenstein L.Z., Garry P.J. – One leg balance is an important predictor of injurious fall in older persons. *J. Am. Gériatr. Soc.* 1997;45:735-8. [52] Vitte E., Freyss G., Semont A. – L'exploration simultanée des fonctions vestibulaires, proprioceptives et visuelles par l'Équitest chez le sujet âgé. *La Revue de Gériatrie* 1993;18:67-71. [53] Whipple R., Wolfson L., Derby C., Singh D., Tobin J. – Altered sensory function and balance in older persons. *J. Gerontol.* 1993;48:71-6. [54] Wolfson L., Whippple R., Derby C.A., Amerman P., Murphy T., Tobin J.N., Nashner L. – A dynamic posturography study of balance in healthy elderly. *Neurology* 1992;42:2069-75. [55] Woollacott M.H., Shumway-Cook A.T., Nashner L.M. – Postural reflexes and aging. In *: The aging motor system.* Ed. Mortimer J.A., Pirozzala F.J., Maletta G.J., 1982; 98 p. [56] Woollacott M.H., Shumway-Cook A.T., Nashner L.M. – Aging and postural control : changes in sensory organization and muscular coordination. *Int. J. Aging. Human. Dev.* 1986;23:97-114. [57] Woollacott M.H. – Posture and gait from newborn to elderly. In : *Posture and gait : Developpement, adaptation and modulation ;* Ed. Amblard B., Berthoz A. and Clarac F., Elsevier Sciences Publishers B.V. (Biomedical Division), 1988:3-12. [58] Woollacott M.H. – Age-related changes in posture and mouvement *J. Gerontol.* 1993;(48):56-60. [59] Rapport d'un groupe de travail OMS avec la collaboration du Centre International de Gérontologie Sociale, 1983. *Aspects médico-sociaux des accidents chez les personnes âgées.* ED. CIGS.

LA MARCHE CHEZ LES PERSONNES ÂGÉES

C. MARTIN-HUNYADI[1], V. BOUILLERET, C. DEMUYNCK-ROEGEL, D. HEITZ, F. KUNTZMANN

La marche bipède est spécifique à l'homme. Elle lui confère son autonomie locomotrice et une partie de sa liberté. La marche se modifie vers l'âge de 70 ans, avec de très grandes variations individuelles [7]. Mais sur quels critères passent-on d'une marche physiologique à une marche pathologique et quels sont les mécanismes impliqués au cours de ce vieillissement ?

1. Service de Médecine Interne, Gériatrie, Hôpital de la Robertsau, CHUR, 83, rue Himmerich, 67000 Strasbourg.

HISTOIRE ET PHYSIOLOGIE DE LA MARCHE HUMAINE

La marche est une « mélodie cinétique » acquise progressivement dans l'enfance. Le schéma de la marche, c'est-à-dire l'allure, reconnue au premier coup d'œil ou même à l'oreille, est individuelle et nécessite un apprentissage au cours de la maturation des différents capteurs d'informations, des effecteurs et du système nerveux central. En l'absence de pathologie, leur vieillissement conjugué explique les modifications de la marche avec l'âge. Le fonctionnement automatisé de la marche, fait intervenir principalement des circuits sous-corticaux, encore mal systématisés, qu'on pourrait qualifier de « mémoire motrice » et/ou « génétique », mais la marche implique également le cortex moteur, pré-moteur et les aires associatives [10]. Une dépopulation neuronale supérieure à 50 % dès l'âge de 60 ans est constatée au niveau des noyaux gris de la base et les lésions de démyélinisation de la substance blanche périventriculaire sont fréquentes en IRM. Ces modifications anatomiques liées à l'âge influenceraient l'équilibre dynamique, et la régulation de l'activité motrice [11]. Les activités plus élaborées dépendent des structures corticales. Ainsi, l'adulte peut parler, porter un objet... tout en marchant. Ces activités complexes deviennent plus difficiles avec l'âge, surtout si des pathologies s'ajoutent. Elles constituent « une marge de réserve » d'autonomie, qui en s'amenuisant, ne laisse plus la place qu'à la marche, élément de survie de l'autonomie.

MÉTHODES D'ÉVALUATION DE LA MARCHE

L'évaluation de la marche a évolué avec le temps. Les travaux cinématographiques de Marey, par superposition de photographies, restent les précurseurs. Les contacteurs plantaires, les pistes conductrices, le locomètre de Bessou renseignent sur les paramètres spatio-temporaux de la marche. Les travaux utilisant des goniomètres, des accéléromètres, l'électromyographie sont nombreux. Les système ELITE ou VICON, plus récents, enregistrent la marche de façon tridimensionnelle par des caméras 3D et une plate-forme, avec analyse informatique des données. La méthode d'évaluation la plus simple et irremplaçable reste l'observation clinique. Elle est qualitative mais tout à fait fiable au plan diagnostique, valorisée par l'expérience du clinicien.

COMMENT LA MARCHE VIEILLIT-ELLE ?

Les paramètres de la marche du sujet âgé

La *vitesse de marche* diminue avec l'âge. L'âge de début et la rapidité de la perte ne sont pas établis. La différence de vitesse entre des sujets de 70 ans et des sujets jeunes apparaît surtout pour la marche à vitesse maximale. La vitesse spontanée, dite confortable déclinerait de 0,2 % par an jusqu'à 63 ans, puis de 1,6 % par an [1]. Elle est de 1,39 m/s (soit 5 km/h) chez des jeunes d'âge moyen 26 ans et de 1,10 m/s (soit 3,9 km/h) chez des sujets âgés sains autonomes d'âge moyen 71 ans [8]. Une analyse multivariée sur 1 815 personnes de 70 ans et plus montre que la vitesse de marche n'est influencée que par l'âge, indépendamment des pathologies [20]. La *cadence de marche* (nombre de pas par minute), témoin du programme sous-cortical reste constante avec l'âge. Pour certains, elle diminuerait, mais proportionnellement moins que la vitesse de marche (110/min. dans la deuxième décade, 105/min chez les septuagénaires) [8]. La diminution de la vitesse de marche est surtout liée à une diminution de la *longueur du pas* [13]. L'initiation de la marche, fondamentale pour la définition ultérieure des caractéristiques de la marche et la longueur du pas, illustre bien la nécessité d'une coordination entre posture et mouvement en exigeant une double propulsion, vers l'avant et le haut [10]. La *hauteur du pas* diminue alors que sa *largeur* augmente, majorant le polygone de sustentation. L'évaluation de ces paramètres à l'œil nu est subjective chez une personne âgée normale. Elle paraît évidente si l'écart entre le pied postérieur et le pied antérieur devient inférieur à une longueur de pied, et si le patient glisse les pieds au sol. Le *déroulement du pied au sol* est moins ample chez la personne âgée par diminution de la dorsiflexion de la cheville qui altère l'attaque du talon. Le pied s'adapte moins bien au sol et à ses irrégularités. La *trajectoire* et la *régularité* de la marche du sujet sain ne sont pas affectés par l'âge. La *posture* se modifie. Elle prend une allure pseudo-parkinsonienne, avec tendance à la cyphose, au flexum de hanches et de genoux, diminution du ballant des membres supérieurs, diminution de la giration des ceintures scapulaire et pelvienne.

Influence de l'environnement sur la marche du sujet âgé

La marche est influencée par le mode de vie et l'environnement. Ainsi, les sujets âgés *urbains* ont un moins bon équilibre que les ruraux (la différence s'accroît avec l'âge). Les urbains marchent plus vite, avec des pas plus nombreux et plus petits (vie quotidienne plus stressée ?) [14]. Le type de *chaussure,* de *semelle* et la hauteur du *talon* influencent davantage la marche du sujet âgé que celle du jeune. Des semelles minces et fermes donnent un meilleur équilibre que des semelles épaisses et molles qui perturbent le déroulement du pied au sol et la supination de l'arrière pied en altérant la proprioception [15]. En pratique clinique, des chaussons mal adaptés (ouverts, sans talons) perturbent la marche. Lors de la marche pieds nus, il existe un déséquilibre postérieur alors que la marche pieds chaussés semblait correcte. Un *sol* brillant ou un linoleum ralentissent la marche par rapport à la moquette car les personnes âgées auraient plus peur [12]. Une *pente* montante favorise une rétropulsion. A la descente, la longueur du pas diminue pour contrecarrer l'augmentation des forces de friction [18]. L'utilisation d'un *parcours de marche* comme instrument de mesure de l'équilibre et de la marche est séduisant car il explore des activités déséquilibrantes de la vie quotidienne. La fiabilité et la validité d'un tel parcours (marcher sur une ligne, sur un sol mou, monter et descendre trois marches, porter une boite, se baisser, enjamber) ont été démontrés chez des hommes autonomes de 75 ans. Le score et le temps de réalisation du parcours sont d'une meilleure sensibilité et plus prédictifs chez les chuteurs que le test de Tinetti statique et la vitesse de marche [16].

La fracture de hanche est 8 fois plus fréquente lorsque le sujet tombe en se retournant que lorsqu'il marche tout droit. La capacité à *se tourner brutalement* de 90° sur ordre pendant la marche a été évaluée chez des sujets jeunes et âgés. Les personnes âgées ont un temps de réaction significativement plus long que les jeunes. Ce mouvement nécessite une rapidité de perception, de mise en place de stratégies, et d'exécution motrice tout en conservant l'équilibre [4]. La marche a été étudiée au cours de *tâches plus complexes* : enjamber une ligne lumineuse apparue soudainement au sol, tout en signalant oralement le plus vite possible un signal intercurrent. Le score de succès lors de la tâche intercurrente diminue et les erreurs de réponses vocales sont deux fois plus fréquentes chez les âgés. A la répétition, les performances tendent à s'améliorer chez le jeune (effet de l'entraînement) et à s'altérer chez les plus âgés (fatigue ?). Ils sont donc moins aptes à répondre à une modification soudaine de l'environnement quand leur attention est attirée par autre chose. Le risque de chute est alors majoré [5]. Ainsi, il a été démontré que les personnes âgées qui *s'arrêtent de marcher quand elles parlent* ont un risque de chute plus important que les autres dans les six mois [9].

Toutes ces études suggèrent que la marche n'est plus parfaitement automatisée, ou n'est plus uniquement sous-corticale chez le sujet âgé. Elle requiert de l'attention et met en jeu les zones corticales. Enfin, si la vitesse de marche est un indicateur d'autonomie de la personne âgée (corrélation avec l'indice de Barthel), de pronostic de retour à domicile après hospitalisation, de qualité de vie pour les affections cardio-vasculaires, elle est plus corrélée à la *peur (subjective) de tomber* qu'aux chutes réelles [1, 12].

De la marche normale à la marche pathologique

Des troubles de la marche sont présents chez 20 % des personnes de plus de 65 ans considérées comme normales hors institution, chez 38 % des plus de 85 ans et chez 63 % des sujets en institution [1]. De nombreuses pathologies sont communes aux sujets jeunes : marche en fauchage de l'hémiplégique, talonnante du polynévritique, steppage, piétinement du parkinsonien, boiterie de hanche... Mais des troubles de la marche spécifiques au sujet âgé sont décrits bien que leurs définitions et leurs étiologies restent imprécises. Ainsi, la *marche sénile* est la marche vieillissante normale décrite ci-dessus pour certains. Pour d'autres, elle représente une *phobie* de la marche ou de l'espace (ou *staso-abasophobie*). La démarche est hésitante ; le sujet cherche des appuis alors qu'il n'a pas d'affection neurologique ou locomotrice. La *marche précautionneuse* ou *préventive* en est proche, chez des patients qui compensent une instabilité réelle ou subjective. La *démarche à petits pas* ou *brachybasie*, avec pieds collés au sol et perte de la phase d'appui monopodal, se voit au cours de l'hydrocéphalie à pression normale ou des états lacunaires. Mais elle peut-être idiopathique, considérée comme une exagération du vieillissement normal. *L'apraxie de la marche* est un concept controversé : il y a désorganisation du schéma de la marche, troubles du tonus postural avec volontiers hypertonie et rétropulsion. Elle se rencontre lors d'une démence de type Alzheimer évoluée, après alitement ou chute... Elle est parfois dénommée *marche frontale*, du fait de réactions de préhension et de l'hypertonie [17].

POURQUOI LA MARCHE SE MODIFIE-T-ELLE AVEC L'ÂGE ?

Outre l'altération du programme moteur, avec vieillissement des structures sous-corticales en particulier extra-pyramidales, la marche, comme l'équilibre statique, se modifie par vieillissement des éléments de la boucle régulatrice : *presbyvestibulie, neuropathie sénile*, baisse de la *vision*, diminution des *amplitudes articulaires* et de la *force musculaire*... La « non-utilisation » est en grande partie responsable des modifications de la marche. En effet, les programmes d'*entraînement physique* améliorent la qualité de la marche, l'endurance, la mobilité globale, surtout s'ils s'accompagnent d'une supplémentation nutritionnelle. Mais l'effet sur la vitesse de marche reste modeste [3, 6]. La force du quadriceps et du triceps sural serait le meilleur élément prédictif de la vitesse de marche [7]. Mais la relation entre déclin de la force musculaire et diminution de la vitesse de marche n'est pas linéaire [3]. La force musculaire diminue plus vite que la masse musculaire. Des chuteurs âgés de maison de retraite ont une force musculaire du quadriceps diminuée de 50 %, et surtout une dorsi-flexion de cheville diminuée par rapport aux non chuteurs. Les réactions d'équilibration au Postural Stress Test diminuent de 55 % et la vitesse de marche de 58 % par rapport aux non chuteurs. Ainsi, il existe une forte relation entre force musculaire, équilibre, marche et chute et il existerait une force musculaire minimale en-dessous de laquelle la marche et l'équilibre seraient compromis [19]. Le ralentissement de la marche peut être interprété de manière finaliste. D'une part, elle est plus économique *au plan énergétique*. La vitesse maximale de marche surtout et la vitesse confortable de marche (la moins coûteuse au plan énergétique) diminuent avec l'âge [2]. D'autre part, la longueur du pas diminuerait afin d'obtenir une marche « *plus sécuritaire* », mais elle requière une plus grande attention [8].

ÉVALUATION CLINIQUE PRATIQUE DE LA MARCHE

En pratique, l'évaluation clinique de la marche est indissociable d'une évaluation de l'équilibre et du risque de chute. Les principaux éléments à observer sont : le lever d'un siège (la marche ne confère pas l'autonomie si on ne peut pas se lever), l'appui monopodal (test prédictif de l'équilibre le plus sensible), la montée sur la pointe des pieds et les talons (amplitude des chevilles), la marche sur une longueur suffisante (minimum 5 mètres), en silence et en parlant. On note la vitesse de marche, la longueur, la hauteur des pas, le déroulement des pieds au sol, le balancement des bras et l'harmonie du demi-tour. Tester le relever du sol devrait faire partie de l'examen systématique. Parmi les tests validés les plus utilisés, on retient les tests de Tinetti statique et dynamique, et le get up and go test de Mathias éventuellement chronométré.

Les modifications de la marche avec l'âge sont caractérisées par une diminution de la vitesse et de la longueur du pas. Lorsque la marche devient fragile, son fonctionnement automatique sous-cortical est supplanté par un contrôle volontaire cortical mais le risque de chute augmente. L'évaluation de la marche comme celle de l'équilibre doit faire partie de l'examen gérontologique standardisé dans un but à la fois préventif et curatif. Un meilleur démembrement descriptif et physiopathologique des troubles de la marche du sujet âgé est souhaitable.

SUMMARY

Gait in the elderly. – Gait is changing in ageing. About age of 70 years, speed of gait and length of stride are decreasing, but with great individual variability. Swinging of arms, movements of foot on floor and turning while walking are less harmonious. A part of gait changing is directly related to muscular strength and joint mobility impairment. But pattern of gait is controlled by a central program (especially subcortical, associative zones and basal ganglia). In ageing, this program is more cortical and become more conscious. A lot of words may characterise gait disorders : « senile gait, gait with little steps, apraxia of gait, frontal gait... » But it is very difficult to assess if these disorders only result from physiological senescence and/or vascular brain lesions.

Références

[1] Alexander N.B. – Gait disorders in older adults. *J. Am. Geriatr. Soc.* 1996;44:434-51. [2] Bohannon R.W. – Comfortable and maximum walking speed of aged 20-79 years : reference values and determinants. *Age ageing* 1997;26:15-9. [3] Buchner D.M., Cress M.E., Esselman P.C. and coll. – Factors associated with changes in gait speed in older adults. *Journal of Gerontology. Series A, Biological Sciences* 1996;51:M297-302. [4] Cao C., Ashton-Miller J.A., Schultz A.B., Alexander N.B. – Abilities to turn suddenly while walking : effects of age, gender, and available response time. *Journal of Gerontology. Series A, Biological Sciences* 1997;52:M88-93. [5] Chen H.C., Schultz A.B., Ashton-Miller J.A., Giordani B., Alexander N.B., Guire K.E. – Stepping over obstacles : dividing attention impairs performance of old more than young adults. *Journal of Gerontology. Series A, Biological Sciences.* 1996;51:M116-22. [6] Fiatarone M.A., O'Neil E.F. – Exercise training and nutritionnal supplementation for physical frailty in very elderly people. *N. Eng. J. Med.* 1994;330:1769-1775. [7] Judge J.O., Ounpuu S., Davis R.B. – Effects of age on the biomechanics and physiology of gait. *Clinics in Geriatric Medicine* 1996;12:659-78. [8] Lajoie Y., Teasdale N., Bard C., Fleury M. – Upright standing and gait : are there changes in attentional requirements related to normal aging ? *Experimental Aging Research* 1996;22:185-98. [9] Lundin-Olsson L., Nyberg L., Gustafson Y. – « Stops walking when talking » as a predictor of falls in elderly people. *Lancet* 1997;349:617. [10] Massion J. – Cerveau et motricité. Fonctions sensori-motrices. Puf eds. Paris, 1997, 187 p.

[11] Pfitzenmeyer P., Mourey F., Gaudet M. – Les dysfonctionnements sous-corticaux chez le sujet âgé : approche clinique et prise en charge par le gériatre. *Revue de Gériatrie* 1997;22:141-50. [12] Potter J.M., Evans A.L., Duncan G. – Gait speed and activities of daily living function in geriatric patients. *Arch. Phys. Med. Rehabil.* 1995;76:997-9. [13] Prince F., Corriveau H., Hébert R. – Gait in the elderly. *Gait an Posture* 1997;5:128-35. [14] Ringsberg K.A., Gardsell P., Johnell O., Jonsson B., Obrant K.J., Serbo I. – Balance and gait performance in an urban and a rural population. *J. Am. Geriatr. Soc.* 1998;46:65-70. [15] Robbins S., Waked E., Allard P., McClaran J., Krouglicof N. – Foot position awareness of footwear sole properties. *J. Am. Geriatr. Soc.* 1997;45:61-66. [16] Rubenstein L.Z., Josephson K.R., Trueblood P.R., Yeung K., Harker J.O., Robbins A.S. – The realibility and validity of an obstacle course as a measure of gait and balance in older adults. *Aging* 1997;9:127-35. [17] Serratrice G. – Troubles de la marche du sujet âgé : vers de nouveaux concepts. *Presse Med.* 1994;23:1014-6. [18] Sun J., Walters M., Svensson N., Lloyd D. – The influence of surface slope on human characteristics : a study of urban pedestrians walking on an inclined surface. *Ergonomics* 1996;39:677-92. [19] Wolfson L., Judge J., Whipple R., King M. – Strength is a major factor in balance, gait, and the occurence of falls. *Journal of Gerontology. Series A, Biological Sciences* 1995;50 Spec:64-7. [20] Woo J., Ho S.C., Lau J., Chan S.G., Yuen Y.K.. – Age-associated gait changes in the elderly : pathological or physiological ? *Neuroepidemiology* 1995;14:65-71.

COMPARAISON DE LA MARCHE DE SUJETS JEUNES ET DE SUJETS ÂGÉS PAR ANALYSE KYMOGRAPHIQUE

M.-C. COSTES-SALON[1], CH. LAFONT[1], PH. DUPUI[2], Y. ROLLAND[1], F. BUSQUÈRE[1], J.-L. ALBARÈDE [1], P. BESSOU[1]

Au cours d'une vie, les paramètres spatio-temporels de la marche se modifient. Ces modifications sont plus marquées encore chez le sujet âgé chuteur qui adopte une allure lente et mal assurée dans laquelle l'appui unipodal diminue et peut, à l'extrême, quasiment disparaître [15, 19, 20]. Les nombreuses affections neurologiques ou orthopédiques qui émaillent la vie du sujet âgé permettent d'expliquer en partie les altérations de la fonction locomotrice observées chez le vieillard ; mais, indépendamment de toute pathologie, il apparaît au fil des ans des modifications de la marche qui sont liées au vieillissement physiologique. Enfin, on observe chez le sujet âgé, chuteur ou non chuteur, une simple peur de tomber elle-même à l'origine de changements dans la locomotion [12, 14]. Ainsi se trouve constitué un cercle vicieux, dans lequel vieillissement et peur de tomber majorent le risque de chute. Face à ce problème, il semble important de mettre en place des techniques d'analyse de la marche simples, fiables et objectives qui permettent de détecter le plus précocement possible les sujets à risque de chute. Le locomètre [2], mis au point dans le laboratoire de physiologie du CHU de Toulouse, semble répondre en partie à cette demande.

L'objectif du travail présenté ici est de montrer à l'aide du locomètre les changements des paramètres spatio-temporels de la marche lors du vieillissement normal, de préciser à quel âge apparaissent les premières anomalies et quelles sont les périodes critiques d'accélération du processus de vieillissement. Enfin, puisqu'il a été montré dans la littérature [12, 14] que certains troubles de la marche (irrégularité de la longueur des pas, du cycle de marche et de la vitesse de marche) sont prédictifs des chutes, ce travail doit permettre de vérifier si les anomalies décrites chez les sujets à risque se superposent ou au contraire diffèrent de celles observées lors du vieillissement normal.

1. Service de Médecine Interne et Gérontologie Clinique, CHU Purpan, 31300 Toulouse.
2. Service d'Exploration Fonctionnelle Sensori-Motrice, CHU Rangueil, 31054 Toulouse.

MATÉRIEL ET MÉTHODES

Population étudiée. Elle est composée de 168 volontaires « sains », âgés de 18 à 90 ans, répartis en 7 classes d'âge de 10 ans. A l'intérieur de chaque groupe a été établie une répartition homogène entre les hommes et les femmes (12 hommes et 12 femmes). Les sujets ont été inclus dans le protocole après un interrogatoire médical, un examen clinique éliminant toute affection orthopédique et/ou oto-neurologique susceptible d'altérer la marche.

Analyse de la marche. Les caractéristiques spatio-temporelles de la marche ont été mesurées sur un parcours de six mètres à l'aide d'une technique kymographique utilisant le locomètre [2] (fig. 1). Cette méthode a pour avantage d'analyser les paramètres de marche sur plusieurs cycles successifs et de permettre une comparaison des cycles droits et gauches au cours d'un même épisode de marche. Elle fournit en outre un tracé du déplacement des pieds appelé locogramme (fig. 2). Les paramètres mesurés et calculés sont reportés dans le tableau 1 et sont illustrés par la figure 2.

Analyses statistiques. Pour chaque paramètre de marche, il a été calculé la moyenne, l'écart-type et l'erreur standard. Les relations entre les caractéristiques biométriques des sujets (poids et taille), leur âge et les paramètres de la marche ont été recherchées par calcul des coefficients de corrélation. Pour mieux préciser les époques critiques de l'influence de l'âge sur les paramètres de marche, les résultats de chacun des 7 groupes d'âge ont été comparés deux à deux par la méthode des contrastes. L'influence de l'âge, du sexe et d'éventuelles asymétries sur chaque

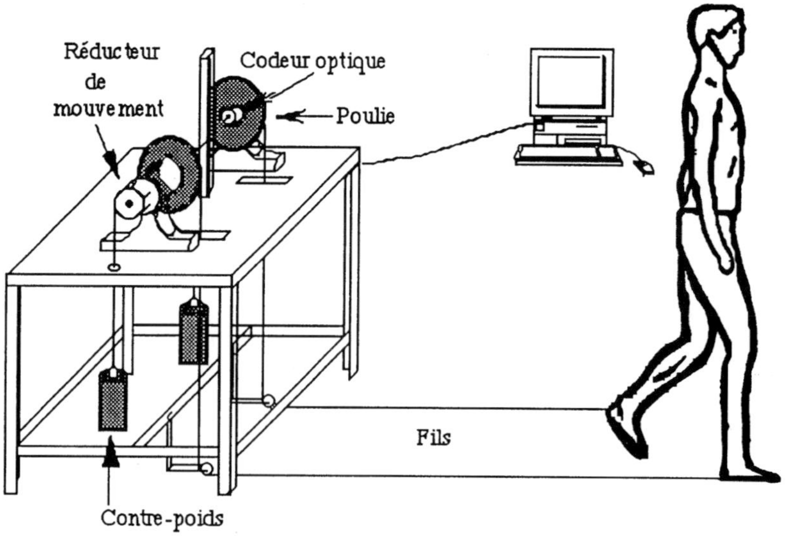

FIG. 1. — *Représentation du locomètre. Le sujet est équipé de chaussons reliés par un fil à un système de réduction de mouvement qui transmet les déplacements à un codeur optique ; le fil est maintenu en tension par un contrepoids. Les signaux recueillis par les capteurs sont traités par un micro-ordinateur qui calcule les paramètres spatio-temporels de la marche et fournit un tracé du déplacement des pieds appelé locogramme. Le sujet doit effectuer 6 mètres de parcours à une cadence soutenue répondant à la consigne qui est de marcher vers un but.*

LOCOGRAMME D'UN HOMME DE 29 ANS

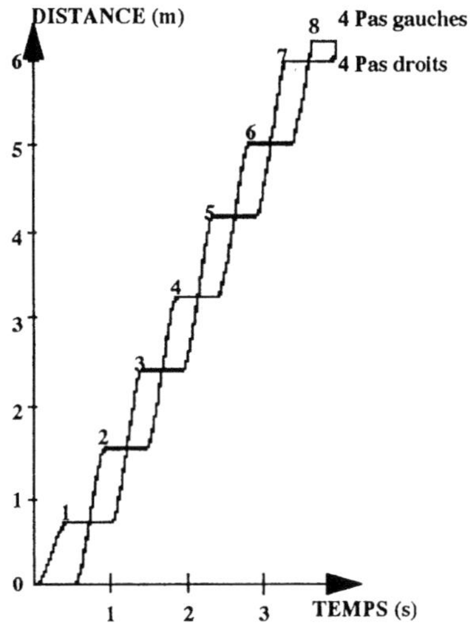

Cycles G2 D3 G4 D5	GAUCHE	DROIT
Longueur pas (m)	0,75	0,76
Durée cycle (s)	0,91	0,93
Durée d'appui (s)	0,54	0,54
% du cycle	*59,02*	*58,39*
Appui bipodal (s)	0,09	0,08
% du cycle	*9,84*	*8,12*
Durée balancement (s)	0,38	0,39
% du cycle	*40,98*	*41,61*
Cadence (Enj./mn)	130,4	
Vitesse (km/h)	5,99	

LOCOGRAMME D'UN HOMME DE 90 ANS

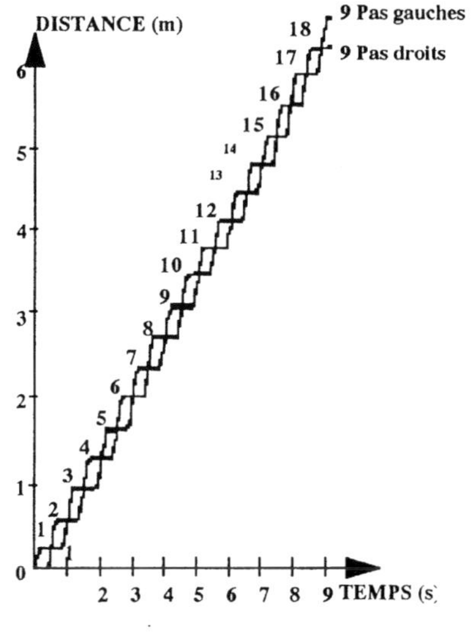

Cycles G5 D6-G11 D12	GAUCHE	DROIT
Longueur pas (m)	0,41	0,38
Durée cycle (s)	1,09	1,08
Durée d'appui (s)	0,77	0,73
% du cycle	*70,08*	*67,67*
Appui bipodal (s)	0,22	0,19
% du cycle	*19,77*	*17,52*
Durée balancement (s)	0,33	0,35
% du cycle	*29,92*	*32,33*
Cadence (Enj./mn)	110	
Vitesse (km/h)	2,37	

FIG. 2. — *Exemples de locogrammes d'un sujet jeune et d'un sujet âgé.*

paramètre spatio-temporel de la marche ont été étudiés en faisant une analyse de la variance à 3 facteurs (âge, sexe, symétrie).

Enfin, pour étudier l'apparition d'éventuelles irrégularités entre cycles de marche, une analyse de la variance à 2 facteurs (sexe et âge) a été appliquée sur les écarts types des paramètres spatio-temporels de la marche de chaque sujet.

TABLEAU I. — MOYENNES ET ÉCARTS-TYPES DES PARAMÈTRES SPATIO-TEMPORELS DE LA MARCHE EN FONCTION DES 3 GROUPES D'ÂGE ET DU SEXE.

Paramètres	*≤ 60 ans*		*p*	*61-80 ans*		*p*	*81-90 ans*	
	Femmes 48 sujets	Hommes 48 sujets	ψ	Femmes 24 sujets	Hommes 24 sujets	ψψ	Hommes 12 sujets	Hommes 12 sujets
Long. enjambée (m)	1,35 ± 0,14	1,52 ± 0,12	***	1,22 ± 0,14	1,39 ± 0,13	***	1,31 ± 0,07	1,13 ± 0,07
Long pas (m)	0,68 ± 0,7	0,76 ± 0,06	***	0,62 ± 0,08	0,68 ± 0,07	***	0,65 ± 0,04	0,57 ± 0,05
Tps de cycle (S)	0,91 ± 0,07	1,01 ± 0,06	***	0,98 ± 0,09	1,05 ± 0,09	n.s.	1,03 ± 0,08	1,05 ± 0,08
Tps de double appui (S)	0,07 ± 0,02	0,08 ± 0,02	***	0,1 ± 0,03	0,11 ± 0,03	**	0,12 ± 0,02	0,12 ± 0,02
Tps de balancement	0,38 ± 0,03	0,41 ± 0,02	n.s.	0,39 ± 0,03	0,41 ± 0,03	**	0,4 ± 0,02	0,4 ± 0,03
Cadence totale (Enj./mn)	131,15 ± 10,34	118,78 ± 7,3	***	122,69 ± 11,6	115,2 ± 10,85	n.s.	115,77 ± 9,34	113,7 ± 8,43
Vitesse marche (km./h)	5,32 ± 0,6	5,45 ± 0,54	***	4,48 ± 0,48	4,76 ± 0,74	***	4,56 ± 0,55	3,84 ± 0,53
Vitesse moy. balancnt (m/s)	3,56 ± 0,34	3,65 ± 0,3	***	3,11 ± 0,24	3,35 ± 0,68	***	3,28 ± 0,26	2,86 ± 0,35

n.s. = non significatif, * $p < 0{,}05$, ** $p < 0{,}01$, *** $p < 0{,}001$, ψ ≤ 60 ans vs > 60 ans, ψψ > 60 ans vs > 80 ans.

RÉSULTATS

Paramètres de marche et caractéristiques biométriques des sujets

Dans la population étudiée, on observe que la taille des sujets diminue avec l'âge ($r = 0{,}36$, $p < 0{,}001$). Ceci est dû au caractère transversal de l'étude (effet génération), à la perte de taille résultant de l'ostéopénie physiologique de la sénescence et à la majoration de la cyphose dorsale.

De nombreux travaux [15] mentionnent qu'il existe une corrélation positive entre la taille des sujets et les paramètres spatiaux de la marche : longueur du pas et d'enjambée, ainsi qu'avec la durée du cycle marche et le temps de balancement. Afin d'éliminer l'influence de la taille sur la variabilité des paramètres spatiaux de la marche, il a donc été effectué un calcul de correction qui consistait à diviser chacun de ces paramètres par la taille. Une nouvelle analyse de variance a été réalisée sur les valeurs corrigées. Elle permet d'affirmer que les modifications des paramètres de marche observées sont inhérentes au vieillissement et non aux différences biométriques de la population.

Modifications de la marche au cours du vieillissement

Les résultats des analyses de variance montrent qu'avec l'avance en âge survient une réduction de la vitesse de marche, une réorganisation des cycles de marche, une diminution des paramètres spatiaux et une augmentation des paramètres temporels. Pour tous ces paramètres, il existe des différences liées au sexe ; celles-ci sont identiques quel que soit l'âge des sujets (interactions âge-sexe non significatives pour les paramètres étudiés).

Paramètres fondamentaux de la marche

Paramètres spatiaux : quel que soit le sexe des sujets, la longueur de l'enjambée et du pas diminue avec l'avance en âge (fig. 3a). Dans tous les groupes d'âge, la longueur d'enjambée et de pas des hommes est supérieure à celle des femmes. Pour ces deux paramètres la correction par le facteur taille laisse subsister les modifications observées avec l'avance en âge ainsi que les différences liées au sexe.

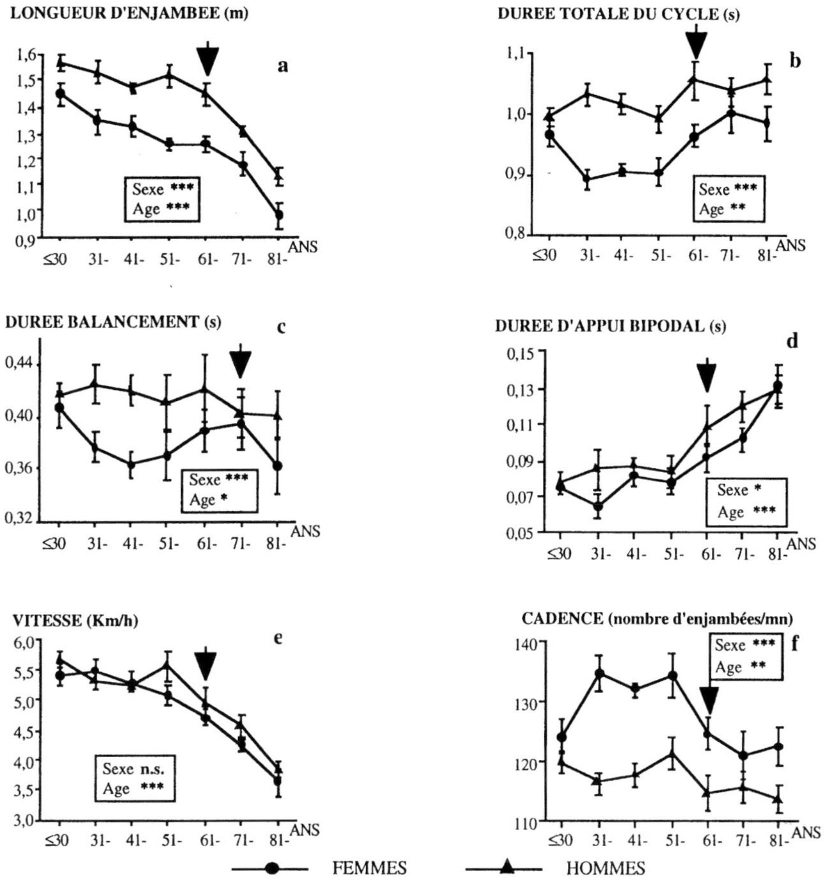

FIG. 3. — *Moyennes et erreurs standards des paramètres spatio-temporels, de la vitesse et de la cadence de la marche de 168 sujets par groupes d'âge et de sexe. ns = non significatif,* $* p < 0,05$, $** p < 0,01$, $*** p < 0,001$.
Accélération du processus de vieillissement.

Paramètres temporels : la durée totale du cycle de marche (fig. 3b) croît avec l'âge chez les sujets de sexe masculin ou féminin. Les hommes ont, toute la vie, une durée de cycle de marche plus longue que celle des femmes. Le temps de balancement (fig. 3c) augmente avec le vieillissement quel que soit le sexe. Chez les hommes, à tout âge, la durée de ce paramètre est supérieure à celle des femmes. La durée de l'appui bipodal (fig. 3d) s'accroît avec l'avance en âge aussi bien chez les hommes que chez les femmes. Quel que soit le groupe d'âge considéré, elle est plus longue chez les hommes que chez les femmes.

Organisation du cycle de marche

L'organisation du cycle de marche est étudié en calculant les pourcentages respectifs de la durée d'appui bipodal et de la durée du balancement dans le cycle. Le pourcentage du temps d'appui ($F = 14$; $p < 0{,}001$) et de la durée du double appui ($F = 13$; $p < 0{,}001$) augmente avec l'âge alors que le pourcentage du temps de balancement diminue ($F = 14$; $p < 0{,}001$). L'organisation de la marche est identique chez les sujets de sexe masculin et de sexe féminin, quel que soit leur âge.

Efficacité de la progression : cadence et vitesse de marche

La cadence de marche décroît au fil des ans (fig. 3f) chez les hommes et chez les femmes. Quel que soit l'âge, elle est plus faible chez les hommes. La vitesse de marche (fig. 3e), qui est identique chez les hommes et chez les femmes, diminue significativement avec l'âge quel que soit le sexe.

Symétrie des cycles de marche

L'analyse de variance ne montre pas d'influence de l'âge sur la symétrie des cycles de marche quel que soit le paramètre étudié, que l'étude soit faite sur les valeurs droite et gauche ou sur la valeur absolue de leur différence. Ainsi, le vieillissement physiologique de la marche ne s'accompagne d'aucune asymétrie spatiale ou temporelle (fig. 2).

Époques critiques d'altération des paramètres de la marche

L'altération des divers paramètres de la marche n'évolue pas de façon tout à fait linéaire avec l'âge ; elle s'accélère dans les dernières décennies. On a donc recherché par la méthode des contrastes à définir l'époque d'accélération du processus (fig. 3). La mise en évidence d'une dégradation marquée des performances locomotrices après 60 ans conduit à séparer en 2 sous-groupes les 72 sujets âgés de plus de 60 ans : un sous-groupe de 48 sujets âgés de 61 à 80 ans et un deuxième sous-groupe de 24 sujets âgés de plus 80 ans (tableau 1).

Chez les sujets les plus âgés (80 ans et plus) la longueur des pas continue de se raccourcir significativement mais la durée totale du cycle n'augmente plus de façon significative. La durée du balancement diminue alors que l'augmentation de la durée du temps de double appui se poursuit de façon moins significative. La vitesse de marche continue de s'infléchir mais la cadence ne baisse plus significativement, la différence de cadence entre les hommes et les femmes persiste.

Irrégularité de la marche de cycles en cycles.

Nous avons recherché cette irrégularité en vérifiant l'existence des différences statistiquement significatives entre les écarts-types des 2 groupes de sujets âgés (61-80 ans et plus de 80 ans) et entre les sujets jeunes et les sujets âgés. L'avance en âge fait apparaître des irrégularités dans les longueurs des pas ($F = 10$; $p < 0{,}01$), le temps d'appui total ($F = 70$; $p < 0{,}001$), le temps d'appui bipodal ($F = 6$; $p < 0{,}05$)

ainsi que dans la durée de balancement (F = 7 ; p < 0,01). L'irrégularité s'accroît encore aux âges extrêmes pour le temps d'appui total, le temps d'appui bipodal (F = 7 ; p < 0,01) et la durée de balancement (F = 6 ; p < 0,01) Il n'y a pas plus d'irrégularité dans la longueur des pas.

DISCUSSION

La plupart des données de la littérature relatives à l'analyse de la marche proviennent d'études réalisées sur des populations jeunes. Certains travaux ont examiné le problème du vieillissement de la fonction locomotrice sans s'appuyer sur des études transversales et, pour la plupart, en observant des populations de sujets âgés non sélectionnés sur leur état de santé ou institutionnalisés [1, 3, 11, 13, 15, 16]. L'objectif de ce travail est différent, il consiste à décrire le vieillissement normal de la locomotion grâce à une étude transversale et à proposer une interprétation de ce vieillissement.

Conservation de la symétrie de la marche malgré l'âge

La détérioration de l'effecteur musculo-articulaire a été invoquée pour expliquer certaines altérations de la marche au cours du vieillissement. En effet, la longueur de l'enjambée est en grande partie fonction de l'amplitude des mouvements de la hanche dont l'extension diminue progressivement avec l'âge. Le vieillissement musculaire caractérisé, par une perte de la masse musculaire (sarcopenia), touchant préférentiellement la ceinture pelvienne, par une prédominance du tonus des muscles fléchisseurs et par un ralentissement de la contraction musculaire, est également susceptible d'induire une réduction de la longueur de l'enjambée. Cependant, le maintien, au cours du vieillissement, d'une parfaite symétrie des pas droits et gauches, malgré la perte fonctionnelle locomotrice, paraît indiquer que la dégradation des mécanismes de la marche avec l'âge ne porte, de façon primordiale, ni sur le jeu des effecteurs (motoneurones et muscles) ni sur celui du générateur rythmique. En effet, les interneurones coordinateurs de ce centre qui permettent le couplage alternatif et équilibré d'une action de support d'un côté et d'oscillation d'un autre, fonctionnent convenablement [10]. Par ailleurs, la relative constance de la durée du balancement alors que la durée de l'appui augmente, constitue un argument supplémentaire pour montrer que l'avance en âge épargne le générateur de rythme spinal.

Des facteurs périphériques sensoriels ont été également incriminés dans les altérations de la marche liées à l'avance en âge. Ainsi, un certain degré de déafférentation sensorielle (déficit progressif des fonctions vestibulaires, visuelle et proprioceptives) a été avancé [7]. Dans notre étude, on ne peut discuter de l'intégrité des afférences des membres inférieurs (cutanées, musculaires et articulaires) car les informations que ces dernières apportent au générateur rythmique spinal n'ont pas été modifiées au cours des épreuves de marche du fait des circonstances d'enregistrement (sol régulier).

Ralentissement de la marche et vieillissement

La plupart des travaux portant sur le vieillissement de la fonction locomotrice font état d'un ralentissement de la marche avec l'avance en âge, mais on est loin d'obtenir un consensus lorsqu'il s'agit d'expliquer ce phénomène. Ainsi, la diminution de la vitesse de marche observée chez le sujet âgé peut être justifiée d'un point de vue bioénergétique. Didier [8] et Casillas [4] suggèrent qu'il s'agit d'une adaptation à la baisse progressive du VO2 Max observée lors du vieillissement. Le ralentissement de la marche a alors pour but de diminuer le coût énergétique de la locomotion : le sujet utilise pour se déplacer la vitesse de marche la plus économique. D'autres auteurs [15, 16, 21] ont invoqué une recherche inconsciente de sécurité pour expliquer le ralentissement locomoteur des sujets âgés.

Les connaissances actuelles des mécanismes neurophysiologiques de la marche laissent penser que l'altération de la fonction locomotrice provoquée par le vieillissement résulte essentiellement d'un dysfonctionnement du centre locomoteur mésencéphalique. Le contrôle que ce centre exerce sur les interneurones du générateur de rythme locomoteur spinal par la voie dopaminergique sert exclusivement à déterminer le niveau général d'activité de ces interneurones [13, 19]. La marche représente la réception répétée sur un membre oscillant d'une « chute corporelle » du fait du positionnement du centre de pression du pied d'appui sur le sol en arrière de la projection du centre de gravité. L'ampleur du recul du centre de pression conditionne la vitesse de chute et, par conséquent, la longueur du pas. On peut supposer que, avec l'avance en âge, le centre moteur mésencéphalique ne règle plus efficacement le recul de la position du centre de pression par rapport à la projection du centre de gravité. L'altération de la fonction locomotrice serait alors à rapprocher de celle qui est observée dans la maladie de Parkinson où l'initiation de la marche et la vitesse de déplacement du corps sont perturbées. L'allongement de l'appui bipodal conforte cette hypothèse.

La durée des appuis bipodaux augmente lors du vieillissement alors que la durée de balancement (appui unipodal) demeure relativement constante. Ainsi le pourcentage du temps de double appui par rapport à la durée totale du cycle de marche croît régulièrement à chaque décennie et passe de 9 % pour les sujets les plus jeunes à 12 % pour le groupe des sujets les plus âgés et, inversement, le pourcentage du temps de balancement passe de 41 % pour les plus jeunes à 38 % pour les plus âgés. L'élargissement du polygone de sustentation chez les sujets âgés à la recherche d'un meilleur équilibre peut certes expliquer de telles modifications, mais il est plus probable que la réduction de l'efficacité de la chute corporelle en avant est le facteur primordial. En effet, c'est au cours de la phase de double appui que le centre de gravité corporel, qui est à son point le plus bas (énergie potentielle minimum), doit présenter la vitesse la plus élevée (énergie cinétique maximale) [5]. Il faut également noter que la régulation précise de la vitesse corporelle au cours de la phase de double appui est la plus nécessaire car c'est la phase où l'habileté locomotrice est la plus sollicitée puisqu'à cette période il se produit un changement de direction de la progression du centre de gravité et le développement, au niveau de la sole plantaire, d'efforts de cisaillements antéropostérieurs et latéraux [18]. Ainsi, on peut supposer que le ralentissement est d'origine mésencéphalique. Il pourrait être expliqué par une raréfaction neuronale du centre locomoteur ainsi que par une modification de la synthèse des neuromédiateurs, en particulier un déficit dopaminergique.

Normes en fonction de l'âge

Ce travail a permis de dresser une chronologie de la dégradation de la marche avec l'avance en âge. La perte d'efficacité de la marche est caractérisée par une diminution de la vitesse de marche, une réduction de la longueur de l'enjambée et de la longueur du pas et par une augmentation de la durée du cycle de marche. Le ralentissement de la locomotion apparaît dès 50 ans, s'accentue régulièrement après 60 ans de sorte que la vitesse de marche diminue de 10 % entre 61-70 ans, de 20 % entre 71-80 ans et de 30 % entre 81-90 ans. Plusieurs auteurs [10, 20] ont déjà montré, au cours du vieillissement physiologique, un ralentissement de la marche et l'ont attribué essentiellement à la diminution de la longueur de l'enjambée, donnant lieu à une marche à petits pas caractéristique de la démarche sénile. Mais, à l'inverse, d'autres études [17] montrent que la diminution de la vitesse de marche peut être le mécanisme initial de la perte fonctionnelle locomotrice. La modification des paramètres spatiaux (longueur de l'enjambée et longueur du pas) constitue alors une adaptation à cette réduction de vitesse comme on l'observe chez tout sujet indépendamment de l'âge.

Particularités de la marche liée au sexe

La différence des paramètres de marche observée entre les hommes et les femmes se maintient durant toute la vie. Elle porte essentiellement sur les paramètre spatiaux : longueur du pas et longueur d'enjambée. Ces variations peuvent s'expliquer par des différences physiologiques et anatomiques : longueur de la jambe et répartition des masses musculaires. Certains auteurs ont essayé d'éliminer l'influence de la stature en divisant les paramètres de marche par la taille du sujet [9, 17] ou par la longueur du membre inférieur [6].

Dans notre étude, nous avons divisé la longueur du pas et de l'enjambée par la taille et réalisé sur ces nouvelles valeurs une analyse de la variance prenant en compte le sexe. L'effet sexe reste significatif ce qui montre que la différence de taille entre les hommes et les femmes ne suffit pas à expliquer la dissemblance de leur marche. La vitesse de marche est identique chez les sujets de sexe masculin et féminin mais les femmes ont une cadence plus élevée due à des pas plus courts et à des temps d'appui et de balancement plus brefs. L'organisation temporelle du cycle de marche est la même dans les deux sexes.

Modifications de la marche prédictives d'un risque de chute

Maki [14] montre que la réduction de la longueur des pas, de la vitesse de marche et l'accroissement de la durée de double appui sont corrélés avec la peur de chuter. Mais ces modifications diffèrent peu de celles observées au cours du vieillissement normal. D'un cycle de marche à l'autre la présence d'irrégularités de la longueur des pas, de la vitesse de mobilisation du membre inférieur et de la durée de double appui est associée à la survenue de chutes, parmi ces facteurs l'irrégularité dans la vitesse de mobilisation du membre inférieur semble être le plus prédictif [12, 14]. Alors qu'il n'y avait pas dans l'étude présentée de sujets chuteurs, on observe une irrégularité dans le temps de double appui, alors que les deux autres paramètres (vitesse de mobilisation du membre inférieur et longueur d'enjambée) gardent leur régularité. Il semble donc que l'on puisse différencier le vieillissement physiologique des anomalies de la marche faisant encourir un risque de chute sur l'irrégularité de la vitesse de mobilisation du membre inférieur d'un cycle à l'autre. L'accroissement de l'angle du pas et l'élargissement du polygone de sustentation qui en résulte sont aussi corrélés avec la peur de tomber et la survenue de chute [14] ; en raison du type de technique utilisé ce facteur n'a pas été analysé dans notre travail.

Au cours du vieillissement, la marche se modifie, même chez le sujet âgé en bonne santé. Elle devient plus lente, faite de petits pas, les temps d'appui augmentent, notamment le double appui. Cependant, la marche conserve sa symétrie et les différences liées au sexe demeurent identiques durant toute la vie. La régularité de certains paramètres semble altérée aux âges extrêmes, notamment la durée du double appui. La variabilité dans la vitesse de mobilisation du membre inférieur constitue peut être un nouveau paramètres utilisable pour différencier les sujets âgés qui ont un vieillissement normal de ceux qui ont un vieillissement pathologique avec risque de chute.

SUMMARY

Gait Comparison between old and young subjects in kymographic analysis. – The authors studied age-related modifications of the spatio-temporal gait parameters with a kymographic method, in the aim to define normal patterns in elderly. This may help in interpretation of gait and balance disorders of old people. They analyzed the gait of 168 healthy volunteers aged from 18 to 90 years. In each decade there were 12 men and 12 women.

Findings consisted of a decrease in walking speed with age inducing a decrease in stride and step lengths and with an increase in cycle duration at a minor degree. The temporal organisation of the gait cycles was modified : the double-support duration increased reflecting the slowed transfer of the centre of gravity from side to side while swing duration remained approximately constant. The modifications of gait parameters began around the 6th decade of life, so we could compare the gait of 96 subjects younger than 60 years with older remaining 72 subjects. There were no asymmetry between the left and right cycles of gait with ageing. No gender difference was noted regarding the speed of gait although women had a higher cadence owing to shorter steps, support time and swing duration. This difference persisted with ageing.

RÉFÉRENCES

[1] Bambis S., Strubel D., Schatz. M.C. – La marche de la personne âgée : étude de ses principaux paramètres chez 32 pensionnaires de maison de retraite. *Ann. Réadapt. Méd. Phys.*1988;1:37-43. [2]. Bessou P., Dupui Ph., Montoya R., Pagès B. – Simultaneous recording of longitudinal displacement of booth feet during human walking. l*J. Physiol.* (Paris), 1988;83:102-3. [3] Blanke D.J., Hageman P.A. – Comparison of gait of young men and elderly men. *Phys. Therapy,* 1989;69:2, 144-8. [4] Casillas J.M., Dulieu V., Cohen M., Cottin Y., Marcer I., Didier J.P. – Physiologie musculaire et coût énergétique de la marche normale. In : *La marche humaine et sa pathologie.* Dir. J. Pélissier et V. Brun Éds. Masson Paris, 1994:20-5. [5] Cavagna G.A., Heglund N.C., Taylor C.R. – Mechanical work in terrestrian locomotion : two basic mechanisms for minimizing energy expenditure. *Am. J. Physiol.* 1977;233,5:R 243-261. [6] Chao E.Y., Laughman R.K., Schneider E., Stauffer R.N. – Normative data of knee joint motion and ground reaction forces in adult level walking. *J. Biomechanic* 1983;6:219-33. [7] Daumen-Legre V., Lafforgue P., Schiano A., Acquaviva P.C., Serratrice.G. – La sénescence de la marche : étude locométrique. In : *La marche humaine et sa pathologie.* Dir. J. Pélissier et V. Brun Éd. Masson Paris, 1994;328-35. [8] Didier J.P., Casillas J.M. – Bioénergétique de la marche. *Ann. Réadapt. Méd. Phys.* 1986;29:169-87. [9] Gabel R.H., Johnston R.C., Crowninshield R.D. – A gait analyzer/trainer instrumentation system. *J. Biomechanic* 1979;12:543-9. [10] Grillner S. – Locomotion in vertebrate : central mechanism and reflex interaction. *Physiol. Rev.* 1975;55:247-304.

[11] Guimaraes R.M., Isaacs B. – Charateristics of the gait in old people who fall. *Int. Rehab. Med.,* 1980;2:177-80. [12] Hausdorff J.M., Edelberg H.K., Mitchell S.L., Goldberger A.L., Wei J.Y. – Increased gait unsteadiness in community-dwelling elderly fallers. *Arch. Phys. Med. Rehabil.* 1997;78:278-83. [13] Hough J.C., McHenry M.P., Kammer L.M. – Gait disorders in the elderly. *Am. Family Phys.* 1987;35:191-6. [14] Maki E.B. – Gait changes in older adults : predictors of falls or indicators of fear ?.*J. Am. Geratr. Soc.* 1997;45:313-20. [15] Murray M.P., Drought A.B., Kory R.C. – Walking patterns of normal men. *J. Bone Joint Surg.* 1964;46A:335-60. [16] Murray M.P., Kory R.C., Clarkson B.H. – Walking patterns in healthy old men. *J. Gerontol.* 1969;24:169-78. [17]

O'Brien M., Powwer K., Sanford S., Smith K., Wall J. – Temporel gait patterns in healthy young and elderly females. *Physiother., Canada*, 1983;35:323-6. [18] Plas F., Viel, Blanc Y. – *La marche humaine*. Éds. Masson, Paris 1983. [19] Serratrice G., Daumen-Legre V., Acquaviva. P.C. – Troubles de la marche du sujet âgé. In *La marche humaine et sa pathologie* Éds Masson 1994:307-13. [20] Steinberg F.U. – Gait disorders in the aged. *J. Am. Geriatr. Soc.* 1972;20/11:537-40.

[21] Winter D.A., Patla A.E., Frank J.S., Walt S.E. – Biomechanical walking pattern changes in fit and healthy elderly. *Physical Therapy* 1990;70/7:340-7.

VIEILLISSEMENT DE LA SENSIBILITÉ PLANTAIRE

S. BELHASSEN[1], J. PELISSIER[2]

POSITION DU PROBLÈME

Si l'on s'est attaché à étudier la sensibilité digitale et palmaire et son rôle dans la reconnaissance des formes, dans les capacités de prise et dans les processus cognitifs, la sensibilité cutanée plantaire a par contre été peu explorée. Pourtant, sa situation d'interface entre le sol et le pied, la qualité et la densité de ses récepteurs dans les zones d'appui, la rapidité des voies de conduction Aβ, l'organisation rigoureuse et complexe des centres d'intégration centraux laissent présager de son importance capitale dans le maintien de l'équilibre statique et dynamique.

De nombreuses expériences confirment ces données [1, 2, 15, 16]. Son vieillissement a été étudié par l'intermédiaire d'études plus globales [12, 19] portant sur la sensibilité et son déclin physiologique, mais aucune, à notre connaissance, n'a privilégié d'étudier le déclin de la sensibilité de la sole plantaire. Celle-ci possède une innervation sensitive riche dans le sens d'une organisation des mécanorécepteurs dans l'épaisseur de la peau, dans leur capacité de détection préférentielle, mais également structurée en 4 territoires sensitifs, grossièrement fonction des zones d'appui (fig. 1).

Deux études japonaises [1, 5] suggèrent, comme nous le pensons également, que le rôle de la sensibilité cutanée plantaire est différent entre la zone antérieure, plus apte à des contrôles fins, et la partie talonnière dont la fonction plus grossière d'alarme pourrait avoir son importance, notamment chez les sujets âgés. Aussi, avons nous étudiés le vieillissement de la sensibilité cutanée plantaire dans sa globalité puis par territoire sensitif et dans la limite du possible par mécanorécepteur afin de confirmer les données globales de la littérature, mais également pour vérifier l'homogénéité de l'atteinte plantaire.

1. Service central de Rééducation Fonctionnelle, CHU Lapeyronie, 34000 Montpellier.
2. Département de MPR, CHU Caremeau, 30029 Nîmes Cedex.

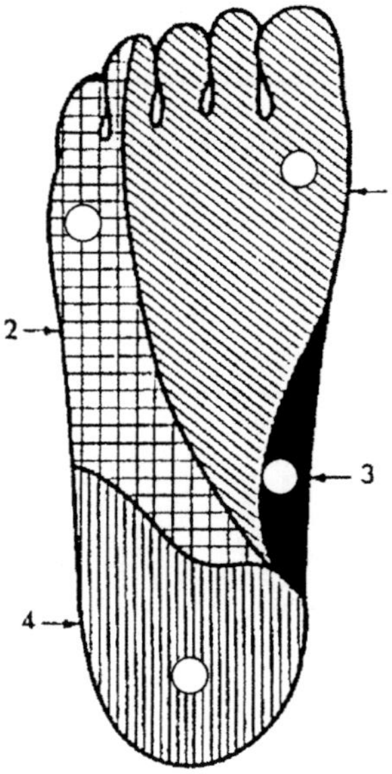

FIG. 1. — *Innervation sensitive de la sole plantaire et points de stimulation (cercles blancs) ; 1. Plantaire interne (SPI) : tête 1er métatarsien, 2. Plantaire externe (SPI) : tête 5e métatarsien. 3. Saphène interne (crural) : sommet de l'arche interne, 4. Calcanéen (SPI), centre du talon.*

POPULATION

Quatre-vingts un sujets (50 femmes et 31 hommes), de 20 à 89 ans, totalement autonomes, indemnes d'affection pouvant retentir sur la sensibilité cutanée plantaire ont été inclus. Ils ont été répartis en trois groupes homogènes, en fonction de l'âge (tableau I) : le groupet1 avec des sujets de 20 à 55 ans ; le groupe 2, de 56 à 69 ans ; le groupe 3 de 70 à 89 ans. Ces trois groupes n'étaient pas différents pour le sexe, le poids, la taille et la pointure.

TABLEAU I. — RÉPARTITION DE LA POPULATION (n = 81) EN TROIS GROUPES D'ÂGE. CES GROUPES NE DIFFÈRENT PAS SIGNIFICATIVEMENT POUR LE POIDS, LA TAILLE ET LA POINTURE.

Groupes (Gr.)	*Gr. 1 (20/55) n1 = 40*	*Gr. 2 (56/69) n2 = 24*	*Gr. 3 (70/89) n3 = 17*	*Total n = 81*
Age	37,6	64,8	75,5	53,3
(Moyenne + / – SD)	+ / – 9,9	+ / – 2,8	+ / – 4,8	+ / – 17,8
Poids	63,5	63,4	63,2	63,6
(Moyenne + / – SD)	+ / – 11,1	+ / – 11,0	+ / – 9,1	+ / – 10,5
Taille	166,7	162,4	162,9	164,7
(Moyenne + / – SD)	+ / – 8,7	+ / – 9,1	+ / – 10,0	+ / – 9,3
Pointure	39,4	39,1	39,6	39,3
(Moyenne + / – SD)	+ / – 2,4	+ / – 2,2	+ / – 2,2	+ / – 2,3
Sexe	16 24	8 16	7 10	31 50
Hommes (Gauche)	(40 %) (60 %)	(33,3 %) (66,7 %)	(41,2 %) (58,8 %)	(38,3 %) (61,7 %)
Femme (Droit)				

Les sujets jeunes, de 20 à 60 ans, ont été sélectionnés parmi le personnel du centre médical du Grau du roi, les autres parmi différents clubs de personnes âgées de Nîmes et Montpellier. Tous étaient autonomes et jugés en bonne santé (tableau II), ayant des activités physiques et intellectuelles régulières.

TABLEAU II. — CRITÈRES D'EXCLUSION VOULANT ÉLIMINER TOUTE PATHOLOGIE POUVANT RETENTIR SUR LA SENSIBILITÉ PLANTAIRE ET L'ÉQUILIBRE.

- Acuité visuelle de loin appareillée > 6/10e.
- Acuité visuelle de près < P3 (échelle de Parinaud).
- Altération majeure du champ visuel périphérique.
- Syndrome vestibulaire en évolution ou antécédent datant de moins de 5 ans.
- Pathologie neurologique centrale ou périphérique (recherche d'un syndrome parkinsonien, cérébelleux, pyamidal, choréique ou athétosique, d'une incontinence sphinctérienne non documentée, d'un déficit de la force musculaire aux membres inférieurs, d'une asymétrie des réflexes tendineux).
- Insuffisance veineuse majeure des membres inférieurs (varices et œdèmes).
- Artériopathie des membres inférieurs.
- Antécédent ancien ou récent de diabète.
- Troubles psychiatriques majeurs (désorientation temporo-spatiale, troubles mnésiques, troubles évidents du comportement).
- Affection orthopédique pouvant retenir sur l'équilibre statique et dynamique, notamment les troubles majeurs de la statique rachidienne (scolioses > 30°), hyperlordoses, cyphoses majeures, tassement vertébral récent (< 1 an), affections orthopédiques des membres inférieurs (coxarthrose ou gonarthrose en poussée, antécédent de chirurgie des membres inférieurs).
- Pathologies podologiques aiguës ou chroniques (pied varus équi, cors ou durillons douloureux, hallux valgus majeurs).
- Traitement psychotropes diurnes.
- Altération de l'état général (cancer en évolution, pathologies aiguës en évolution, amaigrissement récent, asthénie d'apparition récente, fièvre inexpliquée...).
- Altération majeure de la proprioception des membres inférieurs.

De plus, afin d'homogénéiser notre population vis-à-vis de la proprioception des membres inférieurs, 2 tests ont été utilisés [6, 18] :

– nous mobilisions passivement une cheville et nous demandions au sujet de fléchir ou étendre la cheville controlatérale de façon à l'amener dans la même position. L'angle axe tibia/axe du pied était mesurée. Une différence maximale de 5 degrés était acceptée. Les deux chevilles étaient testées ;
– le sujet devait ressentir l'application d'une vibration de 100tHz à une tension d'excitation de 0,1 V sur le tendon d'Achille. Un seuil supérieur entraînait l'exclusion du sujet.

Tous étaient volontaires et avaient donné leur consentement écrit avant de participer à l'étude. Cette dernière est approuvée par le Comité d'éthique du CHU de Nîmes.

MÉTHODES

L'évaluation de la sensibilité a été réalisée de la même façon pour tous les sujets, s'attachant particulièrement à réduire les différents biais pouvant interférer sur les résultats. Dans une pièce silencieuse, de température constante (20 degrés), le sujet était confortablement installé en décubitus dorsal, les pieds écartés d'une vingtaine de centimètres, dépassant des pieds du lit. L'examinateur était assis sur une chaise placée en bout de lit, les coudes reposant sur des accoudoirs, le vibromètre ou le pied à coulisse portée à deux mains de façon à assurer une stabilité optimale. Trois tests ont été successivement appliqués sur chaque sole plantaire : le test de Weber, les tests vibratoires à 30 et 256 Hz. Quatre mesures ont été réalisées sur chaque sole, correspondant aux quatre territoires d'innervation plantaire (fig. 1), dont trois sont des branches terminales du nerf tibial postérieur ; le sommet de l'arche interne innervé par le nerf saphène interne est une branche du crural.

Pour le test de Weber, nous avons utilisé la méthode proposée par Holewski [8]. Le sujet avait à reconnaître la sensation de deux points distincts lors de l'application des pointes mousses d'un pied à coulisse, dont la distance séparant les deux pointes étaient progressivement réduite de 40 mm au seuil reconnu par le patient comme une stimulation unique, par pallier de 5 mm. Les deux pointes étaient appliquées simultanément, sans pression excessive, sur un axe parallèle à l'axe longitudinal du pied. De façon aléatoire, une stimulation unique était appliquée de façon à vérifier l'exactitude de la sensation perçue. L'intervalle entre deux stimulations était de 4 à 5 secondes, la peau étant frottée dans cet intervalle (éliminer les perceptions parasites). La valeur considérée comme seuil était retenue lorsque 7 réponses sur 10 étaient exactes.

Les vibrations étaient délivrées par une sonde provenant d'un appareil de type Vibralgic, délivrant une tension d'excitation variable de 0,1 à 5 V, une fréquence de 30 à 1 000 Hz. La sonde était sphérique, mesurant 5 mm de diamètre, appliquée perpendiculairement à la peau, sans appuyer. Nous demandions au patient d'identifier la sensation d'un contact puis d'une vibration à 1 V. La tension d'excitation variait ensuite selon les réponses des patients jusqu'à une valeur seuil où la vibration n'était pas reconnue. Aléatoirement, des stimulations de type contact (tension d'excitation nulle) étaient appliquées dans le but de vérifier l'exactitude des sensations ressenties. La valeur seuil retenue correspondait à la plus petite tension d'excitation ressentie comme vibration au moins 7 fois sur 10 tests. L'intervalle entre deux stimulations était de 4 à 5 secondes. La sensibilité vibratoire a été testée à 30 Hz, puis à 256 Hz. La durée totale de l'évaluation clinique était approximativement de 90 minutes.

ANALYSE STATISTIQUE

Les données n'étant pas toutes normalement distribuées, nous avons utilisé, par l'intermédiaire du logiciel NCSS, des tests statistiques non paramétriques : le test de Mann-Whitney pour les comparaisons de moyennes et le test de corrélation partielle de Spearman, permettant le contrôle du poids, de la taille et de la pointure. Un $p < 0,05$ a été retenu comme statistiquement significatif. Pour chaque test, nous utilisons la valeur moyenne du seuil, calculée sur les résultats des huit mesures et les valeurs de chaque territoire dans le calcul des corrélations.

RÉSULTATS

Nous avons recherché des différences par groupes d'âge mais également recherché des différences de seuil sensitif pour le sexe et la latéralisation (droitiers versus gauchers). Enfin, nous avons effectué une recherche de corrélation entre l'âge et les valeurs seuils de chaque territoire sensitif (soit huit territoires) sur la population totale (n = 81), puis sur la population d'au moins 55 ans (n = 41).

Le test de Weber (fig. 2, 3 et 4)

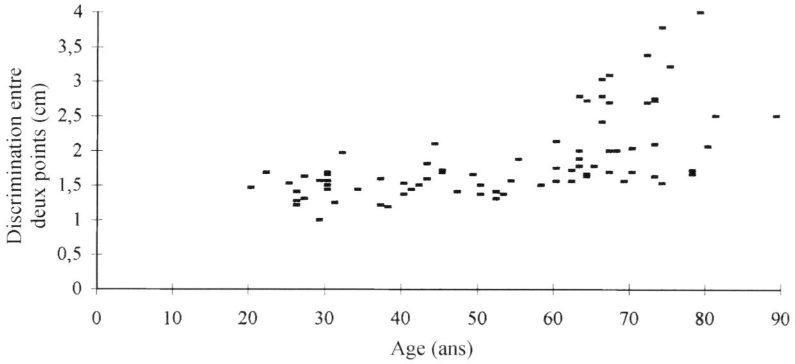

FIG. 2. — *Valeurs des seuils de discrimination de deux points (test de Weber) en fonction de l'âge (n = 81).*

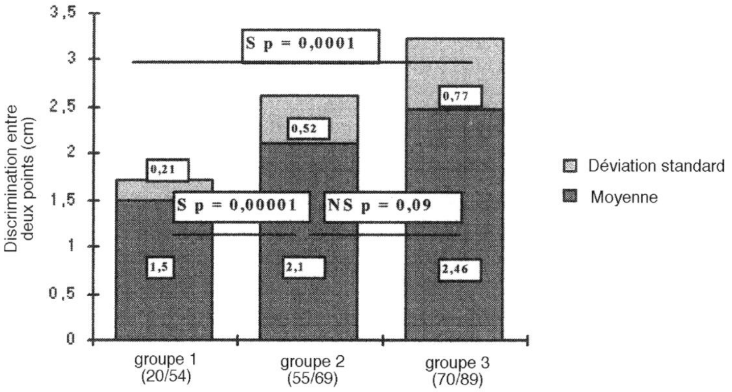

FIG. 3. — *Moyennes et déviation standard du seuil de discrimination de deux points (test de Weber) par groupe d'âge et résultats de la comparaison des moyennes entre groupes. NS : non significatif, S : significatif (p < 0,05).*

La comparaison de moyennes entre les groupes d'âge (fig. 3) montre une différence significative entre les plus jeunes (< 55 ans) et les deux groupes plus âgés, mais on ne retrouve pas de différences entre le groupe d'âge intermédiaire (entre 55 et 69 ans) et les plus âgés. Une augmentation importante de la déviation standard en fonction des groupes d'âge est constatée. Sur l'ensemble de la population (n = 81), le seuil moyen (r = 0,69, p < 0,01) et les seuils par territoire (tous p < 0,01) sont significativement corrélés à l'âge, le poids, la taille et la pointure étant contrôlés. L'analyse des valeurs du test de discrimination suggère une augmentation de ce seuil après 55 ans ainsi qu'une dispersion des valeurs après cet âge (fig. 2). **Après 55 ans, le seuil moyen de discrimination reste faiblement corrélé à l'âge (r = 0,30, p < 0,05).**

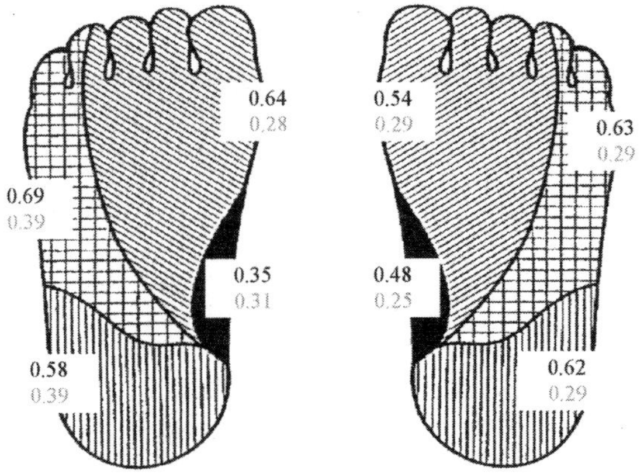

FIG. 4. — *Résultats des corrélations entre l'âge et la sensibilité discriminatoire par territoire sensitif (valeur du « r » de la corrélation partielle de Spearman). En gras, sur la population totale ; en caractères simples et en dessous, sur la population d'au moins 55 ans (n = 41).*

Les valeurs observées pour chaque champs sont voisines du seuil de significativité et l'on distingue deux territoires (plantaire externe et calcanéen gauche) plus fortement corrélés (r = 0,39, p < 0,01), le Saphène interne droit montrant la plus faible valeur (r = 0,25, p < 0,1 non significatif).

Le test vibratoire à 30 Hz (fig. 5, 6 et 7)

La comparaison de moyenne montre une différence significative entre les plus jeunes et les deux autres groupes plus âgés (fig. 6), mais on ne retrouve pas de différences entre le groupe d'âge intermédiaire (entre 55 et 69 ans) et les plus âgés.

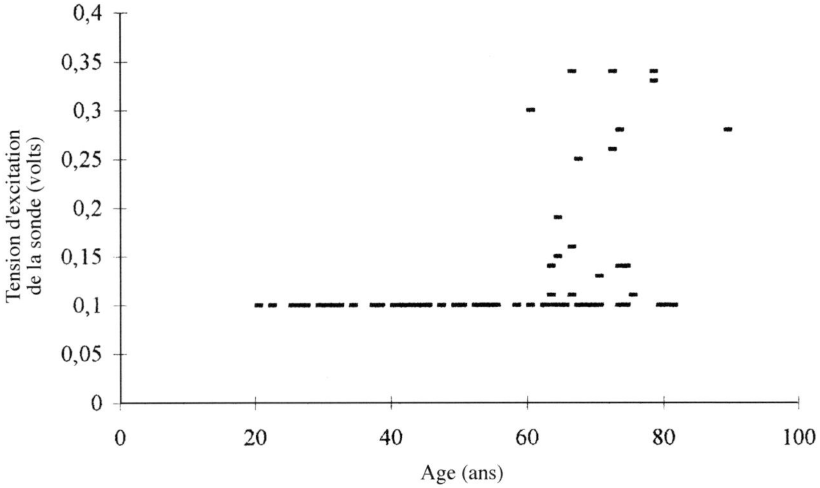

FIG. 5. — *Valeurs des seuils de perception d'une vibration à 30 Hz, dépendant de la tension d'excitation de la sonde (volts), en fonction de l'âge (n = 81).*

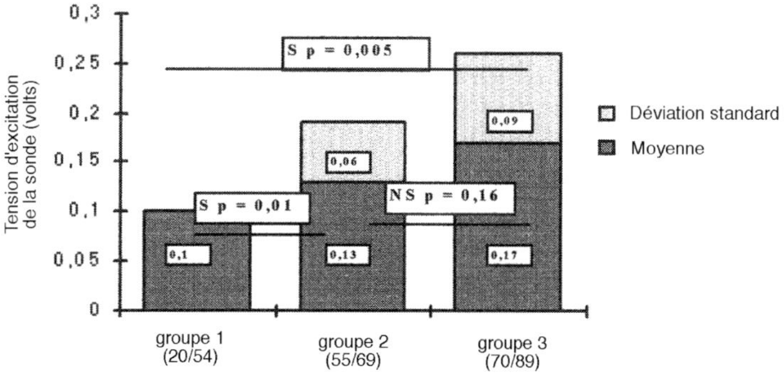

FIG. 6. — *Moyennes des seuils de perception d'une vibration à 30 Hz, dépendant de la tension d'excitation de la sonde (volts), par groupe d'âge et comparaison des moyennes entre les trois groupes. NS : non significatif, S : significatif (p < 0,05).*

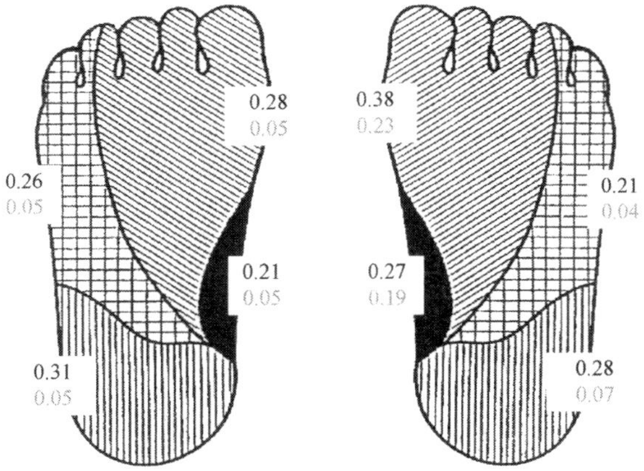

FIG. 7. — *Résultats des corrélations entre l'âge et la sensibilité vibratoire à 30 Hz par territoire sensitif (valeur du « r » de la corrélation partielle de Spearman). En gras, sur la population totale ; en caractères simples et en dessous, sur la population d'au moins 55 ans (n = 41).*

Une augmentation importante de la déviation standard avec l'âge est également constatée.

Sur l'ensemble de la population (n = 81), le seuil moyen (r = 0,46, p < 0,01) et les seuils par territoire sont significativement corrélés à l'âge (p < 0,05), le poids, la taille et la pointure étant contrôlés. On constate une force de corrélation moins importante que pour le test de Weber, avec des territoires (Plantaire externe droit et Saphène interne gauche) à la limite de la significativité (fig. 7). Les valeurs du seuil sensitif à 30 Hz montrent une **valeur constante jusqu'à 55 ans** (fig. 5). **Après 55 ans, le seuil moyen de perception des vibrations à 30Hz n'est pas corrélé à l'âge** (**r = 0,16, p > 0,1**) et 6 territoires sur 8 montrent **des valeurs du « r » proches de 0**. Seuls, deux territoires (Plantaire externe et Saphène interne droits) montrent une tendance non considérée comme nulle mais restant peu significative (r = 0,23, p > 0,1).

Le test vibratoire à 256 Hz (fig. 8, 9 et 10)

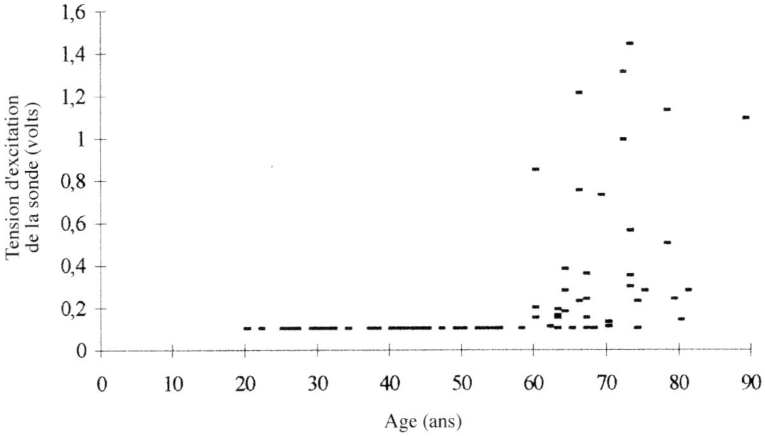

FIG. 8. — *Valeurs des seuils de perception d'une vibration à 256 Hz, dépendant de la tension d'excitation de la sonde (volts), en fonction de l'âge (n = 81).*

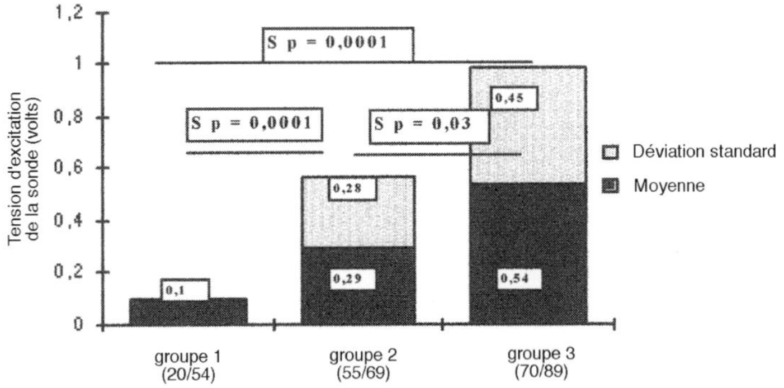

FIG. 9. — *Moyennes des seuils de perception d'une vibration à 256 Hz, dépendant de la tension d'excitation de la sonde (volts), par groupe d'âge et comparaison des moyennes entre les trois groupes. NS : non significatif, S : significatif (p < 0,05).*

La comparaison des moyennes montrent une différence significative entre les trois groupes (fig. 9).

L'analyse des données montrent une **valeur unique en dessous de 55 ans** et **une dispersion des valeurs après cet âge** (fig. 8). Sur l'ensemble de la population (n = 81), le seuil moyen (r = 0,73, p < 0,01) et les seuils par territoire (tous p < 0,01) sont significativement corrélés à l'âge, le poids, la taille et la pointure étant contrôlés. **Après 55 ans, le seuil moyen reste significativement corrélé à l'âge (r = 0,30, p < 0,05)** et l'on retrouve deux territoires très significativement corrélés à l'âge (Plantaire interne et Saphène interne gauche, p < 0,01), les autres montrant des valeurs modestes (p > 0,1).

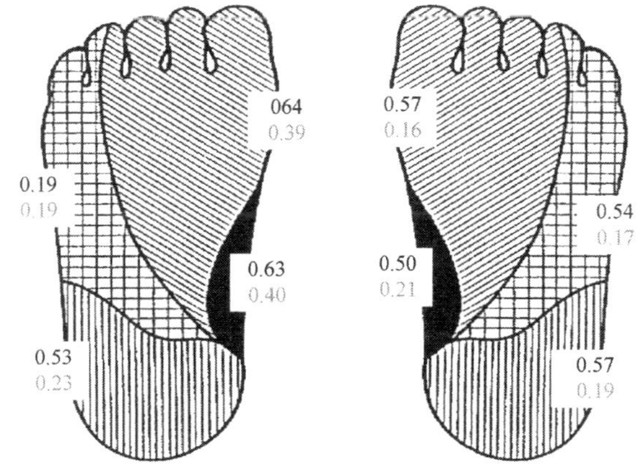

FIG. 10. — *Résultats des corrélations entre l'âge et la sensibilité vibratoire à 256 Hz par territoire sensitif (valeur du « r » de la corrélation partielle de Spearman). En gras, sur la population totale ; en caractères simples et en dessous, sur la population d'au moins 55 ans (n = 41).*

Différences en fonction du sexe et de la latéralisation

On ne retrouve pas de différence significative pour le sexe et la latéralisation sur les trois tests réalisés.

DISCUSSION

Les études concernant le vieillissement rencontrent toutes la difficulté de sélection des sujets, les facteurs pathologiques pouvant grandement biaiser l'interprétations des données. Notre population a été particulièrement sélectionnée pour répondre à la notion de « sujet âgé sain » (tableau II). L'évaluation de la sensibilité peut être facilement biaisée par un grand nombre de facteurs. Le seuil sensoriel peut varier avec le site testé, l'âge, la vascularisation cutanée, la température, l'épaisseur de la peau, mais également par l'attention du sujet et sa coopération, la présence de bruits...[8]. La qualité du matériel utilisé, le contrôle précis de la stimulation délivrée, la clarté des instructions données au patient sont des facteurs qui ont été contrôlés dans cette étude. Nous avons finalement adapté la technique de Dyck [3] utilisée pour la main à l'évaluation de la sensibilité plantaire. La méthode « oui/non » [8] a été modifiée en introduisant des stimulations nulles (pas de vibration mais un contact pour les tests vibratoires où une seule pointe mousse appliquée pour le test de Weber). Pour les tests vibratoires, la fréquence et la tension d'excitation étaient préréglées et constantes avant d'appliquer la stimulation. La puissance de la vibration dépendant linéairement de la tension d'excitation du vibreur, celle-ci peut être mesurée. L'amplitude réelle de la vibration lors de son application peut être modifiée [14] mais on peut penser qu'une stimulation « juste au contact de la peau, sans appuyer » n'entraîne pas de modification significative. Cette méthode est similaire à celle utilisée par Westling G. [22]. Quoiqu'il en soit, malgré les nombreuses précautions prises, la reproductibilité ne peut être parfaite.

De plus, les stimulations sont pour la plupart préférentielles d'un mécanorécepteur plus que sélectives au sens strict du terme. Les expériences par des techniques de microélectroneurographie ont montré la capacité relative de chaque type de mécanorécepteur [9, 13, 20] à répondre à un stimuli spécifiques (pression, vibration basse et hautes fréquences) ainsi que les limites de leur champ sensitif [8, 17] (tableau III). Ainsi, pour des raisons de méthode (quel test fiable ?), les corpuscules de Ruffini n'ont pas été testés. La densité des récepteurs de Meissner et de Merckel parait déterminante dans la capacité de discrimination, de même que le phénomène d'inhibition latérale qui participe à la discrimination en inhibant les influx en provenance du pourtour de la stimulation [10]. La plupart de ces études ont été réalisées chez le primate où sur la main et les doigts chez l'homme. Le parallèle avec la sensibilité plantaire est reconnu [11].

TABLEAU III. — Les différents types de récepteurs cutanés, leur localisation, leur innervation, le type de stimulation approprié pour les activer et leur capacité de discrimination (adapté de Holewski J. [8] et de Martin J.H [17].

Récepteurs	*Localisation*	*Fibre afférente*	*Stimulus préférentiel*
Mécanorécepteur de seuil élevé		Aδ	Mécanique intense
Thermo-mécanorécepteur		Aδ	Mécanique intense ou chaleur nocive
Récepteur polymodal		C	Mécanique intense, chaleur nocive ou irritation chimique
Froid		Aδ et C	Diminution de la température de 0,5 °C (entre 10 et 35 °C)
Chaud		C	Augmentation de la température (entre 30 et 46 °C)
Adaptation rapide 1 (corpuscule de Meissner)	Papilles dermiques	Aβ	Déplacement sinusoïdal de la peau (tapotement) à des fréquences de 4 et 64 Hz
Adaptation rapide 2 (corpuscule de Pacini)	Hypoderme	Aβ	Déplacement sinusoïdal de la peau (vibration) à des fréquences > 64 Hz
Adaptation lente 1 (complexe de Merckel)	Derme superficiel	Aβ	Pression : test de Semmes Weinstein Test de discrimination de deux points statiques
Adaptation lente 2 (terminaisons de Ruffini)	Hypoderme	Aβ	Etirement (directionnel ?

La synthèse de nos résultats montrent clairement le déclin de la sensibilité cutanée plantaire notamment entre 20 et 89 ans. Ce déclin semble homogène sur les deux soles plantaires, comme en témoigne les corrélations significatives par territoire sensitif.

Le seuil de discrimination reflété par les résultats du test de Weber sont homogènes jusqu'à 55 ans (15 mm ± 0,21). Ces valeurs sont plus importantes que celles retrouvées par Weinstein S. [21] (11 mm sur la pulpe du gros orteil, 21 mm sur la sole) où celles de Schiano [19] (7,45 mm et 7,90 mm pour la sole droite et gauche, respectivement). Après 55 ans, ce seuil monte à 21 mm ± 0,52 entre 55 et 69 ans, à 2,46 ± 0,77 entre 70 et 89 ans. Cette augmentation est corrélée significativement à l'âge lorsque les facteur poids, taille et pointure sont fixés. De plus, l'augmentation de la déviation standard montre une plus grande dispersion, reflet de la variabilité interindividuelle importante.

Les tests vibratoires montrent un profil de courbe semblable, avec une valeur minimale jusqu'à 55 ans, puis une ascension du seuil et de la déviation standard. Cette valeur minimale reflète le seuil ultime de détection de notre vibromètre, celui-ci ne possédant pas une sensibilité suffisante pour engendrer une vibration en deça de 0,1 V. Cependant, la similarité des profils de courbes des trois tests laisse penser qu'il existe bien un âge seuil, aux alentours de 55 ans au delà duquel on assiste à une diminution significative de la sensibilité cutanée plantaire et à une augmentation de la variabilité interindividuelle. La diminution du nombre de récepteurs, particulièrement les corpuscules de Meissner et de Pacini [7] la diminution des vitesses de conduction, du nombre de neurones, la perte progressive des capacités élastiques de la peau contribuent probablement à ce déclin. Par ailleurs, les altérations des processus de discrimination au niveau du système nerveux central jouent probablement un rôle marqué [10] dans ce déclin.

L'évolution après 55 ans semble dépendre du mécanorécepteur, les corpuscules de Pacini (vibration 256 Hz) et les disques de Merckel (test de discrimination) montrant la poursuite du déclin en fonction de l'âge, contrairement aux corpuscules de Meissner (vibration 30 Hz et discrimination), dont l'évolution après 55 ans non seulement ne montre pas de corrélation significative mais montre au contraire des valeurs du « r » proches de zéro (fig. 7), quasi synonyme d'absence totale de relation. Ce fait avait déjà été remarqué par Kenshalo [12] qui retrouvait également une absence de relation entre l'âge et la sensibilité à 30Hz, reflet de l'activité des récepteurs de Meissner, contrairement aux autres types de sensibilité testés. On ne peut émettre que des hypothèses pour expliquer ce fait. L'une d'elle serait qu'il existerait un vieillissement différentiel des structures réceptrices cutanées, qui associées aux modifications du tissu cutané et sous cutané entraînerait alors une différence dans le déclin de chaque type de mécanorécepteurs. L'hypothèse d'un biais de testing peut être exclu, compte tenu de l'homogénéité du résultat sur la sole plantaire (fig. 7).

Enfin, il semble exister une homogénéité du vieillissement sur les quatre quadrants de la sole plantaire. Les résultats montrent en effet une certaine homogénéité des forces de corrélations, malgré quelques variations ne semblant pas dépendre de territoires spécifiques. On peut penser que les différences dans les forces de corrélation à l'âge par territoire ne sont dues qu'aux imperfections du testing et à l'importance du nombre de corrélations réalisées. Les territoires mis en valeur dans un test ne sont pas les mêmes que pour les deux autres tests, ce qui va en défaveur d'une atteinte plus spécifique du vieillissement sur certains territoires sensitifs.

Le rôle de la sensibilité cutanée plantaire dans le contrôle de l'équilibre est actuellement bien reconnu. Notre étude confirme qu'il existe une altération de la sensibilité cutanée plantaire avec l'âge, indépendante du poids, de la taille et de la pointure des sujets, visible à partir de 55 ans sur les trois tests réalisés, chacun ciblant un mécanorécepteur particulier. Le retentissement de l'âge sur la sensibilité est alors variable selon l'individu expliquant une plus grande dispersion des résultats, notamment après 70 ans. Cette altération est homogène sur toute la sole plantaire. La sensibilité aux vibrations de 30 Hz ne montre pas, contrairement aux deux autres tests, de corrélations après 55ans, voire même l'absence totale de relation de ce type de sensibilité avec l'âge, dont l'explication reste obscure. La sensibilité ne diffère pas selon le sexe ou la latéralité.

L'altération de la sensibilité cutanée plantaire pourrait être à l'origine de troubles de l'équilibre du sujet âgé, si l'on admet que cette sensibilité joue un rôle dans le contrôle postural.

SUMMARY

Ageing of plantar sole sensitivity. – The aim is to analyse sensory capacities of the plantar sole and of each of its innervation territories and to determine ageing influence. Eighty healthy subjects (31 male), healthy and able-bodied, continuously distributed from 20 to 89 years old (mean 53.7 ± 2.0), and without any disease that could interfere with sole sensitivity. Sensory discrimination was quantified in standardized conditions by applying mechanical stimuli, each recruiting specific sensory receptors : the test of two-point discrimination, namely the Weber's test, for Merkel's receptors and Meissner's corpuscles ; the 30 Hz vibration test for Meissner's corpuscles and the 256 Hz vibration test for Pacini's nerve endings. On each sole, four areas were explored with respect to sole sensitive innervation : heel (medial calcaneal branch of tibial nerve), head of the first metatarsal (medial plantar nerve), head of the fifth metatarsal (lateral plantar nerve) and medial arch (saphenous nerve). The main results are : 1) height, size and foot-size being controlled, mean sensory thresholds were correlated to age : Weber's test ($r = 0.69$, $p < 0.01$), vibratory sensation at 30 Hz ($r = 0.46$, $p < 0.01$) and at 256 Hz ($r = 0.73$, $p < 0.01$). Up to age of 55 years, sensory discrimination thresholds were quite stable, but, over this age, values were more scattered and rose with a significant correlation with age : Weber's test : $r = 0.38$, $p = 0.01$; 256 Hz vibratory test : $r = 0.37$, $p = 0.02$; only a trend for 30 Hz : $r = 0.23$, $p = 0.16$. 2) as for anatomical innervation territories : for Weber's test, a global effect of field was noted on the whole population ($T = 9.23$, $p = 0.026$), the lowest sensory threshold being noted on head of the first metatarsal and the highest on the heel ; strong and constant correlations were always noted between sensory threshold of each area and age ; no difference was found between the four fields at 30 Hz ($T = 0.57$, $p = 0.9$) nor at 256 Hz ($T = 0.27$, $p = 0.96$). In conclusion, it appears that sensory thresholds of plantar sole, measured by Weber's test and vibratory tests, are stable up to age of 55 years, then increase with ageing, their values becoming more and more scattered with age. Anterior fields of the sole (heads of the first metatarsal and of the fifth metatarsal) demonstrate higher discrimination capacities than the posterior fields (heel and medial arch), whatever the age. The role of these differences in sensory discriminations between sole areas in postural control and responsibility of this sensory loss due to ageing in postural abilities of elderly people are challenging questions.

RÉFÉRENCES

[1] Asai H., Fujiwara K., Toyama H., Yamashina T. – The influence of foot soles cooling on standing postural control analized by tracking of the center of foot pressure. In : Brandt T.H., Paulus W., Bles W., eds. *Disorders of Posture & gait*. Stuttgart : Thieme, 1990:198-201. [2] Do M.C., Roby-Bramy A. – The influence of a reduced plantar support surface area on the compensatory reactions to a forward fall. *Exp. Brain Res.* 1991;84:439-443. [3] Dyck P.J. – Quantification of cutaneous sensation in man. *Peripheral Neuropathy*. Philadelphia, Saunders, 1975: 465-469. [4] Enjalbert M., Rabischong P., Micaleff J.P. *et al.* – Sensibilité plantaire et équilibration. In: Masson, Éd. *Posture, équilibration et médecine de rééducation.* Paris, 1993:9-23. [5] Fujiwara K., Toyama H., H. Asai H. – Role of foot pressure sensation in standing position. In : Woolacott & Horak, Éd. *Posture and gait, control mechanisms*. Portland : University of Oregon books, 1992:117-20, vol. 1). [6] Goodwin G.M., Mac-Closkey D.I., Matthews P.B. – The contribution of muscle afferents to kinesthesia shown by vibration induced illusions of movement and by effect of paralysing joint afferents. *Brain* 1972;95:705-748. [7] Henderson G., Tomlinson B.E., Gibson P.H. – Cells count in normal adults throughout life using an image analyse computer. *J. Neurol. Sci.* 1980;46:113-127. [8] Holewski J.J., Wentworth L.E. – Sensory evaluation. In : Levy L.A., Hetherington V.J., eds. *Principles and practice of podiatric medicine*. NY : Churchill Levingstone, 1990:147-172. [9] Hunt

C.C. – On the nature of vibration receptors in the hind limb of the cat. *J. Physiol. (Lond.),* 1960;155:88-92. [10] Kandel E.R., Jessel T.M. – Touch : Chap. 26: Sensation & Perception. In : Kandel E.R., ed. *Principles of neural sciences.* NY : Elsevier, 1991:367-384.

[11] Kekoni J., Hämäläinen H., Rautio J., Tuveka T. – Mechanical sensibility of the foot determined with vibratory stimuli of varying frequency. *Exp. Brain Res.* 1989;78:419-424. [12] Kenshalo D.R. – Somesthetic sensitivity on young and elderly humans. *J. Geront.* 1986; 414:732-742. [13] Knibestöl M. – Stimulus-response functions of rapidly adapting mechanoreceptors in the human glabrous skin area. *J. Physiol. (Lond.),* 1973;232:427-452. [14] Lowenthal L.M., Hockaday D.R. – Vibration sensory thresholds depends on pressure of applied stimulus. *Diabetes Care,* 1987;10:100-103. [15] Magnusson M., Enbom H., Johansson R. – I IP. The importance of somatosensory information from the feet in postural control in man. In : Brandt T.H., Paulus W., Bles W., eds. *Disorders of Posture and Gait.* Stuttgart : Thieme, 1990:190-193. [16] Magnusson M., Enbom H., Johansson R., Wiklund J. – Signifiance of pressor input from the human feet in lateral postural control. *Acta Oto* 1990;110:321-327. [17] Martin J.H., Jessel T.M. – Coding and processing of sensory information. In : Kandel ER, ed. *Principles of neural science,.* Elsevier, 1991:329-352. [18] Roll J.P., Vedel J.P. – Kinaesthesic role of muscle afferents in man, studied by tendon vibration and microneurography. *Exp. Brain Res.* 1982;47:177-190. [19] Schiano A., Marchetti S., Bardot P., Sambuc R., Bardot A., Serratrice G. – L'évolution de la sensibiblité avec l'âge : étude par des tests cliniques quantitatifs. *Ann. Réadapt. Méd. Phys.* 1988; 31:309-318. [20] Vallbo A.B., Hagbarth K.E., Torebjörk H.E., Wallin B.G. – Somatosensory, proprioceptive, and sympathetic activity in human peripheral nerves. *Physiological Reviews* 1979;59:919-953.

[21] Weinstein S. – Insensitive and extensive aspects of tactile sensitivity as a fonction of body part, sex and laterality. In : Kenshalo D.R., ed. *International symposium on the skin senses.* Springfield Ill : C.C. Thomas, 1968:195. [22] Westling G., Johanson R.S., Vallbo A.B. – A method for mechanical stimulation fo skin receptors. In : Y. Zotterman, ed. *Sensory function of the skin in primates.* Oxford : Pergamin, 1976:151-154.

VIEILLISSEMENT DE LA PROPRIOCEPTION ET ÉVOLUTION DES STRATÉGIES DE RATTRAPAGE DE L'ÉQUILIBRE

P. THOUMIE[1]

Le maintien de l'équilibre en position bipodale et l'organisation des réponses motrices à un déséquilibre sont sous-tendus par un dispositif complexe faisant intervenir des afférences variées (au premier plan : neuro-musculaires, labyrinthiques et visuelles) et une régulation centrale automatique.

La fréquence des chutes chez les personnes âgées témoigne du vieillissement de ce système de contrôle de l'équilibre qui intéresse chacun des éléments de régulation précités dans une proportion variable. Il est cependant difficile de caractériser la part

1. Unité de Rééducation Orthopédique, Hôpital Rothschild, 33, bd de Picpus, 75012 Paris.

spécifique du vieillissement de la proprioception dans les troubles de l'équilibre sans s'appuyer sur des données expérimentales de déafférentation.

Nous aborderons ici, à partir de travaux cliniques ou expérimentaux, le vieillissement de la proprioception et ses conséquences en terme de modification des stratégies de contrôle de l'équilibre et de la chute dont l'existence témoigne, même chez le sujet âgé, de la préservation des capacités d'adaptation.

NOTION DE STRATÉGIES D'ÉQUILIBRATION

En position d'équilibre statique, il est habituel de considérer que le corps se comporte comme un segment rigide oscillant comme un pendule inversé dont on peut caractériser plusieurs paramètres à l'aide d'une plate-forme de force. Le contrôle de cet équilibre fait intervenir de façon prédominante les afférences neuro-musculaires et visuelles et ne recourt pas aux afférences labyrinthiques.

En position d'équilibre dynamique, le comportement du sujet échappe à cette simplification. Les travaux de Nashner [6] ont montré qu'en fonction de la nature du support, plusieurs types de réaction au déséquilibre pouvaient être mises en jeu suivant la séquence de mise en jeu des groupes musculaires, en distinguant en premier lieu dans le plan sagittal des stratégies de hanche et de cheville. A partir de l'utilisation de dispositifs optoélectroniques permettant l'analyse cinématique des différents segments corporels, le concept de régulation modulaire de la posture et de l'équilibre a par la suite été généralisée à l'ensemble du corps [5] non seulement dans le plan sagittal mais également dans le plan frontal.

Des travaux ultérieurs ont précisé que ces différentes stratégies de contrôle de l'équilibre mettaient en jeu des afférences différentes [3] et étaient susceptibles de varier au cours de la vie en particulier lors du vieillissement.

LE VIEILLISSEMENT DE LA PROPRIOCEPTION

Le vieillissement de la proprioception est avant tout celui des nerfs périphériques véhiculant l'information de récepteurs vers les centres intégrateurs. Les études morphologiques [2, 4] ont montré que les anomalies les plus représentatives de ce vieillissement sont les suivantes :

– irrégularités des distances internodales, dont l'origine serait le résultat conjugué de démyélinisation et remyélinisation segmentaires ;
– lésions axonales chroniques intéressant les fibres myélinisées et amyéliniques ;
– lésions de démyélinisation segmentaires prédominant sur les fibres de gros calibre.

L'origine de ces lésions de vieillissement reste discutée mais plusieurs arguments plaident en faveur de modifications d'origine vasculaire, en particulier la corrélation entre la diminution des fibres myélinisées de gros calibre et l'importance de la sténose des vasa-vasorum [12].

Au niveau clinique, ces modifications vont se traduire chez le sujet âgé, en l'absence de neuropathie caractérisée, par une diminution de la sensibilité vibratoire et discriminative tandis que les explorations neurophysiologiques montrent une diminution des vitesses de conduction nerveuse après 60 ans.

Plusieurs protocoles ont été proposés afin de caractériser le vieillissement du contrôle postural, faisant appel suivant les cas à la posturographie statique, dynamique ou à des paradigmes expérimentaux plus sophistiqués.

ÉQUILIBRE STATIQUE

L'étude stabilométrique explore l'équilibre statique sur une plate-forme de force dans des conditions de recueil et d'entourage normalisé. Le vieillissement se caractérise par une augmentation des oscillations posturales que l'on peut rapprocher de la perte de la sensibilité discriminative au niveau des pieds sans que cette relation soit exclusive de tout autre paramètre. L'élément le plus caractéristique est l'importance prise au cours du vieillissement par les afférences visuelles, qui se caractérise par une augmentation du coefficient de Romberg (rapport des oscillations yeux fermés/yeux ouverts). Dans ces conditions, le sujet âgé « s'accroche » à ses afférences visuelles, plus qu'aux autres afférences, proprioceptives ou vestibulaires [9].

ÉQUILIBRE DYNAMIQUE

L'équilibre dynamique peut être exploré sur une plate-forme mobile qui permet de soumettre le sujet à un déplacement antéro-postérieur ou à une rotation du support et d'enregistrer les stratégies mises en jeu lors du maintien de l'équilibre à partir de données électromyographiques ou cinématiques. Les travaux de Nashner [6] ont permis de mettre en évidence qu'un choix limité de stratégies posturales est mis en jeu en réponse à un déséquilibre. Dans le plan sagittal, il s'agit en particulier d'une stratégie de cheville lors de la rotation de la plate-forme et d'une stratégie de hanche lors d'une translation. Les études réalisées chez les personnes âgées ont montré l'utilisation plus fréquente des stratégies de hanche. Cependant, le choix d'utiliser telle ou telle stratégie dépend non seulement des caractéristiques du support et de la déstabilisation mais également de la nature des afférences périphériques disponibles. Horak *et al.* [3] ont ainsi montré au cours d'épreuves de déprivation sensorielle que le blocage des afférences plantaires entraînait une disparition de la stratégie de cheville en faveur de la stratégie de hanche, et qu'inversement les patients présentant une lésion vestibulaire bilatérale continuaient à privilégier la stratégie de cheville.

Privilégier la stratégie de hanche chez la personne âgée apparaît donc comme une réponse à la perte des afférences périphériques des membres inférieurs, bien que l'on ne puisse exclure la participation d'autres paramètres biomécaniques (diminution de la force des muscles tibialis et rétraction du tendon d'Achille communément observées lors du vieillissement diminuent également la capacité de réaliser une flexion dorsale de cheville, donc d'utiliser la stratégie de cheville). Cette diminution de la capacité d'utiliser la stratégie de cheville a par ailleurs été utilisée sur plate-forme statique en demandant aux sujets de réaliser des inclinaisons volontaires d'amplitude maximale [7]. On observe avec le vieillissement une diminution de ces capacités d'inclinaison volontaire en particulier en arrière.

RATTRAPAGE DE L'ÉQUILIBRE LORS DE LA CHUTE AVANT

Le contrôle de l'équilibre ne suppose pas seulement celui de la stabilité mais également la capacité d'initialiser le pas lorsque le déséquilibre ne peut être corrigé en appui bipodal. Ces dernières années ont vu se développer des protocoles originaux pour étudier ces capacités posturo-locomotrices.

Le rattrapage de l'équilibre au cours de la chute avant est un protocole original développé par M.C. Do [1] au cours duquel le patient est initialement retenu en position incliné puis lâché à son insu avec pour consigne de rattraper l'équilibre en quelques pas. L'évaluation fait appel à l'analyse électromyographique de l'activation des muscles des deux jambes et l'analyse de la dynamique du centre de gravité à l'aide d'une plate-forme de forces.

Dans une étude récente [11], nous nous sommes proposés de préciser le rôle des afférences périphériques des membres inférieurs dans le rattrapage de l'équilibre par une double évaluation, portant sur des sujets sains ayant fait l'objet d'une déafférentation aiguë expérimentale et des patients présentant une déafférentation chronique.

Dans ce protocole expérimental, le sujet, pieds nus parallèles et bras le long du corps, est maintenu incliné vers l'avant par un dispositif électromécanique. L'angle d'inclinaison du corps par rapport à la verticale est de l'ordre de 15 à 20 degrés ; il est maintenu constant au cours d'une même série d'essais à l'aide de repères fixés au sol. Le sujet est retenu au niveau abdominal par une coque moulée en matériau thermoformable et relié au dispositif par un câble. Le lâcher se fait à l'insu du sujet qui a pour consigne de marcher pour rattraper l'équilibre.

L'étude expérimentale a consisté en une analyse du rattrapage de l'équilibre chez des sujets chez lesquels avait été réalisée une ischémie du mollet pour réaliser un blocage des afférences neuro-musculaires authentifié par une disparition du réflexe achilléen.

L'étude clinique a consisté en une étude du rattrapage de l'équilibre chez des sujets présentant une abolition isolée d'un réflexe achilléen dans les suites d'une radiculalgie sciatique, en l'absence de tout déficit.

Dans les deux cas s'observait une diminution de l'activation des muscles extenseurs de cheville et une diminution de la poussée verticale correspondante qui freine la chute du centre de gravité après le lâcher du sujet. La différence principale entre les deux études portait sur les caractéristiques biomécaniques de la chute et permettait ainsi de caractériser deux stratégies de rattrapage :

– dans la condition de déafférentation aiguë, une chute du centre de gravité était observée à la reprise de l'appui qui se faisait à longueur du pas identique ;
– chez les patients, on n'observait pas de chute du centre de gravité mais une réduction de la longueur du pas par rapport à la population témoin.

Ceci suggère l'existence de deux stratégies de rattrapage de l'équilibre, les patients présentant une déafférentation chronique privilégiant la dynamique verticale du centre de gravité à la progression antéro-postérieure : la diminution de la longueur du pas à inclinaison constante diminue la chute du centre de gravité.

Ce protocole a par ailleurs été repris par Thelen *et al.* chez les personnes âgées [10] qui ont montré que cette stratégie n'était envisageable que jusqu'à un degré d'inclinaison du corps en avant, au delà duquel le rattrapage n'était pas possible. Cet angle limite d'inclinaison diminue chez la personne âgée, plus par en rapport avec la diminution des capacités motrices (incapacité d'augmenter la vitesse d'exécution du pas) qu'avec la diminution des afférences sensorielles.

La plasticité de l'équilibration est donc une faculté qui autorise l'adaptation à la diminution des afférences périphériques, dans la limite permise par les conditions biomécaniques d'exécution du mouvement qui elles mêmes peuvent diminuer avec le vieillissement.

SYNTHÈSE ET PERSPECTIVES

Les personnes âgées développent lors du vieillissement des afférences proprioceptives participant à la régulation de l'équilibre des stratégies visant à une prise en charge privilégiée à partir d'autres afférences, en particulier visuelles et vestibulaires. Il s'agit là d'un mécanisme d'adaptation à un vieillissement physiologique qui sera encore plus contributif dans le cas de pathologies neurologiques caractérisées telles que les neuropathies périphériques.

Deux conséquences doivent être bien perçues quant à l'implication de cette plasticité de la régulation de l'équilibre sur un processus de rééducation :

- D'une part il convient de maintenir le plus longtemps les conditions neuro-orthopédiques nécessaires à l'utilisation des différentes stratégies : rééduquer l'équilibre à partir d'une stratégie de cheville n'a de sens qu'en l'absence de déficiences neuro-orthopédiques qui interdiraient ou limiteraient la correction posturale distale.
- D'autre part il convient de s'assurer de la qualité des afférences qui vont intervenir au cours des stratégies de substitution : correction des troubles visuels et rééducation de l'équilibre à partir de suppléances visuelles et vestibulaires constituent la base de la prise en charge du vieillissement du système d'équilibration.

Cette prise en charge ne se conçoit qu'en présence d'un système d'intégration intact, ce qui renvoie à la difficulté des personnes âgées à réaliser une tâche de contrôle postural élaborée en étant soumis à une charge mentale concomitante [8].

SUMMARY

Ageing of proprioception and evolution of balance strategies. – Balance in position upright is controlled by the central nervous system and related to inputs from peripheral inputs. This regulation offers a limited number of strategies which vary according to the condition of support and take into account privileged outputs. The ageing of proprioception is accompanied by modifications of setting strategies for balance correction, which characterise the balance of the old subjects. The knowledge of these privileged strategies will lead to a better approach in the mechanism of the falls among elderly people.

RÉFÉRENCES

[1] Do M.C., Brenière Y., Brenguier P. – A biomechanical study of balance recovery during the forward fall. *J. Biomechanics* 1982;15: 933-9. [2]. Jacobs J., Love S. – Qualitative and quantitative morphology of sural nerve at different ages. *Brain* 1985;108:897-924. [3]. Horak F.B., Nashner

L.M., Diener H.C. – Postural strategies associated with with somatosensory and vestibular loss. *Exp. Brain Res.* 1990;82:167-77. [4]. Lascelles R., Thomas P. – Changes due to age in internodal length in the sural nerve in man. *J. Neurol. Neurosurg. Psychiat.* 1966;29:40-4. [5]. Massion J. – Movement, posture and equilibrium : interaction and coordination. *Progr. Neurobiol.* 1992;38:35-56. [6]. Nashner L.M., Mc Collum G. – The organization of human postural movement : a formal basis and experimental synthesis. *Behav. Brain Sci.* 1985;8:135-72. [7]. Schieppati M., Hugon M., Grasso M., Nardone A., Galante M. – The limits of equilibrium in young and elderly normal subjects and in parkinsonians. *Electroenceph. Clin. Neurophysiol.* 1994;93:286-98. [8]. Stelmach G.E., Meuwsen H., Zelaznik H. – Control deficits in the ederly. In : *Disorders of posture and gait.* T. Brandt, W. Paulus, W. Bres and Coll. Eds, Georg. Thieme Verlag Stuttgart, 1990:253-6. [9]. Straube A., Botzel K., Hawken M., Paulus W., Brandt T. – Postural control in the ederly : differential effect of visual, vestibular and somatosensory inputs. In : *Posture and gait: development, adaptation and modulation.* B. Amblard, A. Berthoz and F. Clarac Eds, Elsevier, 1988:105-14. [10]. Thelen D.G., Wojcik L.A., Schultz A.B., Ashton-Miller J.A., Alexander N.B. – Age differences using a rapid step to regain balance during a forward fall. *J. Gerontol.* 1997;52/1:M8-M13.

[11] Thoumie P., Do M.C. – Changes in motor activity and biomechanics during balance recovery following cutaneous and muscular deafferentation. *Exp. Brain Res.* 1996;110:289-97. [12]. Tohgi H., Tsukagoshi H., Toyokura Y. – Quantitative changes with age in normal sural nerves. *Acta Neuropathol.* (Berl.) 1977;38:213-20.

LE DÉCLIN MUSCULAIRE LIÉ À L'ÂGE

X. MALLIOPOULOS, A. THEVENON[1]

L'avancée en âge s'accompagne d'un déclin musculaire, nous sommes tous conduits à le constater. S'agit-il d'un phénomène de vieillissement tissulaire ou la conséquence d'une simple sous-utilisation ? Quel l'impact de ce déclin sur notre état de santé ? Dans quelle mesure est-il réversible ? La revue de la littérature nous donne quelques réponses.

MODIFICATIONS MUSCULAIRES

La trophicité musculaire s'altère avec l'âge.

Les origines de l'amyotrophie sont le déficit en hormones anabolisantes [28, 30], l'excès de substances catabolisantes [12], la dénutrition et la sous-utilisation, qu'elle soit liée à des douleurs arthrosiques [6], des troubles de l'équilibre ou des problèmes médicaux poussant le patient à moins se déplacer.

La *dénutrition* entraîne un déficit en protéines et en glycogène [14]. Elle peut être secondaire à une carence alimentaire, une perte digestive ou une consommation

1. Service RRF, CHRU de Lille, 59037 Lille Cedex.

anormale de substrats énergétiques, comme dans une infection chronique ou une néoplasie.

L'atrophie de non-utilisation se révèle volontiers à l'occasion d'un événement aigu, comme une fracture ou la décompensation d'une tare médicale. Elle est en fait souvent la conséquence d'une impotence fonctionnelle ancienne due à des déficiences sensorielles, des troubles de l'équilibre [34] ou des fonctions supérieures [35]. Elle s'accompagne souvent d'une limitation articulaire. Elle est diffuse et d'installation progressive [9, 12, 17]. Elle a été mise en évidence par des études scannographies des psoas et des muscles sacrospinaux [19], qui révélaient une baisse de la densité et de l'épaisseur des muscles s'aggravant avec l'âge et prédominant chez la femme.

A côté de cette amyotrophie de sous-utilisation, Serratrice [32] a décrit l'atrophie fébrile, d'installation aiguë ou sub-aiguë, souvent à l'occasion d'un épisode fébrile, et due à une déperdition en fibres musculaires rapides et d'une fibrose et d'une adipose comblant les espaces libres. Elle est localisée aux ceintures et peut concerner les muscles extenseurs de la nuque.

Les tentatives de quantification de l'amyotrophie ont donné des résultats parfois contradictoires. Pearson [29], dans une population de moyenne d'âge de 72 ans, a trouvé une corrélation négative entre l'âge et le volume musculaire des biceps brachiaux et des triceps suraux, mais seulement chez l'homme. Mc Lennan *et al.* [25] ont constaté que la masse maigre ne diminuait que peu avec l'âge et suggèrent que cela est dû à la dégénérescence musculaire en tissu fibreux.

Les capacités contractiles diminuent avec l'âge.

La vitesse de contraction musculaire diminue [5, 37] sans doute du fait de la raréfaction en fibres musculaires rapides [18]. Le maintien de la contraction musculaire est également raccourci [10], alors que le temps de demi-relaxation est allongé [37]. Ces altérations s'accompagnent d'une mauvaise coordination musculaire, comme l'ont démontré Woollacott *et al.* [39] à l'occasion de sollicitations déséquilibrantes.

Les capacités d'étirement sont elles aussi altérées. Une étude comparative entre une population jeune et une population âgée valides montrait une augmentation de la résistance à l'étirement du triceps sural mesurée par un dynamomètre manuel dans la population âgée [26].

La force musculaire diminue chaque année de 2 % après 65 ans [32]. Il y aurait de plus une accélération de la baisse de force entre 70 et 75 ans [20].

Les variations interindividuelles des **performances motrices** sont plus importantes à 70 ans qu'à 30 ans [35]. Les sujets âgés qui ont eu une activité soutenue tout au long de leur vie ont de bien meilleures performances motrices que les sédentaires du même âge et qui se rapprochent de celles des sportifs plus jeunes [17]. Cette *déperdition de force* touche tous les groupes musculaires : triceps suraux et biceps brachiaux [29], quadriceps et ischio-jambiers [16], fléchisseurs dorsaux [5, 21, 33, 37] et fléchisseurs plantaires [21] de la cheville. Ce déficit serait plus sévère chez les femmes et prédominerait en distal aux membres inférieurs.

La force de préhension, par contre, diminue avec l'âge [4], mais proportionnellement moins que celle des autres groupes musculaires [25]. Cette relative préservation s'explique par le fait qu'il n'existe pas de véritable diminution de l'utilisation de la main avec l'âge, et que la fonction de préhension est rarement perturbée en dehors de situations pathologiques telle une atteinte neurologique ou une arthrose digitale sévère.

L'endurance musculaire ne s'altère pas avec l'âge [32], car le muscle âgé ne s'appauvrit pas en fibres lentes. Ceci explique que sur appareil isocinétique, à des vitesses rapides, les performances des personnes âgées, sont comparables à celles des sujets jeunes [23]. Si Gobelet et Grémion [16] ont testé les muscles péri-articulaires du genou sur dynamomètre isocinétique à 330°/s, ils n'ont pu obtenir l'enregistrement d'un couple ce qui témoigne sans doute de l'incoordination motrice possible à cet âge.

CONSÉQUENCES MORPHOLOGIQUES

La cyphose dorsale augmente avec l'âge. L'angle de la courbure s'explique incomplètement par la cunéiformisation vertébrale. Il existe donc une participation des éléments musculo-ligamentaire [11, 20, 27]. La cyphose s'associe à une tendance à la flexion en avant du tronc que Serratrice [32] attribue à un déficit musculaire. Au maximum on assiste à un tableau de camptocormie. On constate également fréquemment un flessum bilatéral des hanches et des genoux, qui permet de maintenir un équilibre postural. Les rétractions musculaires s'organisent autour de cette position vicieuse.

CONSÉQUENCES FONCTIONNELLES

Les troubles statiques et les rétractions musculaires qu'ils induisent entraînent une **diminution de la mobilité articulaire.** L'élévation des membres supérieurs est limitée par la cyphose et l'enroulement des épaules, même en dehors de toute atteinte de la coiffe des rotateurs. Le défaut d'extension de hanche explique sans doute en partie le raccourcissement du pas de la personne âgée.

Globalement le statut fonctionnel du vieillard est corrélé à la masse et la force musculaires [13]. Du fait de l'insuffisance de force quadricipitale et de l'appauvrissement en fibres musculaires rapides, le passage de la position assise à la position debout est difficile et ralentie [40]. Cet effort de se relever d'un siège nécessiterait 81 % de la force maximale des quadriceps à partir de 60 ans, et il devient impossible de se lever à une vitesse rapide à partir de 70 ans.

La marche du sujet âgé est plus lente du fait d'un raccourcissement du pas alors que la cadence est identique. Le périmètre de marche est relativement conservé à condition que la vitesse de déplacement soit lente et que le terrain soit plat. L'autonomie de la marche semble se dégrader rapidement entre 75 et 80 ans [31]. Les femmes marchent plus lentement et ont plus souvent besoin d'un soutien [31]. Selon Sakari *et al.* [31], la vitesse de marche serait corrélée à la force isométrique des quadriceps et des extenseurs du tronc.

L'utilisation **d'escaliers** nécessite une bonne force isométrique du quadriceps [31]. Elle est d'autant plus difficile que la personne est âgée et à âge égal, les femmes sont les plus gênées. D'après Young *et al.* [40], 90 % des personnes de 80 ans peuvent monter ou descendre un escalier avec des marches de 10 cm, seulement 20 % peuvent utiliser un escalier avec des marches de 5 cm.

L'augmentation du **risque de chute** s'explique en partie également par la faiblesse de l'incoordination musculaire. La fréquence des chutes serait en effet corrélée à la force du quadriceps [24] et des releveurs plantaires [38]. Les chutes seraient en effet corrélées à la force du quadriceps [24] et des releveurs plantaires [38].

Le déficit des extenseurs dorsaux de la cheville associé à leur retard de mise en action facilite l'accrochage du pied lors d'un accident de terrain. Le déficit du quadriceps limite les réactions d'équilibration faisant les simples transferts. C'est ainsi que la plupart des chutes se font autour du fauteuil dans les établissements gériatriques.

La rétropulsion de la régression psychomotrice a certainement une composante musculaire. Le défaut d'allongement du triceps [26] et le retard de mise en action des fléchisseurs dorsaux y joue certainement un rôle.

ASPECTS RÉÉDUCATIFS

L'entraînement des personnes âgées permet une augmentation de la force et de l'endurance musculaire [15, 22]. Anianson *et al.* [1, 3] ont montré qu'un programme d'exercices statiques et dynamiques contre pesanteur, pendant 12 semaines, permettait une augmentation de force de 8 à 22 % et une augmentation de l'activité enzymatique et du nombre de fibre musculaire rapide. Les mêmes auteurs [2] ont trouvé à l'issue d'un programme de réentraînement, une augmentation des forces musculaires isocinétiques à vitesse lente et rapide et un enrichissement en fibre de type 1 et 2. Brundon *et al.* [7] ont montré chez 43 personnes âgées en moyenne de 71 ans et pratiquant 3 heures de sport par semaine pendant 4 mois, un gain de force musculaire qui persistait au moins en partie 15 mois après la fin du programme d'exercices.

L'amélioration des performances musculaires doit faire partie intégrante des objectifs en rééducation gériatrique. Bien sûr ce renforcement doit être adapté. Il se fera en statique en s'inspirant de contractions intermittentes de Troisier [36]. Le manque de motivation et les difficultés de contrôle moteur peuvent faire préférer la résistance manuelle à l'utilisation de poids. Des programmes de renforcement musculaire sous électro-stimulation peuvent également être proposés. Les exercices dynamiques, contre faible résistance, en pratique contre la pesanteur, permettent également d'obtenir un gain appréciable et permettent également un travail de l'équilibre [8].

Il faut bien sûr tenir compte de la fragilité osseuse et tendineuse, d'une éventuelle atteinte articulaire sous-jacente ou encore de trouble cardio-vasculaire associé.

Le déclin musculaire lié au vieillissement est responsable d'une perte progressive des capacités fonctionnelles du sujet âgé. Il est en général lié à une sous-utilisation musculaire, dont il importe de retrouver la cause. En parallèle à la correction de celle-ci, il faut corriger la baisse de force musculaire.

Sur la base de programmes d'entraînements peu contraignants et de quelques semaines ayant prouvé leur efficacité sur la récupération de la force musculaire, il est licite de proposer des programmes de renforcement musculaire.

La *prévention tertiaire* s'adresse à des sujets âgés dont le motif de prise en charge est une perte de l'autonomie à la marche ou des chutes répétées et chez qui on constate une baisse de la force musculaire. La *prévention secondaire* s'adresse à des sujets chez qui la faiblesse musculaire est manifeste mais n'a pas de retentissement important. Un renforcement musculaire peut être proposé afin de prévenir par exemple l'apparition de chutes. La prise en charge est évidemment délicate, car le sujet n'étant pas « pathologique », la Sécurité Sociale ne peut financer des séances de kinésithérapie. La solution peut donc être une information de la population avec mise en place de programmes d'exercices à faire au domicile ou en groupe. La *prévention primaire* consiste à sensibiliser la population jeune sur l'importance des activités physiques dans le ralentissement du déclin musculaire.

SUMMARY

Muscular alteration in the elderly : biomechanical aspects. – Muscular atrophy in the elderly leads to a decrease in motor capacity. Its main origin is muscular underuse. Malnutrition, chronic or febrile diseases may accelerate the involution. The fast twitch fibres are more concerned. The muscular alterations have morphologic and functional consequences. Joint stiffness, forward bending position, poor equilibrium, decrease in walking capacity and other daily living activities have to be quoted.

Muscle strengthening is possible even in older persons and must be a part of the rehabilitation program with stretching, proprioceptive and functional exercises.

Références

[1] Aniansson A., Gustafsson E. – Physical training in old men with spécial référence to quadriceps muscle strenght and morphology. *Clin. Physiol.* 1981;1:87-98. [2] Aniansson A., Grimby G., Rundgren A. Svanborg A., Orlander J. – Physical training in old men. *Age and Ageing* 1980;9:186-7. [3] Aniansson A., Ljungberg P., Rundgren A., Wetterqvist H. – Effect of a training programme for pensioners on condition and muscular strenght. *Arch. Gerontol. Geriatr.* 1984;3:229-41. [4] Aniansson A., Sperling L., Rundgren A. Lehnberg E. – Muscle function in 75-year-old men and women. *Scand. J. Rehabil. Med.* 1983;9:93-102. [5] Anthony A., Vandervoort A.A., McComas A.J. – Contractile changes in opposing muscles of the human ankle joint with aging. *J. Applied Physiol.* 1986;61/1:361-7. [6] Badley E.M., Wagstaff S., Wood P.H.N. – Measures of functional ability(disability) in arthritis in relation to impairment of range of joint movement. *Ann. Rheum. Dis.* 1984;43:563-9. [7] Brandon L.J., Sharon B.F., Boyette L.W., Anderson K.A., Stiles R. – Effects of resistive training on strenght gains in older adults. *Age & Nutrition* 1997;8/3:170-6. [8] Bussel B., Ribeyre J. – Le muscle sénile, quelques aspects de la reéducation du muscle du sujet âgé. *Kinésithérapie Scientifique* 1977; 150:45-48. [9] Coggan A.R., Spino R.J., King D.S. – Histochemical and enzymatic comparison of the gastrocnémius muscle of young and elderly men and women. *J. Gerontol.* 1992;47:1371-6. [10] Davies C.T.M., Thomas D.O., White M.J. – Mechanical properties of young and elderly human muscles. *Acta Med. Scand.* 1986; Suppl 711:233-7.

[11] De Smet A.A., Robinson R.G., Johnson B.E., Luckert B.P. – Spinal compression fractures in osteoporotic women : patterns and relationship to hyperkyphosis. *Radiology* 1988;166:497-500. [12] Ferry M. – Nutrition, muscle, reéducation et vieillissement. In : *Progrès en Médecine Physique et Réadaptation*, Masson, Paris, 1998:210-218. [13] Frontera W.R., Meredith C.N., O'Reilly K.P. – S-trenght conditionning in older men : skeletal muscle hypertrophy and improved function. *J. Appl. Physiol.* 1988;64:1038-44. [14] Fukagowa K., Minaker M., Rowe E. – Glucose and amino-acid métabolism in aging man : differential effects of insuline. *Metabolism* 1998;37:371-7. [15] Gersten

J.W. – Effect of exercise on muscle function decline with aging, rehabiliotation médecine adding life to years. *West J. Med.* 1991;154:579-82. [16] Gobelet C., Grémion G. – Mesures de de la force musculaire isocinétique du quadriceps et des ischio-jambiers. In : *Isocinétisme et Médecine de Reéducation,* Masson, Paris, 1991:75-83. [17] Grimby G. – Physical activity and muscle training in the elderly. *Acta Med.Scand.*, Suppl. 711:233-7. [18] Harridge S.D.R., White M.J., Carrington C.A., Goodma M., Cummins P. – Electrically evoked torque-velocity characteristics and isomyosin composition of the triceps surae in young and elderly men. *Acta Physiol. Scand.* 1995;1564:469-77. [19] Imamura K., Ashida H., Ishikawa T., Fujii M. – Human major psoas muscle and sacrospinalis muscle in relation to age : a study by computed tomography. *J. Gerontol.* 1983;38/6:678-81. [20] Itoi E. – Roentgenographic analysis of posture in spinal osteoporosis. *Spine* 1991;16:750-6. [21] Karner P.M., Thompson A.L., Connely D.M., Vandervoort A.A. – Strenght testing in elderly women using a portable dynamometer. *Physiother. Canada* 1998:35-39. [22] Kauffman T. – Strenght training effect in young and aged women. *Arch. Phys. Med. Rehab.* 1985;66/4:223-6. [23] Lindstroem, Lexell J., Gerdle, Dowham – Skeletal muscle fatigue and endurance in young and old men and women. *J. Gerontol. Biol. Sci.* 1997;52:59-62. [24] Lipitz L.A., Nakajima I., Gagnon M., Takako H., Connely C.M., Izumo H., Toshio H. – Muscle strenght and fall rates among residents of Japanese and American nursing homes : an international cross-cultural study. *JAGS* 1994;42:953-959. [25] MacLennan W.J., Hall M.R.P., Timothy J.I., Robinson M. – Is weakness in old age due to muscle wasting ? *Age and Ageing* 1980;9:188-92. [26] Malliopoulos X., Catanzariti J.F., Thevenon A. – Effect of confinement to bed on distal muscle stiffness and proprioception of the lower limbs in the elderly. 10e congrès européen de Médecine Physique et de Réadaptation, Rome, juin 1997. [27] Milne J.S., Williamson J. – A longitudinal study of kyphosis in older people. *Age and Ageing* 1983;12:225-33. [28] Morley J., Perry H.M., Kaiser F.E. – Effects of testosterone replacement therapy in hypogonial men. A preliminary study. *JAGS* 1993;41:149-53. [29] Pearson M.B., Bassey E.J., Bendall M.J. – The effects of age on muscle strenght and anthropometric indices within a group of elderly men and women. *Age and Ageing* 1985;14:230-4. [30] Rudman D., Feller A.G., Hoskotte S.N. – Effects of human growth hormone in men over 60 years old. *N. Engl. J. Med.* 1990;232:1-6.

[31] Sakari R., Era P., Rantanen T., Heikkinen E. – Associations of sensory-motor functions with poor mobility in 75- and 80-year-old people. *Scand. J. Rehab. Med.* 1998;30:121-7. [32] Serratrice G. – De la senescence musculaire physiologique à la senescence musculaire pathologique. *Bull. Acad. Nat. Méd.* 1983;167/7:715-20. [33] Simpson J.M. – Elderly people at risk of falling : the role of muscle weakness. *Physiotherapy* 1993;79, 12:831-835. [34] Strubel D., Martin-Hunyadi C. – Le vieillissement de l'équilibration. *La Revue d'ONO* 1991;11:7-12. [35] Thévenon A., Pollez B., Dewailly Ph. – Physiologie du muscle sénile et applications aux techniques de travail. In : *Muscle et Rééducation : techniques de récupération de la force et du volume musculaires,* Masson Édit. Paris, 1988:239-44. [36] Troisier O. – Méthodes de musculation par le travail statique intermittent. *Encycl. Méd. Chir. Kinésithérapie* 2065 A10, 1976. [37] Vandervoort A.A., McComas AJ. – Contractile changes in opposing muscles of the human ankle joint with aging. *J. Applied Physiol.* 1986;61/1:361-7. [38] Whipple R.H., Wolfson L.I., Amerman P.M. – The relationship of knee and ankle weakness to falls in nursing home residents : an isokinétic study. *JAGS* 1987;35:13-20. [39] Woollacott M.H., Shumway-Cook A., Nashner L. – Aging and postural control : changes in sensory organisation and muscular coordination. *J. Aging Human Dev.* 1986;23/2:97-114. [40] Young A. – Exercice physiology in geriaric practice. *Acta Méd. Scand.* Suppl. 711:227-232. [41] Young A., Stokes M., Crowe M. – The relationship between quadriceps size and strenght in elderly women. *Clin. Sci.* 1982;63:35-36.

CHUTE ET ALTÉRATION DE LA VISION

S. BELHASSEN[1]

La chute du sujet âgé constitue un tournant dans la vie des patients et souvent une entrée dans la dépendance.

La compréhension des mécanismes intimes du contrôle postural à la fois statique et dynamique suggère un contrôle multifactoriel, redondant et plastique, aux limites larges [13]. Le sujet âgé, victime d'une altération physiologique de tous les systèmes associés à ses propres pathologies, voit ses limites et ses capacités d'adaptation en temps réel s'amoindrir [21]. Aussi, dans des situations complexes, la faillite du système de l'équilibre entraîne la chute.

L'importance de l'entrée visuelle et de l'oculomotricité dans le contrôle postural n'est plus à démontrer [6, 14]. L'augmentation des oscillations à la fermeture des yeux ou lors de la perturbation de l'entrée visuelle par des images parasites [23] montrent l'importance de ce capteur [24].

En situation dynamique, ses capacités à apprécier les reliefs, les trajectoires dans leur composante spatiale et temporelle en font un capteur indispensable dans la maîtrise du geste mais également dans la maîtrise de l'équilibre [24].

Notre objectif est dans un premier temps de rapporter les données récentes de la littérature concernant la vision dans le contrôle postural et ses implications dans la chute du sujet âgé. Dans un deuxième temps, des solutions (limitées aux actions sur le support visuel) pour limiter la fréquence des chutes seront proposées.

LE SYSTÈME VISUEL ET SON RÔLE DANS L'ÉQUILIBRATION

L'œil pris isolément est un capteur extrêmement complexe, permettant par son architecture la mise au point d'une image sur des structures réceptrices (macula) permettant la vision de précision. La rétine périphérique a également un rôle capital, permettant d'identifier les paramètres temporels et spatiaux d'une cible fixe ou mouvante. La vision binoculaire permet également d'apprécier le relief. Le système visuel dans sa globalité, par ses connexions multiples avec le vestibule, la proprioception cervicale et extraoculaire, les centres supérieurs sous-corticaux et corticaux permet d'appréhender les référentiels extérieurs géocentrés (la verticalité, l'horizontalité, la position des éléments les uns par rapport aux autres...) et de les mettre en

1. Service central de Rééducation Fonctionnelle, CHU Lapeyronie, 34000 Montpellier.

correspondance avec le référentiel interne égocentré (verticale propre, position des segments de membre les uns par rapport aux autres, positions articulaires, répartition des appuis plantaires, vitesse, accélérations des forces externes et engendrées...) afin d'orienter le geste mais également la posture en élaborant un schéma de mouvement optimal pour réaliser une tâche donnée. Ces données sous-tendent la notion d'organisation de schèmes posturaux préétablis, sélectionnés dans leur ordre de passage et en temps réel, d'un rétrocontrôle continu dont l'œil est un capteur fondamental, capable de corriger l'exécution du geste voire de changer totalement de stratégie et utiliser alors un système coûteux de rattrapage pour rétablir l'erreur [13]. Il semble que ces mécanismes (et plus généralement les mécanismes d'intégration sensorielle), la lenteur des réponses motrices [21] et leur détérioration soient impliqués dans la dégradation des performances d'équilibre du sujet âgé, ceux ci ayant plus de difficulté à résoudre les conflits sensoriels où à effectuer plusieurs taches en même temps [15, 19, 21].

Elles sous-tendent également l'intégrité du système proprioceptif dont le rôle est majeur dans l'organisation du geste et du contrôle postural [13]. L'atteinte de la proprioception des membres inférieurs est fréquente chez le sujet âgé, atteint de maladies chroniques comme le diabète. Ces patients s'accrochent souvent à leur vision, qui guide leurs pieds. Il s'agit alors d'un acte volontaire nécessitant une attention soutenue, mettant en jeu un contrôle cortical et conscient supplantant ainsi le contrôle inconscient et automatique. La vision reste alors fondamentale, permettant d'éventuels rattrapages aux objets environnants et limitant alors le risque de fracture. L'étude de Luukinen *et al.* [11], comparant des chuteurs fracturés à d'autres non fracturés, souligne que l'altération de l'acuité visuelle apparaît comme un facteur de risque de fracture.

La prépondérance du système visuel dans le maintien de l'équilibre dynamique plus que statique nous semble logique, en accord avec d'autres [1, 20].

LE VIEILLISSEMENT DU SYSTÈME VISUEL

Le vieillissement est un processus chronique touchant tous les systèmes physiologiques auquel le système visuel n'échappe pas : le sujet âgé sain montre une diminution anatomique des neurones visuels [8], une opacification et une rigidification de son cristallin, une augmentation des latences nerveuses, une perte de la vision des contrastes [21]...

L'intégration des afférences visuelles est également perturbée comme le montrent Teasdale *et al.* [21] qui concluent d'une part à une réduction des afférences périphériques mais également à un déficit des mécanismes d'intégration centraux expliquant l'incapacité des sujets âgés à corriger leur posture lors du passage d'une condition de suppression visuelle à une condition de stimulation visuelle. Lord *et al.* [10] ont montré lors d'une étude de 183 sujets âgés de 22 à 99 ans l'influence d'une diminution de l'acuité visuelle et de la sensibilité aux contrastes dans la modification des paramètres spatiaux temporels de la marche.

Le vieillissement touche également le système proprioceptif [18], le système vestibulaire mais aussi le système musculo-squelettique ayant pour corollaire une diminution d'efficacité et une restriction des limites de sécurité. Cependant, l'adaptation de l'organisme a ces diverses déficiences est variable selon l'individu et son passé pathologique, expliquant les difficultés de comparaison des différentes études sur le sujet. La pathologie oculaire du sujet âgé dépend essentiellement de ses antécédents et des complications qui en découlent. La cataracte, le glaucome et la dégénérescence maculaire sénile restent les pathologies les plus fréquentes. Après 65 ans, la prévalence de la cataracte avec trouble visuel est de 18 à 21 %, celle du glaucome primitif à angle ouvert de 5,1 % et celle de la dégénérescence maculaire de 9,6 à 11 %. Cette prévalence augmente après 75 ans respectivement à 45,7 et 27 %. En France, 14 % des sujets en institution souffrent de troubles graves de la vision [12].

L'ALTÉRATION DE LA VISION (ACUITÉ ET CONTRASTE) : UN FACTEUR DE RISQUE DE CHUTE

L'incidence moyenne de la chute en institution est approximativement de 1,5 chute par lit et par année. En institution, 50 % des patients chutent dans l'année[16]. Les mesures de prévention de ces chutes doivent être instituées dans le cadre de programmes incluant outre un entraînement journalier, des mesures instrumentales. La réduction de mobilité (contention) a montré son inefficacité à terme et doit être combattue car favorisant la désadaptation à la station érigée, la fonte musculaire, la survenue de complications d'immobilisation... [17]. La prévention de la chute doit rester l'objectif principal du gériatre et les très nombreuses études recherchant des facteurs objectifs de risque de chute vont dans ce sens. Les données récentes de la littérature mettent en évidence le rôle majeur de la diminution d'acuité visuelle dans la prévalence de la chute, mais également celui de l'atteinte de la vision des contrastes [5].

Chan *et al.* [2], dans une étude prospective de 3 000 sujets de plus de 60 ans vivant à Singapour retrouvent 17,2 % de chuteurs sur un an, dont les deux tiers étaient occasionnels, survenant à l'extérieur du domicile pendant la journée. Comparant le groupe de chuteur occasionnel à celui des chuteurs chroniques, ils retrouvent une association significative avec un âge > 75 ans, le sexe féminin, un score de Barthel < 20, une prise médicamenteuse, une hypertension et une diminution d'acuité visuelle [2].

Dresner-Pollak *et al.* [4] retrouvent également la diminution de l'acuité visuelle dans les facteurs de risque de chute d'une population de 70 ans en moyenne. L'incidence de la chute était de 28,2 %, plus fréquente chez la femme, en dehors du domicile, entraînant 8,4 % de fracture. Tinetti *et al.* [22] rapporte approximativement le même taux de chuteur (30 %). L'acuité visuelle est mesurée de près (Jaeger test type) et de loin (Snellen test type) avec une atteinte objective définie par une perte de 20 % de la normale.

D'Argent-Molina [3], par l'étude EPIDOS, montre également l'association de la fracture du col fémoral à une diminution de l'acuité visuelle (< 2/10), sur une population de 7 575 femmes de plus de 75 ans, suivi quatre. Ce paramètre pris indépendamment serait de façon significative prédictif du risque de fracture du col pour les femmes autonomes de plus de 75 ans, tout comme la mesure de la masse osseuse ou les dysfonctionnements neuromusculaires.

QUELLES SOLUTIONS POUR LIMITER LES CHUTES ?

La chute est multifactorielle et nos moyens d'action sont détaillés ailleurs. Concernant la vision du chuteur, notre action peut schématiquement s'orienter sur trois points :

Prévention et traitement des pathologies oculaires : une priorité

Une prise en charge gériatrique à l'occasion d'un événement intercurrent devrait inclure systématiquement un examen ophtalmologique de base, visant à dépister une baisse d'acuité visuelle de près et de loin, du champs visuel et de la vision des contrastes et orienter vers une consultation spécialisée.

Outre la possibilité d'une amélioration par verres correcteurs ou chirurgie, beaucoup plus facile depuis l'avènement des anesthésies locales, les possibilités de prévention ne sont pas négligeables pour une bonne partie des étiologies rencontrées. Jack *et al.* [7] ont étudié de façon prospective l'incidence des troubles visuels chez 200 patients de plus de 65 ans admis à l'hôpital pour une autre pathologie. Plus de 50 % présentaient une pathologie oculaire, dont l'étiologie était imputable à une mauvaise réfraction dans 40 % des cas, une cataracte dans 37 % des cas, une dégénérescence maculaire sénile dans 14 % des cas. Sur ces 100 patients, 79 % pouvaient être médicalement ou chirurgicalement améliorées. Par comparaison à une autre étude, il retrouve une forte prévalence chez les sujets chuteurs (76 %, $p = 0,0003$).

Dégénérescence maculaire du sujet âgé

C'est une des causes fréquentes de diminution d'acuité visuelle du sujet âgé qui n'a pas de traitement médical. Le seul traitement capable d'améliorer cette déficience est de permettre un grossissement suffisant par des lunettes voire des lentilles grossissantes, un télescope externe voire des lentilles au centre télescopique. Cependant, la présence de ces corrections engendre également une modification du champ visuel et des aberrations optiques. Lipshitz *et al.* [9] proposent l'implantation intraoculaire de lentilles munies d'un microtéléscope intégré, capable de pallier les déficiences des systèmes proposés jusqu'alors. La technique, essayée sur cadavre, serait au point et les tests in vitro auraient montré des résultats satisfaisants [9].

La seule possibilité thérapeutique actuelle reste la photocoagulation au laser des zones de néovascularisation, pour la forme exsudative (rare mais beaucoup plus grave car responsable de la majorité des complications visuelles) et la surveillance des récidives.

Cataracte

Elle n'a pas non plus de traitement médical satisfaisant. La gène fonctionnelle peut aller du simple éblouissement à la lumière vive à la cécité, fonction du stade évolutif et de la position de l'opacification. Sous réserve d'une bonne rétine sous-jacente, l'intervention consistant à remplacer le cristallin est bien codifiée. Si l'indication est impérative en cas de cataracte évoluée ou compliquée, les autres indications doivent être plus nuancées, en fonction de la gène fonctionnelle, de la bilatéralité des lésions, de l'activité du patient. Le rapport bénéfice/risque de la chirurgie doit être soigneusement pesé.

Glaucome

C'est également un grand pourvoyeur de troubles visuels. Le glaucome chronique à angle ouvert a une plus grande prévalence en gériatrie. Son traitement est médical, à vie (collyres *Bétabloquants, Adrénaline, Pilocarpine, Diamox* per os). La chirurgie au laser (trabéculoplastie) est un complément intéressant. Dans les formes sévères, il ne fera que retarder la chirurgie, le plus souvent mixte (cataracte associée). Les crises de glaucome à angle fermé bénéficient d'un traitement d'urgence, suivi par une iridectomie périphérique par laser ou chirurgie.

Rétinopathie diabétique et hypertensive, maladie de Horton

Elles sont également à l'origine de cécité et doivent être prévenues et surveillées.

Redoutable zona ophtalmique

Il doit être de diagnostic précoce et de traitement local et général rapide.

Amélioration des conditions de vision

L'exemple des téléphones à très gros chiffre résume la démarche à entreprendre : adapter l'environnement à la vision du patient.

– La suppression ou la signalisation accrue des reliefs au sol, à l'origine de nombreuses chutes doit être mis en place, la perte de la capacité à la vision des contrastes étant un facteur de risque de chute reconnu.
{]Para40}Un bon éclairage, facilement accessible et d'utilisation facile (gros interrupteur idéalement accessible, télécommande portable) contribue fondamentalement à la prévention de la chute.
– L'évaluation au domicile du malvoyant afin d'apporter une solution personnalisée devrait permettre une amélioration de l'autonomie et de la sécurité.

Rééducation de l'équilibre

Réalisée à travers des activités fonctionnelles diverses incluant entre autres la participation de l'afférence visuelle, elle nous paraît indispensable dans la prise en charge du sujet âgé.

L'altération des capacités visuelles est un facteur de risque de chute qu'il est possible de prévenir, de traiter voire de compenser dans la majorité des cas. L'action du gériatre rééducateur dans ce domaine est fondamentale, en orientant les patients vers une consultation spécialisée, à la recherche d'une étiologie curable, d'une possibilité thérapeutique susceptible de freiner l'évolution inexorable, d'une adaptation optimale de verres correcteurs ; son action sera complétée par une évaluation à domicile dont l'objectif sera de réduire au maximum le risque de chute tout en assurant une autonomie maximale. Une rééducation de l'équilibre devrait être associée.

SUMMARY

Fall and vision disturbance. – Vision is a determining input in postural control, but also in gesture. In elderly people, there is a decrease of visual capacities due to ageing (such as stereoscopic or contrast vision disorders), but also the occurrence of diseases impairing peripheral or central vision. Some surveys have demonstrated the responsibility of such vision disturbances in falls, occurring at home or outside. However prevention of such ocular diseases, correct adaptation of glasses are expected to reduce falls ; vision examination is a part of the examination of a faller as a part of prevention campaign to reduce severity and incidence of falls.

Références

[1] Berg K. – Balance and its measure in the elderly : A review. *Physiotherapy Canada* 1989;5:240-6. [2]. Chan K.M., Pang W.S., Ee C.H., Ding Y.Y., Choo P. – Epidemiology of falls among the elderly community dwellers in Singapore. *Singapore Med J* 1997;38(10):427-31. [3]. Dargent-Molina P., Favier F., Grandjean H. *et al.* – Fall-related factors and risk of hip fracture : the EPIDOS prospective study. [published erratum appears in Lancet 1996 Aug 10;348(9024):416]. *Lancet* 1996;348(9021):145-9. [4] Dresner-Pollak R., Ginsberg G., Cohen A., Stessman J. – Characteristics of falls in 70 year olds in Jerusalem. *Isr. J. Med. Sci.* 1996;32(8):625-8. [5] Elliott D.B., Patla A.E., Flanagan J.G. *et al.* – The Waterloo Vision and Mobility Study : postural control strategies in subjects with ARM. *Ophthalmic. Physiol. Opt.* 1995;15(6):553-9. [6] Gantchev G.N., Draganova N., Dunev S. – Influence of the stabilogram and statokinesigram visual feedback upon the body oscillation. In : M. Igarashi, Black F.O., eds. *Vestibular and visual control on posture and locomotor equilibrium.* Karger : 1985:135-8. [7] Jack C.I., Smith T., Neoh C., Lye M., McGalliard J.N. – Prevalence of low vision in elderly patients admitted to an acute geriatric unit in Liverpool : elderly people who fall are more likely to have low vision [see comments]. *Gerontology* 1995;41(5):280-5. [8] Johnson B.M., Miao M., Sadum A.A. – Age related decline of human optic nerve. *Age* 1987;10:5-9. [9] Lipshitz I., Loewenstein A., Reingewirtz M., Lazar M. – An intraocular telescopic lens for macular degeneration. *Ophthalmic. Surg. Lasers* 1997;28(6):513-7. [10] Lord S.R., Lloyd D.G., Li S.K. – Sensori-motor function, gait patterns and falls in community-dwelling women. *Age Ageing* 1996;25(4):292-9.

[11] Luukinen H., Koski K., Laippala P., Kivela S.L. – Factors predicting fractures during falling impacts among home-dwelling older adults. *J. Am. Geriatr. Soc.* 1997;45(11):1302-9. [12] Mangourd M.F. – La pathologie ophtalmologique. In : B. Duportet, ed. *Gerontologie fondamentale, clinique et sociale.* Montpellier : Sauramps Médical, 1987:337-3. Vol. 1. [13] Massion J., Viallet F. – Posture, Coordination, Mouvement. *Rev. Neur.* 1990;146 (10):536-42. [14] Mesure S. – Controle visuel de la posture et entraînement. In : Masson, éd. *Posture, équilibration et médecine de rééducation.* Paris : 1993:33-41. [15] Perrin P.P., Jeandel C., Perrin C.A., Bene M.C. – Influence of visual control, conduction, and central integration on static and dynamic balance in healthy older adults. *Gerontology* 1997;43(4):223-31. [16] Rubenstein L.Z., Josephson K.R., Osterweil D. – Falls and fall prevention in the nursing home. *Clin. Geriatr. Med.* 1996;12(4):881-902. [17] Rubenstein L.Z., Robbins A.S., Schulman B.L. – Falls and instability in the elderly. *J. Am. Geriatr. Soc.* 1988;36:266. [18] Skinner H.B., Barrack R.L., Cook S.D. – Age related decline in proprioception. *Clin. Orthoped.* 1984;184:208-11. [19] Stelmach G.E., Worringham C.J. – Sensorimotor deficit related to postural stability :implication for falling in the elderly. *Clinics in geriatric medecine* 1985; 1:679-94. [20] Strubel D., Martin-Hunyadi C. – Le vieillissement de l'équilibration. *La revue d'ONO* 1991;1 (11):7-12. [21] Teasdale N., Stelmach G.E., Breunig A., Meeuwsen H.J. – Age differences in visual sensory integration. *Exp. Brain Res.* 1991;85:691-6. [22] Tinetti M.E., Williams T.F., Mayeski R. – Falls risk index for elderly patients based on number chronic desabilities. *The Am. J. of Med.* 1986;80:429-34. [23] Van-Asten W.N., Gielen G.C., Denier Van Dergon J.J. – Postural movements induced by rotation of visual scenes. *J. Opt. Soc. Am.* 1988;34:289-94. [24] Wade M.G., Lindquist R., Taylor J.R., Treat-Jacobson D. – Optical flow, spatial orientation, and the control of posture in the elderly. *J. Gerontol. B. Psychol. Sci. Soc. Sci.* 1995;50(1):51-8.

LA PRESBYVESTIBULIE

G. SIBEL[1]

Le déséquilibre et la chute de la personne âgée, ses conséquences et leur prise en charge constituent un vrai problème de santé publique. Les consultations qui s'y rapportent sont fréquentes et les examens qu'elles motivent sont nombreux et variée. La fonction d'équilibration responsable de l'équilibre statique et dynamique, de la stabilisation du regard, est une fonction avec :

– deux entrés sensorielles : visuelles et vestibulaires, et des entrées sensitives (proprioceptivité, sensibilité plantaire) ;
– un traitement central de l'information au sein des noyaux vestibulaires, et mise en place d'une réponse adaptée par le système cérébelleux ;
– des effecteurs somatiques et oculomoteurs.

Le vieillissement vestibulaire existe-t-il ? Il y a des preuves fonctionnelles, anatomiques de ce vieillissement, mais il n'y a aucune preuve quant aux résultats des épreuves caloriques et dynamiques explorant le fonctionnement vestibulaire.

Les épreuves caloriques ou dynamiques sont de fait peu modifiées par rapport à l'adulte jeune. Ce n'est qu'après soixante dix ans que l'on peut voir une diminution du gain et de la fréquence des réponses. Par contre il y a des altérations tissulaires avec le vieillissement comme l'ont souligné A. Sans et J. Raymond dans leur revue de la littérature [2]. Chez les mammifères, ces auteurs ont étudié comparativement les labyrinthes de souris de 2 à 24 mois et ils ont constaté :

– raréfaction des cellules de type I, principalement au niveau des crêtes ampullaires, les cellules de soutien occupant alors l'espace libéré ; les cellules de type II semblent mieux protégées ;
– anomalies cytoplasmiques et ciliaires (coalescence des stéréocils, cil géant) parmi les cellules restantes ;
– désorganisation de la plaque cuticulaire.

Chez l'homme, les travaux sont peu nombreux et de plus contradictoires. Les constations faites sont les suivantes :

– les otoconies diminuent considérablement dans les saccules ;
– les cellules sensorielles vestibulaires sont affectées et notamment au niveau des macules ; certaines finissent par disparaître principalement les cellules de type I ;

1. Cabinet d'Oto-Rhino-Laryngologie, 21, rue Colbert, 30000 Nîmes.

– les touffes ciliaires sont fragilisées et certains stéreocils se soudent pour former des cils géants ;

– les cellules de soutien occupent alors la place des cellules sensorielles manquantes ;

– les fibres afférentes vestibulaires diminueraient de façon sensible ; les plus affectées seraient les grosses fibres se rendant au sommet des crêtes ampullaires en rapport avec les cellules de type I.

Le vieillissement de l'équilibration est caractérisé par une altération du contrôle postural qui est détaillé par ailleurs. L'exploration sur plate forme dynamique avec environnement visuel asservi (Équitest) [1] montre bien que les informations vestibulaires ne sont plus utilisées ; cette omission vestibulaire, corrélée à une utilisation préférentielle des autres afférences en particulier visuelles (visiodépendance) est une des caractéristiques du vieillissement normal.

En conclusion, la presbyvestibulie existe même si les épreuves vestibulométriques actuellement utilisées sont peu modifiées en l'état actuel de nos moyens d'exploration. Par contre sur le plan fonctionnel, l'omission vestibulaire est une des caractéristiques du processus de vieillissement postural. Paradoxalement l'altération du contrôle postural du sujet âgé est corrélé à ce défaut d'utilisation de l'information vestibulaire entre autres facteurs et non au vieillissement vestibulaire proprement dit.

SUMMARY

Ageing of vestibular system. – In spite of no significant changes in results of vestibular explorations, ageing has an influence on vestibular anatomy. As it has been shown in mice and mammalians, there is a significant decrease of macular cells, especially of type I, an impairing of ciliums and an emergence of giant cilium, a loss of vestibular nerve fibres. But the real link between these obvious changes and the dependence of elderly people to vision in postural control has to be demonstrated.

Références

[1] Diard J.P., Vitte E., Semont A., Freyss G. – Équilibre, instabilité et chutes du sujet vieillissant. *La Revue d'ONO* 1993 ;19/20:82-5. [2] Sans A., Raymond J. – Le vieillissement du vestibule. *Vertiges 93,* Arnette éditeurs Paris.

CHUTES ET MALADIES NEUROLOGIQUES

G. CASTELNOVO[1], P. LABAUGE

Les chutes représentent un des motifs les plus fréquents de consultation et d'hospitalisation du sujet âgé. Près de la moitié des hospitalisations du sujet âgé résultent directement ou indirectement d'une chute [7]. Un tiers des patients âgés de plus de 65 ans vont présenter une chute au cours de leur évolution [1]. La survenue d'une chute pose de multiples problèmes de prise en charge de ces sujets, que cela soit le placement de ces sujets, le retentissement de la chute et le bilan étiologique. Quelles que soient les causes et les complications médicales, la survenue d'une chute constitue un tournant chez la personne âgée, car source d'angoisse, de placement dans des structures médicalisées et de remise en cause du maintien à domicile de ces sujets.

Outre l'évaluation des conséquences de la chute, le praticien doit mener un interrogatoire précis afin d'établir l'anamnèse notamment l'existence de signes fonctionnels tels des palpitations, des vertiges, une perte de connaissance. Le praticien doit réaliser un examen médical systématique à la recherche de signes neurologiques tels un syndrome extrapyramidal, une ataxie, un syndrome vestibulaire ou un syndrome cérébelleux. Il doit rechercher une cause cardio-vasculaire, arythmie cardiaque notamment, hypotension orthostatique. Il doit préciser en plus la notion de prise médicamenteuse récente, notamment de médicaments hypotenseurs. L'orientation étiologique des chutes repose sur l'existence ou non d'une perte de connaissance et la présence de signes de focalisation neurologique.

En l'absence de perte de connaissance

La présence d'une akinésie, d'une marche à petit pas, doit faire évoquer *une maladie de Parkinson* débutante. Cette orientation diagnostique en est supportée par l'observation d'un tremblement de repos, d'une roue dentée, d'un réflexe nasopalpébral inépuisable. La chute peut résulter d'un freezing, d'un blocage momentané (phénomène on-off), de kinésies paradoxales, de mouvements anormaux à type de chorée ou de dystonie [2].

Une sémiologie akinétohypertonique sans tremblement de repos doit faire évoquer d'autres diagnostiques notamment une *hydrocéphalie à pression normale*. Le scanner

1. Service de Neurologie, CHU Caremeau, 30029 Nîmes.

permettra alors de confirmer ce diagnostic en mettant en évidence une dilatation tétraventriculaire associée à des images de résorption, ce dernier signe étant en faveur du caractère chronique de l'hydrocéphalie. Le diagnostic en est confirmé par une ponction lombaire déplètive (soustraction de 25 ml de LCR) qui peut entraîner une amélioration immédiate ou décalée (24 à 48 heures) [10]. Si le diagnostic en est confirmé, une dérivation (lombo-péritonéale) peut être proposée.

La présence d'une symptomatologie akinétohypertonique associée à une dysphagie, dysarthrie, fait retenir le diagnostic *d'état lacunaire*. Des antécédents d'accidents vasculaires cérébraux, la présence d'une athéromatose, d'une cardiopathie emboligène (arythmie, valve cardiaque) sont autant d'arguments en faveur de ce diagnostic que la présence sur le scanner cérébral d'hypodensités multiples confirment. Un traitement préventif notamment par antiagrégants plaquettaires est à instituer afin de diminuer le risque évolutif et notamment l'évolution déficitaire et démentielle.

D'autres pathologies dégénératives peuvent aussi rendre compte de chutes telles une *dégénérescence striatonigrée*, une *maladie de Steel Richardson*. Cette dernière est évoquée lorsqu'il existe une diminution de l'oculomotricité (abolition de l'inférogyrie, attitude en hyperextension du rachis cervical).

Des chutes peuvent révéler plus rarement une *neuropathie périphérique* [3]. Une atteinte de la sensibilité profonde, avec hypopallesthésie, diminution de la sensibilité arthrokinétique, sont en faveur d'une atteinte des grosses fibres myélinisées, et donc d'une polyradiculoénvrite ou d'une polyneuropathie démyèlinisante. Une aréflexie généralisée, une diminution des vitesses de conduction et un allongement des latences distales à l'examen électromyographique confortent ce diagnostic. Un *diabète* et une *gammapathie monoclonale* sont alors à rechercher en premier lieu. D'autres types de neuropathies périphériques peuvent aussi être retrouvées notamment lorsqu'il existe une atteinte des petites fibres avec déficit moteur, hypoesthésie thermo-algique, évoquant une *neuropathie métabolique* (insuffisance rénale), toxique (alcool, médicament) ou carentielle.

Une myopathie est rarement diagnostiquée au cours d'une chute. Le plus souvent cette myopathie est connue de façon ancienne, la chute intervenant de manière intercurrente.

La présence de signes de focalisation neurologique (hémiparésie, syndrome cérébello-vestibulaire) fait évoquer un accident vasculaire cérébral. L'anamnèse, le scanner cérébral, voire l'IRM en cas de doute permettent alors de confirmer le diagnostic.

Une paraparésie, un niveau sensitif font évoquer une atteinte médullaire, compression médullaire en premier lieu, voire une sclérose en plaques ancienne à forme chronique (paraparésie spastique).

La notion de vertiges, surtout associés à une hypoacousie font évoquer *une maladie de Ménière*, voire un *neurinome de l'acoustique*. L'IRM cérébrale s'impose afin d'étayer ce diagnostic. Le diagnostic de neurinome est important à établir en raison des implications thérapeutiques, chirurgie conventionnelle ou traitement externe (Gamma-unit).

Une chute brutale sans autre signe neurologique d'accompagnement, sans perte de connaissance, associée à une sensation de dérobement des jambes, parfois favorisée par une attitude en hyperextension du rachis cervical sont autant d'arguments en faveur *d'un drop attack*. L'imagerie cérébrale est le plus souvent normale.

La présence d'une diminution de la tension artérielle de plus de 20 mm de mercure au passage en orthostatisme, oriente vers une *hypotension orthostatique*. Le praticien doit alors rechercher la prescription d'un médicament de façon récente et ayant une action hypotensive (diurétiques, dérivés nitrés, tricycliques). Une insuffisance veineuse est également à rechercher, confirmée par le Doppler veineux des membres inférieurs.

Avec perte de connaissance

La notion d'une perte de connaissance doit faire rechercher des *crises d'épilepsie*, généralisées ou partielles complexes. Une confusion post critique, une morsure de langue, des pertes d'urine, une amnésie post critique, sont autant d'arguments pour une crise d'épilepsie. Le diagnostic en est étayé par l'EEG.

L'apparition d'une chute progressive, avec pâleurs, sueurs, bradycardie doit faire évoquer une *syncope vagale*. Sont à rapprocher les *syncopes sino-carotidiennes* déclenchées par certains facteurs tels le rasage, un col trop serré [5]. Sont à rapprocher les syncopes survenant au cours de la miction (syncopes mictionnelles).

Une *arythmie cardiaque* notamment les fibrillations auriculaires rapides, les tachycardies ventriculaires peuvent entraîner des chutes par bas débit cérébral [6]. La notion de palpitations, des anomalies persistantes à l'ECG incitent à retenir ce diagnostic et à proposer des investigations supplémentaires notamment échographie cardiaque et Holter ECG.

Un état confusionnel

Quelle qu'en soit la cause, iatrogène, métabolique, il peut entraîner des chutes [8, 5, 10].

Enfin il est parfois impossible de retrouver une étiologie. La répétition des chutes doivent alors inciter à reprendre le bilan étiologique.

SUMMARY

Falls and neurological diseases. – Half of the hospitalisations are the consequence of a fall in the elderly. Falls ask the question of the outcome of the old people, including the medical consequences and diagnosis procedure. Occurrence of fall in old people could disturb of the usual long-term life. Etiological classification is based upon the medical history, interrogatory, physical examination and the presence of a loss of conscience.

RÉFÉRENCES

[1] Campbell A.J., Borrie M.J., Spears G.F. – Risk factors for falls in a comunity-based prospective study of people 70 years and older. *J. Gerontol.* 1986 ; 44 :M112-M117. [2] Koller W.C., Glatt S., Vetere-Overfield B., Hassanein R. – Falls and Parkinson's disease. *Clin. Neuropharmacol.* 1989 ;12 :98-105. [3] Koski K., Luukinen H., Laippala P., Kivela S.L. – Risk factors for

major injurious falls among the home-dwelling elderly by functional abilities. A prospective population-based study. *Gerontology* 1998 ;44 :232-8. [4] Johnson J.C. – Delirium in the elderly. *Emerg. Med. Clin. North. Am.* 1990 ; 8/2 :255-65. [5] O'Mahony D. – Pathophysiology of carotid sinus hypersensitivity in elderly patients, *Lancet* 1995 ;346 :950-2. [6) Prudham D., Evans J.G. – Factors associated with falls : a comunity study. *Age Ageing* 1981 ;10 :141-6. [7] Smallegan M. – How family decide on nursing home admission. *Geriatr. Consult.* 1983 ;5 :21-4. [8] Tinetti M.E., Speechley M., Ginter S.F. – Risk factors for falls among elderly person living in the comunity. *New Engl. J. Med.* 1988 ;319 :1701-7. [9] Weiner D.K., Hanlon J.T., Studenski S.A. – Effects of central nervous system polypharmacy on falls liability in community-dwelling elderly. *Gerontology* 1998 ;44 :217-2. [10] Wikkelso C., Andersson H., Blomstrand C., Lindovist G., Svendsen P. – Normal pressure hydrocephalus.Predictive valeu of the CSF tap test. *Acta Neurol. Scand.* 1986,73 :566-573.

CHUTES ET AFFECTIONS DE L'APPAREIL LOCOMOTEUR

C. GROSSHANS[1]

Les relations entre chutes et appareil locomoteur apparaissent étroites, presque évidentes, et pourtant paradoxalement complexes. D'une part parce que la chute du sujet âgé est toujours d'origine pluri-factorielle, ensuite parce que les affections de l'appareil locomoteur sont extrêmement fréquentes dans l'âge et quasi systématiques dans le grand âge, en tout cas en ce qui concerne l'atteinte articulaire. Gibbs étudie un groupe de 532 personnes de 70 à 83 ans de moyenne d'âge, et retrouve 71 % de douleurs lombaires, 54 % d'affections des pieds, 35 % de douleurs et ou de limitations de genoux, 19 % au niveau de la hanche, 18 % au niveau des chevilles... [10]. Brochet chez 741 personnes de 74 ans à domicile retrouve chez 53 % d'entre elles une douleur articulaire, persistante dans 244 cas, avec prédominance dans les membres inférieurs [3].

QUEL MÉDECIN ET POUR QUEL DIAGNOSTIC ?

Pour l'OMS, les affections ostéo-articulaires sont classées *en tête des causes d'incapacité* dans l'âge. Et pourtant le domaine ostéo-articulaire est souvent négligé par les médecins qui privilégient, du fait de leur formation, les affections plus graves en terme de pronostic vital (cardiaques, vasculaires, neurologiques). Calkins montre que les médecins « manquent » le diagnostic de 69 % des déficits fonctionnels et de 75 % des troubles de la marche [4]. Il faut savoir aussi que selon sa formation, chaque spécialiste a tendance à rechercher dans la multitude des facteurs possibles de chute, ceux qu'il identifie le plus facilement. Alexander [1] cite deux études faites l'une par un neurologue (Sudarsky) qui trouve 4 % d'arthrose, l'autre par un

1. Service de Gérontologie clinique, BP 1370, 60700 Muluhouse Cedex.

généraliste (Hugh) qui en affiche 43 %. C'est une des difficultés du diagnostic chez le sujet âgé, chez qui par ailleurs les connaissances sont encore peu standardisées et les variations inter-individuelles en termes de force musculaire et de performances physiques beaucoup plus grandes que chez les sujets jeunes [19].

QUELS ÉLÉMENTS LOCOMOTEURS ?

L'*os* et *les articulations* bien sûr, mais *aussi les muscles* dont les rôles stabilisateur et moteur sont essentiels dans la prévention des chutes. Le déclin musculaire est abordé par d'autres auteurs et je l'exclue de mon champ d'étude. Mais on ne peut considérer os et articulations seulement dans leurs composantes statiques : la chute est un phénomène hautement dynamique et la mise en cause d'affections ostéo-articulaires passe forcément par la perturbation des chaînes dynamiques qui régissent la station debout et la marche. Il faut donc aussi envisager des ensembles fonctionnels tel que le *pied* d'une part, des phénomènes complexes d'autre part, tels que *l'adaptation du vieillard* à des affections chroniques, sa compensation habituelle à l'aide de schémas de marche pathologiques qui vont conduire indirectement à la chute lorsque ces capacités de compensation font faillite. Tinetti [21] suit pendant un an 927 personnes de 80 ans et retrouve comme facteur de risque de chute la diminution sensorielle (vue, ouïe), l'anxiété et les atteintes fonctionnelles des membres, en insistant sur le fait que le véritable facteur étiologique en jeu est sans doute la perte de la capacité de compensation de ces différents déficits.

DE QUELLES PERSONNES ÂGÉES S'AGIT-IL ?

Ceci introduit une notion de progression dans le temps et nous oblige à bien définir de quelle personne âgée nous parlons. Les études évoquent trop souvent les « plus de 65 ans », notion actuellement dépassée. On ne peut mélanger les facteurs de risques de populations de 70-75 ans qui viennent en consultation dans leur voiture personnelle, avec celles des plus de 85 ans institutionalisées pour polypathologie, ni avec celles des « vieillards haut de gamme » qui sont à leur domicile à 90 ans, et encore moins avec les populations de 70 ans qui ont une pathologie psychique prédominante et sont sous psychotropes.

OS ET CHUTES

Généralement, on considère plutôt l'os comme celui qui souffre des conséquences des chutes, fractures en particulier. L'os peut être, de par sa fragilité dans le grand âge, responsable de la chute. Norton [15] étudie 815 personnes avec une fracture du col du fémur, d'âge moyen 82 ans et retrouve 4 % de fractures survenues avant la chute. L'os est en cause, qui par sa fragilité extrême casse à la simple station debout ou à la marche, mais aussi l'absence de protection musculaire (atrophie extrême) souvent associée à des ostéoporoses graves du grand âge [6].

ARTICULATIONS ET CHUTES

La fréquence de l'atteinte articulaire dans l'âge a déjà été citée. Cassou [5] étudie 993 sujets de 69 ans en moyenne et retrouve lui aussi des incidences élevées de douleurs ostéo-articulaires (membres ou rachis) : 75 % chez les femmes, 50 % chez les hommes. Mais l'existence de cette douleur n'est pas prédictive d'incapacité à 10 ans, chez cette population de « jeunes » vieux, dont les mécanismes de compensation sont encore suffisamment efficaces pour éviter incapacité et chutes. Chez ceux de 79 ans [23], les chuteurs récurrents se distinguent des non chuteurs par l'utilisation d'une aide à la marche : témoin d'une incapacité grandissante et de l'augmentation des moyens nécessaires pour garder équilibre et indolence.

En fait la mise en cause de l'articulation dans l'origine de la chute n'est que rarement directe ; elle ne peut l'être que s'il y a instabilité de genou, de cheville ou problème majeur comme une amputation. Dans la majorité des cas, l'atteinte articulaire se traduit par un *trouble de la marche* [14] qui, lui, va conduire à la chute. Sudarsky [18] parle des atteintes orthopédiques de faible importance comme de la cause la plus commune de trouble de la marche. Beaucoup d'auteurs s'accordent pour faire de la *vitesse de marche* la principale composante témoin à la fois de vieillissement, et d'adaptation à des incapacités. Bendall [2] montre que la vitesse de marche est directement liée à l'existence de douleurs des membres inférieurs et que si on améliore ces douleurs, la vitesse de marche augmente. Elble [8] montre que la réduction de la longueur du pas (directement en rapport avec la vitesse de marche) est liée à un enraidissement articulaire et musculaire (plus une anxiété et une perte de confiance, le retentissement psychique est toujours présent chez l'âgé).

Dobbs [7] lui aussi évoque la relation entre une meilleure mobilité passive de la cheville (flexion dorsale et plantaire) et de la hanche (extension) et une plus grande vitesse de marche. Tous ces auteurs soulignent *l'interdépendance très étroite musculo-articulaire* : la réduction de la flexion dorsale de la cheville est directement reliée à la faiblesse du releveur du pied. Mais lequel est la poule et lequel est l'œuf ? Le dénominateur commun est souvent le *manque d'usage* et d'entraînement qui retentit à la fois sur l'articulation et sur le muscle. Svanborg [19] souligne que le plus important facteur de risque des pertes physiques dans l'âge est le style de vie (suivi d'une population pendant 15 ans). De même au niveau du genou, Luukinen [12] parle de la réduction de la force d'extension du genou comme d'un facteur de risque de fracture lors de la chute (moyenne d'âge 76 ans). Est-ce le flessum de genou, extrêmement fréquent chez le sujet âgé « en perte de vitesse » locomotrice qui détermine la faiblesse du quadriceps ou l'inverse ? Le tableau I illustre la reconnaissance de *l'arthrose comme facteur de risque de chute* chez des populations à domicile. Tout se passe comme si en institution les autres facteurs devenaient primordiaux par rapport aux « petits » problèmes d'arthrose (neurologie, médicaments, anxiété ?).

QUELLES ARTICULATIONS SONT EN CAUSE ?

Sont en cause en particulier le *genou,* dont le flessum est le plus gênant à la marche, la *cheville* dont l'absence de flexion dorsale provoque la chute par accrochage du pied au sol, la *hanche* dont l'absence d'extension annihile le pas postérieur et conduit à une réduction de la vitesse de marche. Il faut se souvenir d'un habituel oublié dans les troubles de la marche et pourtant communément atteint, par l'arthrose en particulier, chez l'âgé : c'est le *rachis.* Tinetti [23] reconnaît la raideur rachidienne comme un des facteurs de risque principaux de chutes récurrentes. Gibbs

TABLEAU I. — L'ARTHROSE COMME FACTEURS DE RISQUE DE CHUTE : COMPARAISON DE CHUTEURS ET DE NON-CHUTEURS [17].

	Étude en Institution		
Tinetti	Robbins	Lipsitz	Tinetti
1986	1989	1991	1988
n = 79	n = 149	n = 126	n = 272
NS	NS	?	NS

	Étude à domicile	
Campbell	Nevitt	Robbins
1989	1989	1989
n = 507	n = 325	n = 68
*	*	limite

NS = Facteur de risque « arthrose » non significatif.
* Facteur de risque « arthrose » confirmé en analyse multivariée.

[10], avec 71 % de douleurs lombaires montre que cette atteinte articulaire est associée à une diminution des capacités de marche indépendamment de l'âge, du sexe, et d'autres atteintes. La raideur rachidienne est peu souvent diagnostiquée chez le sujet âgé en dehors des grandes déviations axiales. La douleur rachidienne est trop souvent négligée (« normale pour l'âge ») ou imputée à d'autres causes : le plus fréquent dans ce domaine est la « douleur de la hanche » (à la face externe de la fesse) qui est en réalité une projection d'atteinte de la charnière dorso-lombaire [13].

LE PIED

Un autre méconnu est le pied, entité complexe d'articulations, de muscles, d'aponévroses et d'os, qui supporte des contraintes non négligeables durant toute la vie active, dont celles du poids et du chaussant. Tideiksaar [20] examine 250 chuteurs de 84 ans de moyenne et objective 54 % de problèmes de pieds (et 68 % de réduction de la dorsiflexion de la cheville). Pour Tinetti aussi [22] l'atteinte des pieds est un facteur de risque de chute. Dans une étude personnelle [publication en cours] de 650 personnes de 85 ans, examinées en consultation dont 268 chuteurs, les mauvais chaussants sont significativement en cause ($p < 0,001$). Dans l'entité « pied » il faut distinguer les « petits problèmes » souvent générateurs de douleurs (cors, orteils en griffe, hyperappuis plantaires...) et donc de réduction de la vitesse et de la qualité de marche, et d'autre part les véritables déformations (pied plat valgus effondré, pied creux) qui participent, elles, à de véritables chaînes musculo-squelettiques pathologiques.

CHUTES ET CHAÎNES ARTICULAIRES VICIÉES

Des morphotypes décompensent dans l'âge : antéversion de hanche, genu valgum et pieds plats avec développement d'une instabilité de genou et d'un hyperappui interne du pied ; genu varum (fréquemment d'origine rachitique dans l'enfance des générations actuellement âgées) qui décompense en arthrose majeure et incapacité de marche s'il n'est pas corrigé à temps. Plus fréquemment il faut souligner le lien entre *régression psychomotrice* caractérisée par sa rétropulsion et sa grande fréquence de chutes [9] et l'existence des schémas articulaires en flessum de hanche et de genou avec raideur de cheville et non déroulement du pied au sol. Cette symptomatologie articulaire et musculaire conjuguée est également sous-tendue par un aspect d'anxiété et de peur de tomber avec hypertonie musculaire qui souligne une fois encore l'intrication chez le sujet âgé entre la non utilisation du jeu articulaire, de la force musculaire et la perte de ces capacités qui vient renforcer le sentiment de fragilité et submerger les possibilités de compensation. L'atteinte articulaire n'entraîne pas forcément à elle seule la chute : elle oblige à des stratégies d'adaptation longtemps effectives. Elle entraîne par contre systématiquement des atteintes d'autres articulations, des faiblesses musculaires et induit peu à peu une incapacité croissante. La première chute peut alors décompenser l'adaptation par l'anxiété qu'elle cause.

L'ATTEINTE ARTICULAIRE : UNE PROTECTION CONTRE LA CHUTE ?

Certains auteurs [16] ont souligné l'opposition fréquente entre ostéoporose et arthrose : les âgés atteints de l'une seraient moins exposés à l'autre. La douleur d'une arthrose d'articulation portante provoque une réduction des activités et donc une diminution du risque éventuel de chute, avec adaptation de la marche, en particulier réduction de la vitesse, augmentation du temps de double appui. Luukinen [12] range la diminution de la vie sociale active parmi les facteurs de risque moindre de fracture. Cette « protection » et cette « adaptation » sont longtemps garantes de moins de chutes. Mais avec l'émergence du grand âge, et la réduction de plus en plus importante des activités, il est probable que *ces mécanismes décompensent et versent la personne parmi les chuteurs lorsque les capacités d'adaptation se perdent,* en particulier lors de pathologies intercurrentes, et lors d'atteintes psychiques. On peut donc dire que l'atteinte articulaire protège de la chute un certain temps, puis elle décompense et ce fait souligne à nouveau l'importance du type de vieillard que l'on considère, pour le diagnostic et le traitement. Dans l'étude personnelle déjà citée de 650 personnes dont 268 chuteurs, ces derniers étaient significativement plus sédentaires durant leur vie active, mais n'avaient pas moins de lésions articulaires que les non chuteurs. Pour Svanborg [19] ceux qui avaient eu des emplois sédentaires étaient plus atteints dans les activités de la vie quotidienne que les travailleurs physiques. On pourrait proposer un schéma d'intégration des facteurs osseux, articulaires et psychologiques (fig. 1). L'apparition de l'arthrose n'est certes pas liée directement à l'activité physique, sauf lorsque celle-ci est excessive, mais la pratique longue de l'exercice, à titre professionnel ou sportif correspond certainement à des profils de comportement différents des sédentaires et à des conséquences sur le maintien des capacités psychomotrices et adaptatives préventives de chutes, du moins pour les « jeunes » vieillards.

Il n'est pas toujours clair si le trouble de la marche conduit à tomber ou si la chute induit un trouble de la marche [24]. Il est évident que tout problème articulaire retentit sur la qualité et la quantité de marche et que ces deux éléments sont en lien avec le risque de chute. Parent pauvre de l'examen et du diagnostic médical, l'atteinte articulaire (et musculaire) mérite une attention soutenue aux âges où les compensations sont encore effectives, sous peine de voir de grands vieillards avec des affections dépassées génératrices de dépendance lourde [11]. La chute, généralement

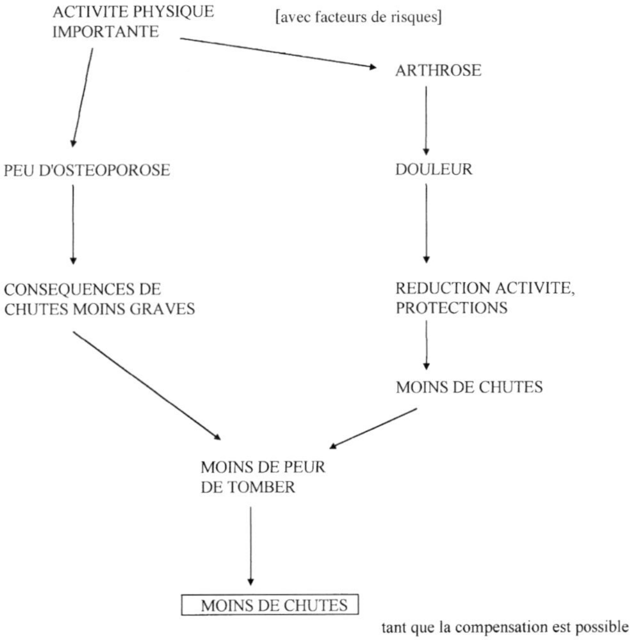

FIG. 1. — *Intégration des facteurs osseux, articulaires et psychologiques dans la chute.*

plurifactorielle, est rarement liée à une « simple » atteinte articulaire mais si on laisse celle-ci évoluer, elle va venir fausser l'ensemble des jeux articulaires, atteindre les chaînes dynamiques de l'équilibre et de la marche et aboutir à une réduction d'activité qui enclenche chez le sujet âgé le cercle vicieux du non usage et du déclin.

SUMMARY

Falls and orthopaedic diseases. – Orthopaedic diseases are the first aetiology of disability in the elderly people. Joint abnormalities are usual after 80 years. The most debilitating are abnormalities of hip, knee and ankle. They are linked to falls through the gait disorders they cause, with decrease of walking capacity and distance, and with adaptive strategies which initially protect from falling, and later stop being efficient when the adaptive capacity fails due to great age. Spine and foot abnormalities have to be considered. Each joint takes a part in dynamical sequences, which participate in falling when disturbed. For the diagnoses, one has to consider the type of people (« younger » or older people), psychic and social capacities ; orthopaedic factors have to be integrated into the usual polypathological context of the age.

RÉFÉRENCES

[1] Alexander N. – Gait disorders in older adults. *J. Amer. Geriat. Soc.* 1996;44:434-51. [2] Bendall M.J., Bassey E.J., Pearson M.B. – Factors affecting walking speed of elderly people. *Age and Ageing* 1989;18: 327-42. [3] Brochet B., Michel P., Barberger-Gateau P., Dartigues J.F. – Population based study of pain in elderly people : a descriptive survey. *Age and Ageing* 1998;27:279-84. [4] Calkins D.R., Rubenstein L.V. – Failure of Physicians to recognize functional disability in ambulatory patients. *Ann. Int. Med.* 1991;114/6:451-4. [5] Cassou B., Derriennic F., Monfort C. *et al.* – Facteurs prédictifs d'incapacité physique dans une cohorte de retraités parisiens

suivis pendant 10 ans. *Rev. Épid. Santé Publ.* 1997;45:382-91. [6] Cummings S.R., Nevitt M.C. – For the study of Osteoporotic Fractures Research Group. Non-skeletal determinants of fractures : the potential importance of the mechanics of falls, *Osteoporosis Int.* 1994;1 [suppl]:657-60. [7] Dobbs R.J., Lubel D.D., Charlett A. *et al.* – Hypothesis : age-associated changes in gait represent in part a tendency towards parkinsonism. *Age and Ageing* 1992;21:221-5. [8] Elble R.J., Thomas S.S., Higgins E. *et al.* – Stride-dependant changes in gait of older people. *J. Neurol.* 1991;238:1-5. [9] Gaudet M., Tavernier B., Mourey F., Tavernier C., Richard D., Marot J.P. – Le syndrome de régression psychomotrice du vieillard. *Méd. et Hyg.* 1986;44:1332-6. [10] Gibbs J., Hugues S., Dunlop D., Edelman P., Singer R., Chang R. – Joint Impairment and ambulation in the elderly. *J. Amer. Geriat. Soc.* 1993;41:1205-11.

[11] Grosshans C. – La prévention locomotrice, Journées de la Société de Gérontologie de l'Est, Mulhouse 1997. [12] Luukinen H., Koski K., Laippala P., Kivela L. – Factors predicting fractures during falling impacts among home-dwelling older adults. *J. Amer. Geriat. Soc.* 1997;45:1302-9. [13] Maigne R. – Charnière dorso-lombaire et lombalgies basses. *Gaz. Méd. France* 1978;85/11:1181-94. [14] Murray M.P. – Gait as a total pattern of movement. *Am. J. Phys. Med.* 1967;46:290-333. [15] Norton R., Campbell A.J., Lee-Joe T., Robinson E. – Butler M., Circonstances of falls resulting in hip fractures among older people. *J. Am. Geriat. Soc.* 1997;45:1108-12. [16] Otte P. – Alterungsphänomene und Arthrose. *L. Gerontol.* 1993:26-27. [17] Rubenstein L.S., Josephson K.R. – Causes and prevention of falls in elderly people. In : Falls, Balance and Gait disorders in the Elderly, B. Vellas *et al.* Eds, Elsevier, Paris, 1992:21-38. [18] Sudarsky L., Ronthal M. – Gait disorders in the elderly : assessing the risk of falls In : Falls, Balance and Gait disorders in the Elderly, B. Vellas *et al.* Eds, Elsevier, Paris, 1992:117-27. [19] Svanborg A. – Practical and functional consequences of aging. *Gerontology* 1998;34, suppl. 1, 11-5. [20] Tideiksaar R. – Reducing the risk of falls and injury in older persons : contribution of a falls and immobility clinic. In : Facts and research in gerontology, Serdi eds, Paris, 1995:129-38. [21] Tinetti M.E., Inouye S.K., Gill T.M., Doucette J.T. – Shared risk factors for falls, incontinence and functional dependance. *JAMA* 1995;273/17:1348-53. [22] Tinetti M.E., Speechley M., Ginter S.F. – Risk factors for falls among elderly persons living in the community. *New Engl. J. Med* 1988;319, 26:1701-7. [23] Tinetti M.E., Williams T.F., Mayewski R. – Fall risk index for elderly patients based on number of chronic disabilities. *Amer. J. Med* 1986;80:429-34. [24] Wall J.C., Hogan D.B., Turnbull G.I. *et al.* – The kinematics of idiopathic gait disorder, *Scand. J. Rehab. Med.* 1991;23:159-64.

CHUTES, SYNCOPES ET LIPOTHYMIES

B. LEDERMANN[1], L. BECK, J.-P. BERTINCHANT, J. NIGOND, P. MESSNER-PELLENC

La prévalence des syncopes augmente avec l'âge. Elle peut atteindre 6 % chez les patients de plus de 75 ans vivant en institution, avec une récurrence jusqu'à 30 % [9]. Souvent les sujets âgés décrivent mal leur chute et la cause de cette chute reste difficile à préciser. En l'absence de témoins, la syncope est rarement décrite et son incidence dans la responsabilité des chutes chez les personnes âgées est certainement sous-estimée [11]. En cas de chute inexpliquée, une syncope doit être recherchée. Malheureusement une proportion non négligeable (30 à 40 %) des syncopes reste d'origine inconnue. Cependant certains examens récents (holters tensionnels, test d'inclinaison) montrent que les dysrégulations de la pression artérielle sont certainement responsables de nombreuses chutes. Nous allons détailler les principales causes de syncope et lipothymie de la personne âgée en reprenant les principaux éléments cliniques, physiopathologiques, diagnostiques et l'attitude thérapeutique.

HYPOTENSION ORTHOSTATIQUE

Sa définition varie selon les auteurs : baisse lors du passage en orthostatisme de la tension artérielle (TA) systolique de 20 à 30 mmHg et de la TA diastolique de 10 à 20 mmHg. La prévalence varie beaucoup selon les séries (4 à 35 %), elle est plus élevée chez les patients en institution.

Les conditions de mesure de la TA sont importantes pour ne pas méconnaître ce diagnostic. Le patient doit être couché, au repos depuis au moins 5 minutes. La TA est mesurée avant, juste après puis à 1 et 5 minutes après le passage en orthostatisme. Il ne faut pas hésiter à répéter les mesures, le matin au premier lever et en postprandial [12].

Sur le plan physiopathologique, on distingue la forme neurogène sans accélération de la fréquence cardiaque (atteinte du système nerveux autonome) et la forme sympathicotonique (ou hypovolémique) avec accélération de la fréquence cardiaque : l'intensité de la perturbation initiale dépasse la capacité de régulation (vasoconstriction insuffisante). La capacité d'autorégulation de la circulation cérébrale, souvent altérée chez la personne âgée, joue un rôle important dans la survenue des symptômes.

---

1. Service de Cardiologie, CHU, 5, rue Hoche, 30029 Nîmes Cedex 4.

Chez le sujet âgé *la cause* de l'hypotension orthostatique est souvent iatrogène : antihypertenseurs, dérivés nitrés, antiparkinsoniens, antidépresseurs ou neuroleptiques peuvent être incriminés. Les autres étiologies sont les dysautonomies, les hypovolémies (déshydratation, hémorragie) ou l'insuffisance veineuse.

Le *traitement* est avant tout symptomatique : arrêt de certains médicaments, lever progressif, bas de contention, régime normosodé. Parfois le traitement devra être pharmacologique : minéralocorticoides (9α-fludrocortisone, *Florinef*) ou α-stimulant (midodrine, *Gutron*).

SYNDROMES VASOVAGAUX

Cet ensemble des syndromes vasovagaux, ou syncopes « neuro-cardiogéniques », regroupe la syncope vagale (ou vasovagale) et le syndrome du sinus carotidien. Ce sont des syncopes d'origine cardio-vasculaire, déclenchées par une stimulation nerveuse. Deux composantes peuvent alors être associées : la bradycardie et la vasoplégie, entraînant une baisse brutale de la perfusion cérébrale. Ces syndromes vasovagaux pourraient être responsables d'une part importante des syncopes inexpliquées chez le sujet âgé [8].

Syncope vagale

Typiquement, elle est précédée de prodromes : impression de faiblesse, sueurs, pâleur, nausées, trouble de la vue. Elle survient souvent dans un contexte particulier : station debout prolongée, ambiance surchauffée, émotion ou peur intense, ou peut être déclenchée par la toux, la miction ou la défécation. Cependant, chez la personne âgée, les prodromes manquent souvent et les circonstances de survenue sont moins caractéristiques. La syncope vasovagale entraîne une perte de connaissance brève de quelques secondes qui peut être responsable d'une chute et d'un traumatisme si le patient n'a pas le temps de s'asseoir ou de s'allonger. Ainsi, chez le sujet âgé le tableau peut être celui d'une syncope à l'emporte-pièce [2].

Il existe plusieurs formes de syncopes vagales. La forme vasoplégique avec une chute de la pression artérielle systolique de plus de 40 mmHg, la forme cardio-inhibitrice avec une bradycardie inférieure à 50/min pendant plus de 10 s ou avec une pause supérieure à 3 s et la forme mixte associant une bradycardie modérée (50 à 60/min) et persistante malgré une chute de la pression artérielle de plus de 30 mmHg. Dans tous les cas la vasoplégie précède la bradycardie [5].

Seul l'enregistrement percritique de l'électrocardiogramme (holter ECG) et de la tension artérielle permet d'établir formellement le **diagnostic.** Le *test d'inclinaison*, introduit récemment, est l'examen diagnostique essentiel de la syncope vasovagale. Le patient est placé sur une table basculante. Après 10 min de décubitus, un orthostatisme passif à 60-70° est réalisé pendant environ 45 min La fréquence cardiaque et la tension artérielle (photopléthysmographie) sont enregistrés en continu. Le test peut être sensibilisé par l'injection d'isoprénaline (*Isuprel*) ou de dérivés nitrés. La spécificité du test d'inclinaison est de 85 à 90 %, la sensibilité sans épreuve pharmacologique est estimée à 70 %. La réponse au test d'inclinaison chez les patients ayant des malaises ou syncopes est différente chez le sujet âgé et chez le sujet jeune [1, 3].

Classiquement la *physiopathologie* des syncopes vagales associe d'abord une hyperactivité sympathique (liée au stress ou à l'orthostatisme) suivie d'une hypertonie vagale avec inhibition sympathique responsable de la vasoplégie ou de la bradycardie. Une stimulation centrale est également possible, comme lors des émotions. Chez le sujet âgé, la physiopathologie peut changer. Après 65 ans, une dysautonomie modérée a été démontrée et à l'orthostatisme il existe une baisse continue de la pression artérielle sans accélération de la fréquence cardiaque [1] (fig. 1).

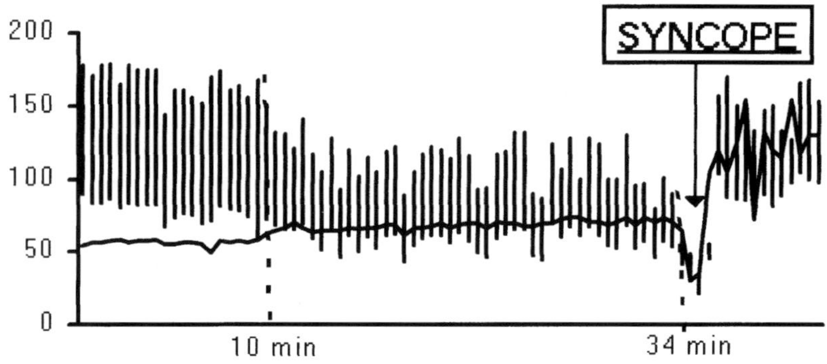

FIG. 1. — *Syncope pendant un test d'inclinaison chez un homme de 82 ans aux antécédents de chutes. Il existe une hypotension orthostatique asymptomatique immédiatement après le passage en orthostatisme (trait pointillé) puis une diminution progressive de la pression artérielle (barres horizontales) sans accélération concomitante de la fréquence cardiaque (ligne continue). La syncope vasovagale est survenue avec une pause cardiaque suivie par la survenue d'une fibrillation auriculaire.*

Le **traitement** comprend tout d'abord la prévention, avec la recommandation de s'asseoir ou de s'allonger en cas de prodromes, d'éviter certaines circonstances favorisantes (lever nocturne, fatigue). Certains médicaments (bêta-bloquants, disopyramide : *Rythmodan*) sont proposés dans la syncope vagale mais s'avèrent souvent difficiles à manier chez la personne âgée où la composante vasoplégique domine. La fluoxétine (*Prozac*) peut être essayée en tant qu'inhibiteur de la sérotonine [5]. La stimulation cardiaque définitive est rarement indiquée mais certaines séries font part de résultats encourageants avec une stimulation double chambre et des algorithmes de stimulation spécifiques [6].

Syndrome du sinus carotidien

Le sinus carotidien est situé à la bifurcation de la carotide primitive. Il intervient dans la régulation de la pression artérielle et de la fréquence cardiaque. Il est le siège du baroréflexe qui permet une bradycardie réactionnelle lors des augmentations de pression artérielle.

Il faut distinguer :

– le syndrome du sinus carotidien qui correspond aux *symptômes* (lipothymies ou syncopes) liés à une stimulation inappropriée de la zone cervicale comme la rotation de la tête ou le passage du rasoir.

– la maladie du sinus carotidien : il s'agit d'une *atteinte anatomique* du sinus comme les rares cas de tumeurs du glomus ou de la parotide ou de lésion post-radiothérapie ;

– l'hyperréflectivité sino-carotidienne qui est une réponse pathologique au *massage sino-carotidien* (pause cardiaque de plus de 3 s ou chute tensionnelle de plus de 40 mmHg). Cette réponse est en fait relativement *banale*, surtout chez la personne âgée où son incidence s'élève entre 20 et 40 % [5].

La *physiopathologie* est plus complexe et discutée, le sinus carotidien deviendrait très compliant et réagirait de manière excessive à la moindre stimulation. Vasoplégie et bradycardie sont encore associés mais cette dernière précède la vasoplégie.

La stimulation cardiaque a ici une part plus importante. Une syncope associée à un massage sino-carotidien positif et qui reproduit le malaise justifie l'implantation d'un stimulateur cardiaque double chambre [4].

TROUBLES DU RYTHME

L'incidence des troubles du rythme et de la conduction augmente de façon continue avec l'âge. De plus, ils sont plus souvent symptomatiques.

La fibrose, liée au vieillissement, au retentissement de l'HTA et à l'athérosclérose coronaire favorise la constitution de circuits de réentrée et de blocs de conduction. La rigidité vasculaire et l'altération des mécanismes de régulation hémodynamiques amplifient le retentissement du trouble du rythme.

Troubles du rythme supraventriculaire

• La fibrillation auriculaire : son incidence augmente de 0,1 à 0,2 % par an de 40 à 90 ans et atteint plus fréquemment les hommes que les femmes (risque 1,5 fois supérieur). En plus du risque d'AVC, la fibrillation auriculaire peut être responsable de lipothymies et de syncopes en cas d'épisodes paroxystiques avec une fréquence ventriculaire rapide [10].

• Le traitement comporte, en principe, au moins une tentative de réduction (médicamenteuse par amiodarone, ou par choc électrique externe) en cas de FA permanente. L'amiodarone (*Cordarone*) est chez la personne âgée le traitement préventif des récidives le plus souvent indiqué compte tenu de sa bonne tolérance cardio-vasculaire. Une anticoagulation par antivitamine K a montré son intérêt chez la personne âgée en cas de FA permanente ou paroxystique, mais il faut bien sûr évaluer le risque hémorragique chez ces patients de plus de 75 ans.

• Les autres troubles du rythme supraventriculaire : flutter, tachycardies atriales, rythmes réciproques sont moins souvent en cause et leur prise en charge est ici proche de celle du sujet jeune, en tenant compte de la cardiopathie sous-jacente potentielle.

Troubles du rythme ventriculaire

Leur approche chez les sujets âgés est fondé sur les mêmes principes que chez les sujet plus jeunes. La tachycardie ventriculaire entraîne souvent une syncope, nécessitant un choc électrique externe immédiat. La cause est le plus souvent une cardiopathie ischémique sous-jacente ou un infarctus en voie de constitution. Il peut s'agir d'une torsade de pointe dans le cadre d'une bradycardie (souvent iatrogène) associée à une hypokaliémie.

Troubles de la conduction

Dysfonction sinusale

La dysfonction sinusale est plus fréquente chez le sujet âgé et se manifeste par une bradycardie sinusale marquée, des pauses sinusales ou par des alternances de bradycardie et de tachyarythmie (maladie de l'oreillette). Les causes sont souvent intriquées et associent une atteinte intrinsèque par fibrose liée à l'âge et une atteinte extrinsèque iatrogène (digitaliques, bêta-bloquants, amiodarone...) ou métabolique.

Bloc auriculo-ventriculaire (BAV)

La maladie de Lenègre, spécifique du sujet âgé, est une dégénérescence des voies de conduction auriculo-ventriculaire, elle peut conduire à un bloc auriculo-ventriculaire de haut degré (fig. 2). Les autres causes de BAV sont l'infiltration calcique secondaire à une valvulopathie aortique ou mitrale, l'infarctus du myocarde, et encore une fois, les causes iatrogènes. Le BAV peut être paroxystique avec un électrocardiogramme peu perturbé après les syncopes.

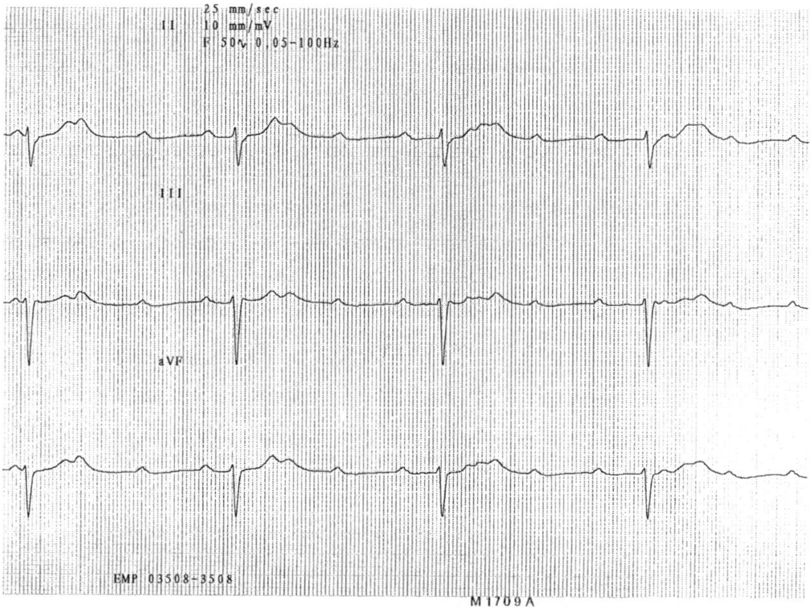

FIG. 2. — *Tracé ECG de bloc auriculo-ventriculaire complet chez une femme de 85 ans ayant fait une chute avec fracture du col du fémur. Il existe une dissociation auriculo-ventriculaire avec des ondes P à 92/min et un échappement ventriculaire à 29/min.*

Ces troubles conductifs lorsqu'ils sont symptomatiques et sauf s'ils sont entièrement liés à un médicament nécessitent l'implantation d'un stimulateur cardiaque :

simple chambre en cas de fibrillation auriculaire permanente associée, double chambre à sonde unique (VDD) en cas de BAV avec fonction sinusale normale, ou double chambre.

Autres étiologies

Il ne faut pas méconnaître le *rétrécissement aortique calcifié serré* (RAC), responsable d'un souffle systolique râpeux au deuxième espace intercostal droit avec diminution ou abolition du deuxième bruit à l'auscultation. Sa prévalence est estimée entre 2 et 3 % chez les sujets de plus de 75 ans. Le RAC peut entraîner une syncope ou une lipothymie qui survient à l'effort. Un remplacement valvulaire aortique est alors indiqué.

Enfin, une syncope inexpliquée peut être due à une *embolie pulmonaire*. La prévalence des thromboses veineuses augmente avec l'âge. Ce diagnostic doit être évoqué surtout si la lipothymie ou syncope est accompagnée d'une douleur thoracique ou d'une dyspnée.

La syncope est une affection fréquente chez la personne âgée et peut être méconnue par le sujet lui-même qui souvent décrit mal les circonstances de sa chute. La syncope doit être systématiquement recherchée en cas de chute inexpliquée [7]. La stratégie diagnostique comprend, outre la mesure répétée de la tension artérielle et l'enregistrement d'un électrocardiogramme, la réalisation d'un holter ECG et d'un holter tensionnel, d'un test d'inclinaison, d'une échocardiographie et éventuellement d'une exploration rythmologique endocavitaire. Ces examens complémentaires cardio-vasculaires seront pratiqués en fonction de l'interrogatoire du sujet et de son entourage, et de l'examen clinique. Les mécanismes de régulation de la pression artérielle s'altèrent avec le vieillissement et les médicaments, surtout les vasodilatateurs, favorisent l'apparition des baisses symptomatiques de la pression artérielle. Des nouveaux systèmes plus performants comme des enregistrements électrocardiographiques séquentiels en boucle ou implantable, ou des holters tensionnels continus (*PortaPress*) permettront d'affiner l'approche diagnostic des syncopes chez les personnes âgées.

SUMMARY

Falls, syncope and dizziness. – Often description of the fall lacks in older patients and the onset of syncope or dizziness responsible for this fall can be unrecognized. The etiology of syncope is not always determined in the elderly. Age-related alteration of blood pressure regulatory mechanisms is frequently present. Orthostatic hypotension, regularly promoted by vasodilator medicines, requires principally symptomatic treatment. Tilt test can diagnose vasovagal syncope with progressive decline in blood pressure without concomitant acceleration of heart rate. Carotid sinus syndrome requires permanent dual-chamber cardiac pacing in case of syncope with cardiac pause during carotid sinus massage. The incidence of arrhythmias or conduction disturbances increases with age. Sinus node dysfunction or high degree atrioventricular block produces syncope. Finally, calcified aortic stenosis do not have to be unrecognized. It is necessary to search a syncope in case of unexplained fall in elderly. New electrocardiographic recorders or continue blood pressure Holter will allow to improve syncope diagnostic approach in elderly people.

RÉFÉRENCES

[1] Beck L., Pons M., Piot C. *et al.* – A « dysautonomic » head-up tilt test pattern in elderly patients with neurocardiogenic syncope. *PACE* 1998; sous presse. [2] Blanc J.J. – La syncope vasovagale, du diagnostic au traitement. *Arch. Mal. Cœur* 1994;87:47-53. [3] Brembilla-Perrot B., Marçon F., Worms A.M. *et al.* - Effets de l'âge sur la réponse au test d'inclinaison chez les patients ayant des malaises ou syncopes. *Arch. Mal. Cœur* 1996;89:431-4. [4] Crilley J.G., Herd B., Khurana C.S. *et al.* – Permanent cardiac pacing in elderly patients with recurrent falls, dizziness and syncope, and a hypertensive cardioinhibitory reflex. *Postgrad Med. J.* 1997;73:415-8. [5] Davy J.M., Beck L., Pons M., Raczka F., Ferrière M. – Syndromes vasovagaux. *Arch. Mal. Cœur* 1998;91:33-9. [6] Deharo J.C., Peyre J.P., Ritter P. *et al.* – Adaptative rate pacing controlled by a myocardial contractility index for treatment of malignant neurally-mediated syncope. *PACE* 1997;20:1192. [7] Dey A.B., Stout N.R., Kenny R.A. – Cardiovascular syncope is the most common cause of drop attacks in the elderly. *PACE* 1997;20:818-9. [8] Grubb B.P., Wolfe D., Samoil D. *et al.* – Recurrent unexplained syncope in the elderly: the use of head-upright tilt table testing in evaluation and management. *J. Am. Geriatr. Soc.* 1992;40:1123-28. [9] Lipsitz L.A., Wei J.Y., Rowe J.W. – Syncope in an elderly, institutionalized population : prevalence, incidence and associated risk. *Q. J. Med.* 1985;55:45-55. [10] Piot O., Guize L. – Troubles du rythme du sujet âgé. Dans : Dubois-Randé J.L., Montagne O., Lejonc J.L. *Le cœur du sujet âgé.* APNET, 1996:211-31.

[11] Shaw F.E., Kenny R.A. – The overlap between syncope and falls in the elderly. *Postgrad Med. J.* 1997;73:635-9. [12] Ward C., Kenny R.A. – Reproducibility of orthostatic hypotension in symptomatic elderly. *Am. J. Med.* 1996;100:418-22.

CHUTES ET MÉDICAMENTS CHEZ LE SUJET ÂGÉ

C. JEANDEL[1]

De par leur fréquence, leur potentielle gravité et les coûts médicaux et sociaux qu'elles engendrent, les chutes représentent chez le sujet âgé un problème de santé publique majeur [3]. Face à ce problème, la priorité doit être orientée vers la prévention primaire qui repose sur l'identification des facteurs et des sujets à risque de chute et vers les stratégies de prévention secondaire qui s'appuient sur l'établissement d'un diagnostic étiologique précis. Si plus de 50 travaux épidémiologiques, la plupart entrepris avant 1988, ont conclu à la responsabilité de différents médicaments dans la survenue de chutes, accompagnées ou non de fracture, seules quelques études ont contrôlé les différents facteurs de confusion. Nous rapporterons dans une première partie quelques données permettant de mieux apprécier l'amplitude du problème, puis dresserons une liste des principaux facteurs de confusion devant être pris en compte lors de l'analyse méthodologique des travaux publiés avant d'analyser

1. Service de Médecine B, CHU de Brabois, 54500 Vandœuvre-Les-Nancy, France.

dans une troisième partie la littérature relative à l'association entre chutes (accompagnées ou non de fractures) et médicaments.

ÉPIDÉMIOLOGIE ET CONSÉQUENCES DES CHUTES

Plus d'un tiers des sujets de plus 65 ans vivant à domicile sont victimes d'une ou plusieurs chutes par an [101]. Bien que ces chiffres soient probablement sous-estimés par les enquêtes reposant sur le seul interrogatoire [18], l'incidence annuelle des chutes (tenant compte de leur caractère volontiers récidivant) est estimée de 680 à 800 pour 1 000 sujets. L'incidence annuelle des chutes dans les institutions gériatriques est 1,5 à 2 fois supérieure à celle observée à domicile [30, 31,76, 96]. La récidive est fréquente puisque près de 50 % des chuteurs tombent au moins 2 fois par an [5, 9, 27, 74, 97, 91]

Dans 5 à 10 % des cas, la chute se complique d'un traumatisme sévère (fracture du col du fémur, luxations, entorses, hématomes et plaies profondes nécessitant des soins médicaux) [17, 30, 27, 68, 69, 97, 98]. Ce dernier est à l'origine d'une hospitalisation chez 80 pour 1 000 sujets de plus de 65 ans par an. La gravité de la chute augmente avec l'âge et s'avère plus élevée chez la femme [84]. Les fractures, dont 10 % concernent le col du fémur, représentent 40 % des complications traumatiques. Dans un service d'urgences, la chute représente jusqu'à 30 % des motifs de consultation après 65 ans [26] et conduit à une hospitalisation dans 40 % des cas [80, 82, 100].

Dans les suites d'une première chute, 50 % des sujets présentent l'appréhension d'une nouvelle chute et 26 % des sujets réduisent leur activité durant l'année de suivi [97]. Ces manifestations auxquelles peuvent être associées une perte de l'estime du soi, des manifestations dépressives et/ou anxieuses et l'exacerbation de troubles névrotiques antérieurs sont réunies sous le terme de « post-fall syndrome » de Murphy [40, 63] et sont susceptibles, en l'absence de rééducation précoce et adaptée, d'engendrer un confinement progressif et une désocialisation. Ainsi, si le pronostic immédiat de la chute dépend de ses conséquences traumatiques (en particulier fracturaires), la régression psychomotrice qui peut en résulter aggrave le pronostic à plus long terme, majorant les risques d'hospitalisation et d'institutionnalisation.

Selon l'INSERM, les décès résultant de la chute s'élèvent en France à plus de 13 000 par an dont 90 % concernent des personnes de plus de 65 ans. La chute représente un facteur de surmortalité hospitalière puisque 25 % des chuteurs décèdent dans l'année contre 6 % des non chuteurs [100].

FACTEURS DE RISQUE DE CHUTE ET DE FRACTURES

Depuis le milieu des années 80, plusieurs équipes, dirigées en particulier par Tinetti à New Haven (Connecticut) [97], par Nevitt à San Francisco [98], et Campbell en Nouvelle Zélande [10] ont étudié les facteurs de risque de chute chez le sujet âgé. La chute résulte le plus souvent de l'action combinée des effets du vieillissement intrinsèque (en particulier des fonctions neuro-musculaires et des organes sensoriels), de facteurs environnementaux et de pathologies (accident vasculaire cérébral, maladie de Parkinson, syndrome démentiel, arthrose...) [2, 48, 62, 68] et/ou de médicaments affectant la fonction d'équilibre [22, 97].

La variabilité des chiffres concernant le risque de chute dans les populations institutionnalisées présentés ci-dessus rend compte de l'hétérogénéité des populations étudiées [44]. Si le risque de chute est plus élevé chez les sujets à l'état général précaire (sujets âgés « fragiles »), 20 % des sujets dits « vigoureux » ont également présenté une chute durant l'année de suivi [88, 99, 104]. L'existence d'une altération des fonctions cognitives et notamment d'un syndrome démentiel majore le risque de chute de près de 40 % [35]. Le risque de chute augmente avec l'âge [68, 105] et est environ deux fois plus élevé chez la femme [10, 12, 23, 57, 68, 74, 82, 94].

Les facteurs de risque de chute grave, c'est-à-dire conduisant à une hospitalisation, sont la perte de connaissance et l'altération des fonctions supérieures [56, 68, 89]. Outre l'ostéoporose qui accroît significativement le risque de fracture [13, 16, 17, 19, 21, 69, 72], de nombreuses études ont démontré le rôle favorisant de la consommation de médicaments dans l'apparition d'une chute avec ou sans fracture.

MÉTHODOLOGIES DES ÉTUDES UTILISÉES

• *Les études longitudinales* (de cohorte), habituellement les plus pertinentes, posent des problèmes méthodologiques car le médicament peut avoir été interrompu quand survient la chute ou d'autres médicaments peuvent lui avoir été associés. Une seule étude a recours à une méthodologie permettant l'appréciation du rôle spécifique d'un médicament dans la survenue d'une chute. Il s'agit d'une étude prospective, randomisée, comparant le taux de chute dans un groupe recevant un anti-hypertenseur par rapport à un groupe contrôle [49].

• *Les études transversales* recensent les médicaments consommés au moment de l'étude et estiment rétrospectivement la fréquence des chutes sur une période donnée (année habituellement). Les résultats dépendent dans ce cas de la fiabilité de l'interrogatoire et de la concordance entre la prescription médicamenteuse au moment de l'étude et au moment de la chute (car la chute elle-même peut être responsable d'une modification de traitement). En outre, ce type d'étude comporte non seulement un biais d'indication (est-ce le traitement ou la pathologie qui indique la prise du médicament qui est responsable de la chute ?) mais aussi un biais de prescription car les médicaments potentiellement inducteurs de chutes peuvent être moins prescrits chez les patients à risque de chute, conduisant à une sous-estimation de leur effet.

• *Les étude cas-témoins* impliquent des sujets victimes de chute durant la période d'étude (cas) et des sujets en étant indemnes pendant la même période (témoins). La prise de médicaments est enregistrée au même moment chez les chuteurs et les non-chuteurs qui leurs sont appariés. Outre le facteur étudié, cette méthode impose la prise en compte de la plupart des facteurs de risque de chute démontrés (possibles facteurs de confusion).

RISQUE DE CHUTE POUR DIFFÉRENTES CLASSES THÉRAPEUTIQUES

Agents psychotropes (tableau I)

Chez les sujets vivant à domicile, on estime que la consommation d'un ou plusieurs psychotropes multiplie par 3 le risque de chute [97]. Dans une étude

TABLEAU I. — ÉTUDES ÉPIDÉMIOLOGIQUES RELATIVES À LA RELATION ENTRE CHUTES ET CONSOMMATION DE PSYCHOTROPES. LES RÉSULTATS DES ÉTUDES CAS-CONTRÔLES (CC) ET TRANSVERSALES (T) SONT EXPRIMÉS EN ODDS RATIO ; LES RÉSULTATS DES ÉTUDES DE COHORTE (CHT) SONT EXPRIMÉS EN RISQUE RELATIF (n = nombre de sujets ; * $p < 0,05$ par rapport aux non consommateurs du médicament ou de la classe médicamenteuse).

Année de publication	*Type d'étude*	*Nombre de sujets*	*Classes médicamenteuses*	*Résultats (a)*
A domicile				
Prudham, 1981 [74]	T	2 793	Antidépresseurs	1,1
			Hypnoptiques	1,2
			Neuroleptiques	1,5*
Perry, 1982 [73]	Cht	64	tous psychotropes confondus	1,9
Blake, 1988 [5]	T	1 042	Antidépresseurs	1,7
			Hypnotiques	1,3
			Neuroleptiques	1,3
Tinetti, 1988 [97]	Cht	336	Tous psychotropes confondus	3,1*
Campbell, 1989 [10]	Cht	761	Tous psychotropes confondus	2,2*
			Hypnotiques	1,9*
Nevitt, 1989 [68]	Cht	325	Tous psychotropes confondus	1,5*
Wickham, 1989 [103]	T	983	Hypnotiques	1,9*
Cumming, 1991 [15]	T	1 358	Antidépresseurs	2,0
			Benzodiazépines	1,5
			Neuroleptiques	2,3
Hale, 1992 [32]	Cht	102	Tous psychotropes confondus	1,5
Svenson, 1992 [91]	T	731	Antidépresseurs	3,9*
			Hypnotiques	1,3
O'Loughlin, 1993 [71]	Cht	409	Tous psychotropes confondus	1,1
Lord, 1994 [49]	T	1 762	Tous psychotropes confondus	1,6*
Studenski, 1994 [90]	Cht	159	Antidépresseurs	1,6
			Benzodiazépines	0,6
			Hypnotiques	1,0
Lord, 1995 [51]	Cht	414	Antidépresseurs	1,9
			Benzodiazépines	1,7
			Neuroleptiques	2,6
Luukinen, 1995 [52]	Cht	788	Tous psychotropes confondus	2,1*
			Antidépresseurs	3,2*
Sheahan, 1995 [81]	T	1 028	Tous psychotropes confondus	1,2*
Ebly, 1997 [24]	Cht		Benzodiazépines	1,6*
			Antidépresseurs	1,2*
Mustard, 1997 [64]	Cht	1 560	Neuroleptiques	1,31*
			Benzodiazépines	1,35*

TABLEAU I. — suite.

Année de publication	*Type d'étude*	*Nombre de sujets*	*Classes médicamenteuses*	*Résultats (a)*
En service de soins aigus				
Janken, 1986 [35]	CC	631	Hypnotiques	1,3
Salgado, 1994 [79]	CC	88	Tous psychotropes confondus	3,6*
Gales, 1995 [28]	CC	200	Tous psychotropes confondus	1,8
			Antidépresseurs	2,1*
			Benzodiazépines	2,7*
			Neuroleptiques	1,0
Mendelson, 1996 [59]	Cht		Tous psychotropes confondus	2,7
En soins de suite et de rééducation				
Sorock, 1983 [86]	CC	512	Hypnotiques	1,6
			Neuroleptiques	3,4*
Mayo, 1989 [55]	CC	402	Antidépresseurs	2,1*
			Hypnotiques	2,5*
Mion, 1989 [61]	Cht	143	Hypnotiques	0,3*
			Neuroleptiques	4,4*
			Sédatifs	3,2*
Byers, 1990 [8]	CC	313	Hypnotiques	3,0*
En hôpital de psycho-gériatrie				
Spar, 1989 [87]	CC	115	Antidépresseurs	1,5*
			Neuroleptiques	0,3*
En hébergement				
Lord, 1991 [48]	Cht	95	Tous psychotropes confondus	1,6
Maki, 1994 [54]	Cht	1005	Antidépresseurs	8,3*
			Hypnotiques	1,1
En institution				
Sobel, 1983 [85]	CC	75	Tous psychotropes confondus	2,0*
			Antidépresseurs	1,4
			Hypnotiques	2,3*
			Neuroleptiques	1,1
Wells, 1985 [102]	CC	77	Antidépresseurs	1,4
			Benzodiazépines	6,0
			Hypnotiques	1,9
			Neuroleptiques	1,1
Tinetti, 1986 [94]	Cht	79	Tous psychotropes confondus	5,0*
Kerman, 1990 [41]	CC	147	Antidépresseurs	1,9
			Hypnotiques	1,5*
			Neuroleptiques	1,1
Lipsitz, 1991 [43]	CC	136	Antidépresseurs	5,6*
			Hypnotiques	2,0
			Neuroleptiques	2,5

TABLEAU I. suite.

Année de publication	*Type d'étude*	*Nombre de sujets*	*Classes médicamenteuses*	*Résultats (a)*
Myers, 1991 [65]	CC	184	Antidépresseurs	2,4*
			Hypnotiques	2,9*
Jantti, 1993 [36]	CC	301	Antidépresseurs	1,0
			Hypnotiques	1,1
			Neuroleptiques	1,2
			Neuroleptiques	1,7
Aronow, 1993 [1]	Cht	488	Antidépresseurs	1,7*
			Benzodiazépines	1,4
			Neuroleptiques	1,3
Yip, 1994 [107]	CC	126	Tous psychotropes confondus	1,7
			Antidépresseurs	1,1
			Hypnotiques	0,8
			Neuroleptiques	4,4*
Luukinen, 1995 [53]	Cht	93	Antidépresseurs	1,5*
			Hypnotiques	0,9
Thapa, 1995 [92]	Cht	282	Tous psychotropes confondus	1,7*
			Antidépresseurs	2,0
			Benzodiazépines	1,7
			Neuroleptiques	1,5
Thapa, 1996 [93]	CC	100	Tous psychotropes confondus	2,49*

récente, réalisée chez 147 sujets âgés de 60 ans ou plus hospitalisés pour une chute et 195 sujets témoins (hospitalisés pour un autre motif), nous avons observé un risque (odds ratio) multiplié par 2 chez les consommateurs de psychotropes [6]. Ces chiffres semblent peu différents chez les sujets institutionnalisés [95]. Dans ces différentes études, le risque demeure élevé même après contrôle des différents facteurs de confusion. Le risque de fracture est de la même manière accru en institution [75]. L'augmentation du risque de chute induit par les psychotropes semble davantage lié aux altérations posturales qu'ils déterminent qu'à l'apparition d'une hypotension orthostatique [47, 50].

Antidépresseurs

La consommation d'antidépresseurs, en particulier d'antidépresseurs inhibant sélectivement la recapture de la sérotonine, majore significativement le risque de chutes (odds ratio entre 2 et 6) [43, 77]. Nous trouvons dans notre étude un risque de chute grave multiplié par 2 chez les consommateurs d'antidépresseurs quel qu'en soit le type. La consommation d'antidépresseurs tricycliques (odds ratio 2,2) ou d'inhibiteurs sélectifs de la recapture de la sérotonine (odds ratio 2,4) s'accompagne dans des proportions comparables d'un risque accru de fracture du fémur, notamment après 3 mois de prescription [75, 46]. Le risque accru de chute et de fracture semble davantage lié à l'inhibition psychomotrice qu'à une hypotension orthostatique [45].

Hypnotiques et anxiolytiques

Les études relatives aux hypnotiques et anxiolytiques sont le plus souvent difficiles à interpréter car seules les plus récentes différencient le risque en fonction de la classe thérapeutique, de l'indication (anxiolytique ou hypnotique), et la demi-vie des molécules. Les benzodiazépines ont fait l'objet du plus grand nombre d'études. La plupart d'entre elles majorent le risque de chute avec fracture [106]. Une seule étude a mis en évidence une corrélation entre le risque de chute et la concentration sérique en benzodiazépine [78]. Certaines études a montré un risque accru de chute chez les consommateurs de benzodiazépines à longue demi-vie mais cette notion est controversée [28, 52, 53, 107]. De la même manière, certains auteurs ont observé un risque plus important de fracture chez les consommateurs de benzodiazépines à longue demi-vie, ce qui est contesté par une étude plus récente [14]. Dans notre étude, le risque de chute est plus élevé chez les consommateurs de benzodiazépines à visée anxiolytique et à demi-vie courte. Ces résultats discordants suggèrent que les différences interindividuelles du métabolisme des benzodiazépines d'une part, la posologie [28, 33] et l'ancienneté du traitement (le risque de chute est important dans les 15 premiers jours) [67] d'autre part, de même que les interactions avec d'autres médicaments ou toxiques (alcool par exemple) [81] modifient davantage le risque de chute que le type de molécule utilisée.

Antipsychotiques

Les antipsychotiques favorisent la survenue d'une chute tant en institution [61, 70, 86, 107] qu'à domicile [74]. Cependant, une étude a observé une diminution du risque de chute chez les consommateurs de neuroleptiques par rapport à un groupe témoin, suggérant qu'un risque accru de chute ne surviendrait sous neuroleptiques qu'en cas de prescription inadéquate [87]. Les chutes induites par les neuroleptiques sont polyfactorielles, résultant de leurs effets anticholinergiques, sédatifs, visuels (cataractes induite par les phénothiazines) et posturaux (effet extrapyramidal).

Médicaments cardio-vasculaires (tableau II)

La littérature est moins abondante pour cette classe thérapeutique que pour les psychotropes et les études différencient rarement les antihypertenseurs des autres thérapeutiques cardiologiques (antiarythmiques en particulier).

Antihypertenseurs non diurétiques

Plus que de la consommation de l'antihypertenseur lui-même [49, 102], le risque de chute résulte de l'hypotension orthostatique qu'il peut induire [10]. Cette notion est confortée par l'observation d'une proportion identique de chutes chez les sujets sous antihypertenseurs et sous placebo bénéficiant d'une surveillance médicale optimale [20]. Notre étude ainsi que deux autres plus anciennes ont même observé un risque moindre de chute sous antihypertenseurs [64, 71], suggérant que, comme pour les neuroleptiques, les médicaments à visée cardio-vasculaire n'accroissent le risque de chute qu'en cas de mauvaise indication ou de surveillance insuffisante. Il convient enfin de différencier l'hypotension orthostatique asymptomatique définie comme une diminution de la pression artérielle systolique et/ou diastolique en position verticale qui ne semble pas s'accompagner d'un risque accru de chute, de la sensation

TABLEAU II. — ÉTUDES ÉPIDÉMIOLOGIQUES RELATIVES À LA RELATION ENTRE CHUTES ET CONSOMMATION DE MÉDICAMENTS À TROPISME CARDIO-VASCULAIRE. LES RÉSULTATS DES ÉTUDES CAS-CONTRÔLES (CC) ET TRANSVERSALES (T) SONT EXPRIMÉS EN ODDS RATIO ; LES RÉSULTATS DES ÉTUDES DE COHORTE (CHT) SONT EXPRIMÉS EN RISQUE RELATIF (n = nombre de sujets ; * $p < 0,05$ par rapport aux non consommateurs du médicament ou de la classe médicamenteuse).

Année de publication	*Type d'étude*	*Nombre de sujets*	*Classes médicamenteuses*	*Résultats (a)*
A domicile				
Prudham, 1981 [74]	T	2 793	Antihypertenseurs	0,9
			Diurétiques	1,3
			Tropisme cardiaque	0,8
Perry, 1982 [73]	Cht	64	Antihypertenseurs	0,9
Blake, 1988 [5]	T	1 042	Antihypertenseurs	1,1
			Diurétiques	1,1
Cumming, 1991 [15]	T	1 358	Antihypertenseurs	1,0
			Digoxine	1,4
			Diurétiques	2,2*
			Vasodilatateurs	1,7*
Svenson, 1992 [91]	T	731	Digoxine	1,2
			Diurétiques	1,0
			Vasodilatateurs	1,4
Cauley, 1993 [11]	Cht	9 704	Diurétiques thiazidiques	1,1
			Autres diurétiques	1,1
O'Loughlin, 1993 [71]	Cht	409	Antihypertenseurs	1,0
Lord, 1994 [49]	T	1 762	Antihypertenseurs	1,5*
Lord, 1995 [50]	Cht	414	Antihypertenseurs	1,4
Luukinen, 1995 [52]	Cht	788	Digoxine	1,5*
			Diurétiques	1,4
			Vasodilatateurs	1,4
Mustard, 1997 [64]	Cht	1 560	Inotropes	0,69*
En service de soins aigus				
Gales, 1995 [28]	CC	200	Digoxine	1,9*
			Diurétiques	0,8*
En soins de suite et de rééducation				
Sorock, 1983 [86]	CC	512	Antihypertenseurs	0,9
			Diurétiques	1,4
Mayo, 1989 [55]	CC	402	Cardiotropes	1,6
			Diurétiques	1,3
Byers, 1990 [8]	CC	313	Cardiotropes	1,8*
En hébergement				
Maki, 1994 [54]	Cht	1005	Antihypertenseurs	0,6
			Diurétiques	1,1

TABLEAU II. — suite.

Année de publication	*Type d'étude*	*Nombre de sujets*	*Classes médicamenteuses*	*Résultats (a)*
En institution				
Sobel, 1983 [85]	CC	75	Antihypertenseurs	1,0
			Diurétiques	4,7*
Wells, 1985 [102]	CC	77	Antihypertenseurs	3,9*
			Digoxine	1,9
		147	Diurétiques	2,1
			Vasodilatateurs	0,9
Kerman, 1990 [41]	CC	147	Antihypertenseurs	2,0
			Cardiotropes	2,6*
			Diurétiques	0,6
			Vasodilatateurs	1,1
Myers, 1991 [65]	CC	184	Antihypertenseurs	1,4
			Cardiotropes	1,2
			Diurétiques	1,0
Jantti, 1993 [36]	CC	301	Diurétiques	0,8
Yip, 1994 [107]	CC	126	Antihypertenseurs	1,4
			Cardiotropes	0,9
			Diurétiques	1,0
			Vasodilatateurs	1,6
Luukinen, 1995 [53]	Cht	93	Digoxine	1,2
			Diurétiques	1,1
			Vasodilatateurs	1,4

vertigineuse à la verticalisation (en particulier postprandiale) [1] qui doit être considérée comme l'un des facteurs de risque les plus importants de chute [25].

Diurétiques

Si la consommation de diurétiques ne semble pas s'accompagner d'un risque accru de chutes [11], les thiazidiques pourraient diminuer les risques de fracture du col du fémur [38] en freinant la perte osseuse par leurs effets réducteurs de l'excrétion urinaire de calcium [60].

Autres classes médicamenteuses

Les digitaliques [28, 42, 49, 102] et les vasodilatateurs (dont les dérivés nitrés et les inhibiteurs calciques), seraient responsables d'un risque accru de chutes en raison d'une mauvaise adaptation tensionnelle posturale (hypotension brutale et absence de tachycardie compensatrice) [15, 42, 39].

Analgésiques et anti-inflammatoires non stéroïdiens (tableau III)

L'augmentation du risque de chute après prise d'analgésiques [15, 43] ou d'anti-inflammatoires non-stéroïdiens [65] pourrait résulter de leur action sur le système nerveux central [34] ou de la présence de facteurs de confusion tels que la présence d'une arthrose ou d'une polyarthrite rhumatoïde. Les anti-inflammatoires non-

TABLEAU III. — ÉTUDES ÉPIDÉMIOLOGIQUES RELATIVES À LA RELATION ENTRE CHUTES ET CONSOMMATION D'ANALGÉSIQUES ET D'ANTI-INFLAMMATOIRES NON STÉROÏDIENS. LES RÉSULTATS DES ÉTUDES CAS-CONTRÔLES (CC) ET TRANSVERSALES (T) SONT EXPRIMÉS EN ODDS RATIO ; LES RÉSULTATS DES ÉTUDES DE COHORTE (CHT) SONT EXPRIMÉS EN RISQUE RELATIF. (n = nombre de sujets ; * p < 0,05 par rapport aux non consommateurs du médicament ou de la classe médicamenteuse).

Année de publication	*Type d'étude*	*Nombre de sujets*	*Classes médicamenteuses*	*Résultats (a)*
A domicile				
Campbell, 1989 [10]	Cht	761	Analgésiques	1,7
Cumming, 1991 [15]	T	1 358	Analgésiques	1,6*
O'Loughlin, 1993 [71]	Cht	409	Analgésiques	1,9
		AINS	1,3	
Lord, 1995 [51]	Cht	414	Analgésiques	1,3
			AINS	1,1
Luukinen, 1995 [52]	Cht	788	Analgésiques	1,2
En service de soins aigus				
Gales, 1995 [28]	CC	200	Morphiniques	1,0
En soins de suite et de rééducation				
Sorock, 1983 [86]	CC	512	Morphiniques	0,8
			Autres analgésiques	1,1
En hébergement				
Maki, 1994 [54]	Cht	100	Analgésiques	1,2
En institution				
Kerman, 1990 [41]	CC	147	AINS	1,6
Lipsitz, 1991 [43]	CC	136	Analgésiques	2,5*
			AINS	1,4
Myers, 1991 [65]	CC	184	Analgésiques	0,5
			AINS	2,4*
			Morphiniques	0,7
Yip, 1994 [107]	CC	126	Analgésiques	1,8
			AINS	1,8

stéroïdiens et en particulier l'aspirine pourraient accroître la densité minérale osseuse fémorale, expliquant que favorisant les chutes, ils ne soient pas associés à un risque accru de fracture fémorale [4]. L'association entre chute et prise de morphiniques reste controversée [28, 83, 86].

Les psychotropes, prescrits chez 20 % des sujets à domicile [14] et chez 50 % des sujets vivant en institution [7] sont responsables d'environ une chute sur 3 en institution et d'une chute sur 5 à domicile. Le risque respectif des inhibiteurs sélectifs de la recapture de la sérotonine et des anti-dépresseurs tricycliques reste l'objet de controverse, de même que le risque respectif des benzodiazépines à courte ou longue demi-vie et à visée anxiolytique ou hypnotique. Si les autres classes thérapeutiques, telles que les antihypertenseurs et les analgésiques, ne semblent être responsables d'un risque accru de chute qu'en cas de prescription ou de surveillance inadaptée, la polymédication très fréquente chez le sujet âgé de par les interactions qu'elle entraîne, augmente nettement le risque de chute [6, 15, 41, 43, 52, 65, 91, 102]. A la lumière des ces études, il convient d'insister auprès des médecins sur les facteurs de risque de chute chez le sujet âgé, et tout particulièrement celui induit par les psychotropes [37, 58, 66].

SUMMARY

Falls and drugs in elderly people. – Falls represent a major health problem among the elderly. The most serious consequences are fractures, particularly hip fractures. The scientific literature on the link between medications and falls and fractures suggests that psychotropic medications used in about 50 % of residents of nursing homes and in 20 % in the community cause about 30 % of falls in nursing homes and 20 % of falls in the community. The relative effect of selective serotonine reuptake inhibitors and tricyclic antidepressants and the relative effect of short/long acting or sedative/hypnotic benzodiazepines are not well established. Appropriate use of cardiovascular medications and analgesics do not increase the risk of falls.

These data reinforce the concept that reducing the use of psychotrops, especially benzodiazepines, is probably one the most effective means of reducing serious falls in older people.

RÉFÉRENCES

[1] Aronow W.S., Ahn C. – Association of postprandial hypotension with incidence of falls, syncope, coronary events, stroke, and total mortality at 29-month follow-up in 499 older nursing home residents. *J. Am. Geriatr. Soc.* 1997;45:1051-3. [2] Ausman J.I., Shrontz C.E., Pearce J.E., Diaz F.G., Crecelius J.L. – Vertebrobasilar insufficiency. A review. *Arch. Neurol.* 1985;42:803-8. [3] Barclay A.M. – Falls in the elderly : is prevention possible ? *Postg. Med.* 1988;83:241-4. [4] Bauer D.C., Orwoll E.S., Fox K.M. *et al.* – Aspirin and NSAID use in older women : effect on bone mineral density and fracture risk. *J. Bone Miner. Res.* 1996;11:29-35. [5] Blake A.J., Morgan K., Bendall M.J. *et al.* – Falls by elderly people at home : prevalence and associated factors. *Age Ageing* 1988;17:365-72. [6] Blain H., Hanesse B., Schiff D., Bellou A., Blain A., Lambert H., Jeandel C. – The use of benzodiazepines and its correlation with falling. In : Elderly people living in the community. *J. Am. Geriatr. Soc.* 1998 soumis. [7] Buck J.A. – Psychotropic drug practice in nursing homes. *J. Am. Geriatr. Soc.* 1988;36:409-18. [8] Byers V., Arrington M.E., Finstuen K. – Predictive risk factors associated with stroke patient falls in acute care settings. *J. Neurosci. Nursing.* 1990;22:147-54 [9] Campbell A., Reinken J., Allan B., Martinez GS. – Falls in older old age : a study of frequency and related factors. *Age Ageing* 1981;10:264-70 [10] Campbell A., Borrie M.J., Spears G.F. – Risk factors for falls in a community-based prospective study of people 70 years and older. *J. Gerontol.* 1989, 44:M112-7.

[11] Cauley J.A., Cummings S.R., Seeley D.G. *et al.* – Effects of thiazide diuretics therapy on bone mass, fractures, and falls. *Ann. Intern. Med.* 1993;118:666-73. [12] Cook P.J., Exton Smith A.N., Brockhehurst J.C., Lempert-Barber S.M. – Fractured femurs, falls and bone disorders. *J. Roy. Coll. Phys.* (London) 1982;16:45-9. [13] Cooper G.S., Umbach D.M. – Are vitamin D receptor polymorphism associated with bone mineral density ? A meta-analysis. *J. Bone Miner. Res.* 1996;11:1841-9. [14] Cumming R.G., Klineberg R.J. – Psychotropics, thiazide diuretics and hip fractures in the elderly. *Med. J. Austr.* 1993;158:414-7. [15] Cumming R.G., Miller J.P., Kelsey J.L. *et al.* – Medications and multiple falls in elderly people : the St Louis OASIS study. *Age Ageing* 1991;20:455-61. [16] Cumming R.G., Nevitt M.C., Cummings S.R. – Epidemiology of hip fractures. Epidemiol Rev. In press. [17] Cummings S.M., Kelsey J.L., Nevitt M.C., O'Dowd K.J. – Epidemiology of osteoporosis and osteoporotic fractures. *Epidem. Rev.* 1985;7:178-208 [18] Cummings S.M., Nevitt M.C., Kidd S. – Forgetting falls : the limited recall of falls in the elderly. *J. Am. Geriatr. Soc.* 1988;36:613-6 [19] Cummings S.M., Nevitt M.C., Browner W.S. *et al.* – Risk factors for hip fracture in white women. *N. Engl. J. Med.* 1995;332:767-73. [20] Curb J.D., Applegate W.B., Vogt T.M. *et al.* – Antihypertensive therapy and falls and fractures in the Systoloic Hypertension in the Elderly Program (Abstract). *J. Am. Geriatr. Soc.* 1993;41:Suppl SA15.

[21] Dargent-Molina P., Favier F., Grandjean H. *et al.* – Fall-related factors and risk of hip fracture : the EPIDOS prospective study. *Lancet* 1996;348:145-9. [22] Dey A.B., Stout N.R., Kenny R.A. – Cardiovascular syncope is the most common cause of drop attacks in the elderly. *Pacing. Clin. Electrophysiol.* 1997;20:818-9. [23] Drooler H. – Falls among elderly people living at home. *Geriatrics* 1955;10:239-44. [24] Ebly E.M., Hogan D.B., Fung T.S. – Potential adverse outcomes of psychotropic and narcotic drug use in Canadian seniors. *J. Clin. Epidemiol.* 1997;50:857-63. [25] Ensrud K.E., Nevitt M.C., Yunis C. *et al.* – Postural hypotension and postural dizziness in elderly women. *Arch. Intern. Med.* 1992;152:1058-64. [26] Ferry BC. – Falls among the elderly. A review of the methods. *J. Am. Geriatr. Soc.* 1982;30:367-71. [27] Fife D., Barancik J.I., Chatterjee M.S. – Northeastern Ohio Trauma Study : II : injury rates by age, sex and cause. *Am. J. Public. Health* 1984;74:473-8. [28] Gales B.J., Menard S.M. – Relationship between the administration of selected medications and falls in hospitalized elderly patients. *Ann. Pharmacother.* 1995;29:354-8. [29] Groupe de travail de l'OMS. – Les chutes chez la personne âgée. Épidémiologie, étiopathogénèse, prévention. In : *L'Année Gérontologique,* Serdi Éd. Paris, 1989:15-31. [30] Gryfe C., Amies A., Ashley M. – A longitudinal study of falls in an elderly population : I : incidence and morbidity. *Age Ageing* 1977;6:201-10.

[31] Gryfe C.I., Amies A., Ashley M.J. – A longitudinal study of falls in an elderly population. II : some circumstances of falling. *Age Ageing* 1977;6:211-20. [32] Hale W.A., Delancy M.J., McGaghie W.C. – Characteristics and predictors of falls in elderly patients. *J. Fam. Pract.* 1992;34:577-81. [33] Herings R.M., Stricker B.H., De Boer A., Bakker A., Sturmans F. – Benzodiazepines and the risk of falling leading to femur fractures. Dosage more important than elimination half-life. *Arch. Intern. Med.* 1995;155:1801-7. [34] Hoppmann R.A., Peden J.G., Ober S.K. – Central nervous system side effects of nonsteroidal anti-inflammatory drugs. *Arch. Intern. Med.* 1991;151:1309-13. [35] Janken J.K., Reynolds B.A., Swiech K. – Patient falls in the acute care setting; identifying risk factors. *Nursin.g Res.* 1986;35:215-9. [36] Jantti P.O., Pyykko V.I., Hervonen A.L.J. – Falls among elderly nursing home residents. *Public. Health* 1993;107:89-96. [37] Jeandel C., Blain H., Jouanny P. – Les chutes chez le sujet âgé. Diagnostics difficiles en médecine interne. Rousset H. et Vial-Durand D. Édition Maloine. A paraître. [38] Jones G., Nguyen T., Sambrook P.N. *et al.* – Thiazide diuretics and fractures : can meta-analysis help ? *J. Bone Miner. Res.* 1995;10:106-11. [39] Jonsson P.V., Lipsitz L.A., Kelley M. *et al.* – Hypotensive responses to common daily activities in institutionalised elderly. *Arch. Intern. Med.* 1990;150:1518-24. [40] Kellog International Work Group on the Prevention of Falls in the Elderly. The prevention of falls in later life. *Danisch. Med. Bull.* 1987 (suppl. 4), 34.

[41] Kerman M., Mulvihill M. – The role of medication in falls among the elderly in a long-term care facility. *Mt. Sinai. J. Med.* 1990;57:343-7. [42] Koski K., Luukinen H., Laippala *et al.* – Physiological factors and medications as predictors of injurious falls by elderly people : a retrospective population-based study. *Age Ageing* 1996;25:29-38. [43] Lipsitz L.A., Jonsson P.V., Kelley M.M. *et al.* – Causes and correlates of recurrent falls in ambulatory frail elderly. *J. Gerontol.* 1991;46:M114-22. [44] Lipsitz L.A., Goldberger A.L. – Loss of « complexity » and aging : potential applications of fractals and chaos theory to senescence. *JAMA* 1992;267:1806-9. [45] Liu B.A., Topper A.K., Reeves R.A., Gryfe C., Maki B.E. – Falls among older people : relationship to medication use and orthostatic hypotension. *J. Am. Geriatr. Soc.* 1995;43:1141-5. [46] Liu B., Anderson G., Mittmann N., To T., Axcell T., Shear N. – Use of selective serotonin-reuptake inhibitors of tricyclic antidepressants and risk of hip fractures in elderly people. *Lancet* 1998;351:1303-7. [47] Lord S.R., Anstey K.J., Williams P. *et al.* – Medications and multiple falls in elderly people : the St Louis OASIS study. *Age Ageing* 1991;20:455-61. [48] Lord S.R., Clark R.D., Webster I.W. – Physiological factors associated with falls in an elderly population. *J. Am. Geriatr. Soc.* 1991;39:1194-200. [49] Lord S.R., Sambrook P.N., Gilbert C. *et al.* – Postural stability, falls and fractures in the elderly : results from the Bubbo Osteoporosis Epidemiology study. *Med. J. Aust.* 1994;160:684-91. [50] Lord S.R., Anstey K.J., Williams P. *et al.* – Psychoactive medication use, sensori-motor function and falls in older women. *Br. J. Clin. Pharm.* 1995;39:227-34.

[51] Lord S.R., Anstey K.J., Williams P. *et al.* – Psychoactive medication, alcohol use, and falls among older adults. *J. Behav. Med.* 1995;18:127-40. [52] Luukinen H., Koski K., Laippala P. *et al.* – Predictors of recurrent falls among the home-dwelling elderly. *Scand. J. Prim. Health Care* 1995;13:294-9. [53] Luukinen H., Koski K., Laippala P. *et al.* – Risk factors for recurrent falls in the elderly in long-term institutional care. *Public. Health* 1995;109:57-65. [54] Maki B.E., Holliday P.J., Topper A.K. – Prospective study of postural balance and risk of falling in an ambulatory and independent elderly population. *J. Gerontol.* 1994;49:M72-84. [55] Mayo N.E., Hornber-Bitensky N., Becker R. *et al.* – Predicting falls among patients in a rehabilitation hospital. *Am. J. Phys. Med. Rehabil.* 1989;68:139-46. [56] Melton L.J. III, Riggs B.L. – Risk factors for injury after a fall. *Clin.*

Geriatr. Med. 1985;1:525-30. [57] Melton L.J. III, Cummings S.R. – Heterogeneity of age-related fractures : implications for epidemiology. *Bone Min.* 1987;2:321-31. [58] Mendelson W.B. The use of sedative/hypnotic medication and its correlation with falling down in the hospital. *Sleep* 1996;19:698-701. [59] Mendelson W.B., Thompson C., Franko T. – Adverse reactions to sedative/hypnotics : three years experience. *Sleep* 1996;19:702-6. [60] Middler S., Pak C.Y., Murad F. *et al.* – Thiazide diuretics and calcium metabolism. *Metabolism* 1973;22:139-46.
[61] Mion L.C., Gregor S., Buettner M. *et al.* – Falls in the rehabilitation setting : incidence and characteristics. *Rehab. Nursing.* 1989;14:17-22. [62] Morris J.C., Rubin E.H., Morris E.J. *et al.* – Senile dementia of the Alzheimer's type : an important risk factor for serious falls. *J. Gerontol.* 1987;42:412-7. [63] Murphy J., Isaacs B. – The post-fall syndrome. *Gerontology* 1980;28:265-70. [64] Mustard C.A., Mayer T. – Case-control study of exposure to medication and the risk of injurious falls requiring hospitalization among nursing home residents. *Am. J. Epidemiol.* 1997;145:738-45. [65] Myers A.H., Baker S.P., Van Natta M.L. *et al.* – Risk factors associated with falls and injuries among elderly institutionalized persons. *Am. J. Epidemiol.* 1991;133:1179-90. [66] Neutel C.I., Face D., Maxwell C.J. – The benzodiazepine treadmill. Does one prescription lead to more ? *Pharmacoepidemiology and drug safety* 1996;5:39-42. [67] Neutel C.I., Hirdes J.P., Maxwell C.J., Patten S.B. – New evidence on benzodiazepine use and falls : the time factor. *Age Ageing* 1996;25:273-8. [68] Nevitt M.C., Cummings S.R., Kidd S., Black D. – Risk factors for recurrent non syncopal falls : a prospective study. *JAMA* 1989;261:2663-8. [69] Nevitt M.C., Cummings S.R., Hudes E.S. – Risk factors for injurious falls : a prospective study. *J. Gerontol.* 1991;46:M164-70. [70] Nygaard H.A. – Falls and psychotropic drug consumption in long-term care residents : is there an obvious association ? *Gerontology* 1998;44:46-50.

[71] O'Loughlin J.L., Robitaillie Y., Boivin J.F. *et al.* – Incidence of and risk factors for falls and injurious falls among the community-dwelling elderly. *Am. J. Epidemiol.* 1993;137:342-54. [72] O'Neill T.W., Marsden D., Adams J.E., Silman A.J. – Risk factors, falls, and fractures of the distal forearm in Manchester. *J. Epidemiol. Res. Health* 1996;50:288-92. [73] Perry B.C. – Falls among elderly living in highrise apartments. *J. Fam. Pract.* 1982;14:1069-73. [74] Prudham D., Evans J. – Factors associated with falls in the elderly : a community study. *Age Ageing* 1981;10:141-6. [75] Ray W.A., Griffin M.R., Schaffner W. *et al.* – Psychotropic use and the risk of hip fracture. *Arch. Intern. Med.* 1991;151:754-6. [76] Rubenstein L.Z., Robbins A.S., Schulman B.L., Rosado J., Osterweil D., Josephson K.R. – Falls and instability in the elderly. *J. Am. Geriatr. Soc.* 1988;36:266-78. [77] Ruthazer R., Lipsitz L.A. – Antidepressants and falls among elderly people in long-term care. *Public. Health* 1993;133:1179-90. [78] Ryynanen O.P., Kivela S.L., Honkanen R. *et al.* – Medications and chronic diseases as risk factors for falling injuries in the elderly. *Scand. J. Soc. Med.* 1993;21:264-71. [79] Salgado R., Lord S.R., Packer J. *et al.* – Factors associated with falling in elderly hospital patients. *Gerontology* 1994;40:325-31. [80] Sattin R.W., Lambert H., De Vito C.A. – The incidence of fall infury events among the elderly in a defined population. *Am. J. Epidemiol.* 1990;131:1028-37.

[81] Sheahan S.L., Coons S.J., Robbins C.A. *et al.*- Psychoactive medication, alcohol use and falls among older adults. *J. Behav. Med.* 1995;18:127-40. [82] Sheldon J.H. – On the natural history of falls in old age. *Br. Med. J.* 1960;2:1685-90. [83] Shorr R.I., Griffin M.R., Daugherty J.R. *et al.* – Opioid analgesics and the risk of hip fracture in the elderly : codeine and propoxyphene. *J. Gerontol.* 1992;47:M111-5. [84] Silverman S.L., Madison R.E. – Decreased incidence of hip fracture in Hispanics, Asians and Blacks. California hospital discharge data. *Am. J. Pub. Health* 1988;78:1482-3. [85] Sobel K.G., McCart G.M. – Drug use and accidental falls in an intermediate care facility. *Drug. Intell. Clin. Pharm.* 1983;17:539-42. [86] Sorock G.S. – A case-control study of falling incidents among the hospitalized elderly. *J. Safety Res.* 1983;14:47-52. [87] Spar J.E., La Rue A., Hewes C. *et al.* – Multivariate prediction of falls in elderly inpatients. *Int. J. Geriatr. Psychiatry* 1987;2:185-8. [88] Speechley M., Tinetti M. – Falls and injuries in frail and vigourous community elderly persons. *J. Am. Geriatr. Soc.* 1991;39:46-56. [89] Stelmach G.E., Worringham C.J. – Sensorimotor deficits related to postural stability : implications for falling in the elderly. *Clin. Geriatr. Med.* 1985;1:679-94. [90] Studenski S., Duncan P.W., Chandler J. *et al.* – Predicting falls : the role of mobility and nonphysical factors. *J. Am. Geriatr. Soc.* 1994;42:297-302.

[91] Svensson M.L., Rundgren A., Landahl S. – Falls in 84- to 85-year-old people living at home. *Accid. Anal. Prev.* 1992;24:527-37. [92] Thapa P.B., Brockman K.G., Gideon P., Fought R.L., Ray W.A. – Injurious falls in nonambulatory nursing home residents : a comparative study of circumstances, incidence, and risk factors. *J. Am. Geriatr. Soc.* 1996;44:273-8. [93] Thapa P.B., Gideon P., Fought R.L. *et al.* – Psychotropic drugs and risk of recurrent falls in ambulatory nursing home residents. *Am. J. Epidemiol.* 1995;142:202-11. [94] Tinetti M.E. – Performance-oriented assessment of mobility problems in the elderly. *J. Am. Geriatr. Soc.* 1986;36:613-6. [95] Tinetti ME, Williams

TF, Mayewski R. – Fall risk index for elderly patients based on number of chronic disabilities. *Am J Med* 1986;80:429-34. [96] Tinetti M.E. – Factors associated with serious injury during falls by ambulatory nursing home residents. *J. Am. Geriatr. Soc.* 1987;35:644-8. [97] Tinetti M.E., Speechley M., Ginter S.F. – Risk factors for falls among elderly persons living in the community. *N. Engl. J. Med.* 1988;319:1701-7. [98] Tinetti M.E, Speechley M. – Prevention of falls among elderly. *N. Engl. J. Med.* 1989;320:1055-9. [99] Tinetti M.E., Claus E., Liu W.L. – Risk factors for fall-related injuries among community elderly : methodological issues. In : *Falls, Balance and Gait Disorders in the Elderly*: B. Vellas, M. Toupet, L. Rubenstein, J.L. Albarede, Y Christen eds, Paris, Elsevier 1992:7-20. [100] Vellas B.J., Garry P.J., Wayne S.L., Baumgartner R.N., Albarede J.L. – A comparative study of falls, gait and balance in elderly persons living in North America (Albuquerque, NM, USA) and Europe (Toulouse, France) : methodology and preliminary results. In : *Falls, Balance and Gait Disorders in the Elderly* : B. Vellas, M. Toupet, L. Rubenstein, J.L. Albarede, Y Christen eds, Paris, Elsevier 1992:93-116.

[101] Vellas B.J., Baumgartner R.N., Romero L.J., Wayne S.J., Garry P.J. – Incidence and consequences of falls in free-living healthy elderly persons. In : *L'année gérontologique (Facts and research in Gerontology)* Serdi eds, Paris 1993;7:217-28. [102] Wells B.G., Middleton B., Lawrence G. *et al.* – Factors associated with the elderly falling in intermediate care facilities. *Drug. Intell. Clin. Pharm.* 1985;19:142-5. [103] Wickham C., Cooper C., Margetts B.M. *et al.* – Muscle strength activity, housing and the risk of falls in elderly people. *Age Ageing* 1989;18:47-51. [104] Wild D., Nayak U.S.L., Isaacs B. – Description, classification and prevention of falls in old people at home. *Rheumatol. Rehabilitation* 1981;20:153-9. [105] Winner S.J., Morgen C.A., Evans J.G. – Perimenopausal risk of falling and incidence of distal foream fracture. *Br. Med. J.* 1989;298:1486-8. [106] Wyzowski D.K., Baum C., Ferguson W.J., Lundin F., Hammaersrom T. – Sedative-hypnotic drugs and the risk of hip fracture. *J. Clin. Epidemiol.* 1996;49:111-3. [107] Yip Y.B., Cumming R.G. – The association between medications and falls in Australian nursing-home residents. *Med. J. Aust.* 1994;160:14-8.

TROUBLES DU COMPORTEMENT ET RISQUE DE CHUTE CHEZ LES PATIENTS DÉMENTS

C. MARTIN-HUNYADI[1], G. KALTENBACH, C. DEMUYNCK-ROEGEL, V. BOUILLERET, M. KIESMANN, D. HEITZ, M.L. SOUAN, M. BERTHEL, F. KUNTZMANN

Les chutes, bien connues chez les personnes âgées, concernent également les déments. Chez le patient âgé ayant un déficit cognitif, les risques de chute sont-ils majorés ? Y a-t-il des troubles de la marche particuliers au cours des démences ? Y a-t-il des comportements qui amènent le sujet dément à prendre plus de risque de chute que les autres personnes âgées ? La prise en charge doit-elle être similaire à celle des sujets non déments ? Enfin, comment peut-on éviter ces situations à risque ?

1. Service de Médecine Interne, Gériatrie, CHRU, Hôpital de la Robertsau, 83 rue Himmerich, 67000 Strasbourg.

RISQUE DE CHUTES ET DÉMENCES VASCULAIRES

La réponse est évidente lorsqu'il s'agit d'un patient atteint de démence vasculaire, car les troubles locomoteurs sont volontiers au premier plan par rapport aux troubles cognitifs. La démarche des états lacunaires, lente à petits pas, pieds collés au sol, avec perte des réactions d'équilibration, souvent associée à des éléments extra-pyramidaux est caractéristique. Il en est de même au cours des démences sous-corticales, comme celles de la maladie de Parkinson ou de Steele-Richardson, où les troubles posturaux sont majeurs bien avant le stade démentiel.

RISQUE DE CHUTE ET DÉMENCE DE TYPE ALZHEIMER

Les patients présentant une maladie d'Alzheimer (MA) ou une démence de type Alzheimer (DTA), avant le stade avancé d'état grabataire, sont déambulants et semblent marcher plutôt vite, aisément, parfois pendant des heures.

Risque de chute augmenté

De nombreux travaux montrent cependant que les risques de chute sont majorés chez ces patients [7, 12]. Elles seraient même plus fréquentes et plus graves que chez les non déments [12]. Les déficits cognitifs sont considérés comme un facteur de risque de chute indépendant [6, 10]. Ainsi, dans un suivi prospectif sur un an de 66 personnes d'âge moyen 85,6 ans, vivant autonomes en foyer-logement, un déficit cognitif avec Mini Mental Test (MMS) inférieur ou égal à 23, est retrouvé significativement comme facteur de risque de chute [6]. Dans une importante cohorte de 1 103 personnes âgées de 72 ans minimum vivant à domicile et suivie pendant plus d'un an, on note 49 % de chuteurs, dont 23 % avec une blessure sérieuse. Parmi les facteurs associés indépendamment du risque de blessure grave par chute, le déficit cognitif est le plus marquant (odd ratio à 2,2) [10]. Les troubles de l'équilibre et de la marche sont donc à dépister précocement chez le dément, mais ces troubles seraient insuffisants à expliquer seuls les chutes en cas de DTA.

Équilibre, marche et DTA

Aux stades débutants de la DTA, les troubles de l'équilibre sont inexistants ou discrets. Parmi les critères de diagnostic clinique NINCDS-ADRDA, « les troubles de la marche au début ou très tôt au cours de la maladie rendent le diagnostic de MA incertain et peu probable ». Dans une série de 95 cas de MA confirmée à l'autopsie, il n'y a aucun cas de trouble de la marche parmi les 36 patients ayant une démence légère ; on note 16 % de marche anormale au stade modéré et 32 % au stade sévère. La marche est donc un critère à prendre en compte pour le diagnostic de MA, et pour en apprécier la sévérité [1]. Parmi les paramètres de la marche se modifiant avec la DTA, la vitesse et la longueur du pas diminuent. Dans un groupe de 97 patients ayant une DTA, suivis pendant deux ans en maison de retraite, le nombre de chutes est significativement plus élevé dans le groupe DTA modérée que dans le groupe DTA légère. La variabilité de la longueur du pas apparaît comme un facteur prédictif de chute [7]. Les troubles de la marche s'aggravent avec le déficit cognitif : la « marche précautionneuse » des stades modérés devient une « marche frontale » aux stades sévères [9]. Outre ces modifications de la marche, la peur de tomber après une première chute est présente chez 32 % des personnes âgées de plus de 60 ans vivant autonomes à domicile et cette peur est significativement associée au statut cognitif [11].

Parler et marcher

L'impossibilité de parler et de marcher en même temps est un facteur de risque de chute dans la population âgée. Camiciolo *et al.* [3] ont déterminé les effets d'une tâche distrayante au cours de la marche chez 23 « jeunes vieux » (72 ans), 20 « vieux vieux » (86 ans) et 15 patients atteints de MA, vivant à domicile. Il s'agissait de réciter des noms féminins puis masculins sur un parcours de 9 mètres avec demi-tour au milieu du parcours. Les auteurs constatent que les patients ayant une MA marchent significativement plus lentement en parlant, alors qu'il n'y a pas de différence entre les « jeunes vieux » et les « vieux vieux ». Certains patients s'arrêtent même de parler pour se retourner, s'arrêtent complètement de marcher pour réciter puis repartent, ou n'arrivent pas à parler à haute voix mais ralentissent considérablement leur marche en exécutant la tâche mentalement. Ainsi une tâche mentale interfère avec une déambulation normale chez les sujets âgés et surtout entraîne un ralentissement disproportionné chez les déments. Il est probablement dangereux de vouloir parler ou interpeller un dément qui marche, car on perturbe une activité déjà fragile [3].

Éviter les obstacles

De même, les réactions devant un obstacle diffèrent chez ces patients. L'enregistrement vidéo de la marche à vitesse confortable chez 17 personnes ayant une DTA et 24 personnes saines du même âge, ainsi que l'enjambement d'obstacles de 25 millimètres et 152 millimètres de hauteur (ce deuxième obstacle correspond à une hauteur moyenne de marche d'escalier) montre que la vitesse de marche est significativement diminuée chez les déments. Ils sont plus lents à l'approche des obstacles et pour les enjamber. Ils butent également plus souvent sur l'obstacle. Ces altérations s'interprètent comme des troubles de la perception, des troubles visuo-praxiques, ou un ralentissement des temps de réaction [2].

Altération quantitative des mouvements

La diminution de vitesse de marche chez le dément s'inscrit dans un tableau plus global de « raréfaction » du mouvement. Ceci est observé au niveau des membres supérieurs. Vingt-cinq déments légers à modérés ont été comparés à 25 sujets sains pour leur vitesse lors d'exercices de tapotement des doigts sur une plaque et d'exercices de pointage en va et vient entre deux points distants de 20 centimètres, avec recueil informatisé. La vitesse de réalisation des épreuves est significativement plus lente chez les déments. De plus, cette bradykinésie est corrélée avec les tests cognitifs qui nécessitent une concentration et de bonnes fonctions exécutives. Aussi, les auteurs suggèrent une relation entre ce ralentissement quantitatif et une atteinte du lobe frontal [9]. Une étude du flux sanguin cérébral régional par tomographie à émission de positons [8] a été réalisé chez 45 déments et 15 témoins. Au stade de DTA légère, les oscillations posturales augmentent avec peu de variation du flux sanguin cérébral. Au stade de DTA modérée, on constate une diminution de la longueur des pas et ces longueurs sont variables, avec diminution du flux cortical frontal. Au stade de DTA sévère, la vitesse de marche diminue et le temps de double appui augmente, associés à une diminution du flux sanguin au niveau des noyaux gris. L'analyse par régression multiple montre une importante corrélation entre le flux sanguin frontal et les troubles de l'équilibre et de la marche [8].

Signes extra-pyramidaux

L'existence de signes extra-pyramidaux au début d'un déclin cognitif doit faire rechercher d'autres étiologies que la DTA. Au cours de l'évolution d'une DTA, ils altèrent l'équilibre postural. Ils peuvent être induits par les neuroleptiques, mais il est parfois difficile de trouver la bonne mesure entre le traitement des troubles du comportement et la préservation de l'autonomie. Récemment, des neuroleptiques mieux tolérés au plan neurologique sont utilisés comme la clozapine (*Léponex*), la rispéridone (*Risperdal*), l'olanzapine (*Zypredax*).

TROUBLES DU COMPORTEMENT ET RISQUE DE CHUTE

Déambulation

La déambulation incessante de certains patients peut-être le principal facteur de risque de chute (car la meilleure prévention de chute, c'est de ne pas marcher !). Outre les modifications de l'équilibre et de la marche décrits ci-dessus, il faut tenir compte de la fatigue occasionnée et souvent l'apparition en fin de journée de troubles posturaux (patient penché sur le côté...).

Apraxies, troubles visuo-praxiques, agnosie et troubles du jugement

Avant le stade d'apraxie de la marche, on observe d'autres troubles praxiques occasionnant des chutes : s'asseoir à côté de la chaise, trébucher dans les pieds de la table en se levant, s'être mal vêtu et risquer de « s'emmêler dans les vêtements », ne pas fermer ou lacer ses chaussures... Chez certains déments évolués, on peut se demander s'il n'y a pas une agnosie des obstacles, peut-être intriquée à des troubles de la perception visuelle : patient qui avance tête première dans un pilier, butte contre une porte vitrée ou un miroir, s'assoie sur un vidoir (trop bas) pour uriner, s'assoie sur le chariot à dossiers qui roule, s'appuie sur une table roulante... Les troubles du jugement empêchent le dément de percevoir et d'analyser des situations à risque de chute beaucoup plus fréquemment que des sujets âgés sans déficit cognitif : se déplacer dans le noir, pieds nus, se lever d'une chaise où il est attaché...

Incontinence

L'incontinence est un facteur de risque de chute, même s'il s'agit d'une pseudo-incontinence par troubles praxiques, gnosiques ou désorientation. Les chutes par glissade sur une flaque d'urines voire de selles ne sont pas rares !

Agitation psycho-motrice, agressivité

Ces troubles gênants occasionnent des mouvements incontrôlés, des bousculades, des altercations qui peuvent être physiques. On observe tout particulièrement ces troubles dans les institutions où se côtoient déments et non déments. Il serait intéressant d'évaluer si une population vivant dans une unité protégée pour patients atteints de MA (type Cantou) chute moins qu'une population similaire en unité de soins de longue durée traditionnelle car la prise en charge permet la déambulation libre dans un espace sécurisé et lève une grande partie de l'angoisse et de l'agressivité.

ÉVALUER LES COMPORTEMENTS À RISQUE

Il n'y a pas à notre connaissance de grille d'évaluation des comportements à risque de chute pour les patients atteints de DTA. L'évaluation de l'équilibre et de la marche reste identique à celle réalisée chez le sujet non dément tant que celui-ci peut coopérer. Les troubles du comportement peuvent être approchés par la grille NPI [5].

« L'APRÈS-CHUTE » CHEZ LE DÉMENT

L'évolution après une chute semble obéir à une loi du « tout ou rien » imprévisible chez le dément : soit il garde ou retrouve rapidement ses automatismes et son schéma de marche (comme s'il avait oublié l'événement ?), soit il devient rapidement grabataire par sidération et/ou disparition des automatismes. Il faut donc favoriser la reprise rapide de la marche en le remettant debout rapidement, et en prenant soin d'assurer une bonne antalgie. Se pose en effet le problème de l'évaluation de la douleur notamment chez les patients aphasiques ou qui communiquent peu et le problème des possibilités et limites de la rééducation.

ÉVITER LES SITUATIONS À RISQUE CHEZ LE DÉMENT

Peut-on éviter la déambulation du sujet âgé ayant une DTA ? Cela n'est probablement pas souhaitable dès lors qu'il s'agit d'une de ses dernières occupations. Les traitements sédatifs sont à utiliser avec parcimonie. D'autre part, l'usage des moyens de contention physique ne diminue pas le risque de chute chez les déments valides [4]. Mais il est parfois difficile de faire accepter à l'entourage familial et/ou soignant la prise de risque de la déambulation, même si le dément est incapable de choisir ce risque qu'il prend. C'est l'adaptation de l'environnement matériel et humain qui peut éviter des chutes en alliant liberté et sécurité : supprimer les obstacles, éviter d'interpeller brutalement le patient lors de la marche ou de lui parler en marchant s'il ne peut répondre, éviter les situations de stress qui le rendent agressif... Ceci passe par une formation de l'entourage pour une bonne connaissance de la maladie.

SUMMARY

Behavioural disturbances and risk of falls in patients with dementia. – Patients with cognitive impairments, particularly with Alzheimer's disease, are a high-risk group towards falls. They differ from healthy adults in their balance, gait pattern, gait velocity (significantly slower, especially during a mental dual task), stride length variability (which appears to be an effective predictor of falling), ability to clear an obstacle in their path... Cognitive impairment such as apraxia or agnosia, and behavioural disturbances or neuropsychiatric disorders, represent other risk factors for fall. Physical restraint and drugs did not decrease number of falls in these nursing home residents. Thus, prevention of fall consists on assurance of liberty in a secure environment.

RÉFÉRENCES

[1] Ala T.A., Frey W.H.. – Validation of the NINCDS-ADRDA criteria regarding gait in the clinical diagnosis of Alzheimer disease. A clinicopathologic study. *Alzheimer Disease and Associated Disorders* 1995;9:152-9. [2] Alexander N.B., Mollo J.M., Giordani B., Ashton-Miller J.A., Schultz A.B., Grunavalt J.A., Foster N.L. – Maintenance of balance, gait patterns and obstacle clearance in Alzheimer's disease. *Neurology* 1995;45:908-14. [3] Camiciolo R., Howieson D., Lehman S., Kaye J. – Talking while walking : the effect of a dual task in aging and Alzheimer's disease. *Neurology* 1997;48:955-8. [4] Capezuti E., Evans L., Strumpf M. – Physical restraint use and fall in nursing home residents. *J. Am. Geriatr. Soc.* 1996;44:627-33. [5] Cummings J.L., Mega M.S., Gray K., Rosemberg-Thompson S., Gornbein T. - The Neuropsychiatric Inventory : comprehensive assessment of psychopathology in dementia. *Neurology* 1994;44:2308-14. [6] Lord S.R., Clark R.D. – Simple physiological and clinical tests for the accurate prediction of falling in older people. *Gerontology* 1996;42:199-203. [7] Nakamura T., Meguro K., Sasaki H. – Relatioship between falls and stride length variability in senile dementia of Alzheimer type. *Gerontology* 1996;42:108-13. [8] Nakamura T., Meguro K., Yamazaki H. *et al.* – Postural and gait disturbance correlated with decrease frontal cerebral blood flow in Alzheimer disease. *Alzheimer Disease and Associated Disorders* 1997;11:132-9. [9] Ott B.R., Ellias S.A., Lannon M.C. – Quantitative assessment of movement in Alzheimer's disease. *Journal of Geriatric Psychiatry and Neurology* 1995;8:71-5. [10] Tinetti M.E., Doucette J., Claus E., Marottoli R. – Risk factors for serious injury during falls by older persons in the community. *J. Am. Geriatr. Soc.* 1995;43:1214-21.

[11] Vellas B.J., Wayne S.J., Romero L.J., Baumgartner R.N., Garry P.J. – Fear of falling and restriction of mobility in elderly fallers. *Age Ageing* 1997;26:189-93. [12] Visser H. – Gait and balance in senile dementia of Alzheimer's type. *Age Ageing* 1983;12:296-301. 4

3

ÉVALUATION DU RISQUE

EXISTE-T-IL UN PROFIL À RISQUE DE CHUTE CHEZ LE SUJET ÂGÉ ?

C. JEANDEL[1]

La chute s'avère le plus souvent être le témoin d'un dysfonctionnement de l'interface entre l'individu et son environnement. Elle est donc le plus souvent multifactorielle et résulte de l'action combinée des effets du vieillissement, des pathologies associèes à l'avancée en âge et plus particulièrement de celles altérant la fonction d'équilibre, de la prise de certains médicaments et de facteurs environnementaux. Il est ainsi classique de distinguer les facteurs étiologiques intrinsèques et les facteurs liés à l'environnement.

POURQUOI IDENTIFIER DES FACTEURS DE RISQUE ET DÉFINIR DES PROFILS À RISQUE ?

Parce que l'identification d'un ou plusieurs facteurs de risque chez un patient donné permet une meilleure évaluation du risque global et apporte ainsi une aide à la décision de prévenir le risque de chute. Un certain nombre de recommandations visant à réduire l'incidence des chutes peuvent aujourd'hui être formulées et il est nécessaire de pouvoir disposer d'indicateurs pour une utilisation rationnelle de ces recommandations.

FACTEURS DE RISQUE INTRINSÈQUES DE CHUTE

La plupart de ces facteurs ont été identifiés à partir d'études épidémiologiques, rétrospectives et prospectives, ou d'études cas-témoins. Le tableau I regroupe les facteurs de risque intrinsèques de chute chez les sujets âgés en distinguant parmi ces facteurs ceux pour lesquels l'association au risque de chute est basée sur un niveau de preuves fort, modéré ou faible [1]. Parmi ces facteurs, il faut plus particulièrement

1. Service de Médecine B. CHU de Brabois. 54511 Vandœuvre-Les-Nancy Cedex.

TABLEAU I. — FACTEURS DE RISQUE INTRINSÈQUES DE CHUTE CHEZ LES PERSONNES ÂGÉES (in Berg RL and Cassels) [1].

Type de facteurs épidémiologiques	*Mesures*	*Preuves**
Démographiques	Age > 80 ans	Fortes
	Sexe féminin	
Santé et fonctionnement général	Activits de la vie quotidienne,	Fortes
	Mobilité réduite	Fortes
	Activité physique faible	Faibles
Pathologies spécifiques	Arthrose	Modérées
	Accident vasculaire cérébral	Modérées
	Maladie de Parkinson	Fortes
	Démence	Fortes
	Incontinence	Fortes
	Hypotension orthostatique	Inconstantes
Musculaires et neuromusculaires	Force genou/hanche/cheville	Fortes
	préhension manuelle réduite	Modérées
	Douleur genou/hanche	Inconstantes
	Problèmes podologiques	Faibles
	Réflexes rotulien/plantaire altérés	Faibles
	Temps de réaction allongé	
Sensoriels/sensitifs	Acuité visuelle réduite	Fortes
	Vision du relief réduite	Faibles
	Erreurs visuelles de perception	Faibles
	Déficits sensitifs des membres inférieurs	Inconstantes
Autres signes neurologiques	Cérébelleux, pyramidaux extrapyramidaux, frontaux	Faibles
Marche, équilibre et capacités physiques	Anomalies de la marche	Fortes
	Vitesse de marche réduite	Fortes
	Équilibre postural altéré	Modérées
	Équilibre dynamique altéré	Fortes
	Équilibre sur une jambe altéré	Modérées
	Difficulté de se lever d'une chaise	Fortes
Cognitif, psychologique	Score MMS diminué	Fortes
	Dépression	Fortes
Prise de médicaments	Sédatifs, hypnotiques	Fortes
	Anxiolytiques	Fortes
	Antidépresseurs	

* Preuves : Fortes = association trouvée dans de multiples études dont au moins deux études prospectives. Modérées = association trouvée dans de multiples études dont seulement une étude prospective ; association non retrouvée dans certaines études. Faibles = association trouvée seulement dans quelques études non prospectives ; association non retrouvée dans certaines études. Inconstantes : résultats contradictoires selon les études.

mettre l'accent sur les troubles de la marche et de l'équilibre, la faiblesse musculaire, l'altération de la vision, la prise de médicaments sédatifs et l'altération des fonctions cognitives [5]. Les principaux facteurs contribuant à augmenter le risque de chutes sont l'augmentation des déplacements du centre de pression des pieds résultant d'une atteinte de la proprioception, l'altération de la vision, la diminution de l'activité physique, la réduction de la vitesse de marche et de la longueur du pas, les malformations plantaires, un chaussage inaproprié, les maladies chroniques à l'origine d'incapacités et certains médicaments ou toxiques incluant l'alcool [3, 17, 20, 25]. La typologie et la hiérarchisation des facteurs de risque varie selon le profil de la personne âgée et donc de son lieu de vie. Le tableau II résume les principaux facteurs de risque de chute à domicile [20]. Le risque de chute à domicile augmente de façon linéaire avec le nombre de facteurs de risque. Il est de 8 % en l'absence de facteur et de 78 % en présence de 4 facteurs ou plus. Le risque de chute en milieu hospitalier augmente proportionnellement au nombre d'incapacités [19].

TABLEAU II. — PRINCIPAUX FACTEURS DE RISQUE DE CHUTE À DOMICILE.

- Trois chutes ou plus au cours de l'année précédente
- Une chute avec blessure au cours de l'année précédente
- Difficulté à se lever d'une chaise
- Trouble de l'équilibre et de la marche
- Hypotension orthostatique
- Faiblesse musculaire
- Déformations plantaires
- Altération des fonctions cognitives
- Usage des psychotropes

Médicaments, chutes et fractures.

Les médicaments sédatifs augmentent significativement le risque de chute. La relation est bien établie pour les benzodiazépines à longue durée d'action mais les dérivés d'action courte seraient également responsables d'une augmentation du risque dans une étude récente [11]. Il semble exister une augmentation du risque avec la dose et en particulier pour de fortes augmentations de la dose.

Les traitements de l'hypertension artérielle peuvent induire des phénomènes d'hypotension orthostatique, à l'origine de chutes [7].

Troubles visuels, chutes et fractures.

Une altération de la fonction de vision est un facteur de risque de chute et de fracture du col fémoral. Il est constamment retrouvé dans les études épidémiologiques où il a été évalué [4, 6, 8]. Dans l'étude SOF, chaque diminution de un écart-type de la perception des contrastes, multiplie par 1,2 le risque de fracture du col fémoral (IC 95 % = 1,0-1,5) et les patientes situées dans le quartile inférieur pour la perception du relief, ont un risque relatif de 1,5 (IC 95 % = 1,1-2,O) [4,8]. Dans la cohorte EPIDOS, le risque relatif est de 4,3 (IC 95 % = 3,1-6,1) chez les femmes ayant une acuité visuelle inférieure ou égale à 2/10 par comparaison à une acuité visuelle supérieure à 7/10 [6]. Des chiffres comparables sont rapportés dans la cohorte de Framingham [8].

Troubles musculaires et posturaux, chutes et fractures

L'absence d'exercice de marche et la réduction du temps de station debout dans la journée, ainsi que l'impossibilité de se lever d'une chaise sans l'aide des bras, sont significativement associés à une augmentation du risque fracturaire dans l'étude SOF [4]. Dans l'étude EPIDOS, la vitesse de marche et la capacité de marche funambule sont des facteurs prédictifs, indépendants de la DMO [6]. Le manque d'activité physique est également noté comme facteur de risque dans l'étude épidémiologique cas-témoins MEDOS [12].

On peut ainsi distinguer des facteurs de risque dits « curables » (troubles visuels, prise de médicaments, manque d'activité physique et faiblesse musculaire...) et des facteurs de risque dits « incurables » (âge, antécédents de chute...). L'intervention sur les facteurs de risque « curables » est susceptible d'avoir une efficacité appréciable chez un individu donné. Les facteurs de risque dits « incurables » sont par définition inaccessibles à ces mesures préventives, mais ont une importance pratique considérable. Leur présence permet en effet d'identifier les sujets qui ont le plus de chance de bénéficier d'un traitement visant à prévenir les chutes.

PEU D'ÉTUDES INTERVENTIONNELLES ONT DÉMONTRÉ QUE LA SUPPRESSION OU LA CORRECTION DE CES FACTEURS DE RISQUE S'ACCOMPAGNAIT D'UNE RÉDUCTION DU RISQUE DE CHUTE

Une étude cas-contrôle réalisée chez des sujets âgés (âge moyen : 76 ans), vivant à domicile, considérés comme à risque élevé de dénutrition, révèle qu'une supplémentation nutritionnelle orale (ration de 1045 à 1480 kJ pendant 12 semaines) s'accompagne d'une réduction significative du nombre de chutes par rapport aux sujets contrôles (0 % vs 21 % ; p = 0,05) [10].

Plusieurs études ont par ailleurs démontré les bénéfices de l'activité physique sur l'incidence des chutes [2, 14]. Trente-six essais d'intervention comparatifs randomisés, de qualité méthodologique inégale, ont été analysés. Dix essais ont évalué l'effet de divers types d'exercices physiques sur l'incidence des chutes. Parmi ces dix essais, 7 ont été réalisés dans le cadre du programme américain « Frailty and Injuries : Cooperative Studies of Intervention Techniques (FICSIT) » [16]. Ces 7 essais ont inclus de 100 à 1323 sujets, âgés de 73 à 88 ans, la plupart vivant à domicile. Les interventions ont porté sur des périodes de 10 semaines à 6 mois et la durée médiane de suivi a été de 10 à 18 mois. Ces interventions ont utilisé diverses combinaisons de programme d'amélioration de l'endurance, de la souplesse et de l'équilibre (associés dans 3 essais à un aménagement de l'habitat et du traitement médicamenteux ou à un supplément nutritionnel). Les groupes témoins ont reçu les soins habituels. Un essai a comparé 3 interventions sur une période de 15 semaines : la pratique du taï-chi, un programme d'amélioration de l'équilibre statique, et une série de réunions et de discussions sur la santé. Après un suivi d'une durée médiane de un an et demi, le nombre moyen de chute par personne a été significativement réduit dans le groupe taï-chi. Une méta-analyse de l'ensemble des 7 essais a montré une légère réduction de l'incidence des chutes dans les groupes « amélioration de l'équilibre » (risque relatif : 0,83 par rapport aux témoins) et plus généralement dans les groupes « exercice physique » (risque relatif : 0,90).

Certaines interventions multifactorielles combinant la correction des prescriptions médicamenteuses, des programmes d'exercices et des instructions visant le comportement et les habitudes de vie semblent réduire le risque de chute chez des sujets âgés vivant à domicile [22].

Enfin, l'usage des contentions ne réduit pas le risque de chute. Une étude canadienne démontre que la réduction des contentions ne s'accompagne pas d'une majoration du nombre de chutes. Une autre étude prospective sur 397 patients dans 12 nursing homes américains ne révèle pas de changement d'incidence des chutes [21].

IL N'EXISTE PAS UN MAIS DES PROFILS À RISQUE

A partir de ces données, il est possible de spéculer que l'addition de plusieurs de ces facteurs détermine plusieurs profils à risque.

Grafmans [9] a ainsi construit un profil de risque à partir de certains indicateurs incluant le défaut de mobilité, les antécédents d'accident vasculaire cérébral, l'altération des fonctions cognitives, le déséquilibre debout et l'hypotension orthostatique. La présence de l'ensemble de ces facteurs de risque est associée à une probabilité de chutes répétées de 84 % sur une période de 28 semaines [9].

Par souci de pragmatisme, Il est plus rationnel de distinguer des profils à risque selon qu'ils concernent des sujets âgés en relative bonne santé (vivant plus volontiers à domicile) ou des sujets âgés « fragiles » ou malades (vivant plus volontiers en institution).

Profil à risque de chute chez le sujet âgés en bonne santé (vivant à domicile)

Un grand nombre d'études révèlent que la majorité des chutes concernent la femme âgée vivant seule et que le facteur prédictif de chute le plus significatif est représenté par le fait d'avoir déjà été victime d'une première chute [3, 17, 20, 25].

Une étude longitudinale réalisée auprès de 316 volontaires sains, vivant à domicile, âgés de 60 ans et plus, suivis sur une période de 3 ans, révèle qu'un âge supérieur à 73 ans est le seul facteur prédictif indépendant de chute et que le maintien de l'appui unipodal pendant 5 secondes s'avère être le seul facteur prédictif indépendant de chute grave compliquée de traumatisme [23].

Une autre étude longitudinale ayant porté sur 487 sujets vivant à domicile, âgés de 60 ans et plus, montre que parmi les sujets victimes de chute durant les 2 années de suivi (219/487), 32 % (plus particulièrement des femmes) signalent une « peur de tomber ». Ces sujets se distinguent de ceux ne mentionnant pas de crainte de chuter par une plus grande instabilité posturale à l'inclusion dans l'étude. Les troubles de l'équilibre, la perception par le sujet lui-même d'un mauvais état de santé physique, l'altération des fonctions cognitives et les ressources économiques sont significativement associés à la peur de tomber [24]. Cette « peur de tomber » dans les suites d'une première chute traduit un état de fragilité physique et/ou psychique qui représente un facteur de risque de récidive.

Profil à risque de chute chez le sujet âgé « fragile » ou malade (vivant plus volontiers en institution)

Une étude cas-contrôles portant sur 184 paires de sujets âgés de plus de 65 ans hébergés dans des institutions de soins prolongés pour personnes âgées révèle que les facteurs significativement associés à l'augmentation d'incidence des chutes sont : l'aptitude à la marche avec ou sans aide (OR = 4), un âge supérieur à 90 ans (OR = 3,8), des antécédents de chute (OR = 5) et la prise d'un vasodilatateur (OR = 3). L'association des trois premiers facteurs augmente le risque relatif de chute de 51,9 [15].

L'analyse stratifiée sur le type d'hébergement montre que les facteurs significativement associés à l'augmentation d'incidence des chutes pour les 89 paires de sujets hébergés en maison de retraite sont : les troubles visuels (OR = 4,5), les antécédents de chute (OR = 6,8), la prise d'AINS (OR = 15,8), de vasodilatateurs (OR = 5) et de médications sédatives (OR = 36,6) [15].

Une étude réalisée auprès de patients âgés hébergés en maison de retraite identifie comme facteurs de risque de chute : la faiblesse des membres inférieurs, l'instabilité posturale, les troubles de la vision, l'altération des fonctions cognitives et du statut fonctionnel et les psychotropes et plus particulièrement les médications sédatives [18].

Une autre étude prospective sur un an portant sur 272 résidents en maison de retraite révèle que les facteurs associés au risque de chute de façon indépendante sont : les antécédents de chute, la déambulation, l'utilisation d'une canne ou la marche, la capacité d'assurer seul ses transferts ou son fauteuil roulant, une dépendance vis-à-vis des activités de la vie quotidienne, un âge supérieur à 87 ans, une instabilité posturale et le sexe masculin [13].

L'identification, dans les études épidémiologiques récentes, de facteurs cliniques très significativement associés à une augmentation du risque de chute doit être considérée comme un outil précieux pour la prévention des chutes. Interroger et examiner ses patients permet le plus souvent de trouver des facteurs de risque accessibles à des mesures préventives simples et réalistes : correction d'un trouble visuel, suppression de médicaments hypotenseurs ou sédatifs, suppression d'obstacles ou de facteurs de chute au domicile du patient, prescription de séances de rééducation musculaire et proprioceptive,... auxquelles il conviendra d'associer la prescription d'une supplémentation calcique et vitaminique D dans le cadre de la prévention des fractures de l'extrémité supérieure du fémur.

SUMMARY

Is there a profile of the elderly faller ? – Since these last few years, some factors facilitating falls or directly involved in fall occurrence have been identified. Some are typically intrinsic, due to maladjustment of their environment to the loss of skill of the elderly people. The loss of strength is often associated with falls and the inability to do some daily tasks such as getting up from a chair without the help of arms is an accurate indicator. In the severity of postural disturbances and loss of balance sway capacities, some factors may play a determinant part : vision impairments, drugs such as benzodiazepin, fear of falling. Studies such as the French study EPIDOS have contributed to make us know these factors. However if we compare community-dwelling or home-dwelling people there are differences about falls, and frail patients older than 90, treated with sedative drugs, with a history of fall put themselves at risk of fall. Comprehensive programs including postural control training, sport activities such as taï-chi and environment adaptation are efficient.

RÉFÉRENCES

[1] Berg R.L. and Cassels (eds). – The second fifty years. Promoting health and preventing disability. Institute of medicine, National Academy Press, Washington, DC, 1992. [2] Buchner D.M., Cross M.E., Wagner E.H., De Latour B.J., Price R., Abrass I.B. – The Seattle FICSIT/Movelt study : the effect of exercice on gait and balance in older adults. *J. Am. Geriatr. Soc.* 1993; 41: 321-25. [3] Campbell A.J., Borrie M.J., Spears G.F. *et al.* – Circumstances and consequences of falls experienced by a community population 70 years and over during a prospective study. *Age Ageing* 1990; 19: 136-41.[4] Cummings S.R., Nevitt M.C., Browner W.S., Stone K., Fox K.M., Ensrud K.E., Cauley J., Black D., Vogt T.M.. – Risk factors for hip fracture in white women : Study of Osteoporotic Fractures Research Group. *N. Eng. J. Med.* 1995; 3 32: 767-73. [5] Dargent-Molina P., Bréart G. – Épidémiologie des chutes et des traumatismes liés aux chutes chez les personnes âgées. *Rev. Epidemiol. Santé Publique* 1995; 43: 72-83. [6] Dargent-Molina P., Favier F., Grandjean H., Baudom C., Schott E., Meunier P.J., Bréart G., for EPIDOS Group. – Fall-related factors and risk of hip fracture : the EPIDOS prospective study. *Lancet* 1996: 348, 9021: 145-91. [7] Favier F. – Les risques de chute. In : Simon I., Marcelli C., Revel M. (eds). – Ostéoporose et médecine physique. Masson Paris, 1998: 32-45. [8] Felson D.T., Anderson J.J., Hannan M.T., Milton R.C., Wilson P.W., Kiel D.P. – Impaired vision and hip fracture : the Framingham study. *J. Am. Geriatr. Soc.* 1989; 37: 495-500. [9] Grafmans W.C., Ooms M.E., Hofstee H.M.A. *et al.*. – Falls in the elderly : a prospective study of risk factors and risk profiles. *Am. J. Epidemiol.* 1996; 143: 1129-36. [10] Gray-Donald K., Payette H., Boutier V. – Randomized clinical trial of nutritional supplementation shows little effect on functional status among free-living frail elderly. *J. Nutr.* 1995; 125: 2965-71.

[11] Herings R.M.C., Stricker B.H., De Boer A., Bakker A., Sturmans F. – Benzodiazepines and the risk of falling leading to femur fracture. *Arch. Intern. Med.* 1995; 155: 1801-7. [12] Johneu 0., Guliberg B., Kanis J.A., *et al.*. – Risk factors for hip fracture in European women : the M-DO5 study. *J. Bone. Miner. Res.* 1995; 11: 1802-15. [13] Kiely D.K., Kiel D.P., Burrows A.B., Lipsitz L.A. – Identifying nursing home residents at risk for falling. *J. Am. Geriatr. Soc.* 1998; 46: 551-5. [14] Lord S.R., Clark R.D., Webster J.W. – Physiological factors associated with falls in an elderly population. *J. Am. Geriatr. Soc.* 1991; 39: 1194-1200. [15] Myers A.H., Baker S.P., Van Natta M.L., Abbey H., Robinson E.G. – Risk factors associated with falls and injuries among elderly institutionalized persons. *Am. J. Epidemiol.* 1991; 133: 1179-90. [16] Province M.A. *et al.*. – The effects of exercice on falls in elderly patients – a preplanned meta analysis of the FICSIT trials. *JAMA* 1995; 273: 1341-7. [17] Prudham D., Evans J.G.. – Factors associated with falls in the elderly : a community study. *Age Ageing* 1981; 10: 141-6. [18] Rubenstein L.Z., Josephson K.R., Robbins A.S. – Falls in the nursing home. *Ann. Intern. Med.* 1994; 121: 442-51. [19] Tinetti M.E., Baker D.I., Mc Avay G., *et al.*. – A multifactorial intervention to reduce the risk of falling among elderly people living in the community. *N. Engl. J. Med.* 1994; 331: 821-7. [20] Tinetti M.E., Liu W.L., Ginter S.F. – Mechanical restraint use and fall-related injuries among residents of skilled nursing facilities. *Ann. Intern. Med.* 1992; 116: 369-74.

[21] Tinetti M.E., Speechley M., Ginter S.F. – Risk factors for falls among elderly people living in the community. *N. Engl. J. Med.* 1988; 320: 1055-9. [22] Tinetti M.E., Williams T.E., Mayewski R. – Fall risk index for elderly patients based on number of chronic disabilities. *Am. J. Med.* 1986; 80: 429-34. [23] Van Weel C., Vermeulen H., Van-Den Bosch W. – Falls, a community care perspective. *Lancet* 1995; 345: 1549-51. [24] Vellas B.J., Wayne S.J., Romero L., Baumgartner R.N., Rubenstein L.Z., Garry P.J. – One-leg balance is an important predictor of injurious falls in older persons. *J. Am. Geriatr. Soc.* 1997; 45: 735-8. [25] Vellas B., Wayne S.J., Romero L., Baumgartner R.N., Rubenstein L.Z., Garry P.J. – Fear of falling and restriction of mobility in elderly fallers. *Age Ageing* 1997; 26: 189-93.

LES TESTS CLINIQUES DE CHUTE

F. FAVIER[1]

La chute de la personne âgée relève d'une étiologie multifactorielle. Les troubles de l'équilibre et de la mobilité font partie des facteurs de risque régulièrement trouvés dans les études épidémiologiques [14, 16, 22, 26, 28, 32, 34, 36]. De multiples tests cliniques ont été mis au point pour permettre de mieux apprécier ces dimensions ; ils sont utilisés tantôt pour aider au dépistage des individus à risque de chute, tantôt pour préciser des objectifs ou pour évaluer les effets de programmes d'intervention thérapeutique.

Le *Performance-Oriented Mobility Assessment* (POMA)

Initialement mis au point en institution puis étendu à des populations communautaires, le POMA, ou test de Tinetti, est un test de performance d'équilibre et de marche, basé sur l'exécution de manœuvres reproduisant des situations de la vie courante [33]. 13 test évaluent l'équilibre et 9 la marche (tableau I) ; chaque item est noté soit 0 (anormal), soit 1 (normal), d'où un score total allant de 0 à 22 [34, 36] (la publication initiale indiquait une cotation des tests d'équilibre en trois niveaux : normal, « compensé » et anormal, que les auteurs ont ultérieurement abandonnée).

La passation du test prend environ 10 minutes ; l'agrément inter-examinateurs est satisfaisant.

Plusieurs études conduites auprès de personnes âgées vivant dans la communauté ont établi qu'un score bas était associé à un risque majoré de chute [13, 34]. 4 items « équilibre » (instabilité lors du passage assis, impossibilité de maintenir la station unipodale, instabilité lors du tour sur place, déséquilibre lors de la poussée sur le sternum) et 3 items « marche » (instabilité du tronc, déviations de la trajectoire, irrégularité du rythme) auraient la meilleure valeur prédictive, avec un risque relatif de chute de 1,7 lorsque 3 à 5 de ces anomalies sont détectées, et de 2,5 lorsqu'elles sont au nombre de 6 ou 7 [34]. Une étude, qui a comparé l'intérêt respectif du POMA et de la posturographie statique pour la prédiction des chutes, trouve que le test de Tinetti fait preuve d'une bonne sensibilité (95 %) mais qu'il est peu spécifique (16 %) et conclut à la supériorité de l'évaluation instrumentale [37]. Les auteurs indiquent toutefois que le POMA a correctement prédit les chutes qui se sont produites lors d'activités explorées par les items du test (par exemple : transferts, demi-tours,

1. INSERM, U 500, Hôpital La Colombière, 34090 Montpellier.

TABLEAU I. — LES ITEMS DU TEST DE TINETTI (POMA).

Évaluation de l'équilibre : 13 items	*Évaluation de la marche : 9 items*
– équilibre assis droit sur une chaise, – lever d'une chaise, si possible sans l'aide des bras, – équilibre debout juste après s'être levé, – équilibre debout, pieds joints, yeux ouverts, – équilibre debout, pieds joints, yeux fermés, – le patient effectue un tour complet sur lui même, – capacité à résister à 3 poussées successives vers l'arrière, exercées sur le sternum, – équilibre après avoir tourné la tête à droite et à gauche, – debout en équilibre sur une seule jambe pendant plus de cinq secondes, – équilibre en hyperextension vers l'arrière, - – le patient essaie d'attraper un objet qui serait au plafond, – le patient se baisse pour ramasser un objet posé à terre devant lui, – évaluation de l'équilibre lorsque le patient se rassied.	– début, initiation de la marche, – évaluation de la hauteur du pas (à droite et à gauche), – évaluation de la longueur du pas (à droite et à gauche), – évaluation de la symétrie du pas (entre droite et gauche), – évaluation de la régularité de la marche, – capacité à marcher en ligne droite, – exécution d'un virage tout en marchant, – évaluation de la stabilité du tronc, – évaluation de l'espacement des pieds lors de la marche.

atteinte d'objets) et qu'il est intéressant pour cibler des interventions sur les fonctions déficitaires.

Le *Get Up and Go*

L'épreuve du *get up and go* est particulièrement simple. La personne examinée, disposant de son chaussage habituel et de ses éventuelles aides de marche est assise dans un fauteuil. Il lui est demandé de se lever et de marcher sur une distance de 3 mètres, puis de faire demi-tour et de revenir s'asseoir.

Dans la version initiale du test [20], on procède à une évaluation qualitative : l'examinateur apprécie successivement l'équilibre lors de la position assise, du transfert assis-debout, de la station debout avant l'initiation de la marche, de la marche, du demi-tour, du transfert debout-assis. Puis une note est attribuée : 1 = normal, 2 = très légèrement anormal, 3 = légérement anormal, 4 = modérément anormal, 5 = sévèrement anormal. Un score de 3 ou davantage est considéré comme indicateur de risque de chute.

Par la suite, une version chronométrée a été proposée [24] : l'épreuve est identique, mais la mesure du temps nécessaire à sa passation se substitue à l'évaluation qualitative ; le chronométrage est effectué après un essai visant à vérifier que les consignes ont bien été comprises. Cette version chronométrée a le mérite d'une simplicité renforcée et d'une meilleure concordance inter-examinateurs. Les scores observés chez des sujets âgés frêles vivant dans la communauté sont corrélés à la vitesse de marche, à l'index de Barthel et à l'échelle d'équilibre de Berg. Un score ≤20 secondes est associé avec un statut d'indépendance locomotrice, un score ≥30 secondes traduit au contraire un état de dépendance [24].

Ce test permet une évaluation rapide du niveau de mobilité physique. Sa valeur prédictive à l'égard du risque de chute n'a pas été établie.

Le *Postural Stress Test* (PST)

Imaginé par Wolfson, ce test cherche à évaluer, par une épreuve standardisée, les réactions posturales suscitées par un déséquilibre arrière subit [42].

Une traction vers l'arrière est exercée au niveau d'une ceinture fixée à la taille, reliée à des poids par un système de poulies. Trois tractions sont successivement appliquées, en rapport avec l'utilisation de poids représentant 1,5, puis 3 et enfin 4,5 % du poids corporel. Au cabinet, ce test peut être pratiqué de façon beaucoup plus empirique, en tirant sur la ceinture ou en bousculant le patient par les épaules. La réponse normale à un déséquilibre arrière comporte avant tout une dorsiflexion des chevilles ; lorsque cela ne suffit pas au maintien de l'équilibre, le tronc se déporte vers l'avant (flexion des hanches, projection antérieure des bras) ; enfin lorsque ces mécanismes d'adaptation sont dépassés, un ou deux pas sont exécutés vers l'arrière afin de réaligner le centre de gravité.

Dix types de réactions peuvent être observés en condition de test : 0- le sujet tombe sans aucune réaction ; 1- le sujet tombe avec un réflexe non spécifique de peur ; 2 le sujet tombe mais il existe un mouvement de projection des membres supérieurs vers l'avant ; 3- association désordonnée de plus de deux pas en arrière, mouvements de hanche et d'épaule ; 4- association désordonnée de un à deux pas en arrière, mouvements de hanche et d'épaule ; 5- le sujet a une mise en jeu coordonnée de plus de 2 pas en arrière, de l'épaule et de la hanche ; 6- mise en jeu coordonnée de 1 à 2 pas en arrière, de l'épaule et de la hanche ; 7- mise en jeu coordonnée de l'épaule, de la cheville et de la hanche ; 8- mise en jeu coordonnée de la dorsiflexion du pied, de l'antépulsion de l'épaule et de la flexion de la hanche ; 9- le sujet résiste à la traction sans réaction apparente. Les auteurs trouvent des scores moins bons chez les chuteurs âgés que chez les non-chuteurs (population vivant en institution) et considèrent qu'un score inférieur ou égal à 4 traduit un risque majoré de chute. La valeur prédictive du test n'a toutefois pas été établie de façon prospective.

Le *Functional Reach*

L'épreuve d'atteinte ou *Functional Reach* est une mesure dynamique de la stabilité lors d'un mouvement volontaire induisant un déport antérieur du centre de gravité corporel à la limite de la stabilité.

Le sujet debout, les pieds nus sur un support fixe, un bras élevé à l'horizontale, est invité à s'incliner en avant autant qu'il le peut sans perdre l'équilibre. Sur une règle graduée horizontale, fixée au mur à côté du sujet, on mesure la distance maximum qui peut être atteinte, dont on soustrait la valeur de la longueur du membre supérieur du sujet [8]. Cette mesure s'avère bien corrélée (r = 0,71) avec la détermination en laboratoire de l'excursion antérieure maximale du centre de pression [8].

Les concepteurs du test ont établi, dans une population de 217 vétérans communautaires âgés de plus de 70 ans, suivis de façon prospective durant 6 mois, qu'un score abaissé avait une valeur prédictive du risque de chute (OR = 8,09 si score nul, 4,02 si score 15 cm, 2,00 si score entre 15 et 25 cm) [7].

Signalons que d'autres auteurs ont étendu le champ d'évaluation du Functional Reach, en y associant des mouvements d'inclinaison latérale et vers l'arrière [23] ; la validation de ce test modifié reste toutefois à accomplir.

L'échelle d'équilibre de Berg

Cette échelle explore l'équilibre au cours de plusieurs tâches fonctionnelles, telles atteindre un objet, se pencher, se lever, réaliser un transfert, se tenir debout dans différentes conditions... [3]. Le score global est obtenu à partir de la cotation de 14 items (tableau II), chacun d'entre eux étant noté de 0 à 4, d'où un total maximum de 56 points.

TABLEAU II. — ITEMS EXPLORÉS DANS L'ÉCHELLE D'ÉQUILIBRE DE BERG [chaque item est noté de 0 (mauvais) à 4 (bon)].

Station assise sans soutien dorsal ni accoudoir
Passage assis-debout
Passage debout-assis
Transfert d'un siège à un autre
Station debout sans soutien
Station debout, yeux fermés
Station debout, pieds joints
Station debout, en « tandem »
Station unipodale
Rotation du tronc
Ramassage d'un objet au sol
Tour complet (360°)
Monter sur un tabouret
Se pencher en avant

Le score obtenu sur cette échelle est correctement corrélé avec le score du POMA, de l'indice de Barthel [17], et du *Get Up and Go* chronométré (r de 0,67 à 0,91), ainsi qu'avec la mesure des oscillations corporelles en laboratoire (r = 0,55) [2].

Utilisée chez 66 pensionnaires de maisons de retraite, âgés en moyenne de 79,2 ans, ayant une déambulation autonome et soumis à un suivi prospectif de 6 mois, l'échelle de Berg s'est avérée très spécifique (96 %) pour identifier les sujets non-chuteurs, mais assez peu sensible (53 %) pour reconnaître les futurs chuteurs [31]. Un score inférieur à 45 est donné comme prédictif du risque de chutes multiples.

Le *Clinical Test of Sensory Interaction and Balance* (CTSIB)

Ce test, qui vise à évaluer la dépendance posturale vis-à-vis des informations sensorielles, consiste en une version clinique simplifiée de l'Équi-test.

L'équilibre statique est apprécié dans six combinaisons d'entrées sensorielles, associant trois conditions visuelles différentes (vision normale, vision occultée, conflit visuel généré par un dôme de confection artisanale) et deux conditions proprioceptives (support ferme, support mousse). Le score est établi à partir de la durée du maintien de l'équilibre dans ces différentes situations [29].

L'intérêt de ce test semble être principalement de fixer des objectifs de rééducation.

La *Gait Abnormality Rating Scale* (GARS)

Cette échelle vise à l'évaluation de troubles de la marche. Elle comportait 16 items dans sa version initiale [43]. Certains se sont avérés redondants, difficiles à évaluer ou faiblement discriminants, si bien qu'une version a été élaborée (le M-GARS), où le nombre des items a été ramené à 7 (tableau III) [38].

TABLEAU III. — ITEMS ÉVALUÉS DANS LA M-GARS
[chaque item est affecté d'un score allant de 0 (normal) à 3 (anormal)].

Irrégularité de la marche (pas, mouvements des M.S.)
Démarche précautionneuse
Embardées soudaines
Déroulement du pied au sol
Amplitude des mouvements des hanches
Amplitude des mouvements des M.S.
Coordination M.I.-M.S.

Cette grille d'évaluation a une bonne reproductibilité intra- et inter-examinateur. Elle est rapidement remplie (1 à 3 minutes).

Appliquée à une population de personnes âgées communautaires frêles, elle a trouvé des scores significativement plus élevés chez les chuteurs, mais sa valeur prédictive n'a pas été évaluée.

La *Falls Efficacy Scale* (FES)

Cet instrument [35] cherche à mesurer le niveau d'appréhension de la personne âgée vis-à-vis du risque de chute. Il a en effet été constaté que la peur de chuter était associée à de moins bonnes performances aux tests d'équilibre [18], à davantage de troubles de la marche et à la progression plus rapide d'une diminution de leur mobilité [39].

L'échelle apprécie, sous la forme d'un questionnaire, le degré de confiance en soi au cours de dix activités de la vie courante (tableau IV) ; pour chacune d'entre elles, une note est attribuée, allant de 0 (confiance maximum) à 10 (confiance nulle ou activité impossible).

Une version modifiée a ultérieurement été proposée (M-FES), qui vise à accroître la sensibilité de l'échelle en y adjoignant 4 items relatifs à des activités d'extérieur

TABLEAU IV. — LES 10 ITEMS DU FALLS EFFICACY SCALE.

Quel degré de confiance en vous éprouvez-vous pour la réalisation des tâches suivantes ?
Prendre un bain
Accéder aux meubles de rangement
Prépare un repas courant
Marcher dans la maison
Se mettre au lit, sortir du lit
Ouvrir la porte, répondre au téléphone
Se lever d'une chaise, s'asseoir
S'habiller, se déshabiller
Réaliser le petit entretien de la maison
Faire des courses simples

[12] : utilisation des transports en commun, traversée des rues, petit jardinage ou étendage du linge, utilisation des escaliers.

La *Fast Evaluation of Mobility, Balance and Fear* (FEMBAF)

Cette évaluation se présente sous la forme d'un questionnaire explorant trois dimensions :

– l'existence de facteurs de risque de chute (22 facteurs explorés),
– la capacité de la personne à accomplir 18 tâches fonctionnelles,
– la survenue d'appréhension, de douleurs, de difficultés motrices ou d'une sensation de faiblesse musculaire à l'occasion de ces tâches fonctionnelles.

Dans une population de 35 personnes âgées (m = 80 ans), communautaires, cette grille donne des résultats corrélés à ceux du POMA, du Get Up and Go chronométré et du CTSIB ; elle semble plus sensible que ces tests, puisqu'elle identifie davantage de sujet comme étant à risque de chute [6]. Son utilité pratique reste toutefois à établir.

L'*Extra-Laboratory Gait Assessment Method* (ELGAM)

La méthode pour l'évaluation de l'équilibre hors du laboratoire (ELGAM) comporte l'appréciation de plusieurs paramètres de la marche : longueur du pas, vitesse de marche, initiation de la marche (lente ou énergique), capacité de tourner la tête tout en se déplaçant, équilibre unipodal. La marche lente et à petits pas, la difficulté à tourner la tête et le mauvais équilibre sont significativement associés à une démarche instable ($p < 0,01$) [10]. Les scores sont corrélés avec la fréquence des chutes passées (ainsi que des « presque-chutes » chez les femmes), mais la valeur prédictive du test reste à établir.

L'*Elderly Fall Screening Test* (EFST)

Cette grille simplifiée se propose d'identifier les sujets à haut risque de chute à l'aide de 5 items : 1- survenue de plus d'une chute dans l'année passé ; 2- antécédent de chute avec blessure au cours de l'année passée ; 3- épisodes occasionnels ou fréquents de « presque-chutes » ; 4- vitesse de marche basse (plus de 10 secondes pour parcourir 5 mètres) ; 5- marche instable ou irrégulière. Le score est de 1 pour chaque item présent, d'où un total de 0 à 5 ; les sujets ayant un score supérieur ou égal à 2 sont considérés comme étant à « haut risque » [5]. Le score a une bonne corrélation avec l'évaluation du risque de chute, faite par un examen médical détaillé.

Appliqué à une groupe de 283 personnes âgées vivant dans la communauté, qui ont été ultérieurement suivies durant un an, ce test a fait preuve d'une valeur prédictive quant à la survenue de chutes avec blessures, ainsi que de « presque-chutes » (risques relatifs respectivement de 1,61 et 1,91 dans le groupe classé « à haut risque »).

Le *Physical Performance Test* (PPT)

Ce test est davantage orienté vers l'évaluation des capacités physiques fonctionnelles que vers celle du risque de chute [27]. Toutefois, 7 des 9 items qu'il comporte implique l'équilibre statique ou dynamique (les deux autres concernent l'alimentation et l'écriture). Chaque item est noté de 0 (réalisation impossible) à 4 (réalisation aisée). Le score global a une valeur prédictive établie vis à vis du risque d'entrée en institution pour un problème de mobilité [25] ; son intérêt par rapport à la chute n'a pas été étudié.

Varia

Lord *et al.* [14] ont soumis 95 personnes âgées (m = 82,7 ans) vivant en foyer-logement, à une batterie de 13 tests portant sur les fonctions sensori-motrices, vestibulaires et visuelles, puis les ont suivi durant 1 an. Les troubles proprioceptifs du membre inférieur, la baisse de la sensibilité visuelle aux contrastes et de la force de flexion de la cheville, l'existence d'oscillations debout les yeux fermés prédisent la survenue de chutes avec une sensibilité de 79 %.

Les mêmes auteurs ont ultérieurement suivi sur une période d'une année 70 pensionnaires de maison de retraite (âge moyen = 85,6 ans). Ils trouvent que le temps de réaction, les oscillations corporelles, la force du quadriceps, la sensibilité au toucher, les troubles de la marche, les troubles cognitifs, la consommation de psychotropes et l'âge sont des variables permettant de discriminer les chuteurs des non chuteurs avec une sensibilité de 86 % [15].

Dans une étude postérieure, ces auteurs ont soumis à une évaluation prospective 341 femmes vivant dans la communauté (âge moyen = 73,7 ans) après leur avoir appliqué une batterie de tests ; ils retiennent ainsi comme facteurs prédictifs de chute : une baisse de la vision des contrastes, une altération de la sensibilité proprioceptive des membres inférieurs, une diminution de la force du quadriceps, un allongement du temps de réaction et une augmentation des oscillations corporelles debout les yeux ouverts sur un support compliant. Ces paramètres permettent de prédire la survenue de multichutes avec une sensibilité de 75 % [16].

Clark *et al.* [4] indiquent, quant à eux, qu'un examen clinique de routine accordant une attention particulière à la posture et à la marche permet la prédiction des chutes avec une sensibilité de 71 % et une spécificité de 79 % chez des pensionnaires de maison de retraite (âge moyen = 83,3 ans).

Maki *et al.* [19] évaluent l'équilibre des personnes âgées au moyen de tests mesurant : les oscillations posturales spontanées, les oscillations antéro-postérieures et latérales provoquées, les ajustements anticipant les mouvements volontaires des bras, la station unipodale chronométrée. Il apparaît que l'amplitude des oscillations latérales spontanées est le meilleur prédicteur de la survenue de chutes chez des personnes âgées de 62 à 96 an.

Means *et al.* [21] ont mis au point un parcours d'obstacles qui simule 12 tâches ou situations communément rencontrées au domicile et dans l'environnement. La validité de ce test pour la mesure de l'équilibre et de la mobilité a été évaluée chez des hommes de 67 à 93 ans. Les non chuteurs ont de meilleures performances que les chuteurs ($p < 0,0001$) ; il s'agit toutefois d'une étude rétrospective qui n'établit pas l'utilité du test pour la prédiction du risque de chute.

Graafmans *et al.* [11] proposent une échelle de risque de chute pour résidents de maison de retraite, élaborée à partir de 5 paramètres : 1- troubles de la mobilité portant sur l'équilibre, la force musculaire des quadriceps et/ou la marche ; 2- sensations vertigineuses en orthostatisme ; 3- antécédents d'AVC ; 4- troubles cognitifs ; 5- hypotension orthostatique. Si ces 5 facteurs de risque sont présents, la probabilité de chutes multiples dans les 6 mois à venir est de 84 %, alors qu'elle n'est que de 3 % s'il n'existe aucun de ces facteurs de risque. Parmi les paramètres retenus, les troubles de la mobilité ont le poids le plus important (OR = 2,6 vis-à-vis de la survenue de chute, = 5,0 vis-à-vis de la survenue de chutes multiples).

Franchignoni *et al.* [9] utilisent 4 tests simples d'équilibre et de mobilité pour tester des femmes de 55 à 71 ans : le Romberg sensibilisé (station en tandem), yeux ouverts et yeux fermés ; la station unipodale, yeux ouverts et yeux fermés ; une épreuve d'atteinte ; le lever d'une chaise sans l'aide des bras. Cette batterie de test permet une évaluation fiable de l'équilibre.

Studenski *et al.* [29] utilisent un test des plus simples, à partir de 5 épreuves : 1- capacité de maintenir la station assise durant 1 minute sans soutien du tronc ni des membres supérieurs ; 2- capacité de se maintenir debout ; 3- normalité de la marche (définie par une longueur du pas 2 fois la longueur du pied, une symétrie des pas et une trajectoire rectiligne) ; 4- capacité de descendre des escaliers marche par marche sans appui sur une rampe ; 5- marche en tandem. Les auteurs considèrent comme à haut risque de chute les associations 1 + 2-, 3-, et 3 + 4-. Ils soumettent à ce test 306 vétérans, d'âge moyen = 74 ans, qui sont ensuite suivis durant 6 mois ; la survenue de chutes récidivantes est 4,8 fois plus fréquente dans le groupe initialement défini « à haut risque » au moyen du test ; dans la même étude, il est trouvé que, chez les sujets à haut risque, la survenue de multi-chutes est fortement influencée par le degré d'altération de la mobilité, mais aussi par l'attitude du sujet vis à vis du risque ainsi que par le degré des dangers liés à l'environnement.

Discussion

Les cliniciens doivent disposer de mesures leur permettant d'adopter la conduite à tenir face à un patient chuteur ou à risque. Plus particulièrement ils doivent avoir des éléments pour déterminer quel sont les tests à utiliser. La fiabilité et la validité sont deux critères fondamentaux à retenir pour un test. Les cliniciens doivent avoir confiance dans le test et être sûrs que les changements de score représentent bien une modification de statut du patient, ou que les différences de score entre les sujets reflètent bien la diversité entre les patients et non des variations liées aux examinateurs ou encore au hasard.

C'est pourquoi la fiabilité d'un test est évaluée : à travers la reproductibilité entre examinateurs et la reproductibilité interne (deux mesures chez le même sujet vu par le même examinateur). De plus un test comportant plusieurs items constituant un score doit être évalué du point de vue de consistance interne (relation des items entre eux et avec le score total).

La validité exprime le degré selon lequel l'instrument mesure ce qu'il est censé mesurer. Elle s'apprécie à travers la validité de contenu (jugement sur le domaine, les dimensions du concept en question) et la validité de critère, qui est concurrente (comparaison avec d'autres tests) et prédictive (survenue d'un événement).

La sensibilité est la capacité d'un instrument à détecter les modifications cliniques du sujet de faible intensité (ou les faibles différences entre les individus).

Un dernier critère à prendre en considération dans le choix du test est l'aspect pragmatique (facilité de réalisation) et la faisabilité en fonction du public auquel il s'adresse.

C'est en fonction de ces critères qu'ont été comparés les principaux tests quantitatifs existants, exigeant peu de matériel, faciles à réaliser et ayant démontré des propriétés de mesure. Un premier travail de revue [1] a comparé le POMA, le *Berg Balance* Scale, le *Timed Up and Go*, le *Functional Reach*, le *Duke Mobility Scale*, le FICSIT, la vitesse de marche, les tests fonctionnels du membre inférieur (pieds joints, semi-tandem, tandem). Le second travail de revue [41] a examiné le POMA, le *Berg Balance Scale*, le *Timed Up and Go*, le *Functional Reach*, le PPT et le CTSIB.

Il apparaît que ces tests sont tous faciles à administrer, en peu de temps (de 1 à 15 minutes), requièrent peu ou pas de matériel. La reproductibilité inter et intra-examinateurs est équivalente ; la validité (contenu, concurrence) est également équivalente mais la validité prédictive n'est établie que pour le POMA, l'échelle d'équilibre de Berg et le *Functional Reach*. Le POMA a l'avantage de sa large diffusion ; il est simple, facile à réaliser ; il permet d'identifier les personnes à haut risque, mais il n'est pas suffisamment sensible pour être utilisé lors du suivi de faibles modifications. L'échelle de Berg est plus sensible que le POMA, mais plus longue à recueillir ; cependant pour ce test la sensibilité est moyenne (identification des chuteurs), la spécificité (identification des non chuteurs) étant par contre bonne. Le *Functional Reach* a l'intérêt de sa rapidité et de sa précision ; il est sensible au changement en réponse à une rééducation de l'équilibre [40] ; mais il a l'inconvénient de n'évaluer les réactions d'adaptation posturale que dans un seul mouvement stéréotypé. Le *Get Up and Go* a l'avantage de son extrême simplicité, mais il n'explore qu'un aspect limité de l'équilibre. Le PPT appréhende une dimension plus large de la mobilité, impliquant en partie l'équilibre ; il nécessite un équipement plus important que les autres tests. Le CTSIB évalue la contribution sensorielle à l'équilibre statique mais ne permet pas d'apprécier la capacité de résister à une charge statique ou à une perturbation posturale dynamique.

L'ensemble des instruments passés en revue étant pertinents pour une utilisation clinique, le choix du test dépend des aspects de l'équilibre ou de la marche qui doivent être explorés. Comme l'équilibre demande l'interaction de plusieurs systèmes, un seul instrument n'est pas suffisant pour prédire les chutes. De plus les personnes les plus à risque de chute peuvent être enclines à limiter leur activité et l'appréhension du risque demande de considérer à la fois les déterminants de l'équilibre mais aussi les facteurs environnementaux et les activités de la vie quotidienne.

Remerciements à : Brigitte Lecointre pour son aide à la mise en page et la relecture et à Annie Lacroux pour la traduction du résumé en anglais.

SUMMARY

Clinical tests for predicting falls. – The problem of falls among the elderly has become an important issue with the ageing of the population. Clinical tests have been developed to screen the persons at risk and follow the effects of treatments. They are based on the evaluation of balance or gait, and some of them include items related to both.

We are presenting the main tests and their respective characteristics. Tinetti's and Berg's tests appear to be the most reliable, and have the best predictive value.

RÉFÉRENCES

[1] Berg K., Norman K.E. – Functional assessment of balance and gait. *Clin. Geriatr. Med.* 1996; 12: 705-23. [2] Berg K.O., Maki B.E., Williams J.I., Holliday P.J., Wood-Dauphinee S.L. – Clinical and laboratory measures of postural balance in an elderly population. *Arch. Phys. Med. Rehabil.* 1992; 73: 1073-80. [3] Berg K.O., Wood-Dauphinee S.L., Williams J.I., Maki B. – Measuring balance in the elderly : validation of an instrument. *Can. J. public Health* 1992; 83: S711. [4] Clark R.D., Lord S.R., Webster I.W. – Clinical parameters associated with falls in an elderly population. *Gerontology* 1993; 39: 117-23. [5] Cwickel J.G., Fried A.V., Biderman A., Galinsky D. – Validation of a fall-risk screening test, the Elderly Fall Screening Test (EFST), for community-dwelling elderly. *Disabil. Rehabil.* 1998; 20: 161-7. [6] Di Fabio R.P., Seay R. – Use of the « Fast Evaluation of Mobility, Balance, and Fear » in elderly community dwellers : validity and reliability. *Phys. Ther.* 1997; 77: 904-17. [7] Duncan P.W., Studenski S., Chandler J., Prescott B. – Functional reach : Predictive validity in a sample of elderly male veterans. *J. Gerontol.* 1992; 47, 3: M93-8. [8] Duncan P.W., Weiner D.K., Chandler J., Studenski S. – Functional reach : A new clinical measure of balance. *J. Gerontol.* 1990; 45: M192-7. [9] Franchignoni F., Tesio L., Martino M.T., Ricupero C. – Reliability of four simple, quantitative tests of balance and mobility in healthy elderly females. *Aging Clin. Exp. Res.* 1998; 10: 26-31. [10] Fried A.V., Cwikel J., Ring H., Galinsky D. Elgam. - Extra-laboratory gait assessment method : identification of risk factors for falls among the elderly at home. *Int. Disabil. Studies* 1990; 12: 161-4.

[11] Graafmans W.C., Ooms M.E., Hofstee H.M.A., Bezemer P.D., Bouter L.M., Lips P. – Falls in the elderly : A prospective study of risk factors and risk profiles. *Am. J. Epidemiol.* 1996; 143: 1129-36. [12] Hill K.D., Schwarz J.A., Kalogeropoulos A.J., Gibson S.J. – Fear of falling revisited. *Arch. Phys. Med. Rehabil.* 1996; 77: 1025-9. [13] Lewis C. – Balance, gait test proves simple yet useful. *Physical Ther. Bull.* 1993; 32: 40. [14] Lord S.R., Clark R.D., Webster I.W. – Physiological factors associated with falls in an elderly population. *JAGS* 1991; 39: 1194-200. [15] Lord S.R., Clark R.D. – Simple physiological and clinical tests for the accurate prediction of falling in older people. *Gerontology* 1996; 42: 199-203. [16] Lord S.R., Ward J., Williams P., Anstey K.J. – Physiological factors associated with falls in older community-dwelling women. *JAGS* 1994; 42: 1110-17. [17] Mahoney F.I., Barthel D.W. – Functional evaluation : the Barthel Index. *Md. Med. J.* 1965; 14:61-5. [18] Maki B.E., Holliday P.J., Topper A.K. – Fear of falling and postural performance in the elderly. *J. Gerontol. Med. Sci.* 1991; 46: M123-31. [19] Maki B.E., Holliday P.J., Topper A.K. – A prospective study of postural balance and risk of falling in an ambulatory and

independent elderly population. *J. Gerontol.* 1994; 49: M72-84. [20] Mathias S., Nayak U.S.L., Isaacs B. – Balance in elderly patients : the « Get-up and Go » test. *Arch. Phys. Med. Rehabil.* 1986; 67: 387-89.

[21] Means K.M., Rodell D.E., O'Sullivan P.S. – Use of an obstacle course to assess balance and mobility in the elderly. *Am. J. Phys. Med. Rehabil.* 1996; 75: 88-95. [22] Nevitt M.C., Cummings S.R., Kidd S., Black D. – Risk factors for recurrent nonsyncopal falls : a prospective study. *JAMA* 1989; 261: 2663-8. [23] NEWTON R. – Reach in four directions as a mesure of stability in older adults. *Phys. Ther.* 1996; 76: S-23. [24] Podsiadlo D., Richardson S. – The timed « Up & Go » : A test of basic functional mobility for frail elderly persons. *JAGS* 1991; 39: 142-8. [25] Reuben D.B., Siu A.L., Kimpau S. – The predictive validity of self-report and performance-based measures of funtion and health. *J. Gerontol.* 1992; 47: M 106-10. [26] Robbins A.S., Rubenstein L.Z., Josephson K.R., Schulman B.L., Osterweil D., Fine G. – Predictors of falls among elderly people : results of two population-based studies. *Arch. Intern. Med.* 1989; 149: 1628-33. [27] Rozzini R., Frisoni G.B., Bianchetti A., Zanetti O., Trabucchi M. – Physical performance test and activities of daily living scales in the assessment of health status in elderly people. *JAGS* 1993; 41: 1109-13. [28] Rubenstein L.Z., Josephson K.R. – Cause and prevention of falls in elderly people. In Vellas B., Toupet M. ; Rubenstein L., Albarede J.L., Christen Y., eds. *Falls, balance and gait disorders in the elderly.* Paris : Elsevier, 1992: 21-38. [29] Shumway-Cook A., Horak F.B. – Assessing the influence of sensory interaction on balance. *Phys. Ther.* 1986; 66: 1548-50. [30] Studenski S., Duncan P., Chandler J. *et al.* – Predicting falls : the role of mobility and nonphysical factors. *JAGS* 1994; 42: 297-302.

[31] Thorbahn L.D., Newton R.A. – Use of the Berg balance test to predict falls in elderly persons. *Phys. Ther.* 1996; 76: 576-83. [32] Tinetti M.E. – Fall risk index for elderly patients based on number of chronic disabilities. *Am. J. Med.* 1986; 80: 429-434. [33] Tinetti M.E. – Performance-oriented assessment of mobility problems in elderly patients. *JAGS* 1986; 34: 119-26. [34] Tinetti M.E., Speechley M., Ginter S.F. – Risk factors for falls among elderly persons living in the community. *N. Engl. J. Med.* 1988; 319: 1701-7. [35] Tinetti M.E., Richman D., Powell L. – Fall efficacy as a measure of fear of falling. *J. Gerontol. Psychol. Sci.* 1990; 45: P239-43. [36] Tinetti M.E., Doucette J., Claus E., Marottoli R. – Risk factors for serious injury during falls by older persons in the community. *JAGS* 1995; 43: 1214-21. [37] Topper A.K., Maki B.E., Holliday P.J. – Are activity-based assessments of balance and gait in the elderly predictive of risk of falling and /or type of fall ? *Clin. Invest.* 1993; 41: 479-87. [38] Van Swearingen J.M., Paschal K.A., Bonino P., Yang J.F. – The modified gait abnormality rating scale for recognizing the risk of recurrent falls in community-dwelling elderly adults. *Phys. Ther.* 1996; 76: 994-1002. [39] Vellas B.J., Wayne S.J., Romero L.J., Baumgartner R.N., Garry P.J. – Fear of falling and restriction of mobility in elderly fallers. *Age Ageing* 1997; 26: 189-93. [40] Weiner D.K., Bongiorni D.R., Studenski S.A., Duncan P.W., Kochersberger G.G. – Does functional reach improve with rehabilitation ? *Arch. Phys. Med. Rehabil.* 1993; 74: 796-800.

[41] Whitney S.L., Poole J.L., Cass S.P. – A review of balance instruments for older adults. *Am. J. Occupational Ther.* 1998; 52: 666-71. [42] Wolfson L.I., Whipple P.T., Amerman P., Kleinberg A. – Stressing the postural response. A quantitative method for testing balance. *JAGS* 1986; 34: 845-50. [43] Wolfson L., Whipple R., Amerman P., Tobin J.N. – Gait assessment in the elderly : a gait abnormality rating scale and its relation to falls. *J. Gerontol.* 1990; 45: M12-9.

ÉVALUATION DES FACTEURS DE RISQUES LIÉS À L'ENVIRONNEMENT

B. COMPAN[1]

Un tiers des plus de 65 ans et la moitié des plus de 80 ans vivant à domicile font au moins une chute par an [4,11,13]. Les chutes constituent plus de 90 % des accidents chez les personnes âgées (PA). Toutes les études confirment le rôle de l'environnement dans la survenue des chutes. Les facteurs liés à l'environnement occasionnerait entre 30 et 50 % des chutes [1]. Les effets de l'environnement seraient plus fréquents chez les sujets de 65-74 ans, plus actifs et prenant plus de risques que les 75 ans et plus [4]. Dans 50 % des cas la PA invoque un accrochage des membres inférieurs [4]. Cependant peu d'étude quantifie et précise le rôle des facteurs de l'environnement dans la survenue des chutes à domicile [6,12]. Dans ce contexte l'évaluation de l'environnement est indispensable pour réduire les risques.

ÉLÉMENTS D'ÉVALUATION

Le risque de chute est un équilibre entre les capacités de la personne et les contraintes de l'environnement (fig. 1).

Le modèle de Lawton et Nahenow [8] affirme que moins les capacités de la personne sont importantes plus les contraintes de l'environnement sont grandes et inversement. Ainsi un environnement identique « produira » des risques différents suivant les individus : l'environnement n'est pas un facteur de risque absolu mais relatif à la personne et à ses capacités. De plus ce modèle décrit des situations à fort risque où l'individu ne sera pas capable de s'adapter à un environnement trop contraignant.

Un des objectifs de l'évaluation est donc de repérer les facteurs liés au capacités de la PA et les éléments de l'environnement susceptibles d'interférer avec ces mêmes capacités, afin de mettre en phase ces facteurs pour « intégrer » la zone adaptée au rapport capacités/contraintes [5].

En fonction de cette évaluation les actions porteront soit sur l'amélioration des capacités soit sur la sécurité de l'environnement soit sur les deux.

---

1. Équipe Gériatrique de Réinsertion et d'Intervention, Département Médecine Physique et Réadaptation, Hopital Carémeau, CHU, 30029 Nîmes Cedex 4.

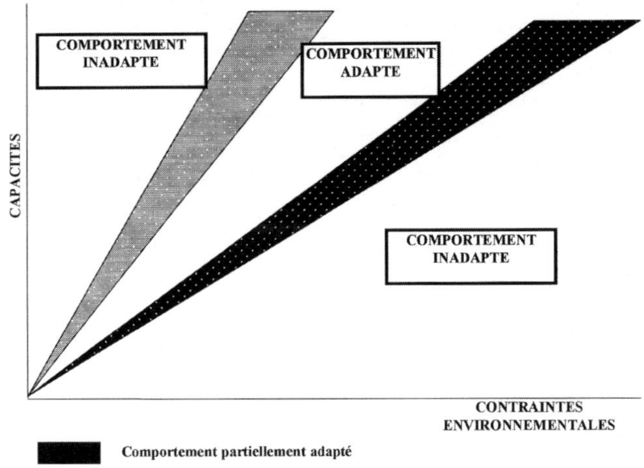

Fig. 1. — *L'intéraction environnement - capacités.*

Quand évaluer ?

Il faut tenir compte de l'évolutivité des capacités et des contraintes (saisons, nuit, jour...). L'évaluation ne peut se faire de façon fiable que lorsque l'état de la PA est considéré comme stabilisé et lorsque les aides techniques nécessaires ont été mises en place.

Où évaluer ?

L'évaluation doit se faire ***à domicile et en situation réelle***.

Pour les personnes hospitalisées et évaluées en vue d'un retour à domicile il faut tenir compte du stress et de l'angoisse liés au fait de la visite à domicile. Cette mise en situation permettra de révéler les difficultés potentielles liées à l'émotivité et à l'anxiété qui peuvent majorer les risques.

L'évaluation virtuelle sur check-list ou sur questionnaire n'a d'intérêt que pour débrouiller des situations en vue de la préparation d'une évaluation sur le terrain.

Avec qui évaluer ?

La présence de la PA est bien sûr indispensable, l'étude de la fatigabilité complète utilement l'évaluation. La présence ou au moins l'information de la famille et des intervenants est plus que souhaitable permettant d'affiner la solidité des réseaux de soutien. L'ergothérapeute est le professionnel pivot de cette évaluation, son intervention est utilement complétée par la présence d'un autre professionnel (infirmière, travailleur social) en fonction du contexte.

Comment évaluer ?

L'évaluation doit être systématique et systématisée. Elle se déroule en trois temps :

- observation des lieux [1] ;
- observation du comportement spontané de la PA [2,14] ;

– observation de la PA en situation de réalisation d'ordre (observation dirigée dans des situations particulières choisies en fonction du contexte global et des capacités de la PA [15].

Observation des lieux

Elle doit être systématique en utilisant une check list des différentes pièces du domicile, des accès, des circulations, de l'éclairage, de l'entretien... [3,9,11,12,17]. Il s'agit de repérer les dangers standards (irrégularité du sol, obstacle à la circulation, encombrement, mal façon, type d'escalier, accessibilité des rangements, utilisation de tabourets, position des interrupteurs...) qui sont des facteurs de risque quel que soit l'âge [7,13]. Une attention particulière est portée sur la salle de bains, les WC, la chambre, le lieu de vie, la cuisine en fonction des incapacités de la personne. L'ensemble des observations est noté sur un document type.

Observation du comportement spontané

Au-delà de la gêne classique et des difficultés à réaliser certains actes de la vie quotidienne, l'observateur apprécie les modifications dans l'utilisation de l'environnement et surtout la prise de risque eu égard aux capacités. La précipitation et l'inattention doivent être testées dans ce contexte [2].

Observation des comportements sur ordre

L'objectif est d'apprécier la possibilité d'adaptation à des situations difficiles ou nouvelles afin d'envisager des possibilités d'apprentissage de comportements adaptés.

La décomposition des gestes, la réponse non précipité à une stimulation verbale ou à un appel (sonnerie du téléphone par exemple), les changements brusques de direction... toutes situations mettant en danger de chute la PA seront mis en œuvre en fonction du contexte et du bilan initial de la chute.

SYNTHÈSE

Dans le rapport de synthèse doivent ressortir :

– les dangers et risques évidents valables quels que soit âge de la personne ;
– les risques particuliers à la PA et relatifs aux incapacités constatées ;
– les risques liés aux comportements de la PA (notamment en cas d'altération des fonctions supérieures) ;

Des propositions d'adaptation et d'aménagement peuvent alors être faites dont les caractéristiques essentielles sont les suivantes :

– réalisme dans le contexte économique, culturel et social de la PA ;
– faisabilité par rapport au contexte architectural et technique ;
– compatibilité avec les facultés adaptatives de la PA (risque de perturbations liées aux éventuels changements, nouvel apprentissage nécessaire) ;
– prise en compte de l'évolutivité des incapacités et de l'espérance de vie ;
– normalité par rapport aux textes réglementaires ;
– acceptation par la PA, les familles, les aidants naturels ou professionnels. Dans cette démarche il est fondamental de faire apparaître la « reconnaissance du besoin » [6].

ÉVALUATION À DISTANCE

Celle ci est nécessaire à court terme pour permettre des propositions de réajustement notamment en ce qui concerne la reconnaissance du besoin et l'acceptation des adaptations. L'évaluation est alors ciblée sur les points sensibles de l'évaluation initiale et sur l'existence de faits nouveaux notamment sur les comportements et l'adaptation aux changements entrepris. Elle est aussi nécessaire à plus long terme (trois mois, un an) en fonction des propositions faites.

L'évaluation des facteurs de risque de chute liés à l'environnement est un préalable indispensable à toute démarche d'adaptation ou d'aménagement du domicile. Néanmoins, il n'existe pas actuellement de protocole validé pour cette évaluation, d'autant moins que les résultats sur la prévention sont encore controversés et nécessiteront des études rigoureuses et riches en nombres de cas pour être significatives [10].

SUMMARY

Assessment of risk factors of falls due to environment. – Assessing risk factors of fall due to home environment needs doing at home, the elderly person being present. Situations at risk have to be described according to architectural obstacles and personal habits. This assessment must also take into account the possible evolution of person's disabilities. Environment obstacles and elderly person capacities have to be identified. Synthesis is a report including some advices in order to adapt efficiently this home, provided the person definitively accepts these arrangements.

RÉFÉRENCES

[1] Connel B.R., Wolf S. – Environmental and behavioral circumstances associated with falls at home among healthy elderly people. *Arch. Phys. Med. Rehabil.* 1997, 78:179-186. [2] Connell B.R. – Role of the environment in falls prevention. *Clinics Geriatr. Med.* 1996, 12: 859-880. [3] Droller H. – Falls among elderly people living at home. *Geriatrics* 1955, 10: 239-244. [4] Favier B.C. – Les risques de chute. In Simon L., Marcelli C., Revel M. eds. : *Ostéoporose et médecine physique*. Paris, Masson 1998: 32-45. [5]Hogue C.C. – A person-environment model for understanding fall risk. Springfield, Charles C Thomas, 1991. [6] Hornbrook M.C., Stevens V.J., Wingfield D.J. *et al.* : Preventing falls among community dwelling older persons : a study from a randomized trial. *Gerontologist.* 1994, 34: 16-23. [7] Josephson K.R., Fabacher D.A., Rubenstein L.Z. : home safety and fall prevention. *Clin. Geriatr. Med.* 1991., 7: 707-731. [8] Lawton M.P. – environment and aging, ed.2. Albany, center for the study of aging, 1986. [9] Lucht U. – A prospective study of accidental falls and resulting injuries in the home among elderly people *Acta. socio-medica. Scandinavia* 1971, 2: 105-120. [10] Ory M.G., Schechtman K.B., Miller P. *et al.* – Fraily and injuries in later life : the FICSIT trials. J *Am. Geriatr. Soc.* 1993, 41: 283-296.

[11] Perry B.C. – Falls among the elderly : a review of the methods and conclusions of epidemiologic studies. *J. Am. Geriatr. Soc.* 1982, 30: 367-371. [12] Reinsch S., Macrae P., Lachenbruch P.A. *et al.* – Why do healthy older adults fall ? behavioral and environmental risks. *Physic. Occup. Therapy in Geriatrics* 1992, 11: 1-15. [13] Rubenstein L.Z., Josephson K.R. – Causes and prevention of falls in elderly people. In Vellas B., Toupet M., Rubenstein L., Albarède J.C., Christen Y. eds. F*alls, balance and gait disorders in the elderly.* Paris, Elsevier, 1992: 21-38. [14] Studenski S., Duncan P.W., Chandler J. *et al.* – Predicting falls : the role of mobility and non physical factors. *J. Am. Geriatr. Soc.* 1994, 42: 297-301. [15] Tinetti M.E., Doucette J.T., Claus E.B. – The contribution of predisposing and situtional risk factors to serious falls injuries *J. Am. Geriatr. Soc.* 1995, 43: 1207-1213. [16] Vellas B., Albarede J.L. – La prévention des chutes chez les personnes agées. *L'Actualité en Gérontologie* 1985, 42: 2-5. [17] Walter J.A. – Falls among the elderly : human and environmental factors *Accid. Anal. Prev.* 1978,10: 21-33.

ANALYSE INSTRUMENTALE DU COMPORTEMENT POSTURAL DES CHUTEURS

D. PÉRENNOU[1,3], J. PREZIOSO[1], F. FAVIER[2], S. BELHASSEN[1,3], J.M. JACQUOT[1] ET J. PÉLISSIER[1]

La survenue d'une chute chez une personne âgée valide est un événement particulier dont les conséquences sont grandes, tant en termes clinique, social, qu'économique. Avec le vieillissement de la population, ces conséquences pourraient encore être majorées lors des prochaines années. Il y a donc un intérêt croissant à dépister les personnes à risque et valider l'efficacité des différentes interventions susceptible d'être proposées pour diminuer ce risque. Cette démarche impose de progresser dans la compréhension des facteurs impliqués dans la chute en vue de l'identification des personnes à risque.

Il a été proposé de classer l'origine des chutes chez les personnes âgées (CCPA) en intrinsèque liée à l'individu lui-même, et en extrinsèque plutôt liée aux facteurs environnementaux [5]. Le plus souvent l'étiologie des CCPA est multifactorielle, due à l'interaction des facteurs extrinsèques et intrinsèques. Dans une perpective comportementale, la grande majorité des CCPA nous semblent pouvoir être considérées comme l'issue d'un événement au cours duquel les mécanismes individuels de contrôle de l'équilibre sont dépassés, et ce indépendamment de la circonstance. Ce concept nous paraît présenter le double avantage de ne pas relier inéluctablement les CCPA au vieillissement physiologique et de ne pas privilégier l'intervention du hasard. Le domaine que nous aborderons est celui du comportement postural.

Une posture est une attitude. Elle est définie par la position relative des segments corporels les uns par rapport aux autres ainsi que par leur orientation dans l'espace. Le contrôle postural est exercé sous la forme de comportements sensori-moteurs particuliers, essentiellement non volontaires, dont la finalité est de maintenir la posture de référence ou au contraire de l'adapter à l'environnement afin de rester en équilibre [14]. La recherche de l'équilibre est donc le facteur déterminant de l'organisation de la posture, elle implique de prendre en compte non seulement les

1. Département de Médecine Physique et Réadaptation, Unité de Rééducation Neurologique-CHU, 30240 Le Grau du Roi.
2. INSERM unité 500, Centre A. Balmes-CHU, 34295 Montpellier Cedex 05.
3. Service Central de Rééducation Fonctionnelle, Hôpital Lapeyronie-CHU, 34295 Montpellier Cedex 5.

contraintes internes (masses corporelles), mais également les contraintes externes : gravité, stabilité des appuis sur un support, perturbations éventuelles.

L'étude des comportements posturaux repose sur quatre idées fondamentales. *La première de ces idées* fait du contrôle postural le moyen de réguler, par le tonus musculaire, l'attitude antigravitaire propre à chaque espèce. *La deuxième idée* est que la posture est une composante clef de tous les systèmes perception-action, permettant à la fois d'orienter le corps dans un environnement et de construire une (des) représentation(s) interne(s) du schéma corporel. Cette (ces) représentation(s) est(sont) élaborée(s) et continuellement mise(s) à jour grâce aux afférences sensorielles : visuelles, vestibulaires, proprioceptives et haptiques. Sur la base de cette représentation et en fonction du contexte pourrait s'établir une sélection d'un cadre de référence pertinent pour l'organisation de l'action. *La troisième idée* est que la posture sert aussi à fournir un support mécanique stabilisé à l'action. Le contrôle postural organise en effet le couplage entre la cinématique et la dynamique des différents segments corporels, en ajustant le positionnement et la raideur de certaines articulations. Selon Massion [14], il y a donc une coordination entre le contrôle de la posture et le contrôle du mouvement. En définitive, en termes de référentiel, il ressort des trois idées précédentes que deux mots clefs sont orientation et stabilisation : *c'est la quatrième idée*. Selon le concept formulé par Amblard *et al.* [2], la posture et l'équilibration s'organisent autour de deux sous-systèmes de contrôle fonctionnellement distincts, mais s'articulant l'un à l'autre avec une finalité commune. Le premier sous-système pourrait contrôler l'orientation et la configuration du corps dans l'espace, le second la stabilisation des positions des différents segments corporels les uns par rapport aux autres. C'est à la lumière de ces conceptions que nous tenterons d'extraire de la littérature quelques éléments relatifs aux CCPA. Après un rappel succinct des principales techniques instrumentales d'analyse de la posture, nous envisagerons la contribution de ces techniques à la prédiction du risque de chute chez les personnes âgées puis leur apport à la compréhension des mécanismes en cause.

MÉTHODOLOGIE D'ÉVALUATION DU CONTRÔLE POSTURAL CHEZ LES PERSONNES ÂGÉES

Les relations entre les altérations des capacités posturales et les chutes chez les personnes âgées peuvent être abordées par deux approches méthodologiques complémentaires : l'épidémiologie des populations et l'expérimentation sur des groupes de personnes. La première approche est habituellement basée sur l'utilisation d'échelles cliniques posturales visant à mettre en évidence d'éventuelles difficultés dans la réalisation d'exercices d'équilibration. La deuxième approche repose sur l'instrumentation qui permet de quantifier les performances d'équilibration, et surtout de préciser les stratégies déficientes. Si les années 80 ont été celles des échelles cliniques, il est possible que les années 2000 soient celle de l'analyse compréhensive des déficiences posturales des chuteurs. Cette démarche aurait l'avantage de préciser les cibles d'intervention. Les autres avantages des procédures instrumentales en laboratoire tiennent au contrôle d'un nombre élevé de paramètres ainsi qu'à l'obtention d'indices quantitatifs distribués de façon continue. Cette dernière propriété leur confère une bonne sensibilité à détecter le changement. Les mesures reposent habituellement sur l'utilisation des plates-formes de force, des capteurs d'inclinaison ou d'accélération, des systèmes optoélectroniques d'analyse du mouvement, voire de l'électromyographie de surface.

De par leur faible coût et leur simplicité offrant l'opportunité d'un traitement en ligne de l'information recueillie, les plates-formes de force tiennent une place de choix dans la panoplie des outils d'analyse de la posture et de l'équilibration. Elles mesurent les forces de réaction du support qui sont exactement égales et de sens opposé (dirigées vers le haut) à celles exercées sur le support par le sujet. Ces dernières sont la résultante des forces de gravité et des forces de réactions musculaires. En général, les études de posturologie (ou encore stabilométrie) ne s'intéressent qu'aux coordonnées du point d'application de la force verticale appliquée par un sujet sur son support (centre de pression plantaire ou CP lorsque le sujet est debout). La dispersion des coordonnées du CP durant la période d'acquisition (qu'il convient de fixer en fonction de la difficulté de la tâche posturale demandée) est classiquement considérée comme un indice d'instabilité (fig. 1). En réalité, cette assimilation des variations du CP aux variations du CG n'est valable que si le sujet est mis dans une condition telle, qu'il doit absolument minimiser les déplacements du CP pour éviter que celui-ci ne dépasse la limite de stabilité. En position debout, cette limite est théoriquement définie par le contour du 'polygone de sustentation'. Nous montrerons plus loin qu'en l'absence de perturbation chez des personnes supposées valides, une faible dispersion du CP ne reflète pas obligatoirement une bonne stabilité posturale en posture debout. Il faut savoir aussi que le point d'application de la force résultante au sol se confond avec la projection au sol du centre de gravité uniquement en condition statique. Si le sujet effectue des mouvements de corrections posturale plus ou moins rapides (c'est le cas lorsque l'on applique un mouvement brusque à la plate-forme qui supporte le sujet), la projection au sol du centre de gravité et le CP ne sont plus confondus. Les déplacements du CP ne représentent plus ceux de CP. A côté de la dispersion du CP, l'analyse de sa position moyenne peut également s'avérer intéressante. En posture érigée, le CP moyen est habituellement situé sur la ligne médiane du polygone de sustentation, à l'aplomb des chevilles. Lorsque ces coordonnées s'écartent nettement de cette position habituelle, la limite de stabilité est plus proche et le sujet peut donc être considéré comme exposé au déséquilibre.

PRÉDICTION DU RISQUE DE CHUTE

De nombreuses études ont montré l'existence d'un vieillissement postural se traduisant par une augmentation de l'excursion du centre de pression plantaire avec l'âge [1]. Les études ayant tenté d'associer la survenue de chutes aux indices posturaux sont moins nombreuses. La grande majorité d'entre elles sont rétrospectives. Le peu de fiabilité de ces enquêtes basées en partie sur l'interrogatoire limite leur intérêt dans la prédiction du risque de chute. Certaines de ces études rapportent une augmentation des oscillations posturales chez les personnes ayant chuté dans les mois précédant la mesure posturale. Cette relation n'est toutefois pas retrouvée par Baloch *et al.* [4] sur un groupe de 100 personnes valides vivant à domicile.

A notre connaissance, seules trois équipes ont publié des études prospectives. Dans l'étude de Nguyen *et al.* [16], les oscillations posturales de sujets debout étaient évaluées par un stylet encreur fixé au niveau de la taille et tendu vers l'arrière. Long de 40 cm, le stylet parcourait un papier quadrillé fixé sur un plan horizontal dont la

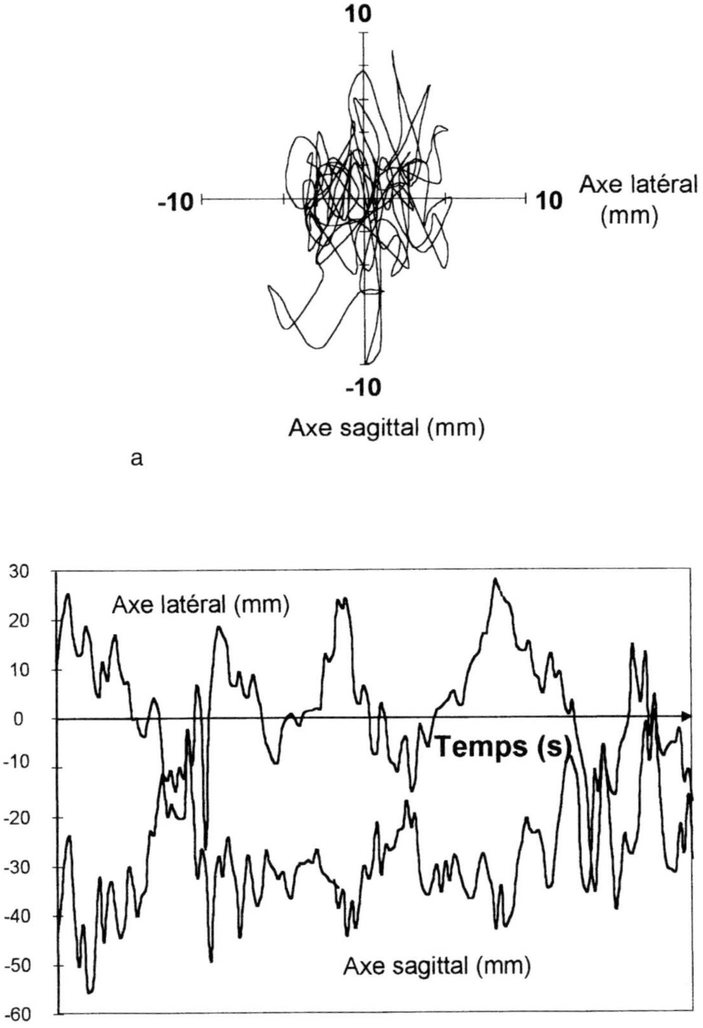

FIG. 1a et 1b. — *Dispersion des coordonnées du centre de pression plantaire.*
a Trajectoires du centre de pression plantaire (30 secondes)
b Déplacements du CP (30 s).

hauteur était ajustée. Deux conditions visuelles (avec et sans la vision) et deux conditions de support (plan dur et mousse) ont été analysées. Les talons étaient espacés de 5 cm, un point de fixation visuel était positionné à hauteur du regard, à 3 mètre du sujet. La consigne était de bouger le moins possible pendant 30 s. L'indice postural évalué était le nombre de mm^2 traversé par le stylet durant le test [11]. Environ 1800 personnes de plus de 60 ans ont été suivies. Avec la densité osseuse et la force musculaire du quadriceps, l'augmentation des oscillations posturales sur la mousse en l'absence de vision était un facteur prédictif indépendant de la survenue ultérieure d'une ou plusieurs fractures. Par exemple chez les femmes, les trois facteurs précédents ensemble permettaient d'identifier correctement 98,6 % des cas de fractures avec une sensibilité de 70 %. Chez des personnes âgées, l'association d'une suppression de la vision (par l'occlusion des yeux) et d'une perturbation de la proprioception (par l'utilisation de la mousse) peut être considéré comme une tâche posturale difficile. Malgré une technique d'évaluation posturale approximative, cette étude a le mérite d'attirer l'attention sur l'utilité de mettre les sujets en situation difficile pour faire ressortir les déficiences du comportement moteur. Les auteurs de cette étude ont dû utiliser un artifice statistique. Les personnes qui avaient échouées au test postural entre la quinzième et la trentième seconde étaient tout de même incluses. Leur score postural était calculé en multipliant le score obtenu sur la durée du test par le facteur de temps restant. Lord et clark [10] ont suivi durant une année 70 pensionnaires d'une institution (âge moyen 85,6 ans). Presque deux tiers d'entre aux avaient chuté dans l'année du suivi. A l'inclusion dans l'étude, ils avaient bénéficié de la même évaluation que celle utilisée par Nguyen *et al.* L'analyse discriminante révélait que la sensibilité tactile, la force du quadriceps, le temps de réaction, les oscillations posturales, les troubles de la marche, l'usage de drogue psychotrope et l'âge étaient différentes chez les chuteurs et les non chuteurs. Les oscillations posturales étaient plus importantes chez les chuteurs. Ces variables permettaient de classer correctement 86 % des cas, avec une sensibilité et une spécificité équivalentes.

L'équipe de Toronto rapporte des résultats convergents. Maki *et al.* [13] ont suivi sur un an 100 personnes valides, âgées en moyenne de 83 ans. L'examen initial comprenait une posturographie statique (durée de 77 s) et une posturographie dynamique (translations pseudoaléatoires pendant 92 s), réalisée avec et sans la vision. Le positionnement latéral des pieds sur la plate-forme était laissé libre. Les acquisitions étaient faites après un essai « blanc ». Cent-vingt chutes chez 59 personnes étaient colligées pendant l'année de suivi. L'indice postural qui différenciait le mieux les chuteurs des non chuteurs était l'amplitude des oscillations sur l'axe latéral, obtenu les yeux fermés en posturologie statique. Cette variable permettait de classer correctement 35 % des cas avec une sensibilité de 80 % et une spécificité de 43 %. Lorsque les circonstances de chute étaient analysées, cette variable prédisait mieux la survenue des chutes dites « biomécaniques » que l'évaluation clinique des performances posturale [22]. Cette étude attire l'attention sur les difficultés éprouvées par les chuteurs pour stabiliser le corps latéralement. Même si une normalisation *a posteriori* de la base de support a été réalisée (rapport entre l'indice postural calculé et la largeur du polygone de sustentation), il n'est pas exclut que l'adoption par les sujets d'un écartement 'confortable' des pieds était de nature à biaiser les résultats. Il n'est pas précisé par exemple si les chuteurs écartaient tout simplement plus les pieds que les non chuteurs. Or il est clair que le positionnement des pieds sur la plate-forme influence grandement les résultats [9].

Baloch *et al.* [3] rapportent des résultats différents sur trois ans de suivi de soixante-douze personnes valides (37 hommes et 35 femmes), âgées entre 79 et 91 ans. Toutes avaient un examen neurologique initial normal. L'examen initial comprenait une évaluation posturale statique et dynamique (rotations selon un axe transversal). Du point de vue des indices posturaux, ceux qui avaient chuté dans les trois ans de suivi ne différaient pas de ceux qui n'avaient pas chuté. Dans cette étude, les acquisitions posturales n'étaient réalisées que sur 10 s. Cette durée est insuffisante pour que les tests de posturographie statique soient valables [6]. Le doute subsiste concernant les tests de posturographie dynamique.

Avec F. Favier et C. Marcelli [17], nous avons monitoré la survenue de chutes chez cent-dix-huit femmes de plus de 75 ans ayant bénéficié d'une posturologie statique. Ces femmes étaient issues de la population Montpelliéraine de l'étude EPIDOS. Les mesures ont été réalisées par une plate-forme à trois jauges de contraintes, échantillonnée à 5 Hz. Le positionnement des pieds nus sur la plate-forme était rigoureusement contrôlé au moyen de repères adaptés à chaque pointure. Les talons étaient espacés de deux centimètres et l'angle d'écartement des pieds était de trente degrés. L'environnement visuel était structuré, un fil à plomb éclairé était placé à 90 cm du sujet. La consigne était de rester détendu, bras le long du corps. La durée des acquisitions était de 30 s, sans essai d'habituation. Une seule mesure était réalisée par condition visuelle, dans l'ordre vision puis non-vision. Aucun paramètre stabilométrique ne permettait d'identifier les 27 femmes qui avait chuté au moins une fois dans la première année de suivi (36 chutes). Au terme de la deuxième année de suivi, les 47 femmes qui avaient chuté au moins une fois avaient une excursion latérale du CP plus petite que les autres [20]. Seul un changement de stratégie de stabilisation peut expliquer ce résultat surprenant. Nous faisons l'hypothèse qu'en situation de test (de stress), les chuteuses peuvent adopter un comportement postural régressif consistant à un raidissement du corps sur le support. Après avoir déterminé une valeur de coupure optimale (180 mm), la valeur informationnelle de la variable 'longueur latérale du CP' a été testée. Sa sensibilité était de 0,72 pour une spécificité de 0,48.

Il est difficile d'expliquer les contradictions qui ressortent des études précédentes. On peut évoquer des différences méthodologiques : niveau d'autonomie différents des groupes étudiés, procédures instrumentales différentes, groupes comprenant parfois des hommes et des femmes. Il faut également tenir compte de la grande variabilité des indices posturaux chez les personnes âgées, rendant difficile l'extraction de paramètres pertinents. De même, le caractère habituellement multifactoriel de la chute affaiblit la part des facteurs intrinsèques. En l'absence d'une codification des procédures et d'une évolution du concept, la posturologie ne semble donc pas en mesure de faire progresser de façon déterminante la prédiction d'une chute chez les personnes âgées. D'autres techniques posturales, mesurant les capacités des sujets à s'orienter relativement à la verticale [19] et/ou à gérer un équilibre instable [18] nous paraissent devoir supplanter à terme l'évaluation de l'homme debout immobile.

STRATÉGIES POSTURALES CHEZ LES CHUTEURS

Jusqu'à présent, peu d'études se sont intéressées aux stratégies posturales adoptées par les sujets âgés chuteurs. Le peu de données disponibles contraste avec l'abondance des travaux consacrés aux vieillissement physiologique du contrôle postural.

Lord et Webster [12] se sont intéressé à l'orientation relativement à la verticale gravitaire. Ces auteurs ont montré que la détermination de la verticale subjective visuelle est altérée chez les chuteurs par comparaison aux non chuteurs (chutes dans l'année précédente). Bien qu'à notre connaissance, cette étude n'ait pas été prolongée par une détermination de la verticale posturale, il s'agit d'une piste sérieuse qui mériterait un complément d'investigations. En utilisant le 'rod and frame test', ces auteurs ont aussi noté que pour la détermination visuelle de la verticale subjective, les chuteurs affichaient une plus grande dépendance à l'égard du champ visuel que les non chuteurs [12]. Ces résultats suggèrent que la représentation de la verticale est biaisée chez les chuteurs, essentiellement du fait d'une déficience d'intégration proprioceptive et/ou vestibulaire.

Plusieurs études ont tenté d'évaluer le poids spécifique des différentes afférences sensorielles dans le contrôle de la stabilisation posturale. La vision contribue puissamment à la stabilisation corporelle, d'autant plus que la tâche posturale est difficile a réalisée [2]. La contribution visuelle à l'équilibration a été analysée chez 185 personnes âgées en moyenne de 73 ans [23]. Vingt-neuf personnes rapportaient au moins une chute durant l'année qui avait précédé. L'évaluation de la posture était effectué à l'aide de l'EquiTest. Cette étude montrait que les 29 personnes qui avait chuté durant l'année précédente avaient une moins bonne contribution visuelle à la stabilisation de la posture érigée que les autres. Turano *et al.* [23] précisaient qu'après contrôle de l'âge et du sexe, il ressortait qu'une baisse de 0,1 point de l'indice de contribution visuelle à la posture était associée à une augmentation d'un facteur 2,13 du nombre de chute. La sensibilité au contraste était significativement liée à l'utilisation de la vision pour l'équilibration. Ishiza et Pyykko [7], retrouvaient des résultats similaires concernant la moins bonne utilisation de la vision chez les personnes âgées chuteuses. Ces derniers auteurs précisaient également que la contribution proprioceptive au maintien de la posture érigée était plus faible chez les chuteurs que les non chuteurs. Les manipulations sensorielles vestibulaires sont plus difficiles a réaliser chez des personnes âgées du fait de leur grande susceptibilité au déséquilibre. Jackson et De l'Aune par exemple [8], ont montré que le nombre de chutes induites par un test posturographique difficile tel que l'Equitest peut être multiplié par deux lorsque la tête est en extension de 55°. Il ressort de ces études qu'il n'y a pas de déficience sensorielle spécifique à la chute chez les personnes âgées. Cette notion est d'ailleurs cohérente avec l'idée qui prévaut actuellement sur le rôle des différentes contributions sensorielles au contrôle de la posture. Plutôt que hierarchisée, on considère actuellement que l'intégration sensorielle est flexible et que le poids de chaque référentiel sensoriel dépend du contexte. Partant de cette idée, toute déficience sensorielle majore théoriquement le risque de chute. Force est néanmoins de constater que beaucoup reste à comprendre sur l'intégration sensorielle des chuteurs. Il n'est d'ailleurs pas exclut que le dysfonctionnement du contrôle postural soit supramodalitaire, en relation avec les fonctions cognitives.

On sait peu de choses concernant les stratégies de stabilisation segmentaire des chuteurs. En soumettant des personnes âgées debout à une perturbation du support, Woollacott *et al.* [24] ont été confronté à un nombre important d'essais manqués. Ces auteurs ont eu l'idée d'analyser qualitativement ces essais et de les comparer aux essais réussis. Les « chutes » expérimentales étaient associées à une cocontraction généralisée des membres inférieurs. Cette stratégie régressive de raidissement qui s'oppose à une stratégie articulée, plus élaborée, n'est donc pas efficace pour gérer les situations de stress postural.

Le nombre de chutes est habituellement bien supérieur à celui des personnes âgées chuteuses [15, 21], ce qui suggère l'existence d'un comportement sensori-moteur particulier chez les 25 à 35 % de chuteurs récurrents. A notre connaissance, peu (aucune) d'étude(s) se sont (ne s'est) intéressé à l'analyse quantifiée du comportement postural des multichuteurs. Nous avons analysé nos données dans ce sens [17,

20]. Au terme de la première année (7 femmes), comme au terme de la deuxième année de suivi (19 femmes), le recul moyen du CP était étroitement lié au nombre de chutes par femmes. Ceci reflète l'existence d'un comportement de rétropulsion dont la conséquence est une diminution de la marge de sécurité entre la position du CP en situation clémente et la limite postérieure de stabilité que le sujet ne doit pas franchir. Cet indice pourrait être intéressant pour le suivi des progrès en rééducation.

Pour conclure nous dirons que pour l'instant, et malgré quelques pistes à explorer, l'analyse instrumentale du comportement postural des chuteurs âgés est assez décevante. Ceci est vrai tant du point de vue de la prédiction de la chute que du point de vue de l'identification des stratégies posturales déficientes. Il parait donc souhaitable de repenser l'utilisation clinique des plates-formes de force. L'incorporation des autres techniques d'analyse du mouvement dans les programmes de recherche parait également souhaitable. Seule une conjonction de compétence dans les domaines de la gérontologie, du contrôle postural et de l'épidémiologie devrait permettre d'avancer dans l'analyse de certaines tâches posturales pertinentes sur un nombre important de personnes, suivies ensuite sur plusieurs années. Les équipes qui saurons réunir ce savoir faire prendront probablement une option décisive pour la compréhension des facteurs intrinsèques de chutes chez les personnes âgées.

SUMMARY

Movement analysis of balance sway in Fallers. — Falling is one of the most serious problems associated with aging. Firstly, a brief review of the current concepts in postural control is proposed. Secondly on this basis, we have attempted to clarify the contribution of movement analysis technics in the understanding and prediction of fall in elderly.

RÉFÉRENCES

[1] Alexander N.B. Postural control in older adults. *J. Am. Geriatr. Soc.* 1994; 42: 93-108. [2] Amblard B., Cremieux J., Marchand A.R., Carblanc A. Lateral orientation and stabilization of human stance : static versus dynamic cues. *Exp. Brain. Res. 1985; 61: 21-37. [3] Baloh R.W., Corona S., Jacobson K.M., Enrietto J.A., Bell T. A prospective study of posturography in normal older people. J. Am. Geriatr. Soc.* 1998; 46: 438-43. [4] Baloh R.W., Spain S., Socotch T.M., Jacobson K.M., Bell T. Posturography and balance problems in older people. *J. Am. Geriatr. Soc.* 1995; 43: 638-44. [5] Campbell A., Borrie M., Spears G., Jackson S., Brown J., Fitzgerald J. Circumstances and consequences of falls experienced by a community population 70 years and over during a prospective study. *Age Ageing.* 1990; 19: 136-141. [6] Carroll J.P., Freedman W. Nonstationary properties of postural sway. *J. Biomech. 1993; 26: 409-16. [7] Ishizaki H., Pyykko I. Postural control in elderly persons – Effect of vision on accidental falls. Equilib. Res.* 1995; 54: 409-415. [8] Jackson R.T., De l'Aune W.R. Head extension and age-dependent posturographic instability in normal subjects. *J. Rehabil. Res. Dev.* 1996; 33: 1-5. [9] Kirby R., Price N., MacLeod D. The influence of foot position on standing balance. *J. Biomechanics* 1987; 20: 423-427. [10] Lord S.R., Clark R.D. Simple physiological and clinical tests for the accurate prediction of falling in older people. *Gerontology*1996; 42: 199-203.

[11] Lord S.R., Clark R.D., Webster I.W. Postural stability and associated physiological factors in a population of aged persons. *J. Gerontol.* 1991; 46: M69-76. [12] Lord S.R., Webster I.W. Visual field dependence in elderly fallers and non-fallers. *Int. J. Aging. Hum. Dev.* 1990; 31: 267-77. [13] Maki B.E., Holliday P.J., Topper A.K. A prospective study of postural balance and risk of falling in an ambulatory and independent elderly population. *J. Gerontol.* 1994; 49: M72-84. [14] Massion J. Movement, posture and equilibrium : interaction and coordination. *Prog. Neurobiol.* 1992; 38: 35-56. [15] Nevitt M., Cummings S., Kidd S., Black D. Risk factors for recurrent nonsyncopal falls. *JAMA* 1989; 261: 2663-2668. [16] Nguyen T., Sambrook P., Kelly P., Jones G., Lord S., Freund J. *et*

al. Prediction of osteoporotic fractures by postural instability and bone density. *BMJ* 1993; 307: 1111-5. [17] Pérennou D.A., Favier F., Marcelli C., Prezioso J. (en préparation). Falling more often but swaying less ? [18] Pérennou D.A., Amblard B., Laassel el M., Pélissier J. Hemispheric asymmetry in the visual contribution to postural control in healthy adults. *Neuroreport* 1997; 8: 3137-41. [19] Pérennou D.A., Amblard B., Leblond C., Pélissier J. Biased postural vertical in humans with hemispheric lesions. *Neurosci. Lett.* 1998; 252: 75-78. [20] Prezioso J. Valeur prédictive de la posturographie pour la chute chez la personne âgée. Thèse médecine, Montpellier, 1997.

[21] Tinetti M., Speechley M., Ginter S. Risk factor for falls among elderly persons living in the community. *New. Engl. J. Med.* 1988; 319: 1701-1707. [22] Topper A.K., Maki B.E., Holliday P.J. Are activity-based assessments of balance and gait in the elderly predictive of risk of falling and/or type of fall ? *J. Am. Geriatr. Soc.* 1993; 41: 479-87. [23] Turano K., Rubin G.S., Herdman S.J., Chee E., Fried L.P. Visual stabilization of posture in the elderly : fallers vs. nonfallers. *Optom Vis Sci* 1994; 71: 761-9. [24] Woollacott M., Shumway-Cook A., Nashner L. Aging and posture control : Changes in sensory organization and muscular coordination. *Int. J. Aging. Hum. Dev.* 1986; 23: 97-114.

4

MORBIDITÉ

LA SYMBOLIQUE DE LA CHUTE CHEZ LES AÎNÉS

J. OTHONIEL[1], A. BEAUD[1], A. KRIEPS[2], B. GRANIER[1], L. GONZALEZ[3], B. PALOMBA[4], M. ENJALBERT[5], J.C. GARROS[6], J. RIBERA[7], J. RICHARD[8], P. HEMMI[9], S. MARMOT[10], J.-P. BLAYAC[11]

Avec la collaboration également de B. ALLEGRE, C. LAFONT, L. DRIOT, R. PUJOL, A. SANS, L. BEAUFRÈRE, C. BAZALGETTE, M. VILLAIN, M. BLANCHARD, S. MAINGUY, R. BIBOULET, J.-F. FARRAN, J.-M. BLARD, B. ARNOUD, C. PEGURET

« Le symbole est un mystère partagé »

« Oh ! Si tu savais, si tu savais, terre excessivement vieille et si jeune, le goût amer et doux, le goût délicieux qu'a la ve si brève de l'homme ! »
« Si tu savais, éternelle idée de l'apparence, ce que la proche attente de la mort donne de valeur à l'instant ! »
« Les Nourritures Terrestres », Livre Troisième, André Gide

« Celui qui tombe se rapproche de sa tombe »
Charlotte Mémin, Paris
Psychologue Clinicienne

1. Médecine Interne C et Gérontologie Clinique, CHU Centre Antonin Balmes, 34295 Montpellier.
2. CMG, 55 avenue de la Liberté, Luxembourg.
3. Centre de Gériatrie, Hôpital de Fourvière, 69322 Lyon.
4. Kinésithérapeute, La Solane, 66340 Osseja.
5. Centre Bouffard-Vercelli, 66290 Cerbère.
6. Association « Bouger, c'est vivre », 34970 Lattes.
7. Sociologue, Groupe CRI, 34183 Montpellier.
8. Institutions Universitaires de Psychiatrie, Genève.
9. Médecine Gériatrique, CHU, 30029 Nîmes.
10. UFR-STAPS, Université Montpellier I.
11. Centre Régional de Pharmacovigilance, Montpellier.

De telles affirmations recèlent l'indice d'une fatalité. La réhabilitation, la rééducation, la réadaptation et la réinsertion (règle des 4R) doivent s'ingénier à les faire mentir. En effet, la chute n'aurait de sens que par ce qu'elle exprime, à savoir une cascade d'événements néfastes qui peuvent aboutir à la mort.

Pour tenter de repérer les points d'impact du programme de rééducation, nous adopterons l'hypothèse suivante : *le mouvement est un acte cognitif.* Elle aboutit au principe de la *programmation* appliqué à différents *niveaux,* à différentes *surfaces,* à différents *espaces.*

Cette approche se révèlera féconde dans la mesure où elle permettra de désigner ces différents espaces qui sont certes interconnectés mais, qui peuvent faire l'objet d'une procédure réadaptative. Lors de la réalisation de séquences simples ou de séquences complexes de mouvement, un ensemble de *« sous-programmes »* conservés en mémoire sont recherchés et mis en œuvre en vue de l'exécution de la tâche. Cette affirmation pose le problème de la structuration initiale de la mémoire ou des mémoires afférentes, du déroulement du programme moteur, de la préparation du programme suivant, souvent à cheval sur le précédent, et de l'acquisition dans une pédagogie du mouvement de nouveaux programmes. Le résultat en est cette *« mélodie du mouvement »* qui peut être mal orchestrée au cours de l'avance en âge. On retiendra en définitive la *« théorie orchestrale »* du mouvement et son impact dans la genèse des chutes du sujet âgé.

L'évolution des systèmes impliqués dans la « mélodie du mouvement » pourrait correspondre à une *« symptomatologie dissolutive rétrogénétique »* se faisant dans un « ordre contraire à l'ordre hiérarchique de leur évolution dans le développement génétique » (Ajuriaguerra)[1].

Alors que l'enfant, considéré de point de vue de la psychologie du développement, met 18 mois à acquérir le contrôle de ses automatismes moteurs (Piaget), la personne âgée désapprend en quelques jours le contrôle sensori-moteur. Ce désapprentissage rapide, cette *rétrogenèse* (Ajuriaguerra) est à la fois déconcertante et stimulante car elle peut être favorablement influencée par une rééducation bien interprétée et bien conduite.

Le manque de personnel, dans les lieux où l'on soigne des personnes âgées, la méconnaissance de l'avènement de la « rétrogenèse » conduisent souvent à *attacher* les patients âgés à leur fauteuil. C'est la meilleure façon de voir se pérenniser cette *désadaptation psycho-socio-affective du sujet âgé.*

On opposera toujours à l'homme âgé, la *triple lecture,* psychologique, somatique et écologique, l'écologie étant une discipline scientifique qui définit les relations entre l'homme et son milieu.

$$H = \psi.S.M.$$

(André MANDIN)

(ψ pour Psychologique, S pour Somatique et M pour Milieu)

1. J.M. Aiguirre oar, J. G. Ugartechea. *Vie et Œuvre de Julian de Ajuriaguerra.* Masson, 1994.

*L'homme est un complexe bio-psycho-social qui vit dans un milieu*et, selon Paul Valéry, il convient de prendre en considération l'influence de l'Homme sur le Milieu, du Milieu sur l'Homme et de l'Homme sur l'Homme.

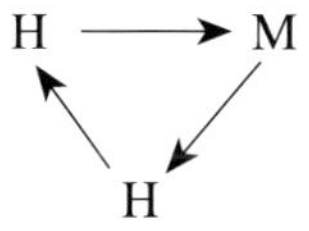

Ainsi, la chute dit cette déchéance qui ne doit plus être considérée comme inéluctable. Elle dit l'état des effecteurs divers : musculaires, tendineux, osseux. Elle parle de la commande nerveuse et des systèmes d'intégration. Elle évoque la motivation, la tonalité de l'humeur. Elle parle surtout de désapprentissage, de la rétrogenèse. Elle évoque en priorité l'environnement domestique, urbain et rural. Elle souligne la nécessité d'une harmonie avec l'environnement.

B. Tavernier et F. Mourey[2] ont décrits les différentes façons pour un sujet âgé d'atteindre le *seuil de fragilité*. Il est évident qu'un accident apparemment mineur comme une chute peut précipiter brutalement une personne âgée dans le système sanitaire et provoquer une perte d'autonomie. L'objectif de *la réhabilitation* polyprofessionnelle est le retour au moins au niveau antérieur d'autonomie intellectuelle, locomotrice, sociale, relationnelle et affective.

APPROCHE COGNITIVISTE DU TRAITEMENT

« Toute connaissance
qui n'a pas précédée une sensation
m'est inutile »

Les nourritures terrestres, Livre Premier, André Gide.

Introduction : sur le modèle cognitiviste appliqué aux troubles de la marche et aux chutes du sujet âgé

Le mouvement est un acte cognitif.

L'approche dynamique de la *réalisation,* de la *coordination* des *activités motrices*, est le lieu de présentation du *paradigme cognitiviste* du mouvement. Le programme moteur est un acte symbolique qui a sa représentation *au niveau du cerveau et mettant en jeu des structures squelettiques, articulaires, musculaires, nerveuses, centrales et périphériques, et des systèmes d'intégration proprioceptif, visuel et labyrinthique ou vestibulaire*. Cette approche cognitiviste fait appel à un modèle de Francisco J. Varela[3] dénommé « *système de traitement de l'information* » qui suppose à la manière du fonctionnement d'un *ordinateur,* l'introduction de données

2. B. Tavernier-Vidal, F. Mourey. *La régression psychomotrice des personnes agées.* Editions Frison-Roche.

3. Francisco J. Varela, *Invitation aux sciences cognitives,* Le Seuil, 1996.

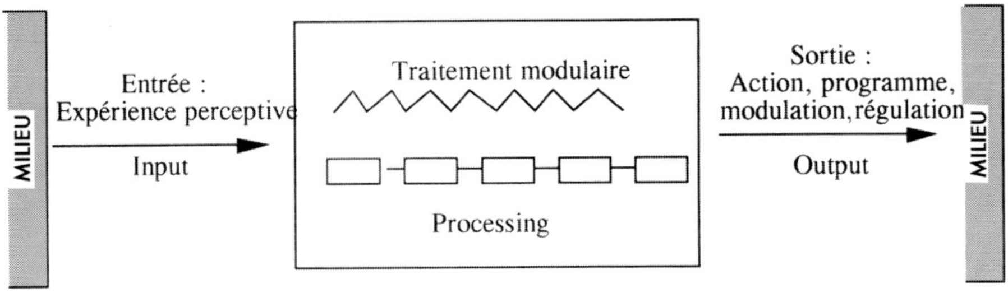

qui sont classées, rangées, répertoriées dans une mémoire. Appliquées à la neurobiologie, à la neuropsychologie, il y a quelque chose de relatif, à l'existence des messages émanant de l'environnement ou de l'intériorité du sujet, ce que certains appellent l'âme, au sentir ou (re)sentir, à la *perception*, à la *proprioception*. Le problème de la mémoire se réfère surtout à l'encodage, au souvenir, à l'évocation.

La *perception* est suivie de modalités diverses de traitement de l'information *(processing)*. On admettra l'hypothèse que ce traitement est de type *modulaire* et s'adresse à des *sous-éléments du programme d'activité motrice* volontaire et involontaire. Le soubassement neurobiologique est nécessaire et suppose *l'optimisation du fonctionnement neuronal*. La complexité de la machinerie cellulaire est réelle et au niveau biologique et moléculaire du neurone, son fonctionnement optimisé est indispensable à l'émergence du phénomène cognitif, mais celui-ci acquiert une autonomie propre qui est incontestable. La neuropsychologie le décrit comme tel et on décrit les phénomènes cognitifs sans faire une référence obligatoire aux processus neurobiologiques.

Dans ce propos, nous nous attacherons surtout à l'hypothèse cognitiviste pour tenter d'apporter un éclairage relativement nouveau aux troubles de la marche et aux chutes subséquentes chez les personnes âgées.

Cette approche trouvera sa justification dans la réalisation et mise en place du *programme d'intervention thérapeutique* (PIT) dont le fondement est la *rééducation*, la *réadaptation*, la *réhabilitation*, la *réinsertion (règle des 4 R)*.

Celui-ci doit être appliqué avant survenue de la chute. D'où l'importance de l'anticipation et de la prévention en matière de chute du sujet âgé. En effet, la nécessaire coopération entre les différents systèmes d'intégration trouve son application dans la mise en jeu d'un « programme du mouvement » et postule l'idée d'un lien entre les phénomènes *perceptifs* et les phénomènes *comportementaux*.

Cette *phénoménologie comportementale* sera envisagée dans un *espace spatio-temporel* qui est celui de la géométrie euclidienne mais qui est aussi, celui de la géométrie projective centrée sur le corps propre.

D'aucuns ont postulé que le *programme était fixé* à l'avance et que l'ordre et l'exécution ne sont que des *propriétés émergentes*. Cette restriction ne semble pas nuire à l'approche cognitiviste du programme de marche.

Dans son acception générale, ce modèle est simple :

– environnement spatio-temporal,

– perception (le sentir de la philosophie),
– traitement (processing),
– idéation – Conceptualisation – Idée-Action,
– l'action n'a de sens que par une modification subséquente apportée à l'environnement

D'où la boucle en même temps que la chaîne : *perception-idée-pensée-action.*

Points forts

Nous discuterons des systèmes d'intégration :

– motrice,
– visuelle,
– proprioceptive,
– vestibulaire,
– visuomotrice.

Ces considérations devraient aboutir à la notion de *« destructuration perceptive de l'espace »* (DPE) chez les sujets âgés, théorisation qui prend *appui sur la théorie de la forme du Gestaltisme.* Encore une fois, l'objectif final est l'optimisation de la fonctionnalité du « programme moteur » par la réhabilitation en milieu *sec* et en milieu *humide* en vue du retour de la personne âgée dans son *milieu de vie habituel.*

La chute est toujours un *événement dramatique* même quand elle n'a pas de conséquences physiques. Elle apparaît toujours comme un événement d'allure mineure qui va brutalement précipiter la personne âgée dans le système sanitaire et social et des sujets âgés jusque là parfaitement autonomes deviennent, du jour au lendemain, de *« grands vieillards dépendants ».* Ils doivent tout de même faire l'objet d'une réhabilitation qui bien conduite en milieu sec et surtout en milieu humide donnent des résultats stimulants.

Le support anatomique et fonctionnel du mouvement

Le mouvement intentionnel est réalisé pour obtenir un *résultat précis.* Cela suppose un *projet d'action* comportant :

– une prise de *décision,*
– une *organisation* de la commande motrice,
– le contrôle en cours de *planification.*

L'étude du comportement moteur humain avec la prise en compte du mouvement volontaire à vocation spatiale fait référence à la topologie du mouvement, aux repères spatiaux, à la précision et à la vitesse du mouvement. Ces deux éléments sont en relation inverse. Quand le mouvement est effectué, yeux fermés et de manière rapide, le contrôle sensoriel du mouvement dépend de l'impulsion initiale. On pense qu'il s'agit d'un processus qualifié de *« central »* qui détermine :

– le choix de *l'impulsion initiale,*
– la *progression* du mouvement,
– le *contrôle* du mouvement,
– la *conformité avec l'intentionnalité.*

Toutes ces catégorisations peuvent être repérées par l'étude cinématique du mouvement et permettent l'analyse des éléments de choix, de décision, de programmation et de planification. Le stimulus proprioceptif est déclenché par le mouvement lui-même qui produit le stimulus du mouvement subséquent.

Les caractéristiques *spatio-temporelles* font intervenir les notions de :

- rythme,
- tempo,
- ordre des séquences.

Tous ces éléments dépendraient d'un choix, d'un plan, d'une programmation qui précèdent l'exécution du mouvement. Le principe de la « programmation » a été appliqué à différents niveaux : musculaire, osseux, nerveux. Il s'agit de fonctions composées qui répondent à des commandes nerveuses responsables de l'exécution du mouvement. Bien entendu, doivent être pris en considération les objectifs et la motivation, la tonalité de l'humeur, le rôle de l'apprentissage.

Le programme dit au muscle :

- quand ?
- quelle intensité ?
- quelle durée ?
- quels objectifs ?
- quels buts ?

Tout ceci suppose la *perception* de l'environnement et une sélection au niveau du programme pré-établi.

L'identification de la *réponse* et son *exécution* permettent de déterminer le *temps de réaction* (TR) si les phénomènes sont observables. C'est ce qu'on appelle la chronométrie mentale. Ces séquences de mouvement ont été étudiées particulièrement chez les dactylos qui démontrent l'existence d'un flux ininterrompu de mouvements permettant de définir une série ordonnée de cibles secondaires à une intégration auditive, visuelle et motrice. En réalité, il existe un *chevauchement* de séquences.

Si les altérations de certains éléments fonctionnels son bien connues comme celles qui affectent les noyaux gris centraux (NGC) et en particulier ceux qui font référence à la privation et à la déafférentation dopaminergique du système strié et de ses voies de projection comme la *voie mésofrontale, la voie mésolimbique et la voie infundidulaire,* le vieillissement des autres structures est probablement mal connu.

On peut postuler qu'une perturbation de ces différents niveaux d'intégration (corticaux, sous corticaux, médullaires) au cours du vieillissement normal puisse être à l'origine de chutes chez les personnes âgées.

Le mouvement comme un acte cognitif et le mouvement comme un acte programmé ; le besoin de mouvement

La mobilité physique, le besoin de mouvement sont indispensables à l'état de santé et au bien-être. Ceci est particulièrement important chez les personnes âgées car de nombreux facteurs affectent négativement le besoin de mouvement et génèrent des chutes. Si on vient à considérer le mouvement comme un *« acte cognitif »,* ce choix paradigmatique impose de considérer le cerveau comme l'organe central du traitement de l'information.

Le cerveau est considéré d'un point de vue d'ensemble :

– il est placé dans un *environnement* et est destiné à recevoir des *informations.* Il s'agit d'une approche perceptive de l'information, ce qui suppose un environnement riche en stimuli divers et variés sans entraîner pour autant un surdéveloppement de l'information, voire une désinforamtion,

– la réception des informations suppose des *capteurs* en bon état : visuels, auditifs, proprioceptifs, vestibulaires, cutanés, mais aussi gustatifs et olfactifs,

– d'aucuns ajoutent des récepteurs de l'intériorité que l'on ressent confusément et que certains appellent l'âme dans le dictionnaire de la philosophie,

– les informations sont ensuite traitées par un système dit « *système de traitement de l'information - STI* »,

– enfin découle de ce traitement, *une action*, un comportement dont le sens est contenu dans les modifications que cette action apporte au niveau de l'environnement matériel.

Selon Michel Imbert[4], la réalisation de cette action suppose la *planification* qui est « le processus par lequel sont combinées les connaissances utiles pour décider du meilleur déroulement possible de l'action en vue d'atteindre un certain but ». De ce point de vue, le mouvement, la marche, doivent être considérés comme des actes cognitifs avec les implications que suppose ce choix paradigmatique. Les déficits neurologiques, sensoriels, squelettiques, musculaires, articulaires, affectent ces différents systèmes, mais aussi les médicaments, les psychotropes, les neuroleptiques surtout.

L'impact du vieillissement neuropsychologique physiologique

L'objectif affirmé de la Gérontologie Médicale est la « vie sans handicap » d'un être dont le vieillissement physiologique altère cependant les *fonctions sensorielles,* l'audition, la vision, le goût et l'odorat. La sensibilité *proprioceptive* est altérée au cours du vieillissement normal d'où les altérations et perturbations du schéma corporel, de la perception du corps sur le sol, du corps dans l'espace avec le risque important de chute. *La fragilisation cognitive* du sujet âgé est connue.

Du point de vue *psychocomportemental*, il existe une diminution de la résistance au stress, une fragilisation au risque dépressif et un abaissement des possibilités de récupération et de réparation. Sur le plan *cognitif,* ce sont surtout les possibilités exécutives qui sont altérées. Elles font suite au dysfonctionnement du *lobe frontal* qui intervient dans la planification, l'élaboration des stratégies, l'adaptation, l'anticipation, l'extrapolation, la motivation. Il faut faire une place importante à la diminution des *processus attentionnels* car il n'y a pas d'intelligence sans attention. L'affaiblissement cognitif lui est souvent lié. Les troubles du *langage* portent surtout sur l'expression avec perte du mot juste, difficulté d'accès au stock, ralentissement de la fluence verbale. En ce qui concerne la *mémoire,* ce qui est le plus touché c'est la mémoire de *travail* et la mémoire *explicite* qui suppose effort, motivation et décision. Ainsi, il devient difficile à la personne vieillissante de faire deux choses en même temps et on retiendra surtout cette difficulté d'adaptation à des tâches nouvelles chez

4. *Introduction aux sciences cognitives* sous la direction de Daniel Andler, Galllimard, 1992.

un être qui est confronté à la perte existentielle mais aussi aux autres pertes : musculaire, sexuelle, intellectuelle, familiale et sociale.

Parler du vieillissement physiologique, *c'est faire référence à la perte.*

La régression psychomotrice des personnes âgées[2]

Selon B. Tavernier-Vidal et F. Mourey, la connaissance de ce syndrome qui affecte particulièrement les personnes âgées permet de sortir du fatalisme avec sa dominance de troubles moteurs, de la posture, de l'équilibre et de la marche responsables de chutes, puis d'immobilisation.

Il convient de prôner une *attitude adaptative* qui permet de lutter contre la survenue de la perte d'autonomie. Cette action *concerne* le patient âgé lui-même en état de souffrance physique et psychique, l'équipe soignante, la famille qui doit être considérée comme un partenaire thérapeutique, l'environnement rural et urbanistique, l'institution dans ses diverses composantes et le milieu thérapeutique.

Il est nécessaire d'*évaluer les capacités fonctionnelles restantes* (C.F.R.), les protéger, les optimiser, les développer car elles sont fragiles. Il est nécessaire de décrire tous les éléments qui les menacent, les situations de crise ou de vulnérabilité, les diverses agressions qui peuvent être à l'origine de la désadaptation. Ainsi, l'approche en gérontologie clinique n'est jamais *linéaire* mais elle est toujours de type *systémique, holistique.* La régression psychomotrice des personnes âgées est un *trouble global* de la motricité, des comportements et de l'affectivité sans signes neurologiques objectifs. Nous pensons qu'elle peut correspondre à une rétrogenèse selon Ajuriaguerra.

Sur le plan sémiologique, on distingue :

– *les troubles moteurs :*
  - en position *assise*, ils sont évidents avec une tendance à glisser en arrière sur le fauteuil. Le pied est en flexion dorsale avec appui sur le talon,
  - en position *debout :* les troubles sont évocateurs : rétropulsion, jambes semi-fléchies, peur de la chute, peur du « vide antérieur », élargissement du polygone de sustentation,
  - la *marche* est difficile, les pieds collés au sol. Elle se fait à petits pas glissés. Il y a disparition de l'appui unipodal et perte de la gyration pelvienne et scapulaire (épreuve de Tinetti),

– *les signes neurologiques* comprennent :
  - les signes *positifs* comme l'hypertonie oppositionnelle et la disparition des réactions parachutes. Ces manifestations sont souvent associées à une déafférentation auditive et visuelle ainsi qu'à des troubles de continence,
  - les signes *négatifs* sont importants à rechercher : pas d'anomalie des réflexes, pas de déficit moteur, pas de signes pyramidaux, cérébelleux ou vestibulaires ;

– *les anomalies psychocomportementales* sont constantes. Elles sont résumées de la façon suivante :
  - bradypsychie, apathie, aboulie, ralentissement idéatoire,
  - démotivatioin, indifférence affective,
  - troubles de la mémoire,
  - angoisse, anxiété, peur de tomber, rétrécissement de l'espace social, repli sur soi.

– *les circonstances d'apparition :*

- le trouble peut être d'*apparition brutale* chez les patients fragiles, isolés, en état de solitude, désafférentés, en proie à des problèmes familiaux, sociaux, un deuil, des problèmes culturels. Ceci concerne également les flux migratoires internes où le changement de région correspond souvent à une désadaptation secondaire à l'isolement social,

- le début peut être *progressif*, secondaire à la dépression, à la démotivation chez les patients en état de pauvreté du point de vue des stimulations sociales, familiales, sensorielles ou intellectuelles,

- ce peut être aussi le cas de patients *surprotégés* qui font l'objet de réactions captatrices de la part du conjoint ou de la famille.

La perception selon le vocabulaire de la philosophie de M. Merleau-Ponty dans *La phénoménologie de la perception*[5]

« La phénoménologie est l'essai d'une description directe de notre expérience telle qu'elle est et sans aucun égard à sa genèse psychologique et aux explications causales que le savant, l'historien ou le sociologue peuvent en fournir ».

La phénoménologie, c'est l'étude des essences et tous les problèmes, selon elle, reviennent à définir des essences : l'essence de la perception, l'essence de la conscience par exemple (M. Merleau-Ponty).

Nous nous contenterons de rapporter les thèmes et les questions discutés par le philosophe ; nous nous demanderons ensuite quelles réponses apporte la neuropsychologie au questionnement de la philosophie se rapportant à *l'expérience perceptive ?*

Les préjugés classiques et le retour aux phénomènes :
- la « sensation »,
- « l'association » et la « projection des souvenirs »,
- « l'attention » et le « jugement »,
- le champ phénoménal,

Le corps :
- le corps comme objet et la physiologie mécaniste,
- l'expérience du corps et la psychologie classique,
- la spatialité du corps propre et la motricité,
- la synthèse du corps propre,
- le corps comme être sexué,
- le corps comme expression et la parole,

Le monde perçu :
- le sentir,
- l'espace :
  - le haut et le bas,
  - la profondeur,
  - le mouvement,
  - l'espace vécu.
- la chose et le monde naturel,
- autrui et le monde humain.

5. M. Merleau-Ponty. *Phénoménologie de la perception,* NRF, Gallimard, 1945.

La proprioception : gnosie analytique, gnosie sémantique

La *proprioception* rend consciente l'activité des muscles, des tendons, des articulations et de l'équilibre. Elle renseigne sur le tonus musculaire, c'est-à-dire sur l'état de tension dans lequel se trouve le muscle ou le groupe de muscles. Elle permet l'évaluation de la position dans l'espace des différents segments des membres ou du corps, des changements de position, du mouvement, de la direction, du sens du mouvement, de sa vitesse.

Les sensibilités élémentaires (tactile, thermique, douloureuse) sont véhiculées à la partie antérieure de la pariétale antérieure. Elles font partie des *gnosies analytiques simples*. Les gnosies analytiques *plus complexes* sont reçues au niveau de la partie postérieure de la pariétale antérieure. Il s'agit :

- du sens du *mouvement* : kinesthésie,
- du sens de *l'espace :* spaciesthésie,
- du sens du *poids :* baresthésie,
- du sens de la *position* : topognosie.

Les *gnosies sémantiques* visent à donner un sens, une signification conceptuelle aux objets perçus par « rassemblement » des activités analytiques. Cette activité relève d'une zone qui se trouve *à cheval* sur le pied de la pariétale supérieure (PS) et de la pariétale inférieure (PI).

La combinaison de la *gnosie analytique* et de la *gnosie sémantique* permet de donner du sens au sens aux choses de l'environnement. Il va s'en suivre une *représentation iconique*, conceptualisée, qui mérite d'être enrichie par un va et vient entre la perception, l'idéation et l'objet. En réalité, c'est la mémoire qui entre en jeu dans la connaissance de l'objet, ce qui suppose une expérience antérieure.

C'est pourquoi on dit que *toute connaissance* est une *(re)connaissance.*

Les propriocepteurs comprennent : les fuseaux neuromusculaires, les organes tendineux de Golgi, les récepteurs kinesthésiques des articulations, les cellules ciliées de l'oreille interne. Ces éléments sont essentiels dans la posture, l'équilibre, la marche et l'appréhension de l'environnement.

L'intégration motrice, le programme moteur

Les anomalies de la verticalisation, de la posture, de l'équilibre et les troubles de la marche favorisent la survenue de chutes. Un grand nombre de chutes est associé à des troubles musculaires, squelettiques, articulaires ou neurologiques. Dès la formation initiale, on est familiarisé avec, les troubles de la marche et les chutes subséquentes aux affections neurologiques, le steppage des neuropathies périphériques, la marche talonnante des affections cérébelleuses, la démarche dandidante des maladies musculaires et l'équinisme des paraplégies spasmodiques.

Lors des formations ultérieures, d'autres démarches deviennent plus familières :

- chutes en avant du Parkinsonien qui est à la recherche de son centre de gravité,
- festination de la maladie de Parkinson,
- dystonie axiale de la maladie de Steele-Richardson,
- drop attacks lors de la rotation du rachis cervical,
- démarche à petits pas glissés de l'hydrocéphalie à pression normale (HPN),

– rétropulsion de la régression psychomotrice des personnes âgées.

En réalité, il convient de dépasser ces conceptions et prendre en compte le système d'intégration du schéma sensori-moteur pour évoquer la complexité et l'éventualité de la désorganisation du système postural. La posture et la locomotion sont des fonctions spécifiques à *chaque espèce.* Chez l'Homme, l'initiation de la marche correspond à une véritable chute par inhibition de la posture avec mise en jeu immédiate des muscles posturaux qui rétablissent l'équilibre. L'activité rythmique de la marche est le fait du *générateur moteur médullaire* (GMM). Celui-ci reçoit des influences des voies descendantes d'origine *cérébelleuses.* Il est également soumis aux influences du *système involontaire* de la motricité : le faisceau rubro-spinal, le faisceau vestibulo-spinal, le faisceau tecto-spinal et il est soumis également à l'influence de la réticulée. Le *générateur musculaire* est également soumis à un contrôle supra-spinal conditionné par les régions sous-thalamiques et des noyaux de la protubérance. Naturellement, l'implication *corticale* est essentielle car le système limbique intervient, bien entendu dans les phénomènes de mémoire, mais aussi dans les conduites automatiques comme l'habillage, le déshabillage et la régulation de la vie sexuelle. Le rôle de l'aire *motrice* est bien connu mais en outre les régions prémotrices interviennent dans la préparation, l'initiation et la planification du mouvement. L'ensemble de ces procédures concerne les groupes musculaires agonistes et antagonistes. Ainsi, chez l'Homme, la posture est le résultat de l'interaction d'une série d'événements :

– réaction de *soutien* qui permet la bipédie ;
– réaction d'*anticipation* qui permet la prévoir la perte d'équilibre ;
– réflexe de déplacement du *centre de gravité ;*
– réflexe de *redressement* qui met en jeu des groupes *musculaires synergiques.*

Dans ces conditions, on peut postuler que des dysfonctionnements de ce système complexe vont être à l'origine de troubles de la marche, de troubles de l'équilibre et de la posture, particulièrement chez les personnes âgées. L'apraxie de la marche pourrait correspondre à un véritable désapprentissage de ces séquences naturellement harmonieuses.

L'intégration visuelle

La plupart des chutes ont une origine accidentelle ou sont liées à une anomalie de l'environnement. Le défaut de maîtrise d'une telle anomalie peut signifier qu'il existe un défaut au niveau du système d'*appréhension de l'espace* en même temps que des anomalies *proprioceptives* et du *schéma sensori-moteur.*

Les mouvements oculaires sont essentiels pour le recueil de l'information, le balayage de l'espace. La vision est un processus dans la régulation de l'équilibre, de la posture. De plus, elle est examinée aujourd'hui dans sa dimension cognitive. On évoquera le niveau sensoriel, perceptif, cognitif, conceptuel et moteur.

Le lecteur lira avec intérêt la séméiologie des syndromes suivants : la déafférentation sensorielle des sujets âgés, le syndrome du bandeau, le syndrome de Charles Bonnet, le syndrome de Basse Vision, la cataracte, la dégénérescence maculaire liée à l'âge (D.M.L.A.), l'héméralopie, l'infarctus occipital, la cécité centrale, le syndrome de Balint, le syndrome d'héminégligence, le syndrome de Parinaud, la maladie de Steele-Richardson.

Environnement du sujet âgé et chutes dans l'espace privé, semi-public et public ou écologie de la chute (fig. 1).

Fig. 1. — *Environnement du sujet âgé et chutes dans l'espace privé, semi-public et public ou Écologie de la chute. Impact de l'intégration visuelle*

Plancher Parquet	ciré poli humide (eau, urines) glissant
Tapis	épais rebord du tapis
Carpette	réveil nocturne urination défaut de lampe de nuit
Lumière	trop vive trop faible aveuglante zone d'ombre
Escaliers	hauteur des marches descente d'escaliers faiblement éclairé défaut de rampe
Baignoire	sans anti-dérapant eau, savon
Salle de bains	pas de miroir : pouvoir se voir humide (eau, urines) savon humide uniformité des teintes et des couleurs
Étagère	conduite dangereuse, rangement du linge bras levés
Échelles, escabeau, chaise, table	conduites dangereuses (monter sur....)
Lit	trop haut ou trop bas
Chauffage domestique	hyperthermie ou hypothermie
Siège des toilettes	manque barre d'appui trop bas
Moment de la journée	la nuit de la personne âgée peut être un moment dangereux
Rue	humide chaussée défectueuse, inégale
Marches d'accès aux immeubles	Absence de bande de signalisation et rebord de la marche qui a la même couleur que le fond
Représentation spatiale des locaux	Topologie, teintes, couleurs identiques

Trottoir	arrondi lisse poli glissant
Hauteur des marches	
Barrières des rues	A la fois aide et obstacle
Bus urbains	accessibilité de la plateforme départ rapide virevoltage des personnes âgées conduite brusque freinage brutal position debout des âgés port de charges des deux mains
Bittes de trottoir ou bornes	en métal en ciment
Chauffage au gaz	mal entretenu
Cheminée	ramonage non effectué risque d'intoxication au CO
Voiture dans le garage moteur allumé	intoxication au CO
Conditions climatiques hivernales	verglas, neige, neige verglacée
Chutes à l'hôpital	lit trop haut lit trop bas transferts changes chutes nocturnes agitation confusionnelle syndrome du bandeau moments où l'équipe soignante est occupée ailleurs
Meeting d'aviation	rotation brusque du rachis cervical hyperextension de la nuque
Passage rapide d'un lieu très éclairé à un lieu peu éclairé	défaut d'adaptation de la vision nocturne démarche devient alors hésitante, tête penchée

L'impact de la neuropsychologie visuelle ou la vision comme un phénomène cognitif

Les difficultés rencontrées par les patients âgées dans le domaine de la vision, des émotions, trouvent une explication neurologique dans l'activation ou la déficience de certaines zones cérébrales. Le syndrome temporal associe trois types de manifestations :

– *des hallucinations auditives et visuelles ;* vision de scènes simples ou élaborées ; les personnages sont en règle générale gris, non colorés. Ils peuvent être de taille normale, de grande taille (macropsie), de petite taille (micropsie). Les éléments simples sont des points, des cercles brillants. Des scènes élaborées peuvent se produire avec vision de personnages se déplaçant, chantant, parlant ;

– *l'absence temporale* est une absence prolongée ;
– une impression de *« déjà vu »* confinant au rêve éveillé ; c'est le *« dreamy state »* de Jackson.

Il s'agit parfois de manifestations critiques comme dans l'épilepsie temporale.

Il est possible de décrire chez les patients des troubles de *l'appréhension de l'espace* : défaut d'appréciation de l'espace, de la profondeur, des rebords, des couleurs qui sont à l'origine d'un marche hésitante, hasardeuse et de chutes en avant ou tout au moins de tâtonnements.

Ces manifestations dont la gravité est réelle dans la rue, la chambre, les escaliers, trouvent un début d'explication dans le développement de la psychologie cognitive et des théories computationnelles.

Il convient de prendre en compte à la lumière de ces théories, la perception de l'information (inpout), le traitement du signal et les phénomènes de sortie (outpout). Le *stimulus* doit être efficace, s'agissant d'une information ou d'une donnée perceptive qui survient avant tout traitement cognitif. Les informations acquises sont traitées spatialement et de façon *modulaire,* après la prise en considération des premiers éléments. Les phénomènes de groupement de traitements dissociés visent une élaboration perceptive qui donne du sens à l'environnement. Les contours d'une perception ne sont pas indépendants car ils contribuent à donner de la forme à la perception. Des perturbations pariéto-occipitales sont susceptibles de générer des désordres visuo-psychiques à l'origine de défaut d'appréciation de l'espace, responsables de troubles de la marche, de chutes et de leurs conséquences funestes.

Les neurones de la rétine : photorécepteurs et photopigments

L'énergie lumineuse *se convertit* en énergie électrique au niveau des bâtonnets et des cônes par l'intermédiaire d'un effet photochimique, la décomposition des photopigments par la lumière. C'est la *transduction* de la lumière. Les *photopigments des cônes et des batonnets* sont formés de deux éléments, une glycoprotéine, *l'opsine* et un dérivé de la vitamine A, *le retinal.* La vitamine A provient des caroténoïdes. Une bonne vision dépend d'une *alimentation* riche en carotenoïdes contenus dans les carottes, brocolis, courge, épinards, le foie. L'héméralopie ou cécité nocturne est liée à une *carence en vitamine A* et à une faible synthèse de la rhodopsine. On connaît la fréquence des carences en vitamine du sujet âgé d'où l'importance des événements décrits dans les anomalies de la vision crépusculaires et leurs conséquences

La structuration perceptive de l'espace : le Gestaltisme (l'École allemande, 1911), concept forgé par Christian Von Ehrenfels

La vision des couleurs[6]. Quand la rétine reçoit la totalité des radiations électromagnétiques visibles, on a une sensation de blanc. Quand la structure moléculaires d'un objet permet l'absorption d'une partie des radiations, le phénomène de vision de

6. B. Cocula, C. Peyroutet, *In Sémantique de l'image.* Delegrave, 1986.

couleur se manifeste. L'objet absorbe toutes les radiations sauf celle qui a une certaine longueur d'onde et qui transmise au niveau cortical donne la sensation de couleur.

Il existe trois variétés de cônes sensibles : aux radiations *rouges,* aux radiations *vertes,* aux radiations *bleues.* C'est la *théorie trichromatique* de Young (1802) qui stipule que les signaux transmis au cerveau sont interprétés comme bleu, rouge ou vert. D'où l'aphorisme « on voit avec son cerveau ». Le seuil chromatique dépend : de l'éclairement, du temps de latence, du moment de la journée : jaune et rouge le jour, bleu la nuit. Lors de petits *mouvements saccadés* qui déplacent faiblement le regard et permettent le repos des bâtonnets et des cônes mis en jeu, leur laissant le temps pour reconstituer le pigment détruit par l'effet photosensible.

– *Les aires visuelles corticales* sont de deux types : – l'aire *visuelle primaire* (17 de Brodmann) pour les perceptions lumineuses et l'analyse des couleurs ; – les aires *visuo-psychiques* où se réalisent les synthèses perceptives des couleurs, du relief, des mouvements, de la profondeur. Les *aires sont en connexion* avec les autres aires de la vie psychique.

– *Cerveau gauche et cerveau droit.* Le sujet dont le cerveau droit est inhibé perçoit la parole, comprend la parole, la perception des images est déficitaire de même que celle de la forme, des couleurs et de la musique. Il perd la capacité d'assemblage des figures, ne peut repérer l'élément manquant dans une figure. Il y a probablement là l'explication de la perte de la spatialisation chez les patients souffrant de déterioration neuro-intellectuelle et présentant un *aplatissement* des figures spatialisées. Ainsi, le cerveau droit apparaît comme celui de la *forme,* de *l'espace,* de la *musique.* Le prix Nobel de *Médecine et de Physiologie* fut attribué en 1981 à Roger SPERRY pour ses travau sur le cerveau droit : « L'hémisphère droit est le siège de la synthèse, de la connaissance de l'espace, d'une partie de l'affectivité, de l'émotion, de la reconnaissance du visage, d'une partie de la compréhension de la musique ». C'est aussi le cerveau de l'identification des bruits inhabituels, du savoir intuitif, de la connaissance visuo-spatiale, de la conscience de son corps, des activités de synthèse, de la résolution des problèmes liés aux formes dans l'espace.

Le Gestaltisme ou théorie de la « forme »

Tout champ perceptif a un fond et une forme et la perception est globale comme en témoigne le jeu des erreurs, le tout ne pouvant être assimilé à l'addition des parties. La forme l'emporte sur sa prégnance.

D'après l'Atlas de Psychologie de Hellmutt Benesch[7], la forme (gestalt) est une unité de signification qui constitue un tout pour celui qui la perçoit. Il ne s'agit pas d'une simple configuration de stimuli qui doit donner à chaque fois la même image. Ce n'est pas non plus une interprétation subjective de la réalité. C'est une organisation spécifique de l'expérience perceptive qui présente les qualités suivantes :

– la *prégnance* : la forme s'impose à celui qui la perçoit ;

– la *suradditivité primat du tout* : la forme principale et constituée est supérieure à celle des parties constitutives ;

7. Atlas de Psychologie, Helmut Benesch – La Pochothèque, 1995.

– la *transposabilité* comme pour le schème mélodique (changement d'instrument), la forme peut être transposée sans cesser d'être reconnaissable ;

– *le cadre de référence :* un « stimulus d'ancrage » agissant comme une clé ouvrant à chaque fois une conception spécifique.

D'après l'auteur, celui qui perçoit a la faculté de créer des *« signes iconiques »*. Certains y voient une harmonie entre les objectifs objectifs et l'organisation de la structure sensorielle. D'autres y voient des stéréotypes acquis, alors que pour certains il s'agit de la résurgence d'images archétypiques venues des profondeurs de l'être. En tout cas, la possibilité de reconnaissance d'une figure est liée à la reconnaissance des contours. La détection des contours est un facteur de forme.

L'appréciation de la *profondeur*, la disposition des objets plan par plan, les lignes de fuite de la perspective, l'échelle des choses, le rôle des couleurs dans la structuration de la profondeur, constituent les éléments fondamentaux de l'expérience perceptive qui se vit dans la *temporalité.*

On postulera que des systèmes aussi fragiles en même temps que complexes puissent être perturbés par le vieillissement.

Applications cliniques

Selon Michel Imbert[5], l'analyse neurobiologique du système visuel montre le caractère *modulaire* de l'information visuelle et de manière corrélative le traitement modulaire par le cerveau de celle-ci. Les différents aspects concernent la forme, le mouvement, les couleurs, la vitesse de déplacement, la profondeur de champ, la structuration des différents plans les uns par rapport aux autres. Il existe chez les blessés cérébro-lésés des observations anciennes de dissociations de ces éléments mais également des faits relatifs à l'évaluation des distances, des positions relatives, des longueurs, des hauteurs, etc. La vision n'est pas alors affecté dans sa totalité mais dans un de ses éléments. L'expérimentation animale confirme ces données chez le macaque où il existe une douzaine d'aires visuelles corticales. Les neurones qui traitent les mêmes données sont rassemblées en « petits modules » et les informations traitées sont acheminées vers des aires associatives, chacune des aires étant spécialisées. Des atteintes localisées entraînent des déficits partiels.

Appliquons ces données aux problèmes posés par les personnes âgées et appliquons celles-ci aux données de la circulation urbaine ou à la contemplation d'un paysage. La théorie de la forme expliquerait la structuration perceptive de l'espace, le rôle du cerveau droit étant prioritaire dans cette organisation spatiale.

La vision d'un véhicule qui circule est un phénomène complexe et modulaire : on voit d'abord une forme globale, vague (vision primaire). Il convient de « l'habiller » par l'intervention des zones visuo-psychiques. Ceci se joue aussi dans le domaine des émotions par l'intermédiaire du noyau amygdalein du lobe temporel. Les émotions sont présentes, on effectue avec les aires visuelles corticales l'appréciation de la couleur du véhicule, de sa vitesse de déplacement et sont concernées surtout les régions pariétales postérieures. S'il convient d'opérer un déplacement, la frontale ascendante est mise en jeu.

Ainsi, il existerait un circuit occipito-temporo-pariéto-antique et les éventuelles altérations de celle-ci sont tentantes pour expliquer les difficultés urbaines des personnes âgées.

La géométrie projective

« Nul n'entre ici s'il n'est géomètre »,

Platon

Il n'y a pas d'espace absolu ; la notion d'espace est liée à l'existence d'un repère. Le repère est variable : point de la droite, repère anthropocentrique, repère géocentrique, repère héliocentrique. La notion de repère suppose une origine, un vecteur unité, une direction, un sens. La géométrie de la droite, du plan, de l'espace à trois dimensions est compatible avec la notion d'espace vectoriel, c'est-à-dire d'une suite ordonnée de nombres. *La géométrie euclidienne* part de la notion de point, de droite et du translateur. *La géométrie projective* est celle de la perspective qui a été la découverte des peintres de la Renaissance. La géométrie projective n'est pas euclidienne. Dans la géométrie projective, les verticales restent verticales, mais les horizontales se rejoignent. On peut se poser la question de savoir comment évoluent ces représentations de l'espace projectif avec l'avance en âge quand il est question d'appréhender celui-ci pour assurer sa vie, les activités de la vie quotidienne (AVQ), les activités instrumentales (IAVQ).

L'intégration vestibulaire

D'après P.P. Vidal et M. Benazet[8], l'attention a été portée à l'étude de la *stabilisation du regard* et à son rôle dans le maintien de l'équilibre et de la posture. On peut selon les auteurs, mesurer l'accélération de la tête, le défilement rétinien et les mouvements de rotation du cou qui génèrent les stimuli proprioceptifs. On peut évaluer les mouvements oculaires et les modifications posturales produites par les entrées sensorielles. L'attention portée à ces entrées et aux sorties sont fondamentales pour la connaissance des réflexes *vestibulo-oculaires* et *vestibulo-spinaux* dont le rôle est incontestable dans la survenue des vertiges et des chutes du sujet âgé. D'après A. Berthoz[9], les *noyaux vestibulaires* sont également impliqués dans les mécanismes d'adaptation spatio-temporelle après avoir été influencés par des phénomènes d'entrée polysensoriels. En effet, les entrées sensorielles sont polymodales : mouvements des yeux, de la tête, du cou, position dans l'espace, variations avec les déplacements. La question centrale est de savoir comment s'effectuent les harmonisations à l'intérieur d'un système complexe. Les noyaux vestibulaires ont des projections corticales par l'intermédiaire de relais cérébelleux et thalamiques et inversement les zones corticales influencent le fonctionnement des noyaux vestibulaires. Ces réseaux confortent l'idée du *programme cognitif* lorsqu'il s'agit « d'intégration de trajets, d'évaluation des distances » ou de déplacement actif ou passif. Les quatre noyaux vestibulaires principaux se projettent sur le corps genouillé latéral ventral (CGLV) qui à son tour constitue la voie vestibulaire ascendante. Plusieurs zones corticales reçoivent ensuite les informations vestibulaires et sont décrites comme « *le cortex vestibulaire* ». Au rang de ces zones, le *cortex vestibulaire pariéto-insulaire* (CVPI) siège au voisinage de l'aire auditive dans la région du gyrus temporal supérieur.

---

8. La genèse du nystagmus vestibulaire, un modèle d'étude privilégié pour l'étude du SNC des vertébrés supérieurs in *Noyaux vestibulaires et vertiges.* Berthoz, Arnette, Paris, 1993.
9. Relations entre les noyaux vestibulaires et le cortex cérébral in *Noyaux vestibulaires et vertige.* A. Berthoz, Pierre-Paul Vidal, Arnette, Paris 1993.

Ces données permettent de faire un rapprochement avec ce qui se passe dans le domaine visuel. Ainsi les opérations accomplies au niveau des yeux, de la tête et du cou ont une représentation corticale, mais il n'existe pas de projection visuelle directe au niveau du CVPI. La voie visuelle est toujours relayée par le thalamus ou le corps genouille latéral.

L'intégration vestibulaire permet la réalisation des réflexes stabilisateurs de la posture, l'estimation des déplacements et de la position du corps dans l'espace. On a avancé l'idée d'une *« mémoire vestibulaire »* qui serait utilisée dans les phénomènes d'équilibration et dans la mémorisation du mouvement. Des recherches sont entreprises sur les relations qui existeraient entre les noyaux vestibulaires et le cerveau *limbique*, prenant en compte la rémission de l'héminégligence et de l'anosognosie durant la stimulation vestibulaire.

L'intégration visuomotrice (selon M. Jeannerod[10])

Les *afférences spatio-temporelles* sont perçues par le cerveau. Il importe de savoir comment elles sont représentées, stockées, mémorisées, utilisées pour définir les relations, les rapports des objets entre eux et des objets par rapport au corps propre.

L'espace anthropocentrique suppose dans la géométrie vectorielle, une origine, le corps lui-même, des axes de coordonnées dans chacune des directions de l'espace et une unité de mesure, l'ensemble constituant un repère. Puisque c'est l'origine du repère qui détermine l'espace, il n'y aurait pas lieu de rechercher dans le cerveau un centre de l'espace dont la destruction provoquerait une désorientation spatiale.

La coordination *visuomotrice* dans l'espace cherche à définir les modalités de passage de l'afférence visuelle à des gestes coordonnés et adaptés. Les *points* qui méritent d'être élucidés sont :

- les relations spatiales des objets entre eux,
- la position des objets par rapport au corps,
- l'adéquation entre l'objet perçu et la forme de celui-ci,
- l'appréhension des objets par la main ; on pourrait donner une signification analogue à la gnosie plantaire.

On sait qu'il existe *plusieurs sous-systèmes visuels,* en ce sens qu'il existe des projections corticales en dehors de l'aire striée. C'est ce que démontre l'ablation bilatérale du lobe occipital. L'animal ainsi préparé est incapable de distinguer des morceaux de nourriture mais peut éviter des obstacles en marchant. Il existe *trois voies visuelles.* Cette notion mérite d'être précisée : une voie qui emprunte le *corps genouillé latéral* et se termine dans le cortex occipital ; une voie faisant relais par le *pulvinar ;* une troisième voie faisant relais par *colliculus* supérieur. Ces deux dernières voies se projetant en dehors de l'aire striée. La voie qui passe par le Colliculus supérieur a une fonction motrice et est responsable par sa terminaison au niveau des noyaux des nerfs oculomoteurs et de la réticulée de réflexes pupillaires et d'orientation (Ramon y Cajal). De nos jours, on admet la distinction suivante :

---

10. M. Jeannerod. Coordination Visuomotrice et utilisation de l'espace. Neuropsychologie. L'Apraxie. D. Le Gall et G. Aubin, Solal Editeur, Marseille.

– existence d'un système *géniculo-strié* responsable de la reconnaissance des formes ;
– existence d'un système *rétino-tectal* permettant l'orientation spatiale.

La dichotomie des voies visuelles fonde la réponse :

– Quoi ? C'est la fonction du système géniculo-strié ;
– Où ? C'est la fonction du système rétino-tectal.

Les travaux modernes démontrent que la vision corticale est un phénomène plus complexe que la réalité suggérée par la dualité du système rétinien. Il existerait :

– un système occipito-temporal qui gagne les régions temporales inférieures par le corps calleux ;
– et un système occipito-pariétal destiné à la partie postérieure du lobe pariétal.

L'interaction entre l'objet et le système nerveux pourrait correspondre à plusieurs « canaux visuo-moteurs » : 1) Caractéristiques *extrinsèques* de l'objet : position dans l'espace, vitesse de déplacement, sens du déplacement. 2) Caractéristiques *intrinsèques* de l'objet : taille, forme, orientation. D'autres canaux permettent d'appréhender l'objet, de le manipuler, le transformer, etc. Ces données supposent des *représentations iconiques* de l'objet ainsi que des représentations dites « *pragmatiques* » pour l'appréhender. L'application de ces faits suggère de considérer l'intégration visuo-motrice comme une donnée cognitive et cette fonction est primordiale dans l'appréhension de l'environnement.

CONCLUSION

Des personnes qui ont été citées en guise de co-auteurs, nous avons appris, dans une démarche transdisciplinaire, que la psychologie de Piaget du développement, la désintégration rétrogénétique de Ajuriaguerra, et l'hypothèse cognitiviste du mouvement pourraient éclairer notre pratique gérontologique quotidienne de la chute chez les personnes âgées qui finit toujours par devenir un événement dramatique. La prise en compte des effecteurs ostéo-musculaires, de la commande nerveuse, de l'espace avec ses contraintes, des afférences proprioceptives et neurosensorielles, des modalités de traitement des informations, des apprentissages, des représentations iconiques et pragmatiques, de la mémoire et des mémoires, de l'exécution du programme moteur, de la motivation et de l'humeur doit déboucher sur une pratique holistique de la réhabilitation qui vise à réintégrer la personne âgée ou vieillissante dans son milieu de vie habituel.

SUMMARY

A symbolic interpretation of falls in elderly people. – Falling in elderly people is not only an accident, but the expected result of a progressive impairing of skill, posture, walking ability, in fact of motor behaviour. It is a determinant step in ageing. The dynamic analysis of cognitive process, which is not really different of the process used in computer science, has demonstrated the specific part of sensorial inputs in gesture and gait, and the processing role of the central nervous system. This holistic approach is perfectly adapted to the study of the development and of the ageing process of these cognitive and motor functions. Fall would be included in the trajectory of life, but this dramatic issue could be prevented by some comprehensive programs aiming at compensating or at lessening motor and sensorial decline. Through the latest information of neurological science, and with the indispensable sight of the philosophical and humanist approach, the author, and those who have been working and thinking with him for these last few years, try in these pages to determine perspectives and to give proposals against fall.

CHUTE ET QUALITÉ DE VIE

B. PETER[1]

La prévalence croissante, due à l'allongement de la vie, des maladies chroniques telles que le diabète, les rhumatismes inflammatoires et dégénératifs, l'insuffisance respiratoire, l'insuffisance cardiaque ou les démences, et les succès de plus en plus probants remportés, au prix de traitements lourds, sur le cancer posent le problème de la qualité de vie des patients qui en sont atteints. C'est particulièrement vrai pour les infirmités et les incapacités du grand âge [3]. Mais dans le vaste corps de recherche sur la qualité de vie dans le domaine de la santé d'un côté et sur les chutes des personnes âgées de l'autre, nous n'avons pas connaissance d'une étude scientifique de la qualité de vie des chuteurs âgés. Les remarques faites ici ne peuvent donc être que des préliminaires à une recherche qui reste à entreprendre.

Une première partie de cet exposé sera consacrée à un examen de la notion de qualité de vie à la lumière des travaux d'un gérontologue américain, P. Lawton [8]. Nous examinerons ensuite les relations, en partie bidirectionnelles, entre chutes et qualité de vie. Puis nous aurons à nous demander dans quelle mesure une prévention des chutes serait susceptible d'améliorer la qualité de vie des chuteurs âgés.

QUALITÉ DE VIE : NOTIONS THÉORIQUES

Les auteurs d'un livre intitulé « La qualité de vie américaine » ont défini en 1976 la qualité de vie comme « une entité vague et éthérée, quelque chose dont beaucoup de gens parlent, mais dont personne ne sait clairement de quoi il s'agit [1] (cité par E.C. Clipp [2]).

L'une des réflexions les plus cohérentes menée sur ce thème est celle de P. Lawton [8]. Il définit la qualité de vie comme « l'évaluation multidimensionnelle, à l'aide de critères intra-personnels et socio-normatifs, du système constitué par une personne et son environnement dans le temps passé, présent et à venir ». La qualité de vie est *multidimensionnelle* comme la vie elle-même. La notion *d'évaluation* implique que la qualité peut s'échelonner du très bon, donc désirable, au très mauvais, hautement indésirable. Les *critères intra-personnels* se réfèrent à la subjectivité de chaque personne avec ses valeurs et ses préférences propres, les *critères socio-normatifs* au consensus social relatif à des standards objectivement mesurables. La prise en compte du *système constitué par la personne et son environnement* repose sur trois postulats :

---

1. Service de Gérontologie Clinique, Centre Hospitalier, BP 1370, 68070 Mulhouse Cedex.

1) L'environnement a une influence sur le bien-être. 2) Quand ils en ont la possibilité, les gens choisissent leur environnement et l'adaptent à leurs besoins et 3) Les relations entre une personne et son environnement sont un processus transactionnel dynamique et réciproque. *L'aspect temporel* rappelle que dans l'appréciation de sa qualité de vie, le sujet fait appel aussi bien à ses expériences passées et présentes qu'à ses projections dans l'avenir.

P. Lawton reconnaît à la qualité de vie quatre dimensions autant que possible mesurables, représentant tous les aspects de la vie : la compétence comportementale, la qualité de vie ressentie, l'environnement objectif et le bien-être psychologique. *La compétence comportementale* est l'évaluation selon des normes socialement admises du fonctionnement d'une personne dans le domaine de la santé, de ses capacités fonctionnelles physiques et mentales, de son aptitude à occuper le temps et de ses relations sociales. *La perception individuelle de la qualité de vie* est l'évaluation subjective qu'une personne fait d'elle-même dans les différentes dimensions de la compétence comportementale. *L'environnement objectif* influence directement certaines compétences comportementales, alors que sa relation avec d'autres compétences est plus lâche. L'accessibilité du domicile, par exemple, a une influence directe sur la mobilité, alors que le domicile et le voisinage sont des entités physiques objectives qui peuvent aider une personne à prendre soin d'elle-même, à avoir une activité intellectuelle et une vie sociale, mais ne le lui garantissent pas. *Le bien-être psychologique*, c'est l'évaluation pondérée qu'une personne fait de son niveau de compétence et de la qualité qu'elle ressent dans tous les domaines de la vie. Le terme « pondéré » dans cette définition implique que le bien-être psychologique, n'est pas une simple addition, mais une appréciation hiérarchisée et raisonnée de ses compétences et de ses satisfactions.

La qualité de vie est au premier chef affaire de subjectivité [6], ce dont témoignent les dimensions de qualité ressentie et de bien-être psychologique. Mais elle a aussi des aspects objectifs. Lawton fait remarquer que la planification sociale et l'élaboration de principes légaux et éthiques nécessitent une évaluation objective des personnes et de leur environnement. En l'absence de normes dans le domaine de l'architecture, de l'urbanisme et du fonctionnement des institutions, comment pourrions-nous aspirer à des environnements satisfaisants pour le plus grand nombre, ou au contraire adaptés aux besoins spécifiques de certaines minorités ?

Ces deux aspects, subjectif et objectif, se retrouvent dans les relations entre chutes et qualité de vie.

RELATIONS ENTRE CHUTES ET QUALITÉ DE VIE

Dans le modèle à quatre dimensions de Lawton, les relations entre chutes et qualité de vie peuvent être schématisées de la façon suivante :

1. La chute est la conséquence d'une mauvaise compétence comportementale et/ou d'un mauvais environnement objectif.

2. La chute est susceptible d'avoir une influence négative sur la compétence comportementale, sur la qualité de vie ressentie et sur le bien-être psychologique.

Une compétence comportementale diminuée et un environnement inadéquat peuvent tous deux causer des chutes. Mais le plus souvent, les chutes résultent de l'interaction, à des degrés divers, de ces deux composantes [10]. Dans le domaine d'une moindre compétence comportementale, il s'agit essentiellement d'une baisse de la force musculaire, de troubles de la sensibilité proprioceptive, de troubles de la vue et de l'ouïe, de troubles de l'équilibre, de maladies neurologiques, d'affections ostéo-articulaires, du syndrome de régression psychomotrice [12], mais aussi de comportements à risque [10].

L'environnement concerne en premier lieu le domicile, en particulier les espaces de circulation et les lieux dans lesquels sont effectuées les activités les plus courantes. Les changements d'environnement exposent aux chutes, notamment l'entrée en institution et l'hospitalisation [9]. Mais les espaces extérieurs comportent aussi des risques, à la fois par la façon dont ils sont aménagés (trottoirs, pavés, travaux) et par leurs rythmes de fonctionnement (durée des feux de circulation). Fait aussi partie de l'environnement l'intervention de tiers, y compris de médecins prescrivant des médicaments qui prédisposent aux chutes...

Les conséquences des chutes ont donné lieu à une abondante littérature, revue récemment par Grimley Evans [7] : traumatismes tels que fractures, plaies, rhabdomyolyse et escarres ; régression psychomotrice ; troubles psychologiques : sentiment d'insécurité avec la peur de tomber à nouveau (le « post-fall anxiety syndrome »), réactivation chez des sujets fragiles de l'angoisse de mort et, la chute étant pour certains une métaphore du péché, réactualisation d'une « faute » réelle ou imaginaire ou d'une violence subie des décennies plus tôt [3].

Ainsi les chutes ont bien une influence négative sur la qualité de vie objective et subjective. Leurs conséquences mécaniques (les traumatismes) et psychologiques auront tendance à réduire la compétence comportementale, ce qui entraînera de nouvelles chutes (« Qui a chu choira »). Le syndrome de régression psychomotrice, à la fois cause et conséquence de chutes, illustre bien ce cercle vicieux.

Le bien-être psychologique et la perception individuelle de la qualité de vie sont eux aussi mis à mal par les chutes. L'insécurité et l'angoisse qu'ils génèrent peuvent précipiter l'entrée en institution [7], éventualité très largement redoutée par les personnes âgées et à l'origine, lorsqu'elle se réalise, de nouvelles déstabilisations [9]. La réactivation de l'angoisse de mort et la réactualisation de vieux traumatismes psychiques peuvent avoir le même effet.

PEUT-ON AMÉLIORER LA QUALITÉ DE VIE DES CHUTEURS ?

Les chutes compromettent, nous l'avons vu, la qualité de vie des personnes âgées. Si on veut l'améliorer, il semble logique d'essayer de diminuer leur incidence.

Comme elles ont le plus souvent des causes multiples (même si les raisons d'une chute peuvent être difficiles à reconnaître), leur prévention exige une approche à plusieurs niveaux [10]. La prévention consiste à identifier les facteurs de risque et leurs interactions et à les corriger dans la mesure du possible. Tout chuteur doit faire l'objet d'une évaluation soigneuse sur le plan médical, fonctionnel, psychologique, social et environnemental. Quand c'est possible, un programme d'exercices physiques est proposé. Il y a également lieu de rationaliser la prescription et de surveiller la prise des médicaments. Enfin, l'environnement doit être sécurisé. A l'hôpital et en institution, une attention particulière doit être portée à la qualité des sols et de l'éclairage, à la signalisation, aux rampes dans les couloirs et les escaliers, à la sécurité dans les toilettes et les salles de bains. Des systèmes d'alarme destinés à alerter les soignants quand leurs patients bougent, et des vêtements rembourrés destinés à éviter les fractures ont été développés [4]. A domicile, la télé-alarme, qui permet de faire appel à des secours extérieurs en cas de chute, est à présent largement implantée.

La mise en œuvre de toutes ces mesures pose deux questions : celle de leur efficacité et celle de leur légitimité au regard de la qualité de vie. Peu d'interventions ont été évaluées quant à leur efficacité. Une étude bien conduite d'une évaluation clinique de sujets chuteurs suivie d'une intervention sur tous les facteurs améliorables a montré une légère diminution des chutes et de la mortalité, mais une réduction significative du nombre et de la durée des hospitalisations chez les sujets évalués par rapport aux témoins [11]. L'amélioration de la force musculaire à l'aide d'exercices appropriés a pu être obtenue même chez des nonagénaires en institution [5]. Mais l'efficacité de la plupart des programmes de réentraînement et de rééducation pour la prévention des chutes reste à démontrer. Le développement de l'activité physique chez les personnes âgées, qui est une bonne chose en soi, est peut-être une épée à double tranchant en ce qui concerne les chutes, car plus une personne âgée se mobilise, plus elle augmente ses occasions de tomber [10].

En outre, il faut faire attention à ce que les arbres ne cachent pas la forêt. La finalité de toutes les interventions de prévention, de diagnostic, de thérapies et de soins auprès des personnes âgées est de les aider à accéder à la meilleure qualité de vie possible. Comme leurs contemporains plus jeunes, les personnes âgées adhèrent à un certain nombre de normes de qualité pour lesquelles il existe un consensus social. Par contre, les « programmes » que nous mettons en œuvre contre l'incontinence, la dénutrition, l'ostéoporose, les escarres, l'immobilisation et les chutes ne sont pas forcément leur premier souci. Le souci des professionnels qui les entourent doit être de ne pas faire de leur vie une suite de « programmes imposés », mettant à mal leur autonomie. Dans le même ordre d'idées Gill et Feinstein [6]concluent, à l'issue d'une revue critique de la littérature sur la mesure de la qualité de vie dans le domaine de la santé, que de nombreuses études manquent leur but pour avoir oublié que la qualité de vie est une dimension comportant une grande part de subjectivité.

Dans notre système de valeurs, l'autonomie, qui est le contrôle de chacun sur sa vie, et son corollaire, la responsabilité personnelle, ont une grande importance. Il n'y a pas de qualité de vie sans autonomie. Ceci implique que les personnes âgées doivent avoir leur mot à dire pour toutes les mesures de prévention des chutes que nous souhaitons leur appliquer. C'est aussi la meilleure chance de réussite de ces mesures.

Le mérite de la notion de qualité de vie, c'est d'éviter que la démarche des professionnels, surtout dans sa dimension biomédicale, devienne une fin en soi. Par son versant objectif, c'est-à-dire sa référence à des normes acceptées par le corps social, elle a une véritable vertu intégrative. En accordant toute sa place à la subjectivité des personnes concernées, elle les met au centre des dispositifs développés à leur intention. Elle en fait ainsi des partenaires à part entière, et non pas des objets d'une prise en charge, aussi sophistiquée qu'elle soit.

SUMMARY

Falls and quality of life. – The increasing prevalence of chronic illness together with increasing life expectancy attracts our attention on the concept of quality of life. This is especially true for falls, a very frequent hazard in the elderly. According to Lawton [7], the quality of life has four main dimensions : behavioural competence, perceived quality of life, objective environment and psychological well being. The relations between falls and quality of life appear to be complex. Falls may be a consequence of poor behavioural competence and/or of inadequate environment, and may in turn have a negative influence on behavioural competence, perceived quality of life and psychological well being. Thus an effective prevention of falls should be able to enhance the quality of life of elderly people. However few controlled studies have so far proved the effectiveness of preventive interventions. Moreover, supposing that techniques for the prevention of falls exist, they can only be effective insofar as they do not come into conflict with the subjective opinion of each person about his/her own quality of life.

Références

[1] Campbell A., Converse P.E., Rodgers W.L. – The quality of American life. New York : Russel Sage Foundation, 1976. [2] Clipp E.C. – Qualité de vie. In : Maddox G.L., ed. *L'encyclopédie du vieillissement. Edit. Française.* Paris, New York : SERDI et Springer, 1997: 584-7. [3] Coffournic C. – Communication personnelle. [4] Fernie G. – Assistive devices, robotics and quality of life in the frail elderly. In : Birren J.E., Lubben J.E., Rowe J.C., Deutchman D.E., eds. *The concept and measurement of quality of life in the frail elderly.* New York : Academic Press, 1991: 142 - 67. [5] Fiatarone M.A., Marks E.C., Ryan N.D., Meredith C.N., Lipsitz L.A., Evans W.J. – High-intensity strength training in nonagerians. *J. Am. Med. Assoc.*, 1990: 263, 3089 - 34. [6] Gill T.M., Feinstein A.R. – A critical appraisal of the quality of quality-of-life measurements. *J. Am. Med. Assoc.*, 1994: 272, 619 - 26. [7] Grimley Evans J. – After the fall : consequences and implications of falls by old people. In : Vellas B., Toupet M., Rubenstein L.Z., Albarède J.L., Christen Y., eds. *Falls, balance and gait disorders in the elderly.* Paris : Elsevier, 1992: 39 - 53. [8] Lawton M.P. – A multidimensional view of quality of life in frail elders. In : Birren J.E., Lubben J.E., Rowe J.C., Deutchman D.E., eds. *The concept and measurement of quality of life in the frail elderly.* New York : Academic Press, 1991: 120 - 41. [9] Liebermann M.H. – Relocation of the frail elderly. In : Birren J.E., Lubben J.E., Rowe J.C., Deutchman D.E., eds. *The concept and measurement of quality of life in the frail elderly.* New York : Academic Press, 1991: 3 - 25. [10] Rubenstein L.Z., Josephson K.R. – Causes and prevention of falls in elderly people. In : Vellas B., Toupet M., Rubenstein L.Z., Albarède J.L., Christen Y., eds. *Falls, balance and gait disorders in the elderly.* Paris : Elsevier, 1992: 21-28.

[11] Rubenstein L.Z., Robbins A.S., Josephson K.R., Schulmann B.L., Osterweil D. – The value of assessing falls in an elderly population : a randomized clinical trial. *Ann. Intern. Med.*, 1990: 113, 308 - 16. [12] Tavernier-Vidal B., Mourey F., Pfitzenmeyer P., Gaudet M. – Syndrome de régression psychomotrice aiguë du sujet âgé. In : *Rééducation en Gériatrie*, Paris : Masson, 1989, 89 - 95. [13] White L. Epidémiologie. In : Maddox G.L., ed. *L'encyclopédie du vieillissement. Edit. Française.* Paris New-York : SERDI et Springer, 1997: 261 - 6.

CONSÉQUENCES DU MAINTIEN PROLONGÉ AU SOL

S. BELHASSEN[1]

La chute du sujet âgé est un problème de santé publique car elle a des répercussions importantes sur le plan économique, social, familial et bien sûr personnel ; elle est souvent synonyme d'entrée dans la dépendance. Sa prévalence semble énorme mais vérifiée par de nombreuses études [3, 15]. Ainsi, la moitié des patients en institution chutent une fois dans l'année [10]. Les conséquences de la chute sans gravité, dans un contexte accidentel et à l'extérieur sont bien différentes de celle du multichuteur, souvent déjà amoindri par différentes pathologies aiguës ou chroniques et limité dans ses déplacements, isolé au domicile. Celui-là restera dans l'impossibilité de se relever voire de se mouvoir seul et aura toutes les chances de présenter les complications provoquées par un maintien prolongé au sol. Quelles sont-elles ? Sont elles fréquentes ? Peut-on les éviter ? Comment les traiter ? Ce sont les questions auxquelles nos allons essayer de répondre.

FRÉQUENCE DES CHUTES ET DES COMPLICATIONS LIÉES AU MAINTIEN PROLONGÉ AU SOL (MPS)

La fréquence des chutes du sujet âgé est considérable [3, 15]. En effet, environ un quart de la population âgée de plus de 65 ans chute au moins une fois dans l'année, ce risque augmentant avec l'âge [4]. En institution, ce sont plus de la moitié des personnes âgées qui chutent au moins 1 fois par an [10]. Fort heureusement, la majorité des chutes (30 à 50 %) restent sans gravité et n'entraînent que des contusions et des abrasions [14, 15], du moins en institution.

Les fractures surviennent dans environ 4 à 6 % des chutes, le quart étant des fractures de hanche [15], les autres types étant principalement des fractures du poignet, la cheville et du pelvis.

Enfin, les autres lésions nécessitant une hospitalisation et une immobilisation apparaissent dans 2 à 10 % des chutes [6]. Au total, ce sont 30 à 40 % des sujets âgés adressés aux urgences pour chutes qui resteront hospitalisés pour une durée moyenne de 8 à 15 jours, cette population représentant 5,3 % des sujets de plus de 65 ans hospitalisés. Enfin, les sujets chuteurs sont plus enclin à être dirigés vers une institution que les non-chuteurs [6].

1. Service central de Rééducation Fonctionnelle, CHU Lapeyronie, 34000 Montpellier.

Le décès à court terme n'est pas une conséquence fréquente de la chute ; cependant, les complications qui en découlent sont la principale cause de décès chez les hommes et les femmes âgées de plus de 65 ans [6], estimée à 2,2 % des entrées dans un service d'urgence pour chute [6], associé à une fracture du col, une embolie pulmonaire ou encore un traumatisme crânien. Le sujet âgé hospitalisé pour traumatisme sévère décède le plus souvent d'une complication septique [2].

L'impossibilité de se relever du sol est une conséquence potentiellement dangereuse de la chute, fréquente en cas de lésions sévères. Sur des populations chuteuses, près de 50 % des sujets sont incapables de se relever sans aide [5, 7]. Cette incapacité est associée à des signes de faiblesse physique (âge supérieur à 80 ans, diminution de la force, équilibre précaire, arthrose, et dépendance dans les activités de la vie quotidienne) [6]. La durée de maintien au sol varie selon les études : plus de 5 minutes au sol pour 14 à 41 % des sujets immobilisés au sol, plus de 20 minutes pour 3 %, plus d'une heure pour 11 %, plus de 12 heures pour 3 à 5,3 % [3]. On retrouve également une tendance à l'hospitalisation plus fréquente et à une surmortalité chez les chuteurs dans l'incapacité de se lever par rapport à ceux qui sont capables de se relever sans aide. La moitié des sujets ayant séjourné une heure ou plus au sol décèdent dans les six mois qui suivent [17].

CONSÉQUENCES DU MPS

Les conséquences du MPS après une chute sont d'ordre physique, avec des risques de déshydratation, d'escarres, de pneumopathies, de rhabdomyolyse et de toute la pathologie du confinement au lit. Elles sont également d'ordre psychologiques, avec l'apparition d'une véritable phobie de la chute amenant les sujets à un plus haut niveau de restriction des activités quotidiennes et de dépendance.

L'anxiété liée à la chute et la crainte d'une nouvelle expérience désagréable

La peur d'une nouvelle chute est une conséquence reconnue, susceptible d'aggraver la dépendance chez des sujets jusqu'alors bien portants [4]. La crainte de la chute existe chez 40 à 70 % des chuteurs et 20 à 46 % des non-chuteurs [6].

Elle est directement associée à la nécessité d'une aide pour monter des escaliers, une vision déficiente, une restriction d'activité et un état de santé précaire [6]. Elle est également associée à une diminution de la mobilité, de la qualité de vie et à la dépression. De plus, la crainte de la chute engendre des perturbations des réactions posturales dont la résultante est la perte des réactions automatiques augmentant encore l'instabilité favorisant à terme une nouvelle chute. En pratique, on la retrouve plus fréquemment chez les femmes âgées vivant seules au domicile [4] et c'est probablement un facteur prépondérant du passage en institution. On comprend alors qu'une immobilisation prolongée au sol majore considérablement l'anxiété liée à la crainte d'une expérience similaire. L'action du rééducateur est ici fondamentale et mérite d'être évaluée, ce d'autant que diverses études ont montré que la confiance en soi, indépendamment de l'état fonctionnel, montrait une solide corrélation avec les indicateurs des activités de la vie quotidienne [6].

Escarres

Une escarre survient aux points d'appuis lors du maintien au sol et semble associée, entre autres facteurs, à la durée d'immobilisation. Malheureusement, les conditions de prise en charge du patient après la chute dans l'ambulance, au service d'urgence, peuvent également nuire à l'état cutané par l'immobilisation sur un brancard ou une chaise roulante ; comme le montre l'étude de Verluysen [16]. Un effort de prise en charge à ce niveau doit être réalisé. Par la suite, le traitement des complications de décubitus en secteur médical ne doit pas être minimisé, sous peine d'aggravation secondaire des lésions.

La rhabdomyolyse

L'atteinte musculaire est habituelle chez les patients ayant séjourné plus d'une heure au sol [8]. Elles est révélée par un taux élevé (> 1070 µg/l) de myoglobine sérique à l'entrée. Cependant, la présence de myoglobinurie est nettement moins fréquente et la survenue d'une insuffisance rénale ne semble pas dépendre uniquement de ce facteur. De même, les taux de la créatine kinase et des transaminases sont significativement plus élevés chez les sujets ayant été immobilisés plus d'une heure par rapport aux autres [13].

Hypothermie

C'est une complication classique de la chute survenant le plus souvent lors de maintien prolongé au sol de sujets âgés dénutris et maigres ou exposés au froid [4].

Fractures

Bien que les fractures ne soient pas une conséquence directe du maintien prolongé au sol, elles ont leur importance par le fait qu'elles entraînent des douleurs à la mobilisation, diminuant encore l'incapacité à se mouvoir et à se relever et augmentent donc le maintien prolongé au sol [6]. Elles peuvent également entraîner selon le site de la fracture une hypotension voire un état de choc, des compressions nerveuses ou vasculaires aggravant le pronostic ultérieur.La grande majorité des fractures du col du fémur sont la résultante de la chute mais on estime à 5 % les fractures de fatigue à l'origine de la chute [4]. Enfin, les syndromes confusionnels post chirurgicaux sont fréquents et souvent à l'origine d'une grabatisation et d'une mortalité accrue [1].

Les troubles psycho-comportementaux

Les troubles psychologiques retiendront notre attention. En effet, l'hospitalisation brutale et dans des conditions d'urgence risque de décompenser un état psychologique souvent déjà précaire, à l'origine de troubles aigus tels que la désorientation, la confusion et l'agressivité, l'inversion du rythme veille/sommeil, facteurs de nouvelles chutes et d'état de grabatisation souvent irréversibles. Quoi de plus traumatisant que de se retrouver seul dans la pénombre, parfois immobilisé par des contentions plus ou moins blessantes, sans autre bruit que les gémissements des voisins ou les bruits des chariots dans le couloir ?

COMMENT LES TRAITER ?

Il n'y a pas de spécificité de traitement des conséquences du MPS après la chute. Les complications d'ordre rénal doivent bénéficier d'une hyperhydratation surveillée, plus ou moins associée à une diurèse forcée voire une dialyse extracorporelle (insuffisance rénale aiguë). L'hypothermie est traitée par réchauffement progressif intracorporel (solutions IV tièdes) et extracorporel, et réchauffement de l'air inspiré.

Les escarres nécessitent un traitement local et général associé aux mesures de prévention et d'aggravation des lésions (support adéquat...).

Les fractures sont immobilisées, ou opérées en chirurgie immédiate ou différée selon le site et l'état du sujet.

Les moyens de traitement actuels des troubles confusionnels sont souvent médicamenteux (neuroleptiques sédatifs, anxiolytiques) entraînant somnolence, hypotension, troubles de déglutition, décompensation de glaucome, globes vésicaux... La présence de la famille lors de l'admission mais également lors de l'hospitalisation pourrait être d'un grand secours, en amenant un repère auditif, visuel et affectif au sujet âgé alité ; malheureusement, la disponibilité des familles n'est pas toujours évidente, de même que les visites ou veilles souvent interdites à l'hôpital. Par ailleurs, la mise en place de repères faciles à identifier pour le sujet âgé alité tel les gros calendriers, les photos de famille, le transistor simulant une présence ou encore le nom, l'étage et le numéro de chambre de l'hôpital visible du lit du patient pourraient contribuer à limiter l'apparition de ces symptômes précurseurs d'une grabatisation rapide.

Enfin, une kinésithérapie précoce visant à éviter les syndromes de régression psychomotrice et la perte des automatismes posturaux, la perte du capital musculaire, l'apparition de raideurs articulaires et d'équin de cheville devrait être instituée, associée à un travail d'ergothérapie visant à réactiver les automatismes gestuels indispensables pour la réalisation des actes de la vie quotidienne, à stimuler les capacités cognitives du sujet. A plus long terme, un travail de remise en confiance du sujet âgé chuteur, tout autant que l'apprentissage des techniques de relever du sol est impératif. Un programme d'adaptation du domicile doit également être envisagé également à visée préventive.

Il nous paraît important de rappeler le rôle fondamental du médecin urgentiste dans l'appréciation des circonstances de la chute (recueillir le plus d'informations sur le traitement actuel, la notion de malaise, le lieu et les circonstances de la chute), ces éléments étant le plus souvent ignorés par la suite. Des renseignements d'ordre sociaux pourraient également être rapportés (vétusté du domicile, présence d'autres personnes sous le même toit, etc.) ce qui permettrait dès l'entrée à l'hôpital de mettre en œuvre les moyens de retour au domicile adéquats voire d'orienter le sujet âgé vers une autre structure. Enfin, traiter une fracture et remettre le sujet debout ne suffit pas à prévenir la récidive précoce ou tardive, les motifs de la chute devant être recherchés puis si possible traités (médicaments, syndrome extrapyramidal, hypotension orthostatique...).

COMMENT LES ÉVITER ?

Donner l'alerte le plus tôt possible

Le premier élément de prévention repose, outre la prévention de la chute, sur la précocité de l'alerte aux secours, au mieux réalisée par la personne ayant chutée et possédant une téléalarme. Ce moyen n'est efficace que si la conscience du sujet n'est pas altérée et que la personne en dispose à portée de main (idéalement portée comme collier). Notre expérience personnelle montre que la plupart du temps au cours d'une chute de nuit le sujet n'a pas accès à la téléalarme, la personne étant secourue le lendemain matin, à l'arrivée du soignant, de l'aide ménagère ou de la famille. Ce type de scénario ne devrait théoriquement plus se rencontrer en France, compte tenu du faible coût du dispositif (200 à 300 F/mois) et de la possibilité de prise en charge par les organismes. Cependant, on assiste souvent à un refus de la personne âgée ou de sa famille, à des difficultés liées à la lenteur des démarches administratives à réaliser pour obtenir la gratuité de ce service. Trop souvent également, le sujet âgé n'en connaissait même pas l'existence...

Le rôle du médecin traitant nous paraît fondamental. Qui mieux que lui peut apprécier de la nécessité d'une téléalarme, peut expliquer au patient et à sa famille l'intérêt d'une telle démarche ?

Éviter d'aggraver la situation

Le deuxième élément de prévention des complications du MPS est celui de la prise en charge par l'équipe d'urgence. Calmer la douleur, hydrater rapidement, faire un bilan lésionnel complet, y compris de la situation où le malade a été retrouvé (points d'appuis, recherche étiologique de la chute), oxygéner, désobstruer, immobiliser le membre douloureux...).

L'immobilisation sur un brancard en attendant la radio ou l'examen du médecin des urgences ou encore le transfert vers le service d'accueil doit être précautionneuse [16], des coussins pouvant être glissés sous le malade afin de limiter et de répartir les appuis. La nécessité de matelas anti escarre dès l'arrivée du patient dans le service d'accueil doit être quasi systématique, la démarche de prévention n'étant souvent réalisée que le lendemain midi, après la visite du médecin.

Apprentissage du relever du sol

La prévention repose également sur l'apprentissage du relever du sol qui serait malheureusement trop souvent oublié. La difficulté réside dans la capacité ou la volonté des sujets âgés à apprendre. L'étude de Simpson et Salkin est éloquente puisqu'elle montre que seulement 15 % des sujets à risque de chute étaient en même temps capables d'apprentissage et manifestaient l'envie d'apprendre à se relever, même si 63 % des sujets manifestaient le désir d'apprendre.

Reece et Simpson comparent deux méthodes de relever du sol : la méthode conventionnelle consiste à allonger le sujet et lui apprendre les différentes étapes jusqu'à se relever seul ; une autre méthode cherche à intégrer chaque étape de la position assise ou debout jusqu'à la position couchée sur le sol pour aboutir à l'enchaînement complet. Les résultats montrent une meilleure acceptabilité et un pourcentage de réussite plus important (94,5 % contre 50 %) pour la deuxième méthode.

Aménagement du domicile

Il reste à notre avis prioritaire dans la prévention de la chute et sera développé ailleurs.

Les chutes sont fréquentes chez le sujet âgé, la plupart n'entraînant que des lésions minimes. Les conséquences physiques et psychologiques du maintien prolongé au sol peuvent être dramatiques pour le devenir de la personne âgée. L'hospitalisation dans le but de traiter les lésions telles que fractures, escarres, pneumopathie, hypothermie et rhabdomyolyse majore encore le risque de grabatisation et d'institutionnalisation des sujets jusqu'alors à domicile. La crainte d'une nouvelle chute augmente la dépendance et diminue la mobilité au domicile.

La prévention passe par des moyens techniques actuellement disponibles et de coût limité qui devrait se généraliser, mais également par l'apprentissage de la technique du relever du sol, limité par les capacités et la volonté des personnes âgées. Enfin, l'aménagement du domicile dans le but de prévenir la chute devrait être systématique.

SUMMARY

Consequences of lying on the ground for a prolonged time after a fall. – Falls by elderly are common and increase in frequency with age. Only a small proportion lead directly to serious injuries, although minor injuries are more common and the risk of serious injury increases with age. In this paper, we have developed medical, psychological and social effects of lying on the ground for a long time after a fall ; it is clear that the fear of falling is the most striking psychological damage after a fall in the elderly. Admission in hospital is an important factor of regression too. We suggested propositions to prevent and reduce damages of lying on the ground.

RÉFÉRENCES

[1] Advocaat C., Bautz-Holter E. – Prognosis one year after hip fracture. *Tidsskr. Nor. Laegeforen* 1997; 117(26): 3801-3 (Abstract). [2] Aufmkolk M., Majetschak M., Voggenreiter G., Obertacke U., Schmit-Neuerburg K.P. – [Follow-up and prognosis of severe accidental trauma in the aged]. *Unfallchirurg* 1997; 100(6): 477-82 (Abstract). [3] Campbell A.J., Borrie M.J., Spears G.F., Jackson S.L., Brown J.S., Fitzgerald J.L. – Circumstances and consequences of falls experienced by a community population 70 years and over during a prospective study. *Age and Ageing* 1990; 19: 136-141. [4] Grimley Evans J. – After the falls : Consequences and implications of falls by old people. In : Vellas B., Toupet M., Rubenstein L., Albarede JL, Christen Y, eds. *Falls, Balance and Gait Disorders in the elderly*. Paris : Elsevier, 1992: 39-53. [5] Hodkinson M. – A study of falls and getting up from the floor in the aged. *The Practitioner* 1962; 189: 207-9 (Abstract). [6] King M.B., Tinetti M.E. – Falls in community-dwelling older persons. *J. Am. Geriatr. Soc.* 1995; 43: 1146-54. [7] Mc Caber F. – Mind you don't fall. *Nursing Mirror* 1985;160 (research supplement) :S2-S6. [8] Ratcliffe P.J., Berman P., Riffiths R.A. – Pressure-induced rhabdomyolysis complicating an undiscovered fall. *Age Ageing* 1983; 12: 245-8. [9] Reece A.C., Simpson J.M. – Preparing older people to cope after a fall. *Physiotherapy* 1996; 82: 227-35. [10] Rubenstein L.Z., Robbins A.S., Schulman B.L. – Falls and instability in the elderly. *J. Am. Geriatr. Soc.* 1988; 36: 266-77.

[11] Simpson J.M., Mandelstam H. – Elderly people at risk of falling : Do they want to be taught how to get up again ? *Clinical Rehabilitation* 1995; 9: 65-9. [12] Simpson J.M., Salkin S. – Are elderly people at risk of falling taught how to get up again ? *Age Ageing* 1993; 22: 294-6. [13] Swain D.G., Korula R., Gama R., Buckley B.M. – Cardiac enzyme changes in elderly fallers. *Age Ageing* 1990; 19: 207-11. [14] Tinetti M.E., Speechley M. – Prevention of falls among the elderly. *New England Journal of Medicine* 1989; 320: 1055-9. [15] Tinetti M.E. – Factors associated with serious injury during falls by ambulatory nursing home residents. *J. Am. Geriatr. Soc.* 1987; 35: 644-8. [16] Verluysen M. – How elderly patients with femoral fracture develop pressure sores in hospital. *Br. Med. J.* 1986; 292: 1311-3. [17] Wild D., Nayak U.S., Isaacs B. – How dangerous are falls in old people at home ? *Br. Med. J. (Clin. Res. Ed.)* 1981; 282(6260): 266-8.

FRACTURES DE L'EXTRÉMITÉ SUPÉRIEURE DU FÉMUR SECONDAIRES À UNE CHUTE CHEZ LA PERSONNE ÂGÉE

Ph. COURPRON[1]

FACTEURS DE RISQUE, MORBIDITÉ, MORTALITÉ, COÛT

Les fractures de l'extrémité supérieure du fémur (FESF) représentent, chez la personne âgée, une des grandes causes de mortalité [12], de morbidité [2] et de perte d'autonomie fonctionnelle. Beaucoup de patients fracturés ne retrouveront pas le niveau de performance qu'ils avaient avant la fracture [23]. Environ 80 % des FESF surviennent chez des femmes âgées de plus de 70 ans. Chez l'homme, 50 % des fracturés ont plus de 70 ans. L'incidence économique de ces fractures ne peut que croître du fait de l'augmentation rapide du nombre des personnes très âgées et de l'augmentation exponentielle de la fréquence de ces fractures avec l'âge. En 2050 leur prévalence dans le monde pourrait être multipliée par 4 si l'incidence actuelle se poursuivait [1, 24].

FACTEURS DE RISQUE

Bien que les personnes âgées victimes d'une FESF ne soient pas toutes en mesure de préciser la chronologie exacte des événements (chute puis fracture ou fracture puis chute ?), la FESF secondaire à une chute reste l'éventualité la plus fréquente (90 % des cas) [15]. Contrairement aux fractures pathologiques et aux fractures spontanées par insuffisance osseuse dont le seul déterminant est la résistance de la pièce osseuse, les FESF secondaires aux chutes font intervenir une multitude de facteurs extra-osseux propres à l'individu et à son environnement [17]. Ainsi, les facteurs de risque de ces FESF se manifestent-ils aux différentes étapes de leur physiopathologie : le risque de chute ; le type de chute ; l'énergie cinétique liée à la chute ; l'amortissement de la chute et enfin la résistance osseuse fémorale, dernier rempart de protection contre la fracture [10].

---

1. Hôpital Gériatrique Antoine Charial, 40, avenue de la Table de Pierre, 69340 Francheville.

Risque de chute

Les causes des chutes chez la personne âgée, dont moins de 5 % se compliquent d'une fracture et seulement 1 % d'une FESF [31], sont variées et souvent associées chez le même individu. Elles regroupent :

– *des conditions physiologiques liées à la sénescence* comme la tendance à trébucher du fait des modifications de la marche, l'instabilité posturale, le contrôle musculaire non approprié, l'altération de la vision et de l'audition, les troubles de la mémoire pour les faits récents...

– *des conditions liées à l'environnement :* escalier, éclairage mal adapté, tapis, sol glissant ou irrégulier, toilettes et lits trop hauts, animaux domestiques, activités non réalistes, obstacles divers intérieurs ou extérieurs...

– *des conditions pathologiques* dont la fréquence augmente avec l'âge : pathologies neurologiques (séquelles d'accidents vasculaires cérébraux, syndrome parkinsonien, démences, épilepsie, vertiges, neuropathie périphérique...), pathologies cardiovasculaires (arythmie, syncope, insuffisance cardiaque, hypotension orthostatique...), pathologies de l'appareil locomoteur (arthrose des membres inférieurs, rétractions, sarcopénie...), pathologies iatrogènes (hypoglycémiants, neuroleptiques, sédatifs, antihypertenseurs...) et éthylisme.

L'incidence des chutes est plus élevée chez les femmes que chez les hommes mais dépend également du lieu de vie. Elle est plus forte à l'hôpital gériatrique qu'en structure d'hébergement collectif et qu'au domicile. La majorité des FESF (75 %) surviennent à l'intérieur des structures et deux tiers de celles-ci sont dues à des facteurs environnementaux [6]. Un essai de hiérarchisation des facteurs de risque de chute dans une population de 174 femmes hospitalisées pour une FESF, comparativement à un groupe contrôle apparié selon l'âge et le lieu d'hospitalisation, permet de retenir [15] : la diminution de la vue, RR (Risque Relatif) : 5,1 (IC : 1,9 – 13,9) ; la dysfonction de la marche, de la station debout ou du passage d'une position à l'autre, RR : 1,7 (IC : 1,1 – 2,8) ; les antécédents d'AVC., RR 2 (IC 1-4) ; la maladie de Parkinson RR : 9,4 (IC : 1,2 – 76,1) ; l'utilisation de barbituriques à action prolongée, RR : 5,2 (IC :0,6 – 45). Un antécédent de chute dans les 9-12 mois double le risque de FESF [8]. L'étude SOF, Study of Osteoporosis Fracture aux Etats Unis et l'étude EPIDOS en France soulignent également l'importance des troubles de la vue (mauvaise acuité visuelle, vision des contrastes et du relief altérée), de la fonction musculaire et neurologique (difficultés pour se lever d'une chaise sans appui), d'une vitesse de marche ralentie et des troubles de l'équilibre. Selon Baudoin C., « le risque associé à ces facteurs est, non seulement indépendant de l'effet de fragilité osseuse, mais leur capacité à pronostiquer une FESF est comparable à celui de la densité osseuse fémorale » [1].

Type de chute

L'hypothèse formulée par Cummings et Nevitt en 1989 [10] selon laquelle la plupart des FESF semblaient dues à une chute sur la hanche a été confirmée [2]. Le sujet âgé se déplaçant plus lentement aura tendance à tomber sur sa hanche. Certaines circonstances l'exposent particulièrement à ce type de chute. C'est le cas des transferts lit-fauteuil ou de l'impossibilité de lever les pieds à une hauteur suffisante pour franchir un obstacle ou une marche d'escalier.

Énergie cinétique liée à la chute

L'énergie cinétique qui se développe au cours de la chute a été évaluée (495 J, DS 161 J) et dépasse généralement les capacités de résistance de l'extrémité supérieure du fémur [19]. L'angle sous lequel l'impact de la chute va s'exercer sur le fémur serait également d'une grande importance. Cependant, relativement peu de chutes s'accompagnent de FESF. Il faut donc admettre que le plus souvent, le sujet met en jeu des mécanismes de dissipation de l'énergie cinétique qui sont remarquablement efficaces. Parmi ces réactions réflexes de protection, qui doivent pour être utiles se manifester très rapidement, figurent les réactions d'agrippement, les mouvements de rattrapage avec les pieds, l'extension des mains en avant. Au maximum, ces mécanismes évitent la chute. Au mieux, ils diminuent significativement l'énergie cinétique. Dans le plus mauvais cas, ils n'ont pas le temps de se mettre en place. Dans cette situation extrême réalisée par la chute syncopale le risque de FESF est alors multiplié par quatre [10]. Bien d'autres situations pathologiques interfèrent pour modifier ou annuler l'activation de ces réflexes de protection : les états démentiels, les états de dénutrition, les déafférentations sensorielles notamment.

Amortissement de la chute

A l'arrivée au sol, la peau, la graisse et les muscles qui entourent la hanche peuvent absorber une partie non négligeable de l'énergie cinétique induite par la chute. Les patients qui présentent une FESF sont moins lourds que les sujets témoins et ont un profil de hanche plus androïde. Il existe une relation entre le risque de FESF et le BMI (Body Mass Index), en ce sens que le risque est d'autant plus important que le BMI est plus bas [19]. La qualité du sol intervient également par son degré de souplesse, les surfaces dures absorbant moins bien l'énergie. L'importance considérable du facteur amortissement semble confirmé par l'efficacité des protecteurs externes de hanche qui préviendraient jusqu'à 50 % des FESF [21].

Facteurs osseux

Les mesures densitométriques de l'extrémité supérieure du fémur montrent qu'entre 20 et 90 ans, la densité osseuse diminue de 58 % chez la femme et de 39 % chez l'homme au niveau du col du fémur ; de 53 % chez la femme et 35 % chez l'homme pour la région intertrochantérienne [29]. Cette diminution de la densité osseuse s'accompagne d'une moindre résistance fémorale [22]. Plus de 70 % de la résistance mécanique fémorale dépend de sa densité minérale. Il faut donc admettre que la résistance de l'extrémité supérieure du fémur diminue avec l'âge et qu'elle est moindre chez la femme âgée que chez l'homme. De fait, la mesure de la densité minérale osseuse au niveau du fémur apparaît comme le meilleur indicateur prédictif du risque de FESF par rapport aux autres sites de mesure [11], sachant que plus la masse osseuse est basse et plus le risque de fracture est élevé. Cependant, la diminution relativement peu importante de la masse osseuse dans le groupe des fracturés par rapport au groupe témoin, l'efficacité de la prévention (- 50 %) de la FESF par des protecteurs externes de hanche [21] tendraient à relativiser le rôle de la masse osseuse dans la genèse des FESF. Certains auteurs insistent sur l'importance de l'hyperparathyroïdisme secondaire souvent observé chez le sujet âgé institutionnalisé et qui interviendrait par amincissement de l'os cortical et augmentation de sa porosité [7]. La géométrie du col fémoral intervient également de façon significative comme facteur prédictif des FESF, à égalité avec la mesure de la densité osseuse

[14]. Plusieurs enquêtes ont cherché à mettre en évidence une relation entre la survenue de fractures vertébrales et le risque ultérieur de FESF. Lauritzen et Lund [20] montrent que les femmes âgées de 60 à 79 ans hospitalisées pour fracture vertébrale ont dans les trois ans qui suivent un risque relatif de fracture du col du fémur de 4,8 ce risque s'atténuant considérablement dans les années qui suivent.

MORBIDITÉ

La morbidité des FESF regroupe l'ensemble des pathologies et symptômes qui accompagnent l'évolution de ces fractures et dont la conséquence extrême est le décès. Certaines de ces pathologies précèdent et favorisent parfois la survenue de ces fractures (exemple : maladie de Parkinson). Elles les compliquent toujours en venant ajouter leurs effets à ceux des complications habituellement attendues dans ce type de fractures ou en venant contrecarrer la rééducation (exemple : la démence). Plus de 50 % des malades survivant à leur fracture ont une détérioration de leur activité physique un an plus tard et environ 20 à 30 % de ceux qui vivaient à domicile avant la fracture seront en long séjour un an après [30]. Les complications orthopédiques dépendent du type de fracture (fracture du col fémoral ou fracture pertrochantérienne) et du type de traitement (orthopédique, enclouages ou prothèses). Selon les séries publiées, la pseudarthrose varie de 7 à 15 % et la nécrose de la tête fémorale de 13 à 20 %. Il convient d'y ajouter le risque de déplacement des fractures engrenées, de luxation pour les prothèses, de migration pour les clous, de surinfection du foyer opératoire, variables d'une publication à l'autre. Parmi les pathologies plus spécifiquement liées au décubitus induit par la fracture, il faut faire état du risque de thrombose veineuse des membres inférieurs apparaissant chez 40 à 60 % des patients non traités préventivement. L'embolie pulmonaire survient chez 10 à 15 % de ces malades et est responsable de décès dans 2 à 10 % des cas [27]. Les escarres sont signalés chez 20 à 70 % des patients, siégeant aux lieux habituels de pression. Le syndrome confusionnel observé dans 30 à 50 % des cas, est sans rapport avec le type d'anesthésie et doit faire rechercher une cause immédiatement curable (rétention urinaire, infection, fécalome etc.). Il peut survenir sur un état démentiel connu ou non. Parmi les complications infectieuses, les infections urinaires prédominent (70 % des cas) et peuvent occasionner des épisodes rétentionnels aigus ou une incontinence. La rééducation devra prendre en compte l'existence éventuelle d'un syndrome de désadaptation posturale (post-chute) ou pourra ne jamais être effectuée du fait d'une défaillance polyviscérale en cascade caractéristique des suites compliquées des FESF chez les grands vieillards polypathologiques et dénutris. Certains auteurs proposent des échelles d'évaluation de cette morbidité et de cette comorbidité (SIRS : Severity of Illness Rating Scale) qui conditionnent finalement le résultat de la prise en charge rééducative et réadaptative [2]. Toutes les situations intermédiaires existent entre la FESF par chute accidentelle survenue chez une patiente entièrement autonome traitée par prothèse de hanche et dont l'évolution est simple et la FESF non opérable survenant chez une personne âgée polypathologique fragile dont le maintien à domicile était déjà précaire dans un contexte financier familial difficile. Cet éventail de possibilités évolutives explique probablement la variation des durées de séjour hospitalier observées après FESF [25]. Il plaide certainement en faveur du caractère nécessairement polyvalent et pluridisciplinaire des structures de soins recevant les patients victimes d'une FESF au sortir des services d'orthopédie.

MORTALITÉ

La mortalité des patients victimes d'une FESF augmente avec l'âge dans les deux sexes. Les hommes meurent plus jeunes que les femmes. Cependant, pour apprécier l'excès de mortalité éventuellement attribuable aux FESF il convient de comparer les courbes de mortalité des sujets fracturés avec celles de sujets non fracturés, de même âge et de même sexe dont on sait que la mortalité augmente avec l'âge. On constate alors que dans la première année post-fracturaire il existe un excès de mortalité de 12 à 20 % par rapport à la population de référence [12]. Cette surmortalité se manifeste dès les 4 à 6 premiers mois qui suivent la fracture. Au-delà de la première année, la courbe de mortalité des FESF se stabilise, ce qui se traduit par le fait que sa pente devient parallèle à celle de la courbe témoin. Compte tenu de l'importante comorbidité constatée chez bon nombre de patients, on peut se demander si l'excès de mortalité post-fracturaire est bien dû à la fracture elle-même. Les réponses à cette question sont variables selon les enquêtes. Certaines font état de 15 à 40 % de décès directement attribuables à la fracture elle-même [3, 25], alors que 30 % des femmes et 42 % des hommes mourraient d'une maladie sévère préexistante à la fracture [12]. Dans d'autres publications ces pourcentages sont moins importants. Une étude de 64 décès survenus en 6 ans après FESF a montré que seulement 14 % des morts étaient causées ou hâtées par la fracture. Seuls 3 % des décès pouvaient être imputés avec certitude à la FESF. La plupart des autres patients décédés étaient déjà sévèrement malades avant la fracture, les décès étant considérés comme secondaires à ces états [5]. Cependant, la FESF peut augmenter le risque de décès dû aux autres causes [28]. Il a été établi à partir de ces études qu'environ 5 % des femmes victimes d'une FESF étaient susceptibles de mourir dans l'année, du fait de cette fracture. La provenance des patients porteurs d'une FESF influence également leur devenir à un an. En effet, 36 % des individus venant des services de soins de longue durée décèdent contre 21 % pour les patients issus d'un autre domicile [12].

COÛT

Le coût des FESF est susceptible de varier en fonction des critères retenus pour son évaluation. De nombreuses publications font état des difficultés méthodologiques de cette approche économique [13]. Il s'agit cependant d'une information essentielle si l'on considère que plus de 20 % des lits d'orthopédie sont occupés par des FESF et qu'après 45 ans, les FESF représentent la principale cause d'occupation des lits hospitaliers bien avant des maladies comme le diabète, les bronchopathies chroniques, l'infarctus du myocarde ou le cancer du sein [17]. De plus, si le nombre de FESF survenues dans le monde en 1990 était estimé à 1,7 million (48 000 en France) il pourrait atteindre 6,3 millions en 2050 (150 000 en France) du fait de l'augmentation de la population âgée et si l'incidence actuelle de ces fractures se poursuit [8]. Une estimation du coût des stratégies de prévention apparaît donc également comme une démarche indispensable en contrepoint de celle de la prise en charge des fractures et de leurs conséquences. En France, le coût annuel hospitalier qui comprend la chirurgie et le suivi post-opératoire serait de 2,8 milliards de francs ; de 3,5 milliards de francs en ajoutant la prise en charge de rééducation et de 4 milliards de francs pour des hommes et des femmes de 70 ans et plus [1]. Les coûts rapportés par Kannus *et al.* [18] sont vertigineux : 160 millions de livres par an en Angleterre,

7 à 9 milliards de dollars US aux États-Unis. Ce coût devrait être multiplié par 3 si l'on comptait la prise en charge des complications. Il atteindrait 16 milliards de dollars US par an en 2040. Certains auteurs cependant ont cherché à évaluer ce qu'ils estiment être le coût réel de la FESF en comparant les coûts de prise en charge des patients avant et après la fracture. Le coût ainsi estimé est inférieur à celui annoncé dans les autres études [4].

SUMMARY

Hip fractures after fall in the elderly : risk factors, morbidity, mortality, cost. – Hip fractures are among the major causes of mortality, morbidity and loss of function in older people. Most hip fractures are a result of fall (90 %) with direct trauma against the hip. So, risk factors of hip fractures are those of falls in the elderly. Bone density is not unimportant but must be considered as a predisposing factor rather than determinant. Cormorbidity and adverse clinical events are difficult to quantify. Severity of illness rating scale (SIRS) has been proposed to assess the burden of chronic comorbidity associated with hip fracture. Following a hip fracture, there is a 10 %-20 % mortality over the subsequent 6 months, and 50 % will be unable to walk without assistance at one year. One third of those being at home before the fracture will need to enter institution after. The annual cost of hip fractures varies from a study to another according to the methodology of assessment. Nevertheless annual cost will increase according to the increase of older persons in the general population.

RÉFÉRENCES

[1] Baudoin C. – Fractures de l'extrémité supérieure du fémur. Epidémiologie et impact économique, *Presse Médicale* 1997; 26: 1451-6. [2] Bernardini B., Meinecke C., Pagani M. *et al.* – Comorbidity and adverse clinical events ine the rehabilitation of older adults after hip fracture, *JAGS* 1995; 43: 894-8. [3] Boereboom F., Raymakers J., Duursma S. – Mortality and causes of death after hip fractures in the Netherlands, *Neth. J. Med.*1992; 41: 4-10. [4] Brainsky A., Glick H., Lydick E., *et al.* – The economic cost of hip fractures in community-dwelling older adults – A prospective study, *JAGS* 1997; 45: 281-7. [5] Browner W.S., Pressman A.R., Nevitt M.C., Cummings S.R. – for the Study of Osteoporotic Fractures Research Group. Mortality following fractures in older women : The Study of Osteoporotic Fractures. *Arch. Intern. Med.* 1996; 156: 1521-5. [6] Campbell A.J., Borrie M.J., Spears G.F. – Risk factors for falls in a community-based prospective study of people 70 years and older. *J. Gerontol.* 1989; 44: M112-7. [7] Chapuy M.C., Arlot M.E., Dubœuf F., *et al.* – Vitamin D and calcium to prevent hip fractures in elderly women, *N. Engl. J. Med.* 1992; 327: 1637-42. [8] Cooper C., Campion G., Melton L.J. – Hip fractures in the elderly : a worldwide projection, *Osteopor. Int.* 1992; 2: 285-9. [9] Copper C., Barker D.J.P., Wickham C. – Physical activity, muscle strength, and calcium intake in fracture of the proximal femur in Britain. *Br. Med. J.* 1988; 297: 1443-6. [10] Cummings S.R., and Nevitt M.C. – A hypothesis : the causes of hip fractures, *J. Gerontol.* 1989; 44: M107.

[11] Cummings S.R., Black D.M., Nevitt M.C., *et al.* – Bone density at various sites for prediction of hip fractures, *Lancet* 1993; 341: 72-5. [12] Fisher E.S., Baron J.A., Malenda D.J. *et al.* – Hip fracture incidence and mortality in New England, *Epidemiology* 1991; 2: 116-22. [13] French F.H., Torgerson D.J, Porter R.W. – Cost analysis of fracture of the neck of femur. *Age and Ageing* 1995; 24: 185-9. [14] Gluer C.C., Cummings S.R., Pressman A. *et al.* – Prediction of hip fractures from pelvic radiographs : the study of oseoporotic fractures, *J. Bone Miner. Res.* 1994; 9: 671-7. [15] Grisso J.A., Kelsey J.L., Strom B.L., *et al.* – Risk factors for falls as a cause of hip fracture in women. *N. Engl. J. Med.* 1991; 324: 1326-31. [16] Hayes W.C., Myers E.R., Morris J.N., Gerhart T.N., Yett H.S., Lipsitz L.A. – Impact near the hip dominates fractures risk on elderly nursing home residents who fell, *Calcif. Tissue Int.* 1993; 52: 192-8. [17] Kanis J.A., Delmas P., Burckhardt P., Cooper C., Torgerson D. – Guidelines for Diagnosis and Management of Osteoporosis, *Osteopor. Int.* 1997; 7: 390-406. [18] Kannus P., Parkkari J., Sievänen H., Heinonen A., Vuori I., Jarvinen M. – Epidemiology of hip fractures, *Bone* 1996; 18: 57S-63S. [19] Lauritzen J.B. – Hip fractures : Incidence, risk factors, energy absorption and prevention, *Bone* 1996; 18: 65S-75S. [20] Lauritzen J.B., Lund B. – Risk of hip fracture after osteoporotic fractures. 451 women with fracture of lumbar spine, olecranon, knee or ankle, *Acta Orthop. Scand.* 1993; 64: 297-300.

[21] Lauritzen J.B., Petersen M.M., Lund B. – Effect of external hip protectors on hip fractures, *Lancet* 1993; 341: 11-3. [22] Leichter I., Margulies J.Y., Weinreb A., *et al.* – The relatioship between bone density, mineral content, and mechanical strength in the femoral neck, *Clin. Orthop.* 1982; 163: 272-81. [23] Magaziner J., Simonsick E.M., Kashner T.M. *et al.* – Predictors of functional recovery one year following hospital discharge for hip fracture : A prospective study, *J. Gerontol.* 1990; 45: M101-7. [24] Obrant K.J., Bengner U., Johnell O. *et al.* – Increasing age-adjusted risk of fragility fractures : a sign of increasing osteoporosis in successive generations ? *Calcif. Tissue Int.*, 1989; 44:157-67. [25] Parker M., Anand J. – What is the true mortality of hip fracture ? *Public Health* 1991; 105: 443-6. [26] Parker M.J., Todd C.J., Palmer C.R., *et al.* – Inter-hospital variations in length of hospital stay following hip fracture, *Age and Ageing* 1998; 27: 333-7. [27] Perez E.D. – Hip fracture : Physicians take more active role in patient care, *Geriatrics* 1994; 49: 31-37. [28] Poor G., Atkinson E.J., O'Fallon W.M., Melton L.J. III – Determinants of reduced survival following hip fractures in men. *Clin. Orthop.* 1995; 319: 260-5. [29] Riggs B.L., Wahner H.W., Seeman E., *et al.* – Changes in bone mineral density of the proximal femur and spine with aging : Differences between the post-menopausal and senile osteoporosis syndromes, *J. Clin. Invest.* 1982; 70:716-23. [30] Sernbo I., Johnell O. – Consequences of hip fracture : a prospective study over one year, *Osteoporosis Int.* 1993; 3: 148-53.

[31] Tinetti M.E., Speechley M., Gintner S.F. – Risk factors for falls among elderly persons living in the community, *N. Engl. J. Med.* 1988; 319: 1701-7.

FRACTURE DU MEMBRE SUPÉRIEUR LORS DE LA CHUTE CHEZ LA PERSONNE ÂGÉE

R. BERTIN[1], G. ASENCIO

Si toutes les fractures sont possibles chez la personne âgée, celles qui se produisent à l'occasion d'une chute simple sur un os porotique sont caractéristiques de cet âge.

Une étude récente [1] atteste de la prévalence toute particulière dans cette population de certaines localisations fracturaires : extrémité supérieure du fémur, extrémité distale des os de l'avant-bras, extrémité supérieure de l'humérus et cheville.

Nous étudierons donc les fractures de l'extrémité inférieure de l'avant-bras et les fractures de l'extrémité supérieure de l'humérus. Nous envisagerons leur fréquence à partir des données épidémiologiques contenues dans la littérature ; nous indiquerons les principales orientations thérapeutiques ; nous nous interrogerons enfin sur leur rôle prédictif éventuel quant à la survenue ultérieure d'une fracture de l'extrémité supérieure du fémur qui reste l'événement traumatique essentiel chez la personne

1. Service de Chirurgie Orthopédique et Traumatologique, hôpital Doumergue, CHU, 30029 Nîmes Cédex 4.

âgée (morbidité, mortalité, coût), et donc sur l'opportunité d'engager les personnes victimes de telles fractures dans un programme de prévention de la chute.

ÉPIDÉMIOLOGIE

Comme il est classique, on retrouve une prévalence du sexe féminin avec un ratio de 2 à 5 pour 1 suivant les études, ce ratio augmentant avec l'âge.

Il existe semble-t-il un pic de fréquence différent de ces 2 fractures qui se confirme dans les grandes études de ces 15 dernières années :

– La fréquence des fractures du radius augmente dès l'âge de la ménopause avec un pic avant 75 ans [4, 13, 16] ; ces fractures concernent volontiers les personnes actives avec une grande fréquence de chutes dans la rue, une prédominance pour le côté gauche. L'ensemble de ces particularités laisse supposer un intérêt prédictif limité quant à la survenue d'une nouvelle fracture.
– Alors que la fracture de l'extrémité supérieure de l'humérus voit sa fréquence augmenter progressivement après 60 ans avec une incidence forte après 70 ans [2,9, 12] ; elle survient surtout suite à une chute à domicile et donne plus souvent lieu à hospitalisation ; sa valeur comme facteur de risque d'une fracture de l'extrémité supérieure du fémur parait plus importante.

La différence épidémiologique de ces 2 types de fracture pourrait s'expliquer par le type d'ostéoporose, différent sur ces 2 localisations [14].

A travers les données du PMSI nous avons étudié la répartition de ces types de fracture chez les patients hospitalisés dans notre Service en 1995 et 1996, en établissant un parallèle avec les fractures de l'extrémité supérieure du fémur (tableaux I et II). Nous ne retrouvons pas dans cette comparaison une répartition similaire à celle indiquée dans les études épidémiologiques ; en fait, nous n'avons pu recenser que les cas ayant donné lieu à un hospitalisation ; or, une grande proportion des fractures du membre supérieur bénéficie d'une prise en charge par des structures alternatives, surtout dans le cas des fracture de l'extrémité supérieure de l'humérus (70 % des nos fractures de l'extrémité supérieure de l'humérus sont traitées en externe) ; ces structures alternatives semblent moins importantes dans les pays d'Europe du Nord d'où sont issues les grandes études épidémiologiques.

TABLEAU I. — (1995)

Fractures	*Total*	*> 50*	*> 60*	*> 70*	*> 80*	*> 90*
Col fémur	131	2	11	29	73	16
Pertrochantérienne	113	5	4	24	57	23
Extrémité inf. radius	91	20	26	21	21	3
Extrémité sup. humérus	25	5	2	8	9	1

TABLEAU II. — (1996)

Fractures	*Total*	*> 50*	*> 60*	*> 70*	*> 80*	*> 90*
Col fémur	138	4	14	36	52	32
Pertrochantérienne	117	4	8	23	60	22
Extrémité inf. radius	115	24	30	37	19	5
Extrémité sup. humérus	36	1	10	12	12	1

INDICATIONS THÉRAPEUTIQUES ET TENDANCES ACTUELLES

Dans les deux types de fractures, le traitement orthopédique est encore souvent indiqué même si l'évolution vers un traitement plus « agressif » semble plus fréquemment retenu pour les factures de l'extrémité inférieure du radius.

Fractures de l'extrémité inférieure des deux os de l'avant-bras

Même si le traitement doit tenir compte de la qualité osseuse et de l'état physiologique, on ne peut justifier dans l'absolu de thérapeutique dite « bénigne » [11].

Traitement orthopédique

Il est indiqué dans les fractures stables non déplacées ou peu déplacées [7]. Un plâtre est confectionné et laissé 5 à 6 semaines, le coude pouvant être libéré à la 3e semaine, d'autant plus que la personne est plus âgée.

Un traitement fonctionnel des fractures déplacées peut être admissible pour les patients en très mauvais état général avec simple manchette antalgique de 2 à 3 semaines puis une attelle de repos simple, jusqu'à disparition des douleurs.

La réduction par manipulation avec immobilisation par plâtre sous anesthésie générale ou actuellement plus souvent loco-régionale reste très utilisée. Nous l'avons complètement abandonnée, et si nous devons réduire une fracture sous anesthésie, nous réalisons un embrochage systématique, ce qui évite les plâtres en position inconfortable, source d'algodystrophie.

Réduction chirurgicale

Le plus utilisé est actuellement l'embrochage intra-focal comme il a été décrit par Kapandji [8] avec 2 à 3 broches, éventuellement associées à un brochage d'un fragment postéro-interne. Une immobilisation par manchette pour 3 ou 4 semaines est mise en place à titre antalgique. La mobilisation immédiate dans ce cas nous parait difficile, nos patients étant pris en charge à domicile pour leur rééducation.

L'indication de fixation par plaque est de règle dans les fractures à déplacement antérieur. Nous l'utilisons aussi pour les comminutions métaphysaires.

Le fixateur externe est réservé aux grands fracas articulaires associé à un embrochage direct si la qualité osseuse le permet.

Fractures de l'extrémité supérieure de l'humérus

Traitement orthopédique

Le traitement orthopédique est, surtout dans la tranche d'âge considérée, le traitement de référence. Le petit nombre des patients hospitalisés pour ce type de traumatisme reflète parfaitement cette tendance.

L'immobilisation est réalisée coude au corps par un appareillage simple, amovible, permettant un soin de toilette quotidien, il est maintenu 3 semaines, puis une rééducation de 3 à 6 semaines, ayant pour but chez les plus âgés de récupérer les gestes utiles de la vie courante, est commencée.

Traitement chirurgical

Les fractures du col chirurgical sont l'indication d'une fixation ascendante par brochage élastique avec mobilisation rapide en fonction des phénomènes douloureux.

Dans les fractures complexes (type Neer III ou IV), la discussion se fait actuellement entre :

– le traitement fonctionnel pour les patients en mauvais état général et peu susceptibles de participer à une rééducation très active ;
– le traitement par ostéosynthèse directe à minima avec un embrochage et/ou de simples sutures par fil métallique ou fil simple, les deux pouvant être associés [18] ;
– le traitement prothétique le plus souvent par prothèse humérale simple reste très discuté et donne suivant les séries des résultats très variables, avec un pourcentage assez important de résultats décevants [3, 17].

Il est à noter que les techniques d'ostéosynthèse directe ou de traitement par prothèse nécessitent une hospitalisation en centre de rééducation au moins en hospitalisation de jour car elles demandent une rééducation active et relativement intense dans les premières semaines, si l'on veut espérer un résultat satisfaisant.

FRACTURES DU MEMBRE SUPÉRIEUR ET RISQUE DE FRACTURE ULTÉRIEUR

Ceci nous parait être une des questions à poser lors de la prise en charge d'une fracture du membre supérieur sur os porotique.

L'étude de référence d'Owen [15] met en évidence un lien entre la fracture de l'extrémité supérieure du fémur et la fracture de l'extrémité inférieure de l'avant-bras surtout chez une femme après 70 ans mais en insistant sur la corrélation avec les autres facteurs de risque intervenant dans la chute chez une personne âgée. Finsen [6], en 1987, arrive aux mêmes conclusions et Earnshaw [5] en 1998 estime qu'il est souhaitable d'entreprendre un programme de prévention.

Lauritzen (1993) arrive à des conclusion identiques pour les fractures de l'extrémité supérieure de l'humérus.

Ces études de corrélation restent malgré tout rares et les conclusions prudentes. Il nous parait nécessaire lors de la prise en charge d'une fracture du membre supérieur chez une femme de plus de 70 ans après une simple chute, d'inclure dans le protocole thérapeutique une étude des autres facteurs de risque pour mettre éventuellement en place un programme de prévention de la récidive, avec l'objectif de diminuer l'incidence grandissante des fractures de l'extrémité supérieure du fémur ainsi que de leurs complications.

SUMMARY

Fractures of the upper limb in the elderly. – The fracture of the upper limb remains the most frequent fracture in the elderly, principally « Colles » fracture of the wrist and fracture of the upper end of the humerus.

The epidemiological studies show the increasing incidence of these fractures, with the same rate of the fractures of the upper end of the femur in the elderly.

We discuss the most adequate treatment facing the quality of bone and the physiological need of these patients.

Is a fracture of the upper limb a useful predictor of increased risk for a hip fracture ? There is actually no clear answer. Nevertheless we think that we can associate, particularly during the treatment of the fracture of the upper end of the humerus, a prevention of the recidive of the fall.

RÉFÉRENCES

[1] Baron J.A., Karagas M., Barrett J., Kniffin W., Malenka D., Mayor M., Keller R.B. – Basic epidemiology of fractures of the upper and lower limb among Americans over 65 years of age. *Epidemiology*, 1996, 7: 612-8. [2] Bengner U., Johnell O., Redlund-Johnell I. – Changes in the incidence of fracture of the upper end of the humerus during a 30-year period. *Clin. Orthop.* 1994, 231: 179-82. [3] Compito C.A., Self E.B., Bigliani L.U. – Arthoplasty and acute shoulder trauma : reasons for success and failure. *Clin. Orthop. Scand.* 1994, 307: 27-36. [4] Doczi J., Renner A. – Epidemiology of distal radius fractures in Budapest. *Acta. Orthop. Scand.* 1994, 65: 432-3. [5] Earnshaw S.A., Cawte S.A., Worley A., Hosking D.J. – Colles' fracture of the wrist as an indicator of underlying osteoporosis in postmenopausal woment : a prospective study of bone mineral density and home bone turnover rate. *Osteoporosis. Int.* 1998, 8: 53-60. [6] Finsen V., Benum P. – Colles' fracture as an indicator of increased risk of hip fracture. An epidemiological study. *Ann. Chir. Gynaecol.* 1987, 76: 114-8. [7] Jesse B., Jupiter M.D. – Fractures of the distal end of the radius. *J. Bone Jt. Surg.* 1991, 73-A: 461-9. [8] Kapandji A. – Ostéosynthèse par double embrochage intra-focal. traitement fonctionnel des fractures non articulaires de l'extrémité inférieure du radius. *Ann. Chir.* 1976, 30: 903-8. [9] Kristiansen B., Barfod G., Bredesen J. *et al.* – Epidemiology of proximal humeral fractures. *Acta. Orthop. Scand.* 1987, 58: 75-7. [10] Lauritzen J.B., Scwarz P., McNair P., Lund B., Transbol I. – Radial and humeral fractures as predictors of subsequent hip, radial or humeral fractures in women, and their seasonal variation. *Osteoporosis. Int.* 1993, 3: 133-7.

[11] Lenoble E., Dumontier C. – Fracture de l'extrémité distale des deux os de l'avant-bras chez l'adulte. *Encycl. Méd. Chir., Appareil locomoteur.* Paris, Elsevier, 1997, 14045-B-10, 14 p. [12] Lind T., Kroner K., Jensen J. – The epidemiology of fractures of the proximal humerus. *Arch. Orthop. Trauma. Surg.* 1989, 108: 285-7. [13] Mallmin H., Ljunghall S. – Incidence of Colles' fracture in Upsala. *Acta. Orthop. Scand.* 1992, 63: 213-5. [14] Melton L.J. – Epidemiology of fractures. In *Osteoporosis : Etiology, Diagnosis and Management.* New-York, Raven Press 1988. [15] Owen R.A., Melton L.j., Ilstrup D.M., Johson K.A., Riggs B.L. – Colles fracture ans subsequent hip fracture risk. *Clin. Orthop.* 1982, 171: 37-43. [16] Robertsson G.O., Jonsson J.T., Sigurjonsson K. – Epidemiology of distal radius fractures in iceland in 1985. *Acta. Orthop. Scand.* 1990, 61: 457-9. [17] Tinsi L. – Résultats d'une série multicentrique de 69 fractures récentes à 3 et 4 fragments traitées par hémiarthroplastie. *Mémoire de D.E.S. de Chirurgie Orthopédique et Traumatologique*, Nice 1996. [18] Zyto K., Ahrengart L., Sperber A., Tornkvist H. – Treatment of displaced proximal humeral fractures in elderly patients. *J. Bone Jt. Surg.* 1997, 79-B: 412-7.

CHUTES DE LA PERSONNE ÂGÉE ET PATHOLOGIE RACHIDIENNE

C. MARCELLI[1]

L'incidence des chutes augmente avec l'âge. Ainsi, un tiers des sujets de plus de 65 ans et la moitié des sujets de plus de 80 ans vivant à domicile font au moins une chute par an [7]. Si 85 % des chutes ne laissent pas de séquelle corporelle, 10 % ont pour conséquence une plaie ou un traumatisme sans fracture et 6 % des chutes entraînent une fracture [7]. La conséquence traumatique la plus grave de la chute du sujet âgé est la fracture de l'extrémité supérieure du fémur (FESF). Cependant, les tassements vertébraux et les fractures par insuffisance osseuse du bassin compliquent également ces chutes. La survenue de ces différentes fractures est favorisée par l'existence d'une fragilité osseuse caractérisant l'ostéoporose. L'incidence des fractures ostéoporotiques est en augmentation [2]. Bien que cette augmentation concerne chaque tranche d'âge et qu'il existe d'importantes différences entre les pays, l'accroissement du nombre des fractures est essentiellement lié au vieillissement de la population [19] et les conséquences économiques prévisibles de cette augmentation de l'incidence des fractures ostéoporotiques sont évidentes.

TASSEMENTS VERTÉBRAUX

Un syndrome douloureux rachidien aigu consécutif à une chute chez un sujet âgé évoque avant toute autre étiologie un tassement vertébral. La confirmation radiographique du tassement pourra être obtenue après 24 ou 48 heures, lorsque les douleurs seront atténuées. Sinon, après avoir administré au patient un antalgique puissant permettant une mobilisation minimum, des radiographies standards du rachis dorsal et lombaire sont réalisées en incidence antéro-postérieure et latérale.

Des critères radiographiques simples permettent le plus souvent de reconnaître les tassements ostéoporotiques [15]. Lorsque le contexte clinique permet d'évoquer le diagnostic d'ostéoporose, que le bilan biologique « de base » est normal et que ces critères radiographiques sont présents, le recours à d'autres explorations complémentaires n'est pas utile [16]. L'évolution ultérieure confirmera le diagnostic soulevé de tassement vertébral ostéoporotique.

Deux situations cliniques fréquemment rencontrées justifient la réalisation d'autres explorations. La notion de tassements vertébraux anciens peut compliquer la démarche diagnostique lorsque les clichés récents montrent plusieurs tassements qu'il est

1. Service de Rhumatologie, C.H.U. avenue de la Côte de Nacre, 14033 Caen Cedex.

impossible de dater précisément si l'on ne dispose pas de radiographies antérieures. C'est alors l'intérêt essentiel de la scintigraphie osseuse que de dater approximativement la fracture vertébrale en montrant une hyperfixation d'autant plus intense que le tassement est plus récent, mais qui persiste souvent plusieurs mois.

La survenue d'un syndrome fracturaire vertébral chez une patiente ayant des antécédents néoplasiques, mammaires le plus souvent, est une situation clinique de plus en plus fréquente en raison des progrès importants réalisés dans le traitement de ces cancers permettant des guérisons ou des survies très prolongées. Le problème est alors de savoir si le tassement vertébral est ostéoporotique ou symptomatique d'une ostéose métastatique. Ce problème est d'autant plus difficile que, souvent, les traitements reçus antérieurement augmentent le risque d'ostéoporose. Aucun argument clinique, radiographique, biologique ou scintigraphique n'est formel dans cette situation, mais les meilleurs arguments proviennent de l'examen du rachis par IRM [15]. Le plus souvent, c'est l'évolution à court terme avec disparition complète des douleurs sous l'effet du traitement antalgique et remise en charge rapide qui confirme la nature bénigne du tassement. Et si l'évolution n'est pas aussi rapidement favorable, seule la biopsie vertébrale, au trocart radioguidé ou chirurgicale, apporte le diagnostic étiologique exact.

Face à un syndrome fracturaire vertébral d'origine ostéoporotique, l'objectif du traitement est de calmer la douleur et de remettre rapidement le patient en charge afin d'éviter l'alitement prolongé qui augmente la perte osseuse et qui est source de complications chez le sujet âgé. L'alitement complet est souvent nécessaire dans les premiers jours et peut justifier l'hospitalisation d'un sujet âgé ou vivant seul.

Les antalgiques doivent être administrés régulièrement afin de couvrir l'ensemble du nycthémère. L'utilisation de la morphine, administrée par voie orale, est souvent utile au cours des premiers jours. Des injections de morphine par voie sous-cutanée peuvent renforcer l'action antalgique du traitement avant les soins d'hygiène. La calcitonine a montré son efficacité antalgique lorsqu'elle est utilisée précocement à la posologie de 50 à 100 U/j pendant une à deux semaines. Son action inhibitrice de la résorption osseuse peut freiner la perte osseuse résultant de l'alitement. Toutefois, son coût élevé, la grande fréquence de ses effets secondaires et l'utilisation répandue des antalgiques morphiniques, en limitent les indications.

Sous l'action de ces différentes thérapeutiques les douleurs diminuent, autorisant la remise en charge progressive, éventuellement aidée par l'utilisation d'une table de reverticalisation qui évite la position assise souvent mal tolérée. La confection d'un corset lombaire peut être utile pour soulager les douleurs et faciliter la remise en charge lorsque les tassements siègent à la région dorsale basse ou lombaire.

Après que les douleurs aiguës aient cessé, persistent souvent des douleurs rachidiennes chroniques, d'horaire mécanique, favorisées par le trouble statique en cyphose. Ces douleurs sont souvent soulagées par une rééducation douce visant à tonifier les muscles des plans postérieurs. Cependant, si elle persistent malgré cette rééducation et le traitement antalgique, elles peuvent nécessiter le port régulier d'un corset.

FRACTURES PAR INSUFFISANCE OSSEUSE DU BASSIN

Les fractures par insuffisance osseuse du sacrum ou des branches pubiennes sont une autre complication fréquente des chutes chez le sujet âgé, favorisée par l'existence d'une ostéoporose [3,8]. Les fractures du sacrum peuvent être à l'origine de douleurs lombaires basses irradiant parfois selon un trajet pseudo-radiculaire à la fesse [8]. Elles ont un horaire mécanique et doivent être évoquées systématiquement lorsque l'on a la notion d'une chute chez un sujet âgé. L'examen clinique montre parfois une douleur à la palpation appuyée ou à la percussion douce du sacrum. Les radiographies standards objectivent rarement la fracture dont l'existence est confirmée par la scintigraphie osseuse montrant une hyperfixation en H, caractéristique dans cette situation clinique, ou par le scanner qui montre les différents traits de fracture.

Les fractures par insuffisance osseuse des branches pubiennes sont fréquemment associées aux fractures du sacrum. Elles sont, plus souvent que ces dernières, visualisées sur la radiographie du bassin, bien que la scintigraphie osseuse puisse être parfois utile pour les dépister.

Le traitement des fractures par insuffisance osseuse du sacrum ou des branches pubiennes est basé sur la mise au repos pendant quelques semaines, jusqu'à la diminution nette des douleurs. Cette période de repos relativement stricte est suivie d'une reprise progressive de la marche.

FACTEURS DE RISQUE DE FRACTURE OSTÉOPOROTIQUE

Diminution de la masse osseuse

De nombreuses études, transversales ou longitudinales, ont montré que la perte osseuse est rapide, de l'ordre de 1,5 à 3 % par an selon le site squelettique, au cours des 3 à 5 ans suivant la ménopause [17]. Ensuite, la diminution de la masse osseuse se stabilise autour de 0,5 à 1 % par an jusqu'à la fin de la vie au niveau de tous les sites osseux, à l'exception du rachis lombaire. Ce ralentissement de la perte osseuse lombaire est un artefact lié à l'aggravation progressive des lésions d'arthrose lombaire chez le sujet âgé. Des études longitudinales récentes [17] suggèrent également une aggravation progressive de la perte osseuse, en particulier au niveau du col fémoral, chez les sujets très âgés.

Plusieurs études prospectives récentes ayant porté sur de larges populations de femmes ménopausées, souvent âgées, ont montré une relation étroite entre la mesure de la masse osseuse par ostéodensitométrie et le risque de fracture ostéoporotique [4, 12, 18]. Cependant, si l'on applique les seuils densitométriques proposés par cette définition à des sujets très âgés, c'est à dire âgés de plus de 75 ans, on observe qu'un grand nombre d'entre eux répondent à la définition de l'ostéoporose (T-score < – 2,5 écarts-types), quel que soit le site squelettique mesuré. Ainsi, Kanis *et coll.* [13] ont montré que 38 % des sujets âgés de 70 à 79 ans et 70 % des sujets de plus de 80 ans sont ostéoporotiques lorsque la masse osseuse est mesurée en trois sites, rachis lombaire, col fémoral et radius distal. C'est pourquoi, il est nécessaire de connaître d'autres facteurs de risque d'ostéoporose que la masse osseuse qui permettront, en particulier dans les populations âgées, un meilleur dépistage des sujets ayant un risque de fracture.

Augmentation du remodelage osseux

La diminution de la masse osseuse est la conséquence d'un remodelage osseux « globalement » négatif, c'est-à-dire dont la résorption osseuse prédomine sur la formation osseuse. Plusieurs études récentes [9, 20, 22] ont montré l'existence, après la ménopause, d'une augmentation importante des marqueurs biochimiques du remodelage osseux. Cette augmentation est plus importante pour les marqueurs de la résorption témoignant du déséquilibre du remodelage osseux au profit de la résorption. Ces études ont montré également l'existence d'une relation inverse entre le niveau des marqueurs biochimiques et la masse osseuse mesurée en différents sites. Aucune diminution significative des marqueurs biochimiques n'est constatée à distance de la ménopause. En effet, le niveau des marqueurs biochimiques est corrélé à l'âge, aussi bien chez les femmes non ménopausées qu'après la ménopause [20, 22]. Ainsi, le rôle du remodelage osseux en tant que facteur déterminant la masse osseuse augmente progressivement avec l'âge [9].

Une étude transversale [20] et deux études prospectives [10, 23] ont montré récemment que la mesure des marqueurs biochimiques du remodelage osseux, en particulier la mesure des marqueurs de la résorption osseuse, permet l'évaluation du risque de fracture ostéoporotique. La valeur prédictive des marqueurs biochimiques est comparable à la valeur de l'ostéodensitométrie et la combinaison des deux mesures pourrait permettre une meilleure évaluation du risque [10].

Conséquences de la perte osseuse sur l'architecture osseuse

La définition actuelle de l'ostéoporose fait intervenir la diminution de la masse osseuse et les altérations architecturales osseuses pour expliquer la fragilité osseuse et l'augmentation du risque de fracture [1]. L'augmentation importante du remodelage osseux après la ménopause prédomine sur la résorption osseuse et a pour conséquence une perte osseuse rapide caractérisée par la perforation et la disparition de certaines travées aboutissant à la désorganisation du réseau trabéculaire [17]. La perte osseuse lente liée au vieillissement est, classiquement, la conséquence de la diminution de la formation osseuse qui serait secondaire à la diminution du nombre des ostéoblastes par baisse du recrutement de leurs précurseurs. Toutefois, cette conception classique de la perte osseuse du sujet âgé n'est probablement pas exacte car, même à distance de la ménopause, la perte osseuse est essentiellement déterminée par la carence estrogénique [24]. Cependant, chez les sujets âgés, l'hyperparathyroïdisme secondaire à la carence calcique et en vitamine D contribue à maintenir élevé le remodelage osseux et participe à l'amincissement et à l'augmentation de la porosité des corticales [21, 24].

Chez l'homme, le schéma de la perte osseuse trabéculaire est différent de ce qu'il est chez la femme. La perte osseuse est essentiellement liée à l'amincissement des travées, tandis que le phénomène de perforation du réseau trabéculaire est beaucoup moins prononcé, vraisemblablement parce que l'homme ne subit pas les effets de la carence estrogénique. Malgré le vieillissement, la microarchitecture osseuse trabéculaire est ainsi beaucoup mieux préservée chez l'homme [21].

Quant à l'ostéoporose post-ménopausique ou sénile, il semble qu'elle résulte de mécanismes identiques, bien qu'amplifiés, aux mécanismes à l'origine de la perte osseuse physiologique liée à l'âge [17, 24].

Les facteurs de risque extra-osseux

De nombreux facteurs de risque extra-osseux de fracture ont été recensés lors des études épidémiologiques [5, 14]. Chez le sujet âgé ces facteurs interviennent soit en diminuant la résistance mécanique osseuse, soit en augmentant le risque de chute (tableau I). Beaucoup de ces facteurs peuvent difficilement être modifiés. Cependant, il est important de les dépister car ils permettent de définir le risque fracturaire global d'un individu dont dépend l'efficacité potentielle d'un traitement anti-ostéoporotique [5].

TABLEAU I. — FACTEURS DE RISQUE DE FRACTURE DE L'EXTRÉMITÉ SUPÉRIEURE DU FÉMUR CHEZ LA FEMME CAUCASIENNE [5]

Facteurs pouvant être modifiés :	*Facteurs ne pouvant être modifiés* :
– faible masse osseuse	– âge
– tabagisme	– antécédent de fracture
– baisse de l'acuité visuelle	– taille (en fin de croissance)
– prise de sédatifs	– altération des fonctions supérieures
– caféine	– ménarche tardive
– inactivité physique	– col fémoral long
– faiblesse musculaire	– antécédent maternel de fracture de l'extrémité supérieure du fémur
– mauvais état de santé	
– maladie de Parkinson	
– faible poids corporel	
– perte de poids	
– consommation de thé (facteur protecteur)	
– faible exposition au soleil	
– antécédent de chute	

RÔLE RESPECTIF DE LA FRAGILITÉ OSSEUSE ET DES CHUTES DANS L'ÉVALUATION DU RISQUE FRACTURAIRE CHEZ LE SUJET ÂGÉ

Le risque de fracture dépend de la balance existant entre les capacités de résistance mécanique du tissu osseux et les contraintes qui lui sont appliquées. Plus la résistance mécanique osseuse est abaissée, plus faible sera la contrainte suffisante pour provoquer une fracture. La résistance mécanique osseuse dépendant en grande partie de la masse osseuse, on comprend aisément que la grande majorité des sujets âgés remplissent les conditions « nécessaires » en termes de fragilité osseuse pour que survienne la fracture. Mais ces conditions ne sont pas nécessairement suffisantes. Une étude récente [11], dont les résultats confirment ceux d'études antérieures, a montré que 94 % des FESF de sujets âgés de plus de 70 ans étaient survenues lors d'une chute. Ainsi, alors qu'à l'âge de 50 ans la masse osseuse est le déterminant essentiel du risque ultérieur (prévisionnel) de fracture ostéoporotique, après 70 ans le risque fracturaire est directement lié au risque de chute. Cette affirmation ne nie pas le lien existant entre la diminution de la masse osseuse et le risque de fracture, lien que l'étude multicentrique française EPIDOS a confirmé chez les femmes âgées de plus de 75 ans [12]. Mais l'étude EPIDOS a montré également que les facteurs de risque de chute tels que les troubles de la marche, de l'équilibre ou de la vision sont des facteurs prédictifs du risque de FESF indépendants de la densité minérale osseuse fémorale [6]. L'étude hollandaise citée précédemment [11] a montré qu'un même paramètre parmi les facteurs de risque de chute pouvait avoir un effet inverse sur le risque de deux fractures différentes. Ainsi, un score faible de mobilité (chiffrant les capacités de marche) est lié à la fois à une augmentation du risque de fracture de l'extrémité supérieure du fémur et à une diminution du risque de fracture de Pouteau-Colles. Cette apparente contradiction s'explique par le fait que les fractures du col fémoral surviennent chez des sujets à mobilité réduite, marchant lentement et chutant sur le coté, tandis que les fractures du radius surviennent chez des sujets plus mobiles, marchant plus vite et chutant vers l'avant.

Les études épidémiologiques auxquelles nous avons fait référence [6, 11] permettent une définition plus précise des facteurs de risque de chute que sont les troubles visuels, les troubles de l'équilibre ou de la marche, ainsi que les antécédents de chutes. A partir des résultats de ces études, il sera possible prochainement d'établir une liste de critères cliniques simples permettant d'évaluer, pour un sujet donné, le risque de chute. Ainsi, chez le sujet très âgé, plutôt que de s'attarder sur la définition « densitométrique » de l'ostéoporose, devrait-on insister sur l'évaluation « globale » du risque de fracture prenant en compte simultanément la diminution de la masse osseuse et l'augmentation du risque de chute.

Ainsi, l'augmentation du remodelage osseux après la ménopause, liée à la carence estrogènique, et favorisée chez le sujet âgé par l'hyperparathyroïdisme secondaire aux carences calcique et vitaminique D, est un facteur déterminant important de la perte osseuse continue avec l'âge. Lorsque la diminution de la résistance mécanique osseuse qui en résulte est associée à un risque élevé de chute, le risque de fracture, en particulier de fracture rachidienne et de l'extrémité supérieure du fémur, est particulièrement élevé. A cet âge, le traitement de l'ostéoporose comporte donc la correction des carences calcique et vitaminique D éventuelles, la prescription de médicaments freinateurs du remodelage osseux, et la correction des facteurs de risque de chute tels que les troubles de la vue, de l'équilibre et de la marche.

SUMMARY

Falls in the elderly and spine impairment. – As the risk of falls increases with age, the incidence of fractures increases in aged people. Although femoral neck fractures are the most severe fractures in aged people, spinal fractures and fractures of the pelvic ring occur very commonly after a fall. The vertebral crush fracture syndrome, as bone insufficiency fractures of the sacrum and pubic rami, are frequently the cause of acute pain and disability. Osteoporosis is the major risk factor for occurrence of these fractures. Diagnosis of osteoporosis is made with clinical, biochemical and radiological arguments. Bone scintigram may be useful for diagnosis and for dating vertebral collapses. Magnetic Resonance Imaging allows for distinction with vertebral fractures due to bone metastasis. Treatment includes analgesics and bedrest before a progressive get up.

RÉFÉRENCES

[1] Alexandre C. Définition de l'ostéoporose. *Rev. Rhum.*., 1997;64 (suppl. pédagogique n°3), 7 SP-9 SP. [2] Baudoin C. Hip fractures in France : the magnitude and perspective of the problem. *Osteoporosis Int.*, 1996; 6(suppl. 3): S1-10 [3] Bouquillard E., Marcelli C., Hérisson C., Simon L. Les fractures par insuffisance osseuse du bassin et des membres inférieurs : rôle favorisant du fluor.

Sem. Hôp. Paris, 1991; 67: 1755-61. [4] Cummings S.R., Black D.M., Nevitt M.C. *et al.* Bone density at various sites for prediction of hip fractures. *Lancet*, 1993; 341: 72-5. [5] Cummings S.R. Risk factors for fractures besides bone mass. In Papapoulos S.E. ed. *Osteoporosis 96*, Amsterdam, Elsevier, 1996: 137-46. [6] Dargent-Molina P., Favier F., Grandjean H. *et al.* Fall-related factors and risk of hip fracture : the EPIDOS prospective study. *Lancet*, 1996; 348: 145-49. [7] Favier F. Les risques de chute. In : Simon L., Marcelli C., Revel M., eds. *Ostéoporose et médecine physique*. Paris : Masson, 1998: 32-45. [8] Finiels H., Finiels P.J., Jacquot J.M., Strubel D. Fractures du sacrum par insuffisance osseuse. *Presse Med.*, 1997; 26: 1568-73. [9] Garnero P., Sornay-Rendu E., Chapuy M.C. Increased bone turnover in late postmenopausal women is a major determinant of osteoporosis. *J. Bone Miner. Res.*, 1996; 11: 337-49. [10] Garnero P., Hausherr E., Chapuy M.C. *et al.* Markers of bone resorption predict hip fractures in elderly women. The EPIDOS study. *J. Bone Min. Res.*, 1996; 11: 1531-38.

[11] Graafmans W.C., Ooms M.E., Bezemer P.D., Bouter L.M., Lips P. Different risk profiles for hip fractures and distal forearm fractures : a prospective study. *Osteoporosis Int.*, 1996; 6: 427-31. [12] Hans D., Dargent-Molina P., Schott A.M. *et al.* Ultrasonographic heel measurements to predict hip fracture in elderly women : the EPIDOS prospective study. *Lancet*, 1996; 348: 511-14. [13] Kanis J.A. and the WHO Study Group. Assessment of fracture risk and its application to screening for postmenopausal osteoporosis : synopsis of a WHO report. *Osteoporosis Int.*, 1994; 4: 368-81. [14] Kanis J.A., Delmas P.D., Burckhardt P., Cooper C., Torgerson D. Guidelines for diagnosis and management of osteoporosis. *Osteoporosis Int.*, 1997; 7: 390-406. [15] Larédo J.D., Abi-Ayad A. Diagnostic d'un tassement vertébral non traumatique récent. *Rev. Rhum.*, 1997: 64 (suppl. pédagogique n°3), 33 SP-45 SP. [16] Marcelli C. Les ostéoporoses secondaires. *Rev. Prat.*, 1995; 45: 1125-31. [17] Marcelli C. Les mécanismes de la perte osseuse au cours de l'ostéoporose commune. *Rev. Rhum.*, 1997: 64 (suppl. n°11 *bis*): 203S-208S. [18] Melton L.J., Atkinson E.J., O'Fallon W.M., Whaner H.W., Riggs B.L. Long-term fracture prediction by bone mineral assessed at different skeletal sites. *J. Bone Min. Res.*, 1993; 8: 1227-33. [19] Melton L.J. Global aspects of osteoporosis epidemiology. : In Papapoulos SE ed., *Osteoporosis 96*, Amsterdam, Elsevier, 1996: 79-86. [20] Melton L.J., Khosla S., Atkinson E.J., O'Fallon W.M., Riggs B.L. Relationship of bone turnover to bone density and fractures. *J. Bone Min. Res.*, 1997; 12: 1083-91.

[21] Parfitt A.M. Révision du concept de la perte osseuse en deux phases. *Triangle*, 1993; 33: 111-23. [22] Ravn P., Fledelius C., Rosenquist C., Overgaard K., Christiansen C. High bone turnover is associated with low bone mass in both pre- and postmenopausal women. *Bone*, 1996; 19: 291-98. [23] Riis B.J., Hansen M.A., Jensen A.M., Overgaard K., Christiansen C. Low bone mass and fast rate of bone loss at menopause : equal risk factors for future fracture : a 15-year follow-up study. *Bone*, 1996; 19: 9-12. [24] Riggs B.L., Khosla S., Melton L.J.. A unitary model for involutional osteoporosis : estrogen deficiency causes both type I and type II osteoporosis in postmenopausal women and contributes to bone loss in aging men. *J. Bone Miner. Res.*, 1998; 13: 763-73.

LE SYNDROME DE RÉGRESSION PSYCHOMOTRICE

P. PFITZENMEYER, F. MOUREY, B. TAVERNIER[1]

Il y a une dizaine d'années, Gaudet *et al.* publiait sous le nom de « syndrome de Régression Psychomotrice » (RPM) la description d'une entité clinique située aux

1. Centre Gériatrique de Champmaillot, 2 rue Jules Violle, CHRU, 21033 Dijon.

confins de plusieurs tableaux neurologiques et psychiatriques du grand âge [2]. Depuis lors, plusieurs travaux ont permis de préciser certaines caractéristiques cliniques et physiopathologiques de ce syndrome [4,12].

CARACTÉRISTIQUES SÉMIOLOGIQUES

Signes posturaux

Le déséquilibre arrière, tant en position assise que debout, constitue la principale caractéristique de ce syndrome. Le terme de *rétropulsion* a été adopté pour définir à la fois le déjettement du tronc en arrière en position assise mais aussi la tendance à la chute arrière en position debout. Cette rétropulsion est le témoin d'une projection du centre de masse (CM) en arrière de la base de sustentation. En position debout, certains sujets compensent cette anomalie en inclinant le tronc en avant et/ou en fléchissant les genoux.

En position assise, le bassin est positionné au bord antérieur de l'assise alors que les épaules restent appuyées au dossier du fauteuil.

Au moment du passage assis-debout, les pieds sont en général positionnés en avant, à distance du siège, et le tronc demeure vertical. La condition mécanique première nécessaire au mouvement du lever, à savoir la projection du CM dans la base de sustentation représentée par les pieds, ne peut être réalisée. Quand le sujet parvient à se verticaliser, le déplacement du tronc a tendance à se faire d'abord vers le haut puis secondairement vers l'avant. La rétropulsion est majorée quand une aide est apportée par traction sur les membres supérieurs.

Le retour en position assise s'effectue, lui aussi, avec peu ou pas de flexion antérieure du tronc et se caractérise par une arrivée brutale dans le fauteuil.

Altérations de la marche

Le démarrage est marqué par des difficultés d'initiation décrites dans la littérature anglo-saxonne sous le terme de *freezing* [8]. Quand la marche est possible, elle s'effectue à petits pas, sans déroulement du pied au sol, avec une augmentation du temps de double appui, toujours à la limite du déséquilibre arrière. Les difficultés sont majorées au demi-tour et à l'approche d'un obstacle.

Ces altérations du schéma de marche, secondaires à l'instabilité posturale, sont retrouvées dans différents tableaux neurologiques et ne peuvent être considérées comme spécifiques du syndrome de RPM [1].

Signes neurologiques

Deux signes essentiels sont caractéristiques du syndrome [10] :

– une hypertonie qualifiée d'oppositionnelle, c'est-à-dire augmentant au fur et à mesure de la traction exercée sur le segment corporel intéressé, se distinguant ainsi de l'hypertonie extrapyramidale observée dans la maladie de Parkinson. Cette hypertonie diminue sous l'effet de la mise en confiance et de la détente,

– une altération, voire une disparition des réactions d'adaptation posturale et des réactions de protection [2]

Signes psycho-comportementaux

Les signes moteurs et posturaux s'accompagnent d'une bradyphrénie et d'un ralentissement des processus cognitifs. On note à la fois une apathie, une aboulie et parfois une indifférence conduisant à l'absence d'initiative motrice.

Le passage debout permet de mettre en évidence une anxiété parfois majeure, responsable d'une inhibition psychomotrice intense [6,14]. Dans les formes sévères, on peut observer une véritable phobie de la verticalité.

RÉFLEXIONS SUR LA PHYSIOPATHOGÉNIE

Le syndrome de RPM serait l'expression d'une décompensation des fonctions motrices, système particulièrement complexe associant la programmation de la posture et du mouvement. La décompensation des fonction motrices surviendrait chez le sujet âgé sous l'influence d'un facteur précipitant dépassant les possibilités adaptatives du fait de réserves fonctionnelles amoindries conjointement par le vieillissement et les maladies chroniques.

De nombreuses affections chroniques (tableau I) altéreraient à différents niveaux l'ensemble des processus qui sous-tendent la programmation des fonctions motrices. Parmi ces affections, les dysfonctionnements sous-corticaux [9] et plus particulièrement les syndromes parkinsoniens ont une place importante dans l'altération des capacités posturales. Sur une fragilité préexistante, un facteur déclenchant même minime jouerait le rôle de révélateur exposant brutalement la personne âgée à la décompensation de la fonction. Le tableau II résume les facteurs aigus susceptibles de précipiter la décompensation. Parmi eux, signalons l'importance toute particulière des états aigus de bas débit cérébral dont le retentissement est particulièrement marqué sur le fonctionnement sous-cortical. Par ailleurs, la chute et l'alitement sont des situations aiguës extrêmement fréquentes responsables d'une véritable sidération psychomotrice [7]. La chute expose d'autant plus à la RPM qu'elle est itérative et que le patient n'a pas été apte à se relever seul du sol.

TABLEAU I. — MALADIES CHRONIQUES PRÉDISPOSANT AU SYNDROME DE RPM

Déficits sensoriels, désafférentation

Dysfonctionnements sous-corticaux :

- maladie de Parkinson, syndromes parkinsoniens et dégénérescence multisystémique,
- atteintes vasculaires de la substance blanche,
- hydrocéphalie à pression normale,
- non-utilisation.

– Dysfonctionnements frontaux.

Ainsi, la RPM peut se manifester sous 2 formes cliniques [11] :

– une forme aiguë motrice pure dont les signes apparaissent brutalement en quelques heures ou quelques jours, le facteur déclenchant étant dans plus d'un cas sur deux la chute ; la sémiologie est alors très proche de celle décrite par Murphy et Isaacs sous le terme de syndrome post-chute [7] ;

TABLEAU II. — FACTEURS AIGUS PRÉCIPITANT L'APPARITION DU SYNDROME DE RPM

Chute.
Alitement.
Affections médicales : – états de bas débits cérébraux (insuffisance cardiaque, hypotension, troubles du rythme), – troubles métaboliques (hypoxie, hyperthermie, troubles hydroélectrolytiques).
Médicaments : neuroleptiques, benzodiazépines, analgésiques centraux
Stress psychologiques. *Deuil, hospitalisation.*

– une forme progressive associant des troubles moteurs et psycho-comportementaux, semblant liée à une non-utilisation ancienne et s'avérant beaucoup moins accessible à la réadaptation.

LES PRINCIPES DE LA PRISE EN CHARGE

La forme aiguë de RPM constitue une urgence en pratique médicale et en rééducation. En tout premier lieu, les affections chroniques prédisposantes doivent être inventoriées (tableau I) et les facteurs déclenchants doivent être recherchés et traités (tableau II).

En dehors de l'approche médicale, *la rééducation* constitue l'aspect le plus important de la prise en charge. Elle doit être précoce afin de diminuer les effets délétères d'une non-utilisation musculaire et articulaire et d'agir sur la programmation posturo-cinétique. Elle repose par ailleurs sur une approche globale et multidisciplinaire, supposant une coordination entre médecins, équipe soignante, ergothérapeute et kinésithérapeute. Le patient doit être sollicité dans toutes les activités de la vie quotidienne selon des schémas moteurs identiques par tous les membres de l'équipe.

Le syndrome de RPM constitue une entité sémiologique qui est la conséquence d'une décompensation psychomotrice. La décompensation des fonctions motrices surviendrait chez le sujet âgé sous l'influence de facteurs précipitants dépassant les possibilités adaptatives du fait de réserves fonctionnelles amoindries conjointement par le vieillissement et les maladies chroniques

Le caractère réversible des formes aiguës impose, de manière urgente, une prise en charge médicale et réadaptative.

SUMMARY

Psychomotor desadaptation syndrome. – The «Psychomotor Desadaptation Syndrome» (PDS) is defined by an association of postural impairments, gait disorders, neurological signs, and psychological features. Postural and neurological disorders are characterized by retropulsion, muscle tone modification, and the loss of reactive and protective postural reactions. Psychological features consisted of slowness of cognitive processing, often associated with anxiety and a fear of falling.

PDS may be considered as a functional disorder which occurs as a failure to compensate both for the effects of ageing and chronic illness on the postural function. Faced with reduced neurological reserves, the occurrence of acute etiological factors constitute triggering factors.

Management of PDS is based on both medical and rehabilitation approaches. In this way, identifying not only predisposing factors but also etiological ones must be associated with specific readaptation. PDS appears to be a reversible syndrome if multidisciplinary approach and early management are undertaken.

RÉFÉRENCES

[1] Alexander N.B. – Gait disorder disorders in older adults. *J. Am. Geriatr. Soc.* 1996; 44: 434-51. [2] Gaudet M., Mazoyer B., Tavernier-Vidal B., Pfitzenmeyer P., Mourey F. – Étude des réactions d'adaptation posturale du sujet âgé chuteur et non chuteur. *Rev. Gériatrie* 1990; 15: 5-9. [3] Gaudet M., Tavernier B., Mourey F., Tavernier C., Richard D., Marot J.P. – Le syndrome de régression psychomotrice du vieillard. *Med. & Hyg.* 1986; 44: 1332-6. [4] Gaudet M., Tavernier-Vidal B., Mourey F., Pfitzenmeyer P. – Le syndrome de régression psychomotrice du sujet âgé. *Le Généraliste et la Gérontologie* 1996; 29: 13-6. [5] Gaudet M., Tavernier-Vidal B., Mourey F. – Syndrome de régression psychomotrice du sujet âgé. In : Edisem ed. *Interdisciplinarité en gérontologie.* actes du IV e congrès international francophone de gérontologie, Montréal St-Hyacinthe, Québec : Réjean Hébert, 1990: 328-32. [6] Maki B.E., Holliday P.J., Topper AK. Fear of falling and postural performance in the elderly. *J. Gerontol.* 1991; 46: M123-31. [7] Murphy J., Isaacs B. – The post-fall syndrome. a study of 36 elderly patients. *Gerontology* 1982; 28: 265-70. [8] Nutt J.G., Marsden C.D., Thompson P.D. – Human walking and higher-level gait disorders, particularly in the elderly. *Neurology* 1993; 43: 268-79. [9] Pfitzenmeyer P., Mourey F., Gaudet M. – Les dysfonctionnements sous-corticaux chez le sujet âgé : approche clinique et prise en charge par le gériatre. *Rev. Geriatrie* 1997; 22: 141-50. [10] Tavernier B., Perrichon M., Mourey F., Marot J.P., Pfitzenmeyer P., Gaudet M. – Étude systématique de l'examen neurologique de 100 personnes âgées de 70 à 97 ans. *Méd. & Hyg.* 1989; 47: 1510-3.

[11] Tavernier B., Pfitzenmeyer P., Mourey F., Gaudet M. – Corrélations cliniques et évolutives chez 100 sujets âgés de plus de 75 ans atteints de régression psychomotrice. In : Edisem ed. *Interdisciplinarité en gérontologie.* actes du IV congrès international francophone de gérontologie, Montréal. St-Hyacinthe, Québec : Réjean Hébert, 1990: 343-8. [12] Tavernier-Vidal B., Mourey F. – *Réadaptation et perte d'autonomie physique chez le sujet âgé.* Paris : Frison-Roche ed, 1991. [13] Tavernier-Vidal B., Pfitzenmeyer P., Mourey F., Gaudet M. – Syndrome de régression psychomotrice aiguë du sujet âgé. In : Masson ed. *Rééducation en gériatrie*, vol 15. Paris : 1 Simon, 1989: 89-95. [14] Tinetti M.E., Mendes de Leon C.F., Doucette J.T., Baker D.I. – Fear of falling and fall-related efficacy in relationship to functioning among community-living elders. *J. Gerontol.* 1994; 49: M140-7.

RÉPERCUSSIONS PSYCHOLOGIQUES DE LA CHUTE, LIMITATION D'ACTIVITÉ ET ENTRÉE EN INSTITUTION

Y. ROLLAND, C. LAFONT, F. NOURHASHÉMI, F. BUSQUERE, B. VELLAS, J.L. ALBARÈDE[1]

Les conséquences immédiates des chutes peuvent être dramatiques ; la fracture du col du fémur engage souvent le pronostic vital d'une personne âgée. En l'absence de lésions, les chutes peuvent également occasionner un véritable traumatisme psychologique générant une complication insidieuse et souvent négligée : la peur de tomber. En effet, cette peur de tomber va conduire la personne âgée à ne plus sortir, à réduire ses activités et ainsi à limiter progressivement ses capacités fonctionnelles. L'anxiété générée par la chute fait ainsi entrer le patient âgé dans une spirale dangereuse précipitant le déclin fonctionnel et pouvant le conduire à la grabatisation.

Bien qu'il soit habituellement reconnu que la peur de tomber peut être à l'origine de conséquences psychiques, physiques et sociales, peu de travaux se sont intéressés à ce symptôme. La peur de tomber n'est pourtant pas rare même si sa fréquence n'est pas clairement déterminée dans la population générale. En effet, elle survient habituellement au décours d'une chute mais peut également s'installer en l'absence de traumatisme. La plupart des travaux se sont intéressés à des groupes de chuteurs peu nombreux ou peu représentatifs de la population générale [17, 16, 20, 9, 10]. Il apparaît cependant qu'environ 30 à 50 % des personnes âgées ayant fait l'expérience d'une chute dans le courant de l'année reconnaissent avoir peur de tomber [2, 22, 4, 10, 6]. Même en l'absence de chute, la peur de tomber reste omniprésente chez la personne âgée ; Downton et Andrew signalent qu'un tiers des patients non chuteurs réduisent leurs activités en raison d'une peur de tomber [6]. De nombreuses personnes âgées vivent donc avec cette angoisse. Walker et Howland ont démontré que dans cette population, la peur de tomber est plus fréquente que la peur d'être cambriolé, la peur d'oublier un rendez-vous important ou de faire l'expérience de difficultés financières [23]. Au-delà du bien-être de la personne âgée, la peur de tomber constitue un réel problème de santé publique, pouvant conduire à plus ou moins long terme à un départ anticipé en institution.

1. Service de Médecine Interne et de Gérontologie Clinique, Pavillon Junod, CHU Purpan, 31059 Toulouse.

LA PEUR DE TOMBER

La peur de tomber ne doit pas être considérée en premier lieu comme un trouble psychologique. L'appréciation que les personnes âgées ont de leur difficulté à marcher et à tenir en équilibre est souvent proche de la réalité. En effet, elles ont le plus souvent un état de santé majorant leur risque de chute. Dès lors, la peur de tomber semble tout à fait légitime. Ceci est particulièrement vrai chez les sujets souffrant de troubles vertigineux [4]. L'existence d'une peur de tomber est licite si le statut fonctionnel, psychologique ou physique expose à un réel risque de chute. Cette peur « rationnelle » permet ainsi une adéquation entre les capacités et les activités. En évitant les situations dangereuses ou inadaptées à leurs aptitudes, la peur de tomber semble permettre de réduire la fréquence des chutes.

La peur de tomber présente également des aspects négatifs qui en font toute la gravité. La définition de la peur de tomber renvoie à la perception qu'un sujet a de ses capacités à réaliser une activité, à son auto-évaluation. En l'absence d'adéquation avec le risque réel, la peur de tomber devient délétère. En voulant se protéger, la personne âgée et parfois sur les conseils de son entourage, va progressivement restreindre ses activités. La peur de tomber devient alors l'amorce du déclin fonctionnel et de la perte d'autonomie.

La présentation clinique de la peur de tomber est très variable. Il peut s'agir d'un simple stress survenant habituellement au décours d'une chute [15]. A ce stade, l'anxiété ne perturbe pas ou peu la vie quotidienne. La peur de tomber peut être transitoire mais les méfaits de ce trouble s'expliquent habituellement par la pérennisation de l'anxiété pendant de longues périodes [2, 12, 22]. La peur de tomber peut alors prendre un aspect pathologique. Elle s'exprime parfois par un refus de réaliser certaines activités spécifiques de la vie quotidienne. La personne âgée s'oppose par exemple à monter les escaliers, à prendre un bain ou à sortir de la maison. La peur de tomber peut être alors accompagnée de troubles neurovégétatifs (palpitations, malaises...) ou autres manifestations classiques de l'anxiété. Elle accroît la perception qu'a le patient de ces pathologies déjà présentes. L'anxiété va également nuire aux capacités attentionnelles du patient, souvent déjà réduites par l'introduction de traitements anxiolytiques et ainsi favoriser le risque de nouvelles chutes. Dès lors le patient est entré dans un cercle vicieux le poussant à restreindre ses activités.

La peur de tomber peut également prendre les traits de troubles psychiatriques. Marks et Bebbington [11] en font une phobie des espaces ouverts, sans support visuo-spatial. Les familles peuvent aussi enfermer le sujet âgé dans un système obsessionnel de restrictions et de contraintes [1]. La peur de la chute contribue au retrait social et donc à une dévalorisation de l'image de soi. La dimension symbolique de la chute rappelant au sujet âgé qu'il est vulnérable contribue fréquemment à l'apparition concomitante d'un syndrome dépressif.

FACTEURS ÉTIOLOGIQUES

Différents travaux ont essayé d'esquisser le profil typique du patient ayant une peur de tomber. En effet, cet état pouvant être prédictif d'un déclin fonctionnel, la connaissance de ces facteurs étiologiques permettrait de mettre en place des mesures préventives [14, 25]. La peur de tomber est habituellement multifactorielle.

A l'évidence, l'expérience d'une chute est la cause principale de survenue d'une peur de tomber [6, 2, 8]. Tous les travaux s'accordent également à dire que l'importance de la peur est corrélée à la gravité de la chute [2] et à sa fréquence [22].

Parmi les sujets ayant très peur de tomber, 9 % ont eu une fracture dans l'année précédente contre 0,5 % parmi les patients sans peur [2]. Lorsque la chute n'a pas eu de conséquence immédiate, le risque de survenue d'une peur de tomber est 2,5 fois plus important qu'en l'absence de chute (OR = 2,49 95 % ; 1,48-4,20). Ce risque est environ dix fois plus important si la chute est associée à une fracture (OR = 28,16 95 % ; 5,89-134,66) [2]. La peur de tomber peut donc survenir en l'absence de chute. Cependant, la chute surtout si elle est accompagnée d'une lésion, majore dramatiquement la fréquence des complications psychologiques [2].

Une station prolongée au sol après la chute est également un facteur aggravant [2]. L'impossibilité de se relever doit de toute évidence avoir des conséquences plus importantes [17, 13], et ceci d'autant plus que cette situation survient chez des patients déjà fragiles psychologiquement. En effet, Tinetti *et al.* ont montré qu'un âge supérieur à 80 ans et des anomalies à la marche et des troubles de l'équilibre mais également un syndrome dépressif constituent des facteurs prédictifs d'une incapacité à se relever [19]. La chute est effrayante pour la personne âgée et lui fait perdre ses moyens. La panique permet certainement d'expliquer en partie la difficulté que certains sujets ont à se relever. A la vue des travaux de Wild *et al.* [24] cette peur semble justifiée puisque 50 % des patients étant resté plus d'une heure au sol sans pouvoir se relever décèdent dans les 6 mois suivant. Cette situation reste heureusement relativement rare, n'intéressant que moins de 20 % des chutes survenant au domicile [24].

La chute, mais également les caractéristiques de la chute sont donc des facteurs importants dans la survenue de la peur de tomber. On peut aussi envisager que les circonstances de la chute, l'horaire ou encore le lieu de la chute n'aient pas les mêmes conséquences psychologiques.

Les femmes auraient plus fréquemment peur de tomber que les hommes [2, 6, 22]. Dans l'étude de Arfken [2], les femmes expriment plus fréquemment une peur de tomber après l'expérience d'une chute. Au total, 35 % des femmes contre seulement 15 % des hommes reconnaissent être préoccupés par cette angoisse. Vellas et al rapportent également une nette prédominance féminine (OR = 1,84 95 % ; 0,98-3,44) [22, 21]. Pourtant, cette notion reste controversée. En effet, on peut penser que les femmes sont plus à même de reconnaître un sentiment de peur que les hommes.

Les conséquences psychologiques de la chute ne sont probablement pas les mêmes a tous les âges. La littérature apporte toutefois des résultats discordants. Pour une même chute, sans traumatisme, la peur de tomber est rapportée chez 21 % des femmes de 66 à 70 ans (14 % des hommes) contre 45 % des femmes (21 % des hommes) après 80 ans [2]. De même la moyenne d'âge est supérieure chez les sujets ayant peur de tomber dans l'étude ICARE [21]. Par contre, les travaux sur les chutes menés à Albuquerque [22] et d'autres études [4] ne confirment pas cette augmentation de la fréquence de la peur de tomber avec l'âge [22]. La sélection initiale d'une population en bonne santé introduit cependant un probable biais ne permettant pas d'extrapoler les résultats à une population générale. Avec l'âge, la survenue de troubles sensoriels et notamment la baisse de l'acuité visuelle [5] contribuent certainement à majorer la peur de tomber.

La plupart des travaux confirment la corrélation entre les troubles de l'équilibre et de la marche et la peur de tomber. Au sein d'une population de chuteurs, Vellas et collaborateurs rapportent environ 1,5 fois plus de troubles de l'équilibre et 4,5 fois plus d'anomalies de la marche chez les chuteurs ayant peur de tomber que chez les chuteurs n'ayant pas peur de tomber [22]. L'étude ICARE montre également qu'à côté de la composante psychologique, il existe chez le sujet ayant peur de tomber une composante organique objective ; le patient présente des troubles de l'équilibre et réalise qu'il a des difficultés [21].

Ces mauvaises performances posturales des sujets ayant peur de tomber sont reconnues par la plupart des auteurs [7, 9] mais il est souvent difficile de savoir si les anomalies de la marche sont la cause ou la conséquence de la peur de tomber. Certaines études prospectives suggèrent que les anomalies de la marche et les troubles de l'équilibre font suite à la peur de tomber [22]. Maki [10] a montré que certaines caractéristiques du pas sont secondaires à une anxiété. La lenteur, le raccourcissement du pas et l'allongement du double appui témoignent d'une adaptation de la marche à un sentiment de peur. Le patient cherche à se stabiliser. Des pas irréguliers, un temps de double appui et surtout une vitesse variables seraient quant à eux principalement associés à un risque de chute. En pratique clinique, il est probable que les troubles psychologiques et moteurs soient fréquemment concomitants.

D'autres facteurs interviennent probablement dans la survenue de la peur de tomber. Ainsi, le niveau cognitif [22], mais également les ressources financières pourraient faciliter l'émergence d'une anxiété. La difficulté à gérer les conséquences de lésions occasionnées par une chute pourrait expliquer la fréquence supérieure de la peur de tomber chez les sujets limités sur le plan financier et intellectuel. Le profil psychologique du patient et la coexistence d'un syndrome dépressif [2, 4, 6] interviennent sans aucun doute également de façon majeure. De même, la prise de conscience que la chute peut conduire à un départ en institution peut être vécu de manière angoissante. La peur de tomber devient alors le reflet d'une peur de départ en institution [2]. De telles explications permettraient d'expliquer la peur de tomber de sujets n'ayant pas fait l'expérience d'une chute.

CONSÉQUENCES FONCTIONNELLES

Dès 1976, Marks et Bebbington [11] notaient que certains patients présentaient une phobie croissante pouvant les conduire à l'usage du fauteuil roulant. Murphy et Isaacsen 1982 mettent quant à eux l'accent sur le pronostic sévère du « post-fall syndrome »[12] : un tiers des patients meurt dans les 4 mois suivant leur hospitalisation. Dans une population générale les complications liées à la peur de tomber sont moins sévères mais le déclin fonctionnel reste important. Dans une étude prospective cas-témoins sur 59 chuteurs, Vellas et al ont montré qu'à 6 mois, 3 % des chuteurs ont réduit leur marche à l'intérieur de leur maison, 5 % à l'extérieur du domicile, 7 % ne vont plus voir leurs enfants et 11 % ne sortent plus pour aller voir leurs amis [20]. Un patient âgé ayant peur de tomber réduit ses activités. La perte d'autonomie qui l'accompagne semble également corrélée à la fréquence et à l'ancienneté des chutes [17].

Cette réduction des activités après une chute est également confirmée par l'étude de Nevitt [13]. Un patient chuteur sur quatre a réduit ses activités. Le plus souvent

(16,9 %) une lésion traumatique en est la cause mais chez 10,4 % des chuteurs, seule la peur de tomber peut être tenue pour responsable dans cette perte d'autonomie. L'étude ICARE apporte les mêmes conclusions [21]. Contrairement aux sujets n'ayant pas peur de tomber, les sujets ayant peur de tomber présentent une réduction plus importante de leurs activités. La restriction d'activité paraît plus liée à la peur de tomber qu'à la chute elle-même. Downton et Andrews montrent également qu'un tiers des « non chuteurs » de plus de 75 ans réduisent leurs activités quotidiennes en raison uniquement d'une peur de tomber [6]. Dans l'étude de Arfken [2], les personnes âgées ayant très peur de tomber sortent 6 fois moins de leur domicile que les sujets de même âge et de même sexe. Les aides techniques pour marcher ou pour monter les escaliers sont supérieures. Arfken explique cette baisse des activités par des anomalies à la station uni-podale retrouvées chez 85 % des patients les plus effrayés.

Il est pourtant souvent difficile de savoir si le déclin fonctionnel est la conséquence de la peur de tomber ou d'une fragilité préexistante. En effet, la peur de tomber, comme la chute surviennent souvent chez des patients vulnérables. Toutes les études s'accordent à mettre en évidence la grande vulnérabilité de ces patients [21, 12, 2]. Le pronostic grave de la chute chez le sujet âgé reflète d'ailleurs souvent que ces patients sont polypathologiques, fragiles ou malades [24]. Il semble toutefois que la perte d'autonomie soit la conséquence de la peur de tomber, survenant elle-même chez un patient fragile (fig. 1).

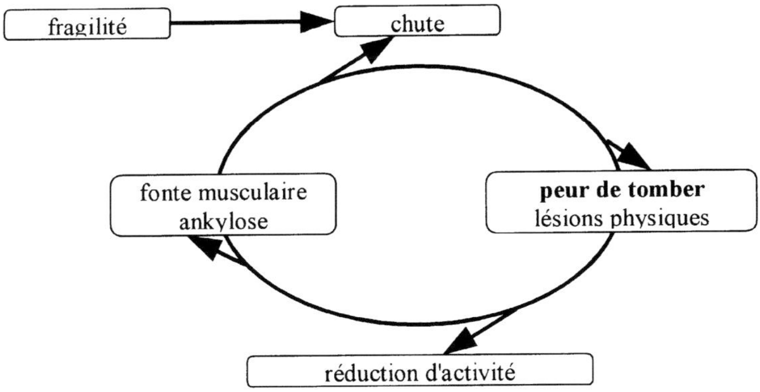

FIG. 1.

DÉPART EN INSTITUTION

L'avance en âge, le sexe féminin, le manque de support social, les troubles cognitifs et les pertes d'autonomie de même que certains problèmes médicaux constituent des facteurs prédictifs de départ en institution. Les chutes et leurs conséquences sont également des facteurs prédisposant un départ en maison de retraite [18]. Cette décision est alors proportionnelle à la fréquence des chutes et à leurs conséquences immédiates. Dans une étude prospective intéressant 1 103 sujets de plus de 71 ans Tinetti et Williams [18] ont montré qu'en cas de chute unique au cours de l'année, sans traumatisme, la probabilité de départ en maison de retraite est multipliée par 3 (OR = 3,1 CI95 % ; 1,9-4,9). Si les chutes sont multiples ou si la chute a occasionné une lésion, le risque s'élève respectivement à 5,5 (2,1-14,2) et 10,2 (5,8-17,9). Même si ces personnes présentent déjà des signes de fragilité, la chute est souvent l'événement précipitant le choix d'un départ en institution.

L'influence de la peur de tomber dans le choix d'un départ en maison de retraite n'est pas clairement définie. L'anxiété d'un patient semble être quoi qu'il en soit un facteur important dans la décision d'un départ en maison de retraite [18]. Fréquemment, les patients sont placés en maison de retraite parce que la famille a peur qu'ils retombent et ne puissent se relever. L'assurance d'une assistance précoce en cas de chute constitue alors souvent le facteur motivant le départ en institution.

La peur de tomber est une complication fréquente et potentiellement grave de la chute. Méconnue ou trop souvent rattachée aux inévitables méfaits de l'âge, elle constitue un facteur de risque indépendant et réversible du déclin fonctionnel. L'évaluation gérontologique devrait tenir compte de cette composante dans l'appréciation globale du sujet âgé. La prévention de la peur de tomber et donc du déclin fonctionnel relève d'une rééducation de la marche. La recherche systématique d'une peur de tomber en demandant simplement au patient, « avez-vous peur de tomber ? » ou en utilisant l'échelle FES (*Fall Efficacy Scale*) [16] permettrait la mise en œuvre précoce de mesures préventives.

SUMMARY

Psychological consequences of falls, limitation of activity and institutionalization. – With or without immediate lesion, falls may cause an actual psychological traumatism leading to a frequent and often neglected insidious complication : the fear of falling. Fear of falling may lead to dramatic consequences. This fear of falling may lead the elderly to progressively restrict their functional abilities. The fall resulting anxiety leads the elderly patient to a dangerous spiral hastening functional decline.

There are numerous causes of fear of falling. Therefore research and prevention appear to be essential to precise clinical expression. Having experienced a fall is the main reason, essentially when resulting in a fracture or followed by a prolonged stay on the ground. Women appear to present a more frequent fear of falling than men. Poor vision and balance disorder are the main features related to fear of falling. In priority the fear appears in patients who actually present a risk of falling. Walking is often disturbed but it is hard to say whether the ascertained disorders are the cause or the consequence of the fear of falling.

A loss of autonomy is observed in elderly with fear of falling. This independent and reversible risk factor of functional decline is sometimes a cause of institutionalization.

RÉFÉRENCES

[1] Albarède J.L., Lemieux A., Vellas B., Groulx B. – Le problème psychologique de la chute chez la personne âgée, *Rev. Can. Psychiatr.* 1989; 34: 94-6. [2] Arfken C.L., Lach H.W., Birge S.J., Miller J.P. – The prevalence and correlates of fear of falling in elderly persons living in the community, *Am. J. Public Health.* 1994; 84(4): 565-70. [3] Baraff L.J., Bernstein E., Bradley K. *et al.* – Perceptions of emergency care by the elderly : results of multicenter focus group interviews, *Ann. Emergency Med.* 1992; 21(7): 814-8. [4] Burker E.J., Wong H., Sloane P.D., Mattingly D., Preisser J., Mitchell C.M. – Predictors of fear of falling in dizzy and nondizzy elderly, *Psychology and Aging* 1995; 10(1): 104-10. [5] Cwikel J., Fried A.N., Galinisky D. – Falls and psychosocial factors among community-dwelling elsderly persons : A review and integration of findings from Israel, *Public Health Review* 1989; 17: 39-50. [6] Downton J.H., Andrews K. – Postural disturbance and psychological symptoms amongst elderly people living at home, *Int. J. Geriatr. Psychiatry* 1990; 5: 93-8. [7] Fife T.D., Baloh R.W. – Disequilibrium of unknown cause in older people, *Ann. Neurol.* 1993; 34: 694-702. [8] Guimaraes G., Isaacs B. – Characteristics of the gait in old people who fall, *J. Int. Rehab. Med.* 1980; 2: 177-80. [9] Maki B.E., Holliday P.J., Topper A.K. – Fear of

falling and postural performance in the elderly, *J. Gerontology* 1991; 46(4): M123-31. [10] Maki B.E. – Gait changes in older adults : predictors of falls or indicators of fear ? *J. Am. Gériatr. Soc.* 1997; 45: 313-20.

[11] Marks I., Bebbington P. – Space phobia : syndrome or agoraphobic variant ? *British Medical Journal* 1976; 2: 345-7. [12] Murphy J., Isaacs B. – The post-fall syndrome, *Gerontology* 1982; 28: 265-70. [13] Nevitt M.C., Cummings S.R., Kidd S., Black D. – Risk factors for recurrent nonsyncopal falls : a prospective study, *JAMA* 1989; 261: 2663-8. [14] Tideiksaar R. – Preventive falls : home hazard checklists to help older patients protect themselves, *Geriatrics* 1986; 41: 26-8. [15] Tinetti M., Powell L. – Fear of falling and low self-efficacy : a cause of dependance in elderly persons, *J. Gerontol.* 1993; 48: 35-8. [16] Tinetti M., Richman D., Powell L. – Falls efficacy as a measure of fear of falling, *J. Gerontol.* 1990; 45: P239-43. [17] Tinetti M., Speechley M., Ginter S. – Risk factors for falls among elderly persons living in the community, *N. Engl. J. Med.* 1988; 319(26): 1701-7. [18] Tinetti M., Williams C.S. – Falls injuries due to falls, and the risk of admission to a nursing home, *N. Engl. J. Med.* 1997; 337(18): 1279-84. [19] Tinetti M.E., Liu W.L., Claus E.B. – Predictors and prognosis of inability to get up after falls among elderly persons, *JAMA* 1993; 269: 65-70. [20] Vellas B., Cayla F., Bocquet H., Pemille F. de, Albarède J.L. – Prospective study of restriction of activity in old people, *Age and Ageing* 1987; 16: 189-93.

[21] Vellas B., Faisant C., Lauque D. *et al.* – Étude ICARE : investigation sur la chute accidentelle, recherche épidémiologique ; du vieillissement réussi à la perte d'autonomie : les troubles de la posture et les risques de chute, *L'année Gérontologique* 1995; supplément: 23-36. [22] Vellas B.J., Wayne S.J., Romero L.J., Baumgartner R.N., Garry P.J. – Fear of falling and restriction of mobility in elderly fallers, *Age and Ageing* 1997; 26: 189-93. [23] Walker J.E., Howland J. – Falls and fear of falling among elderly persons living in the community : Occupational therapy interventions, *Am. J. Occup. Ther.* 1991; 45: 119-22. [24] Wild D., Nayak U.S.L., Isaacs B. – How dangerous are falls in old people at home ? *Br. Med. Jl.* 1981; 282: 266-8. [25] Zylke J.W. – Research focuses not only on where, why, ahow of falls, but also on preventing them, *JAMA* 1990; 263(15): 2022-3.

5

PRISE EN CHARGE DU CHUTEUR

EXPLORATION CLINIQUE DU CHUTEUR

M. LAPIERRE[1], D. STRUBEL[1], J.M. JACQUOT[2], S. FARDJAD[2], H. FINIELS[1]

Événement fréquent chez les personnes âgées, même en bonne santé, la chute est le résultat de la rencontre de deux types de facteurs : facteurs intrinsèques (atteintes sensorielles, motrices et/ou cognitives) et extrinsèques, traduisant un dysfonctionnement de l'interface individu-environnement. Elle est en fait trop souvent banalisée, considérée comme un simple accident ou une fatalité liée à l'âge. À l'inverse elle peut être surmédicalisée et traitée de manière abusive. De plus le corps médical a peut-être tendance à s'intéresser plus à ses conséquences qu'à ses causes. La chute est multifactorielle avec en moyenne 3,3 causes retrouvées par patient [8]. Souvent malgré la découverte et le traitement d'une cause le patient continue à chuter. La chute est plus qu'un symptôme ; il est indispensable d'en identifier les cofacteurs associés.

La personne âgée va parfois chuter dans le cadre d'une pathologie aiguë mais le plus souvent elle est porteuse d'affections chroniques. Elle présente des troubles de l'équilibre retardant les phénomènes de compensation et rendant dangereuses des activités habituelles dans un environnement mal adapté ou entraînant une mauvaise adaptation à une activité habituelle.

Les causes varient selon l'âge, l'état de santé, et le niveau d'activités des sujets. Plusieurs études ont permis de définir les facteurs de risque caractérisant les chuteurs [13, 5] : sexe féminin, âge supérieur à 80 ans, solitude, facteurs personnels (station unipodale impossible, autonomie partielle, fonte musculaire, antécédents médicaux tels que troubles de la marche, troubles cognitifs et pathologies cardio-vasculaires, troubles de la vision, prise de médicaments sédatifs et polymédication) et facteurs environnementaux. Le risque de chute grave est plus important chez les personnes âgées fragiles qui restent actives. Cependant les conséquences sont moins traumati-

1. Service de Gérontologie et Prévention du Vieillissement, Centre Ruffi, CHU, 30029 Nîmes Cedex 4.
2. Unité de Suite et Réadaptation Gériatrique, Hôpital Carémeau, CHU, 30029 Nîmes Cedex 4.

santes à court terme : 6 % de traumatismes graves chez le sujet âgé fragile contre 22 % chez le sujet âgé en meilleure santé [10]. En effet les circonstances des chutes sont différentes : le sujet fragile tombe plus souvent à domicile, durant une activité banale, voire statique. Le sujet en bonne santé va chuter plus souvent à l'extérieur, et dans des circonstances plus hasardeuses.

L'exploration de la chute et du chuteur a deux objectifs :

– Repérer les causes de la chute qui peuvent amener à découvrir une affection jusque-là méconnue ou à réajuster la prise en charge d'une affection connue ;
– Prévenir les récidives fréquentes et graves.

PRINCIPES DE L'EXPLORATION DU CHUTEUR

La chute du sujet âgé est une entité nosologique complexe à replacer dans ce qui la précède et ce qui la suit.

La démarche clinique et paraclinique est une étape capitale mais difficile. L'approche clinique est prééminente mais les difficultés d'interrogatoire (en particulier lorsque existent des troubles de mémoire), de reconstitution des circonstances exactes de la chute, amènent à être plus exhaustif dans les examens complémentaires que chez le sujet jeune. De plus les causes sont souvent multiples et il ne faut pas s'arrêter à la première cause trouvée. Il est rarement possible d'affecter une étiologie isolée, précise ou identifiable [3]. Plusieurs facteurs sont a priori impliqués en raison de leur interaction.

L'approche se fait lors d'une consultation gérontologique, si possible interdisciplinaire ou en hôpital de jour pour une évaluation plus approfondie avec accès à un plateau technique et aux consultations spécialisées.

L'exploration de la chute, véritable audit médical, doit répondre à plusieurs exigences.

– Le bilan ne doit pas être long et fatigant au risque de décourager le sujet d'autant que ni lui ni son entourage n'abordent la finalité des examens. Il doit être bien expliqué au chuteur et à sa famille.
– Les explorations traumatisantes sont à éviter dans la mesure du possible.
– Le diagnostic nécessite une approche pluridisciplinaire et la présence des différents intervenants doit être commentée.
– Le bilan est adapté aux cas particuliers, cependant un bilan standard est à dégager en fonction de la rentabilité de ses résultats. Éviter les bilans systématiques contraignants, coûteux et inutiles.
– La première hypothèse vérifiée ne doit pas arrêter la démarche diagnostique. Il faut systématiquement rechercher d'autres causes s'additionnant ou se conjuguant. Il faut éviter un diagnostic étiologique hâtif et hiérarchiser l'imputabilité des différents facteurs causaux identifiés.
– Il est nécessaire de prendre en considération l'environnement de vie et les équipements de la maison.
– Le bilan comprend le bilan de la chute et du chuteur.
– Enfin le bilan doit repérer les individus à risque élevé de récidives.

Les pathologies en cause intéressent la vision, l'appareil vestibulaire, le système nerveux périphérique et central, l'appareil locomoteur, l'appareil cardio-vasculaire. Il peut s'agir aussi d'affections générales comme l'anémie ou la déshydratation (tableau I).

Le bilan effectué est à la fois somatique et cognitif. Enfin il doit faire le point des traitements en cours sachant que les facteurs iatrogènes sont souvent au premier plan. Si médicaments et chutes restent un grand classique, la dénutrition du fait de son évolution insidieuse et des effets pervers (sarcopénie, ostéopénie, troubles de l'équilibre...) qu'elle entraine favorise les chutes, et surtout reste l'élement pronostic majeur du retour à domicile. Il faut noter également que les risques de chutes augmentent avec le nombre de pathologies [12, 6].

DÉMARCHE DIAGNOSTIQUE

Elle suit la démarche médicale habituelle avec interrogatoire, examen clinique et examens complémentaires. Cependant elle se situe dans un contexte gériatrique, ce qui la rend plus longue et plus complexe. Elle peut être incomplète, principalement dans l'anamnèse de la chute.

L'interrogatoire doit d'abord renseigner sur le sujet lui-même, à la fois dans son passé (antécédents médicaux, chirurgicaux, traumatiques et toxiques) et son présent médical (pathologies et symptômes actuels), son statut médicamenteux (connu et/ou prescrit, caché et/ou autoprescrit), sa situation familiale, ses habitudes de vie (sorties régulières ou exceptionnelles, champ de déplacement limité ou étendu, vie sociale, activités sportives antérieures, éventuellement activités physiques actuelles) mais aussi sur son cadre de vie architectural (accessibilité du lieu de vie, éclairage...), domestique (aménagements particuliers, configuration, étage), ainsi que sur les aides matérielles et humaines éventuelles... et le type de chaussage. Le questionnement de l'entourage du sujet âgé est un complément souvent nécessaire.

Le pourcentage de sujets ayant plus de difficultés pour accomplir les activités de base de la vie quotidienne (*échelle de Katz*) est significativement plus élevé chez les sujets ayant fait plusieurs chutes que chez les non-chuteurs [5].

Les circonstances de la chute doivent être soumises à un **interrogatoire policier, minutieux et méthodique** afin d'en établir une description détaillée.

– *Où* ? Il existe en effet des lieux privilégiés de chutes. La majorité surviennent à domicile : salle de bains, chambre ; mais aussi à l'extérieur : escaliers (descente), trottoirs. Chute dans un lieu familier ou non ?

– *Quand* ? Par rapport au lever, aux repas, à la prise de médicaments.

– *Comment ? Circonstances* ? Notion de malaise, d'effort, de douleur. Notion de confinement, d'émotion. Au cours d'une activité habituelle ou particulière, rencontre d'un obstacle. Position du sujet, changement de position à rapprocher de la chute ?

– *Type* ? En rétropulsion, en avant, latéralisée, ou sur les genoux. Massive, d'un bloc ou amortie ?

– *Signes associés* ? Avant la chute (signes prémonitoires de type lipothymies, vertiges), pendant (signes critiques) et après la chute (signes post-critiques).

– *Durée du temps passé au sol* ? Élément de gravité et de pronostic majeur : la moitié des sujets qui ont passé plus d'une heure au sol décèdent dans les douze mois

TABLEAU I. — PATHOLOGIES RESPONSABLES DE CHUTES ET EXAMEN CLINIQUE.

Appareils et fonctions	*Causes*	*Clinique*
Audition	– presbyacousie	Recherche d'un déficit auditif
Vision	– DMLA – cataracte – rétinopathie	Acuité visuelle, champ visuel au doigt, accommodation, perception des contrastes
Cardiovasculaire	– hypotension artérielle orthostatique primaire et secondaire – troubles du rythme et de la conduction – insuffisance cardiaque – embolie pulmonaire – infarctus du myocarde – sténose aortique, mitrale – hypersensibilité des sinus carotidiens, malaise vago-vagal	Mesure de TA et pulsations en décubitus après 10 mn, debout à 1 et 3 mn. Auscultation cardio-vasculaire. Recherche d'OMI
Neurologique	– polynévrite et neuropathies périphériques : recherche d'un diabète,éthylisme, prise de médicaments neurotoxiques – Parkinson et syndromes parkinsoniens, maladie de Steele-Richardson – hydrocéphalie chronique – myélopathies cervicale et lombaire – état confusionnel – hématome sous-dural – troubles vasculaires cérébraux : AIT, AVC, drop-attack – épilepsie – méningiome médullaire – compression du SPE au col du péroné – formes pseudopolynévritiques de la SLA – myopathie des ceintures, myopathie métabolique (hyperthyroïdie) – troubles de l'équilibre – atrophies cérébelleuses, syndrome de Wallenberg, insuffisance vertébro-basilaire – neuronite vestibulaire et maladie de Ménière (rares) – tabès	Recherche de signes pyramidaux, extrapyramidaux, cérébelleux, vestibulaires. ROT, réflexes idiomusculaires, étude de la motricité, étude des sensibilités superficielle, kinesthésique et paresthésique, tonus, mouvements anormaux. Paires crâniennes. Recherche de nystagmus. Périmètre de marche et type de marche. Équilibre statique : yeux ouverts et fermés, appui unipodal et Romberg sensibilisé. Équilibre dynamique : réactions parachutes et *Get up and go* test. Marche et transferts
Ostéoarticulaire	– amyotrophie – arthrose des membres inférieurs (coxarthrose, raideur des chevilles) – pathologie du pied	Mobilité rachidienne. Mesure des amplitudes articulaires : hanches, genoux (amplitude de flessum), chevilles (amplitude de dorsiflexion) et pieds. Testing musculaire.
Psychique	– dépression, névrose phobique – démences – peur de tomber	Entretien libre ou semi-structuré, échelles cognitives, comportementales et thymiques
Pneumologique	– pneumopathies	
Métabolique et divers	– troubles hydroélectrolytiques – hypoglycémie, hypercalcémie – dénutrition, alcoolisme – anémie	Poids, taille et IMC (P/T^2). Pli cutané tricipital. Périmètre du mollet. Coloration cutanéo-muqueuse
Iatrogénicité	– antihypertenseurs centraux, nitrés, inhibiteurs calciques, bêtabloquants, diurétiques – psychotropes : antidépresseurs, neuroleptiques, benzodiazépines – L-dopa, bromocryptine – antidiabétiques	

qui suivent [1]. Le risque de décès est d'autant plus important que le temps passé au sol est élevé.

– *Relever du sol seul ou avec aide* ? La chute est responsable d'une surmortalité (25 % de décès dans l'année) majorée lorsque la personne âgée n'a pu se relever seule [10].

– *Existence d'une téléassistance* ? Utilisée ? Utilisable par le sujet ?

– *Conséquences immédiates* ? Bénignes le plus souvent, ou graves sur les plans traumatique et psychologique.

– *Mesures prises* ?

– *Première chute ou récidive* ? Plus de 50 % des chuteurs font deux chutes ou plus en un an [5].

L'examen clinique doit être le plus exhaustif possible s'intéressant à toutes les fonctions.

1) Il s'agit d'une revue complète *appareil par appareil.*

– *Etat général et présentation.*

– *Appareil sensoriel.* Vision : acuité visuelle, champ visuel, existence d'une diplopie. Audition

– *Appareil cardio-vasculaire.* Troubles du rythme, variation tensionnelle posturale, souffle cardio-vasculaire, insuffisance cardiaque.

– *Appareil neurologique.* Syndrome pyramidal, extrapyramidal, cérébelleux, vestibulaire, signes de polynévrite, ...

– *Appareil ostéo-articulaire.* Attitude et mobilité rachidienne, amplitudes articulaires (dorsiflexion du pied), pathologie du pied, positions vicieuses (flessum, équinisme...).

2) Avec appréciation des *différentes fonctions.*

– *Nutrition* Avec mesure des indices anthropométriques pour la cotation de l'Index de Masse Corporelle, du pli cutané tricipital et du périmètre du mollet.

– *Équilibre, marche et transferts.*

Équilibre statique : épreuve de Romberg classique, épreuve de station unipodale d'au moins cinq secondes et Romberg sensibilisé.

Équilibre dynamique : observation de la marche sur une dizaine de mètres, pieds nus, avec analyse de l'attitude, du mouvement automatique des bras, de la position du tronc, mouvements des membres inférieurs et rapidité, exécution du demi-tour. Certaines épreuves permettent d'extérioriser un trouble : marche les yeux fermés, marche rapide, marche en arrière, franchissement d'un obstacle, montée d'un escalier. L'étude des réactions parachutes et le *Get up and go test* complète cette observation. L'ajout d'une deuxième tâche banale (type port d'un verre d'eau durant l'aller et retour) *au Get up* augmente le temps du chronométrage chez les sujets fragiles à risque de chutes [7].

L'examen fonctionnel de l'équilibre, de la marche et des transferts est complété par différents tests comme le *test de Tinetti.*

– *Neuro-psychique.* Bilan cognitif avec *Mini Mental State Examination,* évaluation de la thymie (éventuellement avec *échelle type Brinks*) et de la peur de tomber ou de retomber (syndrome post-chute). Même les non-chuteurs ont souvent peur de tomber, d'autant qu'existent des troubles de l'équilibre avec sentiment d'instabilité.

La *Falls Efficacy Scale (FES)* est une échelle subjective où le patient évalue sa peur de tomber, en mesurant sa confiance en soi [11]. Un sujet qui ne s'estime pas suffisamment capable d'éviter une chute dans certaines activités de la vie courante aura tendance à les éviter. L'échelle est constituée de dix items correspondant à des activités courantes et essentielles à l'autonomie de la vie quotidienne. Le score varie de 10 à 100. Les scores élevés sont corrélés avec un manque de confiance du sujet dans sa capacité à éviter les chutes.

Au terme de ce bilan il faut déterminer les explorations complémentaires utiles pour dégager une cause unique (rare) et /ou des causes intriquées et préciser le rôle de l'environnement, les facteurs prédisposants et le risque de récidive.

CONCEPT DE *FRAIL ELDERLY* OU VIEILLARD FRAGILE

Ce concept spécifiquement gériatrique, date d'une dizaine d'années et s'applique utilement dans la clinique du chuteur [14].

Le sujet âgé fragile présente une baisse importante des réserves fonctionnelles physiologiques conditionnant l'adaptabilité et une susceptibilité augmentée aux handicaps. Fragilité et baisse de l'adaptabilité étant entendues sous l'angle physique, psychoaffectif et social. Il existe un risque important de décompensation dans toute situation à risque, voire en cas de stress externe mineur, avec défaillances en cascades.

La difficulté d'appréciation de ce concept est liée à l'absence de critères précis de définition. Les premièrs critères étaient basés sur l'aptitude ou l'inaptitude à accomplir les actes de la vie quotidienne (*échelle de Katz*). Ce concept a été aussi abordé par la mesure de la fréquence des chutes, l'existence d'une incontinence ou d'une confusion [2]. Cependant ces critères ne sont pas suffisamment sensibles. A noter que dans ce concept, l'interaction individu-environnement est essentielle.

Une autre approche a été tentée par la notion d'homeostasie fonctionnelle ou capacité d'un individu à résister à la maladie sans perte de fonction. Son évaluation peut être un meilleur facteur prédictif de suites défavorables que l'évaluation du degré de dépendance par mesure d'indépendance fonctionnelle (MIF) par exemple [4].

Speechley et Tinetti ont défini neuf critères caractérisant le *frail elderly* : âge > 80 ans, troubles de l'équilibre et de la marche, activité physique réduite, dépression, prise de sédatifs, baisse de la force musculaire de la ceinture scapulaire et au niveau des genoux, déficience des membres inférieurs et troubles de la vision de près. La présence de quatre d'entre eux au moins est nécessaire [9].

Plus récemment des marqueurs de fragilité associés à un risque de perte de fonction et de mortalité ont été définis : fonction musculosquelettique, capacité respiratoire en anaérobiose, fonction cognitive et intégrative, statut nutritionnel [2].

La maîtrise de ce concept typiquement gériatrique est importante. Ainsi dans l'exploration du chuteur pourra-t-on identifier les vieillards fragiles et à risque, et mettre en place des moyens de prévention.

La chute du sujet âgé revêt des caractères propres qui en font une entité nosologique particulière et complexe. Ses causes peuvent être multiples et de mécanismes différents. Il existe des facteurs prédisposants qui doivent être répertoriés et dans la mesure du possible corrigés.

Le diagnostic étiologique fait appel à un interrogatoire standard, un examen clinique global, systémique et systématique afin de déterminer les examens complémentaires nécessaires. Des marqueurs cliniques spécifiques du risque de chutes, de mesure facile et rapide peuvent être recherchés.

L'intervention d'une équipe professionnelle comprenant divers spécialistes est le meilleur atout pour un diagnostic étiologique, ainsi que pour l'élaboration d'un traitement et d'une stratégie de prévention. La prise de mesures appropriées réduit le risque de chutes et ses conséquences, ainsi que le nombre de journées d'hospitalisation [8].

L'audit de la chute pratiqué par une équipe multidisciplinaire définit les causes, les conséquences et propose des solutions aux divers intervenants du domicile. Cependant environ 14 % des chutes restent inexpliquées [14].

SUMMARY

Clinical evaluation of falls in elderly people. – Falling for elderly people, even when they are healthy is of frequent occurrence and a multifactorial problem due to both extrinsic and intrinsic factors. Causes have multiple origins and vary according to the age, the health and the degree of activity. Studying falling leads to medical audit by multidisciplinary health professionals. Causes, consequences, solutions must be found, however, 14 % of falls remain unaccounted for. Diagnosis follows from geriatric history, which is complicated history. It must enable the medical staff to know everything about the subject and about his fall, his past and actual medical history, his medication status, his family, his habits, his surroundings, and the material or human help he can get, without forgetting such details as the type of shoes he usually wears. The questioning is policelike, the physical examination thorough, taking into account various systems, various functions (nutrition, balance and walk, cognitive) as well as psychological elements (fear of falling). A frail person must be detected for it renders him particularly vulnerable even when undergoing a minor stress. All these risk of fall are found in these frail elderly people

All these elements must lead to the drawing up of treatment and strategies of prevention limitating the cases of recurrence.

RÉFÉRENCES

[1] Bonin-Guillaume S., N'Guyen N., Tonolli-Serabian I., Vaisse B. – Les chutes en court séjour gériatrique. *Revue Gériatrie*, 1997; 22: 583-90. [2] Campbell A.J., Buchner D.M. – Unstable disability and the fluctuations of frailty. *Age Ageing*, 1997; 26: 315-8. [3] Campbell J.A., Robertson M.C., Gardner M.M. – Elderly people who fall : identifying and managing the causes. *Br. Med.*, 1995; 54: 520-3. [4] Carlson J.E., Zocchi K.A., Bettencourt D.M. *et al.* – Measuring frailty in the hospitalized elderly : concept of functional homeostasis. *Am. J. Phys. Med. Rehabil.*, 1198; 77: 252-7. [5] Dargent-Molina P., Bréart G. – Épidémiologie des chutes et des traumatismes liés aux chutes chez les personnes âgées. *Rev. Epidém. Santé Publ.*, 1995; 43: 72-83. [6] Graafmans W.C., Ooms M.E., Hofstee H.M.A., Bezemer P.D., Bouter L.M., Lips P. – Falls in the elderly : a prospective study of risk factors and risk profiles. *Am. J. Epidemiol.*, 1996; 143: 1129-36. [7] Lundin-Olsson L., Nyberg L., Gustafson Y. – Attention, frailty and falls : the effect of a manual task on basic mobility. *J. Am. Geriatr. Soc.*, 1998; 46: 758-61. [8] Rubenstein L.Z., Josephson K.R. – Causes and prevention of falls in elderly people. In Vellas B., Toupet M., Rubenstein L., Albarède J.L., Christen Y. – *Falls, balance and gait disorders in the elderly.* Paris, Elsevier, 1992; 21-38. [9] Speechley M., Tinetti M. – Falls and injuries in Frail and Vigorous community elderly persons. *J. Am. Geriatr. Soc.*, 1991; 39: 46-52. [10] Strubel D., Jacquot J.M. – Troubles posturaux du sujet âgé : mécanismes et prise en charge. *In Posture, équilibration et médecine de réeducation.* Paris, Masson, 1993; 199-206.

[11] Tinetti M.E., Richman D., Powell L. – Falls efficacy as a measure of fear of falling. *J. Gerontology*, 1990; 45: 239-43. [12] Tinetti M.E., Speechley M., Ginter S.F. – Risks factors for falls among elderly persons living in the community. *N. Engl. J. Med.*, 1988; 319: 1701-7. [13] Vellas B., Faisant C., Lauque S. *et al.* – Étude I.C.A.R.E. : Investigation sur la chute accidentelle. Recherche épidémiologique. *L'Année Gérontologique*, 1995; 9: 423-36. [14] Woodhouse K.W., O'Mahony M.S. – Frailty and ageing. *Age Ageing*, 1997; 26:245-6.

PLACE DES EXAMENS COMPLÉMENTAIRES DANS L'EXPLORATION DES CHUTES DES PERSONNES ÂGÉES

M. RAINFRAY, J.P. EMERIAU[1]

Les causes des chutes des personnes âgées sont multiples et souvent associées : troubles de la vue et de l'audition, des fonctions cognitives, maladies neurologiques entrainant des troubles de la marche et de l'équilibre, troubles du rythme et de la conduction cardiaques, abus médicamenteux. L'existence d'un malaise ou d'une perte de connaissance oriente préférentiellement vers une étiologie cardio-vasculaire, mais l'interrogatoire est souvent imprécis. Comment alors planifier les examens complémentaires afin de déterminer la ou les causes possibles de la chute liées à une affection cardiovasculaire ? Un bilan systématique trop extensif n'est pas raisonnable et il vaut mieux adopter une démarche par paliers guidée par l'interrogatoire du patient et de sa famille et par les données d'un examen clinique rigoureux [4].

Le premier palier est celui des mesures à prendre devant toute chute, guidées par l'examen clinique. Certaines servent à apprécier le retentissement de la chute, d'autres sont à visée étiologique.

MESURES PERMETTANT D'APPRÉCIER LE RETENTISSEMENT DE LA CHUTE

Le bilan des lésions traumatiques : recherche de plaies, d'une déformation douloureuse d'un membre ou d'une impotence fonctionnelle, sans oublier l'examen ophtalmologique en cas d'hématome palpébral ou périorbitaire car certaines fractures

1. Service de Médecine Interne-Gériatrie, Hôpital Xavier Arnozan, avenue du Haut Lévêque, 33604 Pessac.

de la base du crâne peuvent entraîner des hématomes compressifs du nerf optique ou des nerfs oculo-moteurs.

L'examen radiologique des points d'impact de la chute doit être systématique, en particulier chez les patients atteints de troubles cognitifs sévères, qui ne sont pas toujours capables d'exprimer clairement leur douleur et dont l'impotence fonctionnelle peut passer inaperçue si l'on ne connait pas avec précision leurs capacités fonctionnelles habituelles.

L'état de conscience : en cas de troubles de la vigilance et/ou de signes neurologiques focalisés, un scanner cérébral sans injection doit être pratiqué rapidement à la recherche d'un processus hémorragique qui pourrait justifier un geste chirurgical en urgence, ou d'un processus ischémique.

La recherche d'une rhabdomyolyse par un bilan biologique simple comportant le dosage des enzymes musculaires (CPK, LDH) et appréciant la fonction rénale par le calcul de la clearance de la créatinine car la créatininémie est souvent normale chez les sujets âgés dont la masse musculaire est diminuée. Ce bilan doit être répété car c'est l'aggravation de la fonction rénale dans les jours suivant la chute qui détermine le pronostic.

Autres mesures à visée étiologique

La *prise de la pression artérielle* et du pouls en position couchée et debout. La pression artérielle doit être mesurée le matin au réveil après 10 minutes de décubitus puis 30 secondes après le lever et toutes les minutes pendant 5 minutes. Il est inutile de rechercher une hypotension orthostatique si le patient est hypotendu en position couchée.

Examens biologiques : glycémie, ionogramme sanguin, NFS, protides et TSH car de nombreux troubles métaboliques comme l'hypoglycémie, l'hypo ou l'hypernatrémie, une dysthyroïdie ou une anémie peuvent être cause de chutes chez la personne âgée [5].

Électrocardiogramme : examen de base permettant de mettre en évidence un trouble du rythme ou de la conduction : bradycardie et pauses ventriculaires, tachycardies, torsades de pointes. La confrontation à des ECG antérieurs est indispensable en cas de fibrillation auriculaire (FA) car seul un passage récent en FA ou un changement brutal de rythme pourront être jugés responsables de la chute.

Bilan étiologique classique d'un syndrome infectieux : hémocultures, uroculture, radio de poumons. Les syndromes infectieux sont à l'origine de nombreuses chutes par la sensation de malaise et la faiblesse musculaire qu'ils entrainent même en l'absence de fièvre qui a pu d'ailleurs passer inaperçue au domicile. Nombre de bronchopneumonies et d'infections urinaires parenchymateuses sont révélées par une chute avant que ne s'installe le tableau clinique évocateur de l'infection.

Examen rigoureux des prescriptions médicamenteuses, de leurs doses et de leurs associations : psychotropes, vasodilatateurs et diurétiques sont les classes médicamenteuses les plus souvent incriminées dans la survenue de chutes chez les personnes âgées [5]. Des sensations vertigineuses, différentes des lipothymies et des vertiges vrais, précèdent souvent la chute dont les conséquences traumatiques sont caractérisées par une réaction dite « parachute » des bras qui se portent en avant ou en arrière pour amortir la chute, entraînant des fractures des poignets, du coude ou de l'épaule. Ces malaises sont souvent dus aux traitements par psychotropes.

En cas de négativité de ce premier bilan ou si de forts arguments - comme l'existence indubitable d'une perte de connaissance avec ECG normal – l'exigent, il faut passer au deuxième palier des explorations :

Il n'y a pas eu de malaise ou perte de connaissance brève

L'examen neurologique doit être particulièrement attentif. Devant des signes cliniques évocateurs de polynévrite des membres inférieurs, un examen électromyographique peut être indiqué. Une symptomatologie médullaire, où la chute s'inscrit dans un tableau de claudication intermittente de type médullaire par exemple, conduit à la réalisation d'un bilan radiographique rachidien complété d'une exploration par IRM. S'il existe des troubles de la marche et de l'équilibre en dehors d'un contexte neurologique bien défini tel qu'un syndrome cérébelleux ou vestibulaire, syndrome pyramidal récent, maladie de Parkinson : une étude clinique de l'équilibre par des tests simples [7, 10] peut être complétée par une exploration posturographique statique et dynamique [12] permettant de quantifier les troubles et de faire la part des altérations des composantes visuelle, proprioceptive ou vestibulaire de ce trouble de l'équilibre.

Une recherche la plus exhaustive possible des facteurs de risque conduit à vérifier la fonction visuelle, l'état nutritionnel, l'état des articulations des membres inférieurs, avec si nécessaire bilan radiographique.

Il y a des arguments en faveur d'une perte de connaissance brève ayant précédé la chute

Les pertes de connaissance brèves augmentent avec l'âge, récidivent dans 30 % des cas et sont associées à une mortalité accrue dans l'année chez des patients de plus de 75 ans [9]. Elles doivent donc être systématiquement recherchés devant toute chute. Malheureusement les circonstances de la chute peuvent être difficiles à reconstituer du fait de troubles de la mémoire ou d'un état confusionnel qui ont pu compliquer une immobilisation prolongée au sol. Il est parfois impossible de savoir s'il y a eu des prodromes ou des convulsions. Les pertes de connaissance se reconnaissent à ce que la chute survient tellement brutalement que le sujet n'a pas le temps de se protéger par une réaction posturale adaptée (mettre les bras en avant) et se blesse au visage et à la tête. Les pertes de connaissance brèves ne précèdent que 10 % des chutes des sujets âgés mais sont toujours révélatrices d'une maladie cardiaque ou neurologique qu'il faut diagnostiquer et traiter.

Lorsque l'*ECG est normal*, le bilan doit comporter un enregistrement du rythme cardiaque sur 24h, seul capable de mettre en évidence des troubles intermittents du rythme ou de la conduction tels que bloc sino-auriculaire ou auriculoventriculaire, extrasystoles ou tachycardie ventriculaires [1].

En cas de normalité du Holter rythmique, a fortiori s'il s'agit d'une récidive de chute : une exploration électrophysiologique du faisceau de His doit se discuter [2] car la sanction thérapeutique qui découle de la découverte d'un trouble du rythme ou de la conduction est simple (pose d'un pace-maker, fulguration) alors que les conséquences d'une nouvelle chute peuvent être catastrophiques.

L'EEG doit être demandé sans hésitation en cas de suspicion de comitialité qui n'est responsable que de 3 à 4 % des pertes de connaissance, tous âges confondus, mais qui est relativement fréquente chez les sujets âgés ayant un terrain vasculaire. La comitialité peut entraîner soit une suspension brève de la conscience avec secousses myocloniques des membres dans le cas d'un petit mal myoclonique, soit une absence avec conservation automatique de l'activité, dans le cas d'une crise partielle temporale. Enfin la comitialité peut compliquer un accident vasculaire cérébral et être exceptionnellement responsable d'une perte de connaissance [3].

L'écho-doppler carotidien et vertébro-basilaire est peu contributif car la fréquence des lésions athéromateuses chez les personnes âgées est telle que la découverte d'une sténose carotidienne ou vertébrobasilaire n'est que rarement responsable de la symptomatologie [9].

L'échocardiograhie cardiaque doit bien sûr être demandée systématiquement en cas de souffle cardiaque. Elle permet d'apprécier le gradient d'un rétrécissement aortique ou les pressions artérielles d'une hypertension artérielle pulmonaire.

Il existe des arguments en faveur d'une hypotension orthostatique ou post-prandiale mais celle-ci n'est pas retrouvée cliniquement

Le *Tilt-test* est alors indispensable pour mettre en évidence le défaut d'adaptation sympathique à l'orthostatisme et la réaction vagale physiologique qui en découle. Après 10 minutes de décubitus, le lit est incliné à 80° de manière passive mais rapide. La pression artérielle et la fréquence cardiaque sont mesurées avant le basculement puis 30 secondes et toutes les minutes après pendant 10 minutes.

Ce test peut être sensibilisé par deux épreuves pharmacologiques à l'isoprénaline et à la trinitrine [8] : trois paliers de 5 minutes en inclinaison à 80° suivis de 10 minutes en decubitus avec perfusion pendant chaque palier de 1, 3 puis 5 µg/mn d'isoprénaline ou de 20, 40 puis 60 µg/mn de trinitrine. Ce test est utilisé essentiellement à visée diagnostique car sa reproductibilité médiocre n'autorise pas son emploi pour suivre l'efficacité d'un traitement [11].

L'*enregistrement de la pression artérielle pendant 24 heures*, qui doit être réalisé en ambulatoire et non pendant l'hospitalisation, ce qui limite son utilisation chez les patients très âgés ou ceux qui ont des troubles cognitifs, peut objectiver la chute de la pression artérielle durant la période post-prandiale surtout si un vasodilatateur ou un hypotenseur à durée de vie rapide a été pris au cours du repas concerné.

Néanmoins, la variabilité tensionnelle est grande chez les sujets âgés et nombre d'épisodes hypotensifs sont asymptomatiques. Une étude récente a montré qu'il n'y avait pas de lien évident entre hypotension orthostatique et chutes chez des sujets âgés ayant des fonctions supérieures normales [6].

Il existe une suspicion de syndrome du sinus carotidien : le massage du sinus carotidien pendant 5 à 10 secondes doit être accompagné de la mesure de la pression artérielle et de la fréquence cardiaque durant les trois minutes qui suivent le début du massage.

Au terme de ces explorations, il n'est malheureusement pas toujours facile de rapporter la chute à une cause précise soit parce que coexistent chez un même patient plusieurs causes possibles, soit parce que les chutes récidivent malgré le traitement de la cause supposée. Seul l'inventaire minutieux des différents facteurs de risque de chute et leur correction successive sont les garants d'une meilleure prise en charge des patients chuteurs.

SUMMARY

Investigating falls in the elderly. – Falls in elderly people are often reported to various and intricated causes. Investigations are useful to appreciate the consequences of the fall and to find the etiology. The etiologic diagram must be organised by steps according to the clinical examination, the circomstances of the fall and the patient's status. The first step investigations appreciate the consequences of the fall. The second step investigations depend on the presence or absence of a syncope previous to the fall. In the absence of syncope, gait and equilibrium disorders can be usefully explored by posturography. Orthostatic hypotension may be supported by a tilt-test and post-prandial hypotension by 24hours ambulatory pressure monitoring. Syncopes with normal ECG must be explored by a 24hours ambulatory electrocardiography and an EEG. As a third step, electrophysiologic investigations could be done if the 24hours ambulatory electrocardiography is normal. Most of the time, more than one cause is implicated in the fall and the therapeutic schedule must be directed against each of them to prevent recurrences which increase morbidity and mortality of elderly people.

RÉFÉRENCES

[1] Aronow W., Mercando A., Epstein S. – Prevalence of arrythmias detected by 24 hours ambulatory electrocardiography and value of antiarrythmic therapy in elderly patients with unexplained syncope *Am. J. Cardiol.*, 1992; 70: 408-10. [2] Bachinsky W., Limzer M., Weld L., Estes M. – Usefulness of clinical characteristics in predicting the outcome of electrophysiologic studies in unexplained syncope *Am. J. Cardiol.*, 1992; 69: 1044-9. [3] Bousser M.G., Dubois B., Castaigne P. – Pertes de connaissance brèves au cours des accidents ischémiques cérébraux. Étude de 557 accidents. *Ann. Méd. Interne*, 1981; 132: 300-5. [4] Emeriau J.P., Salles-Montaudon N., Richard-Hartson S., Rainfray M. – Les pertes de connaissance brèves des personnes âgées. *La Revue de Gériatrie*, 1998; 23: 429-37. [5] Koski K., Luukinen H., Laippala P. – Physiological factors and medications as predictors of injurious falls by elderly people : a prospective population – based study. *Age and Ageing*, 1996; 25: 29-38. [6] Liu B.A., Topper A.K., Reeves R.A. *et al.* – Falls among older people : relationship to medication use and orthostatic hypotension. *JAGS*, 1995; 43: 1141-5. [7] Mathias S., Nayac U., Isaak B. – Balance in elderly : the get up and go test. *Phys. Med. Rehab.*, 1986; 67/6: 387-9. [8] Raybaud F., Camous J.P., Jung M., Dadoun M., Boudouy M., Morand P. – Données comparatives du test d'inclinaison avec ou sans isoprotérénol dans l'exploration des syncopes et lipothymies inexpliquées. *Arch. Mal. Cœur Vais.*, 1996; 89: 1145-51. [9] Séréni D., Conri C., Morcamp D. – Diagnostic étiologique des lipothymies et pertes de connaissance brèves après 65 ans. Résultats d'une étude prospective multicentrique de 188 cas. *Presse Méd.*, 1988; 17: 621-5. [10] Tinetti M., Performance Oriented Assessment of mobility. Problems in elderly patients. *JAGS*, 1986; 34: 119-26.

[11] Ward C., Kenny R. – Reproductibility of orthostatic hypotension in symptomatic elderly. *Am. J. Med.*, 1996; 100: 418-22. [12] Wolfson L. A. dynamic posturographic study of balance in the healthy elderly. *Neurology*, 1992; 42: 2069-75.

LE CHUTEUR ÂGÉ AUX SERVICES DES URGENCES

E. ALIX[1], P. BOURRIER[2]

L'arrivée aux urgences de chuteurs âgés est une situation courante, presque banale, mais ni la prévalence, ni les modes de prise en charge n'ont fait l'objet de publications nombreuses [2, 4, 5, 6, 12]. Dans le travail de Spaite *et al.* [12], 30 % des admissions aux urgences médico-chirurgicales après 70 ans sont liées à des traumatismes dont 60% sont provoqués par des chutes. Dans ce travail, seulement 10% des patients ont une cause à leur chute, identifiable dès leur passage aux urgences.

Dans un travail de Bross *et al.* (1993) réalisé dans un département de traumatologie d'urgences, la prévalence de la chute de sujets de plus de 65 ans vivants à domicile atteint 30 % des patients âgés traumatisés.

La notion de chutes préalables, souvent multiples, est volontiers occultée par le malade ou par les soignants d'institutions gériatriques, alors que cette notion est indispensable pour leur prise en charge [4]. La chute un indicateur de mauvaise santé, de morbidité et de mortalité [19], sa cause reste malheureusement méconnue dans près de 70% des cas. La plupart du temps elle est pluri-factorielle [8, 9, 10, 11, 14]. Dans le travail de Davies *et al.* [2], une moyenne de 3 facteurs de risque est identifiée lors d'un bilan étiologique (iatrogénie médicamenteuse, trouble de l'équilibre, hypersensibilité du sinus carotidien).

Les conséquences de la chute sont extrêmement sévères tant sur le plan de la mortalité immédiate ou retardée que sur le plan de la morbidité inductrice de dépendance [1, 3, 15, 16, 18, 21]. La prise en charge doit prendre en compte une démarche de prévention primaire par l'amélioration de l'hygiène de vie, exercice physique régulier et de l'état nutritionnel et, de prévention secondaire dès la première chute. *Le service des urgences est donc en première ligne pour faire un diagnostic, rechercher des causes rapidement et aisément identifiables,* puis diriger le patient, selon les cas, vers une prise en charge chirurgicale, médicale spécialisée ou médicale gériatrique.

Trois situations peuvent se rencontrer en pratique aux Urgences Médico-Chirurgicales.

---

1. Service de gériatrie, CHG, 194, avenue Rubillard, 72037, Le Mans Cedex.
2. Service d'accueil et d'urgences, CHG, 194, avenue Rubillard, 72037 Le Mans Cedex.

– Dans le cas d'une chute traumatique avec fracture, le patient est dirigé vers le secteur chirurgical du département des urgences et la cause de la chute passe au second plan de l'urgence que constitue la conséquence traumatique de la chute. La recherche étiologique est ensuite, bien souvent négligée, en l'absence d'une coopération médico-chirurgicale dans le service de traumatologie une fois l'intervention ou l'immobilisation réalisée [5]. Ce n'est qu'a l'occasion d'un transfert dans un service de soins de suite, si celui-ci s'avère nécessaire, que le bilan pourra être entrepris de manière tardive par rapport à la chute.

– Dans le cas d'une chute sans conséquence chirurgicale, le bilan doit débuter aux urgences à la recherche d'une cause précise pouvant motiver le passage dans un service spécialisé de neurologie ou de cardiologie. Ici encore l'option prise de rattacher la chute à une cause unique risque d'obérer le résultat final de la prise en charge que nécessite cette chute. *L'orientation vers un service de gériatrie de court séjour* permet une prise en charge multidisciplinaire, la plus précoce par rapport à la survenue de la chute, ne négligeant aucune option étiologique et recherchant même les associations. Cette orientation parait être la solution la plus adaptée au *symptôme-alerte* qu'est la chute. Une prise en charge globale, incluant l'analyse de l'environnement et des déficits sensoriels [7, 13, 17] permet de réduire l'incidence de ces chutes et des traumatismes qu'elles entraînent avec des conséquences morbides et fonctionnelles redoutables après 75 ans.

– Mais la chute peut également survenir aux urgences. Elle engage la responsabilité de ce service et peut être considérée comme un marqueur de qualité de ce service. La mise en œuvre de procédures écrites, validées par les différents acteurs du service, devrait permettre d'identifier les patients à risque et de réduire ainsi ces chutes sans pour autant provoquer des mesures préventives d'attachement dont le rôle délétère sur le comportement de patients âgés désorientés, en situation de stress, n'est plus à démontrer.

SUMMARY

The older faller at the emergency department. **-** Emergency wards are usually confronted with aged fallers. They generally attach the most importance to diagnosis and treatment of traumatic lesions, and often neglect research about the cause of the fall. Etiological assessment is no more undertaken when the older is referred to a surgical ward. In the absence of serious injury, the emergency department has the responsibility for faller's orientation, either toward community facilities, or toward an in-patient medical service. Geriatric units appear to be the most appropriate to realize a multidimensional approach for the risk factors of recurrent falling. Moreover, emergency wards have to organize fall prevention in their inner room.

RÉFÉRENCES

[1] Arfken C.L., Lach H.W., Birge S.J., Miller JP. - The prevalence and correlates of fear of falling in elderly persons living in the community. *Am. J. Public. Health* 1994; 84: 565-70. [2] Davies A.J., Kenny R.A. - Falls presenting to the accident and emergency department : types of presentation and risk factor profiles. *Age Ageing* 1996; 25: 362-6. [3] De Vito C.A., Lambert D.A., Sattin R.W., Bacchelli S., Ros A., Rodriguez J.G. - Falls injury among the elderly. Community based surveillance. *J. Am. Geriatr. Soc.* 1988; 36: 1029-35. [4] Edelberg H.K., Lyman K., Wei J.Y. - Notation of previous falls in admission record of hospitalized elderly. *Aging* 1988; 10: 67-70. [5] Kiel D.P. - The evaluation of falls in the emergency department. *Clin. Geriatr. Med.* 1993; 9: 591-9. [6] Loweinstein S.R., Crezenski C.A., Kern D.C., Steel K. - Care of the elderly in the emergency department. *Ann. Emerg. Med.* 1986; 15: 528-35. [7] Nelson R.C., Amin M.A. - Falls in the elderly.

Emerg. Med. Clin. North. 1990; 8: 309-24. [8] Nevitt M.C., Cummings S.R., Kidd S., Black D. - Risk factors for recurrent nonsyncopal falls :A Prospective study. *JAMA* 1989, 261. 2663-8. [9] Nevitt M.C., Cummings S.R., Hudes E..S. - Risk factors for injurions falls : a prospective study. *J. Gerontol.* 1991; 46: M 164-70. [10] O'Loughlin J.L., Robitaille Y., Boivin J.F., Suissa S. - Incidence of and risk factors for falls and injurious falls among the community-dwelling elderly. *Am. J. Epidemiol.* 1993; 137: 342-54.

[11] Ousset P.J., Ould Hennia A., Faisant C. *et al.* - A two year longitudinal study of falls, gait and balance disorders in 267 healthy elderly persons living in the community. Falls in the Elderly. *Facts. Res. Gerontol.* 1996. [12] Spaite D.W., Criss E.A., Valenzuala T.D., Meislin H.W., Ross J. - Geriatric injury : an analysis of prehospital demographics, mechanisms and patterns. *Ann. Emerg. Med.* 1990; 19: 1418-21. [13] Tinetti M.E. - Performance-oriented assessment of mobility problems in the elderly. *J. Am. Geriatr. Soc.* 1986; 36: 613-7. [14] Tinetti M.E., Speechley M., Ginter S.F. - Risk factors for falls among elderly persons living in the community. *N. Engl. J. Med.* 1988; 319: 1701-7. [15] Tinetti M.E., Liu W.L., Claus E.B. - Predictors and prognosis of inability to get up after falls among elderly persons. *JAMA* 1993; 269: 65-70. [16] Tinetti M.E., Mendes de Leon C.F., Doucette J.T., Baker D.I. - Fear of falling and fall-related efficacy in relationship ta functiorining amorig community-living elderly. *J. Gerontol.* 1994; 49: M140-7. [17] Tinetti M.E., Baker D.l., McAvay G. *et al.* - A multifactorial intervention to reduce the risk of failing among elderly people living in the community. *N. Engl. J. Med.* 1994; 331: 821-7. [18] Vellas B., Cayla F., Bocquet H., Depemille F., Albarede J.L. - Prospective study of restriction of activity in old people after falls. *Age Ageing* 1989; 18: 47-51. [19] Vellas B.J., Baumgartner R.N., Romero L.J., Wayne S.J., Garry P.J. - Incidence and consequences of falls in free-living healthy elderly persons. *Facts Res. Gerontol.* 1993; 7: 131-42. [20] Vellas B., Faisant C., Lauque S., Allard M., Albarède J.L. - Étude ICARE : Investigation sur la chute accidentelle : recherche épidemiologique. *L'Année Gérontologique*, 1995; 9: 423-37.

[21] Wild D., Nayak U., Issacs B. - How dangerous are falls in old people at home. *Br. Med. J.* 1981; 282: 266-8.

LA RÉÉDUCATION DU DÉSÉQUILIBRE POSTÉRIEUR

F. MOUREY[1]

Le déséquilibre postérieur est une particularité sémiologique observée avec grande fréquence chez le sujet âgé atteint de troubles de l'équilibre et de la marche, qu'il est exceptionnel de rencontrer dans une population plus jeune. C'est d'ailleurs l'observation clinique du sujet très âgé qui a permis d'identifier le déséquilibre postérieur comme une tendance du Centre de Masse (CM) à se projeter aux limites postérieures de la base d'appui. Il est observé dans de nombreuses situations d'instabilité posturale et représente l'un des signes cardinaux du syndrome de régression psychomotrice décrit en 1986 par le professeur Gaudet [5]. Dans ce tableau clinique, il apparaît sous le terme de rétropulsion. Si la physiopathologie reste encore

1. Centre Gériatrique de Champmaillot, 2, rue Jules Violle, 21034 Dijon Cedex.

aujourd'hui mal connue, les connaissances actuelles sur l'organisation centrale de la posture et du mouvement nous permettent d'émettre des hypothèses à partir desquelles nous proposerons les axes de la rééducation.

QU'EST CE QUE LE DÉSÉQUILIBRE POSTÉRIEUR ?

L'observation clinique se fait en position assise et lorsque cela est possible en position debout puis lors de la marche. En dehors de l'attitude caractéristique au fauteuil les fesses au bord de l'assise et les pieds positionnés en avant, le déséquilibre postérieur est révélé lors du mouvement. Ainsi la désadaptation posturale est particulièrement évidente lors du passage assis-debout et debout-assis. La trajectoire du tronc dans l'espace est alors exactement à l'inverse de celle observée chez le sujet sain avec une incapacité, à projeter le tronc en avant. Ces anomalies posturo-cinétiques s'accompagnent d'altérations du contrôle du centre de pression avec, à la phase initiale du mouvement, une pression résultante exercée en avant alors que physiologiquement, à cette phase du mouvement, elle est orientée en arrière (fig. 1).

La composante psychologique ne doit bien sûr pas être négligée, sachant qu'elle constitue un versant particulièrement important en rééducation. La peur de tomber accompagne en effet le plus souvent le déséquilibre postérieur. Si cette peur de la chute apparaît comme une réaction adaptée face à des altérations posturales menaçant réellement les possibilités d'orthostatisme, elle constitue en même temps un facteur aggravant du déséquilibre postérieur en raison d'une véritable sidération des aptitudes posturales de l'individu.

Au plan fonctionnel tout se passe comme si l'accumulation d'afférences erronées (vestibulaires, visuelles et somesthésiques), liée aux effets du vieillissement et des différents stress, ou maladies accumulées au cours de la vie, amenait une détérioration de la mémoire spatiale et des référentiels construits par le système nerveux central.

La chute constitue alors le révélateur de l'altération des processus qui sous-tendent le contrôle du corps dans l'espace, mais parallèlement elle aggrave ou décompense les aptitudes posturales restantes en raison d'une véritable sidération de ces processus.

La fragilité de ces patients très âgés chuteurs et la multifactoralité des atteintes tant au niveau des afférences que de l'intégration centrale, explique sans doute la difficulté de quantifier les anomalies de la posture et d'envisager des protocoles de recherche adaptés.

A notre connaissance seuls quelques auteurs français [1, 2] ont cherché à quantifier le déséquilibre postérieur et à évaluer l'efficacité de la talonnette.

RÉÉDUCATION

La mise en route du protocole doit être précédée d'une évaluation interdisciplinaire minutieuse visant à évaluer la qualité des différentes sources afférentielles de l'équilibration, l'efficacité des réponses posturales ainsi que la conservation des automatismes de base [4, 9].

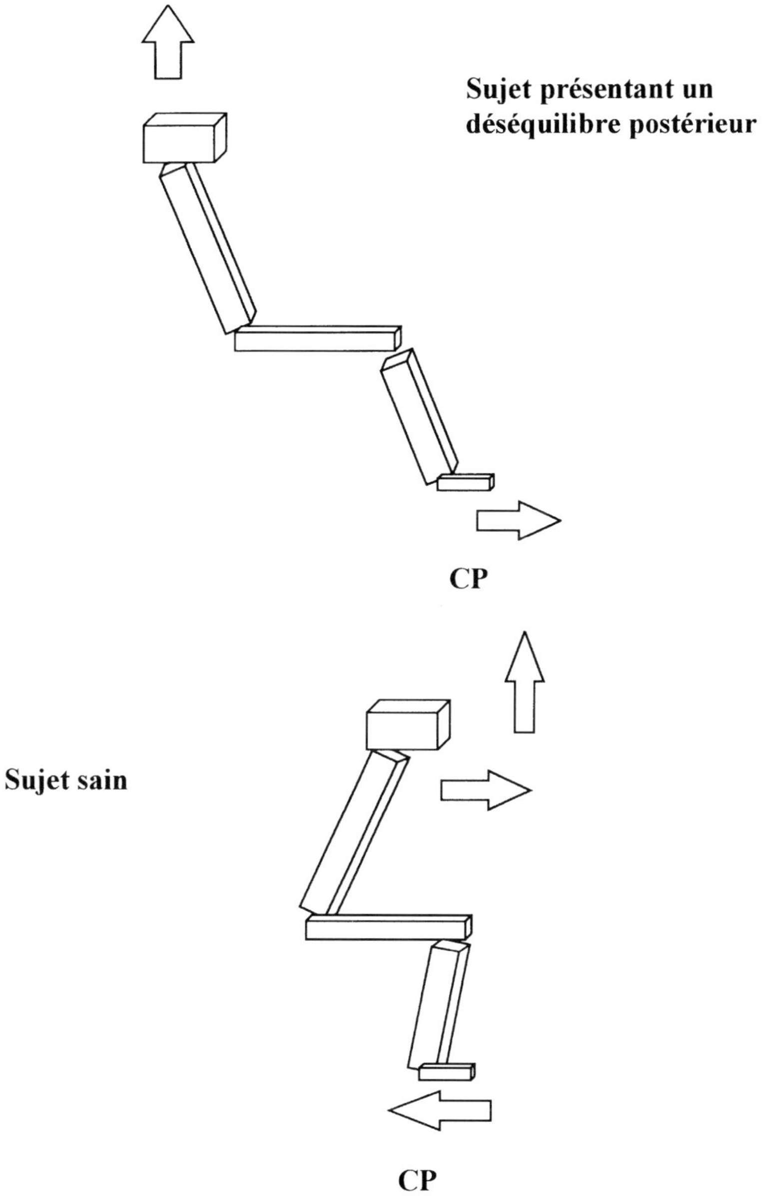

FIG. 1. — *Schématisation d'une tentative de passage assis-debout chez un sujet présentant un déséquilibre postérieur comparée au mouvement physiologique. Chez le sujet sain, à la première phase du mouvement, l'inclinaison du tronc en avant s'accompagne d'un déplacement postérieur du centre de pression (CP) ; chez le sujet âgé présentant un déséquilibre postérieur, la poussée au sol se fait vers l'avant et le tronc reste projeté en arrière lors de la tentative de verticalisation.*

Les différentes techniques utilisées, dont la liste n'est pas exhaustive, peuvent être classées ainsi :

Polystimulation

Le massage podal peut constituer une première approche dans la réafférentation de la semelle plantaire. Parallèlement, le travail de perception des appuis au sol peut être réalisé en position assise. Au niveau visuel, la sollicitation de l'oculomotricité est particulièrement intéressante lorsque se cumulent à la fois une réduction physiologique de la vision périphérique et un enraidissement de la colonne cervicale.

A cela s'ajoute les stimulations auditives sous la forme de consignes claires et précises.

Il faut enfin souligner l'intérêt des vibrations tendineuses.

Reprogrammation sensori-motrice

La plupart du temps le déséquilibre postérieur étant accompagné d'altérations des automatismes de base, la rééducation débute par des sollicitations des retournements au lit et des transferts décubitus assis-bord de lit.

En position assise la rééducation vise à travailler la projection du tronc en avant car elle constitue une des étapes posturo-cinétiques essentielles [6]. En effet, elle nécessite la prise en compte de la stabilisation de la tête dans l'espace (dissociation entre tête et tronc) qui va permettre d'améliorer le contrôle de la posture [3] ainsi que la sollicitation de l'ancrage du regard. L'ensemble de ces éléments seront ensuite utilisés au cours du passage assis-debout et debout assis.

La capacité à contrôler le tronc dans l'espace est ensuite travaillée en position debout.

Réactivation des stratégies posturales

Cette phase débute modestement par une recherche de la station debout dans des conditions de sécurité maximale (correction visuelle, chaussage correct, appui...). La progression se fait ensuite en supprimant les afférences visuelles, en diminuant la base d'appui puis en créant des déséquilibres intrinsèques (positionnement du tronc dans l'espace et déplacements segmentaires). A défaut de les anticiper le sujet doit réapprendre à percevoir les déplacements du centre de masse. Ce n'est que plus tard, lorsque l'équilibre statique s'est amélioré, que débutera le travail de réamorçage des réaction d'adaptation posturale (stratégies de hanche, de cheville) et des réactions de protection sur un mode volontaire puis de plus en plus automatique. Cependant, les réactions de protection des membres inférieurs en arrière altérées au cours du vieillissement, notamment dans le syndrome de Régression Psychomotrice sous la forme de succession rapide de petits pas, ne sont que très rarement récupérées.

Rééducation à la marche

C'est une rééducation spécifique de l'équilibre dynamique complexe. Les barres parallèles constituent le plus souvent, au début du traitement, la technique de choix. Le déambulateur s'avère souvent nécessaire dans la progression alors que les cannes anglaises sont rarement utilisées [8]. Une attention particulière doit être apportée aux demi-tours dont la qualité conditionne la possibilité d'un retour au fauteuil. Dans certains cas, la conservation de la talonnette s'impose comme une véritable orthèse du CM. Dans tous les cas les possibilités d'adaptation à l'effort doivent être surveillées.

Environnement et stimulation lors des activités de la vie quotidienne

La fragilité posturale de ces patients amène à considérer avec attention leur posture tout au long de la journée ainsi que la manière dont ils sont mobilisés. Il faut éviter les fauteuils à dossier incliné en arrière et munis de repose pieds. En outre, tous les soignants intervenant auprès du malade doivent être formés afin de proposer des schémas de retournement, de lever du fauteuil et de marche identiques à ceux proposés lors de la rééducation afin que tout au long de la journée le sujet utilise ses acquis moteurs.

L'ensemble des principes et des techniques de rééducation constitue un modèle de la spécificité de la rééducation gériatrique. Elle s'adresse en effet à un sujet fragilisé présentant des signes plus ou moins importants d'une décompensation posturo-cinétique. La rééducation ne doit donc pas être uniquement orientée sur l'équilibre mais considérer la coordination posture-mouvement. En outre pour être efficace, cette rééducation nécessite une prise en charge interdisciplinaire, l'effet de réapprentissage reposant sur l'utilisation de schémas univoques [8].

SUMMARY

Rehabilitation of backward desequilibrium. — In elderly people, a trend to backward projection of the Centre of Mass (CM) at the limits of support area is often observed. Bending forward becomes impossible and we may suppose that central frame reference of verticality is altered. This lack of postural control can be seen in sitting posture, in standing or walking, and during complex motor activities as sit-to-stand or stand-to-sit. Often backward desequilibrium is linked to fear of falling. The patient who shows this sign can benefit of specific rehabilitation based on following points: 1. Stimulation of visual, vestibular and somato-sensory inputs; 2. Sensori-motor relearning of basis motor patterns; 3. Postural strategic activation; 4. Gait training; 5. Interdisciplinary interventions during activities of daily life in adapted environment. This approach appears as a model of geriatric rehabilitation for frail elderly people.

Références

[1] Caro J.F. – Déplacement du centre de gravité, dans le plan sagittal sous l'influence d'une cale talonnière ou d'avant pied. *Ann. Kinésithér.* 1992; 19: 91-95. [2] Coquisart L., Avenel F. – Effets d'une posture sur plan incliné chez des personnes âgées valides. *Ann. Kinésithér.* 1996; 23: 212-216. [3] Di-Fabio R.P., Emasithi A. – Aging and the mechanisms underlying head and postural control voluntary motion. *Physical Therapy* 1997; 77: 458-474. [4] Mourey F. Camus A. – La réadaptation de l'équilibre chez le sujet âgé. *Rev. Geriatrie* 1998; 23: 219-222. [5] Mourey F., Pfitzemeyer P., Camus, A. – La régression psychomotrice 10 ans après. In : *L'Année Gérontologique* SERDI éd., 1998. [6] Mourey F., Pozzo T., Rouhier-Marcer I., Didier J.P. – A kinematic comparison between elderly and young subjects during standing up from and sitting down to a chair. *Age Ageing* 1998; 27: 137-146. [7] Tavernier-Vidal B., Mourey F. – *Réadaptation et perte d'autonomie physique chez le sujet âgé.* Paris : Frison-Roche éd., 1991. [8] Tévenon A., Pollez B., Danes J.P., Jumentier B., Dewailly Ph. – Rééducation du déséquilibre postérieur des personnes âgées. In : *Posture équilibration et médecine de rééducation.* Masson éd., Paris, 1993.

LA RÉÉDUCATION VESTIBULAIRE CHEZ LE SUJET ÂGÉ

M. TOUPET[1], I. BODSON, S. PEZZINI-PICART

Doit-on parler de rééducation vestibulaire ou de rééducation de l'équilibre ?

Le terme *vestibulaire* peut être pris dans un sens large, autant dans les noyaux vestibulaires, dans le *vestibulo-cerebellum* ou dans le cortex *vestibulaire*. Il s'agit de la fonction globale d'équilibration : œil, tête et posture gérés par la triple entrée sensorielle : visuelle, proprioceptive et labyrinthique. Ainsi le terme, pas tout à fait juste, de rééducation vestibulaire ne concerne pas que le labyrinthe mais une très large fonction d'équilibration.

Renforcement des entrées sensorielles (fig. 1) [2]

Avec la rééducation vestibulaire, par un entraînement progressif et personnalisé, nous allons enrichir les stratégies d'équilibre. On augmente le champ de perception de l'équilibre, en perturbant l'une des entrées sensorielles, obligeant le sujet âgé à contrôler son équilibre avec les autres entrées sensorielles : soit en perturbant la fonction vestibulaire (par des mouvements de tête, dans le plan vertical, puis dans le plan horizontal), soit en perturbant le système visuel (par de nombreuses sortes de stimulations optocinétiques telles des lumières tournant autour du patient) ou encore en perturbant la proprioception ou l'extéroception plantaire (marcher sur un tapis de mousse, sur un trampoline, sur des plateaux oscillants). De séances en séances, les sujets deviennent plus performants, plus confiants et généralement, au bout de deux mois, à raison d'une séance de trois quarts d'heure par semaine, et de 20 à 30 minutes d'exercice à faire chez eux, les sujets sont très heureux de retrouver une plus grande autonomie et quelques années de rajeunissement.

Ainsi, les médecins doivent perfectionner la prise en charge de la perte d'équilibre du sujet âgé (*presbyataxie).* Ils doivent développer avec des kinésithérapeutes, des rééducateurs de l'équilibre et les proches du patient âgé des procédures de réadaptation. Les solutions seront nuancées, adaptées aux lieux, aux possibilités financières, aux besoins psychologiques et aux handicaps préexistants. Il faut tenir compte du fait que nos sujets âgés sont obligés de se déplacer, pour se rendre sur les lieux de la rééducation. Quand ils sont accompagnés, nous leur conseillons de ne pas être soutenus.

---

1. Centre d'Explorations Fonctionnelles Oto-Neurologiques, 10, rue Falguière, 75015 Paris.

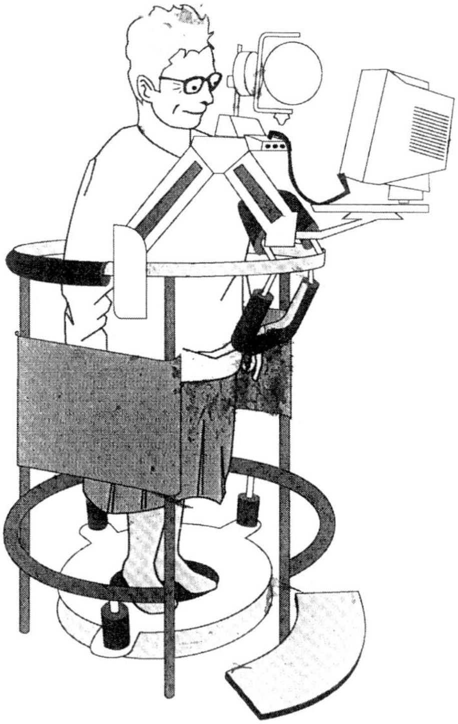

FIG. 1. — *Le multi-test-Équilibre (Zeitoun [6]) est à la fois un appareil d'évaluation des performances d'équilibration et un outil de rééducation.*

On propose des exercices physiques, d'abord simples, ensuite compliqués, qui mettent en évidence les déficiences afin de les surmonter au lieu de les nier (de façon à éviter les syndromes de négligence : « aveugle postural », négligence vestibulaire).

La rééducation vestibulaire permet de prendre conscience de son équilibre et de ses limites. Les progrès viennent aussi grâce à l'envie de gagner. Cet apprentissage passe par une étape intellectuelle, intermédiaire, de prise de conscience, à l'écoute de ses sensations. Attentif, le praticien trouve les exercices nouveaux, personnalisés, pour améliorer les performances du sujet âgé. Séance après séance, on augmente la difficulté des exercices, la vitesse, la complexité des conflits multisensoriels. Il faut de l'inattendu, de l'impromptu, pour augmenter les capacités d'indépendance et de liberté. Il faut « le nerf et la rage » disait Ingres en parlant de peinture, en rééducation aussi. Il faut aider le sujet âgé à transposer ses progrès acquis en salle de rééducation à la vie quotidienne. Quand le sujet âgé comprend vite les tâches, il faut l'encourager et quand, très naturellement, il trouve des solutions ou fait des progrès (« carottes et bâtons »). On recherche les moyens d'aguerrir le patient vertigineux, de le libérer de son angoisse par la pratique progressive, sans risque, de ce qu'il redoute le plus. On ne cherche pas à en faire des champions de l'équilibre, mais des patients adaptés à tous les aspects de la vie quotidienne [4].

Avant de commencer une rééducation, il faut un bilan diagnostic. Avant chaque séance de rééducation, on refait un bilan fonctionnel [6]. Après chaque séance, un compte-rendu est rédigé, annoté (de commentaires clairs : l'appréciation du rééducateur et les mots du patient) et noté (un note sur 10 pour chaque exercice). En notre centre, la rééducation est suivie d'un entretien avec le médecin, qui précise les instructions pour la prochaine fois. En fin de rééducation, on rédige une lettre de synthèse pour le médecin traitant.

LES RÈGLES D'OR D'UNE RÉÉDUCATION VESTIBULAIRE RÉUSSIE CHEZ LE SUJET ÂGÉ

Prise de conscience de la posture

Le patient n'a généralement pas conscience de sa posture. Les patients dont le centre de gravité est projeté au niveau des talons nous disent : « je tombe en arrière » mais ils ne remarquent pas que cela survient car ils ne se tiennent pas d'aplomb. Ce travail de correction de la posture peut parfois être difficile chez les patients âgés ayant parfois aussi des troubles cognitifs, mais cette prise de conscience de la posture nous paraît essentielle afin d'obtenir une amélioration de l'équilibre. Il faut souligner les erreurs posturales pendant chaque exercice. Nous utilisons un grand miroir pour les montrer.

Prise de conscience de petits déséquilibres

Le patient remarque souvent de grands écarts à la marche. Par contre, il ne ressent pas souvent les petits tangages quasi permanents engendrant une légère instabilité. Lors des exercices statiques et dynamiques, le rééducateur cherche à faire percevoir ces petits déséquilibres dont la correction méticuleuse aidera à limiter les plus grands déséquilibres.

Compréhension de la pathologie

Le patient ne comprend souvent pas pourquoi il présente ces troubles de l'équilibre. Le bilan ORL, neurologique et ophtalmologique réalisé est souvent peu déterminant « normal pour l'âge ! ». Il faut donc bien leur expliquer comment se construit l'équilibre et comment chez une personne âgée, il se dégrade progressivement. Il doit comprendre ainsi l'importance de chaque entrée sensorielle pour chaque grand type de mouvement.

Répétition

Le patient âgé a plus de difficulté à bien comprendre les exercices : comment réaliser les mouvements demandés et comment les faire afin qu'ils améliorent l'équilibre c'est-à-dire percevoir l'instabilité qu'ils engendrent et pouvoir la corriger. Il faudra patiemment répéter les exercices plus souvent que chez un patient plus jeune. Il faut démontrer l'utilité de ces corrections en soulignant le gain qu'ils peuvent acquérir.

Gestion de l'angoisse

Les troubles de l'équilibre de la personne âgée se traduisent au quotidien par une mauvaise adaptation à une situation imprévue et par quelques embardées à la marche qui peuvent parfois engendrer la chute. Cette perception du risque de chute est toujours très angoissante, et encore plus chez la personne âgée. C'est pourquoi, en cours de rééducation, il sera toujours important de pouvoir la rassurer.

La progression des exercices est choisie en fonction du degré d'équilibre du patient. Ce pourquoi le rééducateur propose toujours des exercices à la limite des capacités du patient afin de permettre un progrès permanent. Il faut toujours tenir compte de l'angoisse car si un exercice est considéré comme trop difficile par le patient, il engendre panique, tension et absence de progrès.

État général

Il n'y aura pas de vrai progrès si le patient présente un état général trop altéré. Par exemple, une atrophie musculaire trop importante, bloque l'évolution et ne peut être améliorée que par une kinésithérapie de remusculation bien conduite. Mais il s'agira aussi bien souvent de douleurs articulaires principalement au niveau des membres inférieurs et du dos rendant tout effort de statique ou de marche impossible durant plus de deux ou trois secondes.

La motivation

Les progrès apportent le courage de poursuivre la rééducation. Dans un premier temps, le patient doit pouvoir faire l'effort de réaliser des exercices à domicile, de sortir tous les jours afin de marcher beaucoup. L'effort physique et également psychique sont présents et ils placent le patient dans une situation stressante. D'autre part, les progrès sont toujours lents.

MATÉRIELS NÉCESSAIRES À LA RÉÉDUCATION DU SUJET ÂGÉ

Sol dur. Exercice de statique (recherche de l'immobilité en station debout), de marche ou de piétinement sur place.

Mousses. Une série de mousses d'épaisseur (3 à 12 cm) et de souplesse variable.

Sur une mousse, exercice statique, de piétinement et de demi-tour ou de tour complet sur place. Mousses disposées en série : exercice de marche avec passage d'une mousse à l'autre, soit en ligne droite, soit en zig-zag.

Trampoline. Toile tendue sur ressort horizontalement, à 25 cm du sol.

Exercice de statique et de piétinement avec demi-tour ou tour complet (fig. 2).

Plate-forme de Friedman. Plan de bois circulaire de 40 cm de diamètre fixé sur un disque de bois de 10 cm de diamètre et 2 cm d'épaisseur dont la face inférieure est légèrement convexe. Pieds écartés de 10 à 15 cm, le patient cherche à obtenir une stabilité de la plate-forme. Il peut également gérer son équilibre tout en provoquant des mouvements de la plate-forme afin de toucher le sol à partir du bord gauche de la plate-forme ou du bord droit, du bord antérieur ou postérieur.

Trottoirs. Un petit trottoir, 10 cm de haut et 50 cm de côté et un grand trottoir de 20 cm de haut. Ces trottoirs permettent au patient d'apprendre à monter et descendre une marche. Le patient s'approche près de la première marche, lève le pied en regardant où il doit le poser (essentiel pour l'estimation de la hauteur du trottoir), puis redresse la tête tout en amenant le deuxième pied sur la marche. Ces deux trottoirs peuvent être montés et descendus isolés ou être associés pour former deux marches.

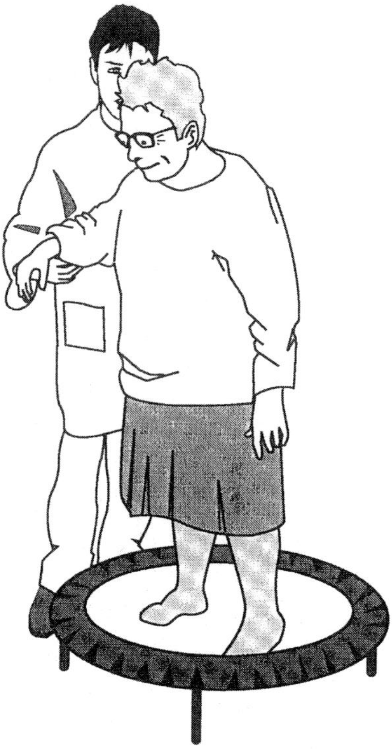

FIG. 2. — *Cherchant son équilibre sur le trampoline, cette dame âgée (85 ans) doit apprécier la hauteur et l'instabilité de la toile tendue. Le rôle de la fonction otolithique est ici prépondérant pour maintenir l'équilibre.*

Escabeau. Deux marches à monter avec, puis sans soutien : le patient s'approche près de la première marche posant un pied sur cette première marche en la regardant puis tout en amenant le deuxième pied relève la tête afin de regarder droit devant lui.

ORGANISATION DES SÉANCES DE RÉÉDUCATION

Les séances durent 45 minutes, une fois par semaine, durant 4 à 15 séances, mais le plus souvent 7 ou 8 suffisent pour les personnes âgées n'ayant aucune pathologie vestibulaire périphérique ou centrale.

En plus de ces séances, les patients doivent faire des exercices à domicile durant plus ou moins 20 à 30 minutes par jour. Ceux-ci seront répétés avec le patient lors de la première séance de rééducation, ils seront également décrits sur quelques feuillets remis au patient afin que celui-ci puisse les relire, donc mieux les remémorer à domicile [5].

Il est également demandé de marcher le plus possible (10 minutes par jour au début, plus ensuite). La durée et la distance de cette marche seront variables en fonction des capacités du patient, qui bien souvent doit faire un compromis entre le travail de son équilibre et les douleurs articulaires que cette marche provoque (cheville, genou, hanche et dos le plus souvent).

COMPRÉHENSION ET RÉPÉTITION DES EXERCICES À FAIRE À DOMICILE

Statique yeux ouverts-yeux fermés avec mouvements de tête

Debout dans le coin d'une pièce afin d'éviter tout risque de chute, le patient se tient bien droit (pas trop en appui sur les talons !) et essaye d'être immobile. Le patient doit donc tout d'abord percevoir son instabilité et ensuite apprendre à la corriger ; le plus souvent, il s'agit d'un tangage antéro-postérieur.

L'examen est réalisé les yeux ouverts puis les yeux fermés ; les pieds bien écartés puis joints par les talons, puis complètement joints, ce qui diminue le polygone de sustentation et rend l'exercice progressivement de plus en plus difficile [5]. Puis, Dans chacune de ces 6 situations, le patient réalise des mouvements de tête vers la gauche, la droite, le haut et le bas d'abord lentement puis plus vite, tout en faisant des poses de quelques secondes dans chacune de ces positions.

Équilibre sur un pied

En station unipodale, toujours dans le coin d'une pièce, le patient tente d'obtenir un équilibre le plus longtemps possible sur un pied puis sur l'autre.

Cet exercice devient très difficile pour la personne de plus de 50-60 ans qui parfois ne pourra conserver son équilibre pas plus de 2 à 3 secondes, voire certains patients très âgés ne pourront pas réaliser cet exercice.

Ces deux premiers exercices font travailler l'équilibre statique et permettent au patient de plus facilement pouvoir tenir debout, par exemple lorsqu'il fait la file d'attente dans un hypermarché, à la caisse...

Le second lui apprendra à mieux gérer son équilibre lors de tous les mouvements nécessitant le passage sur un pied, comme de monter un trottoir.

Passage talon-pointe

Toujours dans le coin d'une pièce, pieds plus ou moins écartés, le patient monte sur la pointe des pieds, cherche à se stabiliser 3 à 4 secondes puis passe sur les talons une fraction de seconde avant de revenir à plat.

L'intérêt est la recherche d'équilibre avec point d'appui au sol réduit mais également travail du mouvement de déroulage du pied que certaines personnes âgées ont perdu, elles posent donc le pied plus ou moins à plat en marchant. Cet exercice apporte également une meilleure perception du déplacement de centre de gravité vers l'avant ou vers l'arrière.

La marche

Dans un couloir (afin d'éviter tout risque de chute en permettant l'appui au mur à gauche et à droite si un déséquilibre survient) nous demandons au patient de faire un exercice de marche (c'est-à-dire en évitant les petits pas si souvent réalisés par les personnes âgées), tout en regardant d'abord droit devant puis en regardant à gauche cinq secondes, ensuite à droite cinq secondes, (c'est pouvoir regarder une vitrine et marcher en préservant une trajectoire rectiligne) puis vers le haut et vers la bas.

Lors de ces séances, nous faisons travailler aussi la marche à reculons mais cet exercice ne devra pas être répété à domicile car en cas de perte d'équilibre, le risque de chute en arrière serait trop important.

L'intérêt est de « travailler » la marche, la corriger. Percevoir la dynamique d'une bonne marche se fait plus facilement à domicile que dans la rue car le lieu est rassurant il n'y a aucun risque de chute et le patient est bien concentré sur l'exercice. Le sol est régulier et les repères visuels sont plus stables. Il faut travailler les 1/2 tours, placement des pieds, du regard et de la posture.

Poursuite oculaire

Tenant un stylo, à deux mains, bras tendus à hauteur des épaules, le patient fixe l'extrémité du stylo puis fait des mouvements de rotation du tronc à gauche et à droite tout en fixant le point de mire. Le patient fera ensuite le même mouvement vers le haut et vers le bas.

Exercices de saccades oculaires

Un stylo dans chaque main, bras tendus au niveau des épaules, le patient doit fixer alternativement le stylo de droite puis celui de gauche par un mouvement oculaire associé à un mouvement de la tête. Le patient réalise des mouvements verticaux en tenant un stylo en haut et l'autre en bas [1-3].

Exercices de lecture

Lisant un texte placé droit devant lui, le patient doit réaliser des mouvements de rotation de tête sur la droite, sur la gauche, lever ou baisser la tête, l'incliner à gauche et à droite.

Autre exercice de lecture, un texte est placé à la gauche, un autre à la droite du patient et le patient doit lire alternativement un mot sur le texte de gauche puis un mot sur le texte de droite.

L'intérêt de ces 4 exercices de poursuite et de saccades est de travailler la coordination œil-tête et la stabilisation du regard si essentielle à l'équilibre et souvent réduite chez la personne âgée. Le dernier exercice est également un petit travail de mémoire, ce qui le rend parfois impossible chez certains patients ayant des troubles cognitifs.

Réapprendre à s'asseoir et à se lever d'un fauteuil

Le patient doit mémoriser 4 points prioritaires pour se lever, puis 4 points pour s'asseoir. L'exercice est réalisé en salle sur un fauteuil, une chaise et un tabouret. Il le répétera à la maison.

Comment se relever après une chute

Le patient doit apprendre à se relever du sol pour diminuer l'angoisse de la chute et acquérir les bons réflexes pour se relever en toute sécurité (marcher à quatre pattes, prendre des appuis forts avec les bras, par exemple sur un fauteuil).

Les exercices à domicile permettent un travail de l'équilibre sous différents aspects. Un entraînement régulier, quotidien, semble essentiel chez la personne âgée.

Ces exercices sont réalisés dans des conditions de sécurité (coin d'une pièce, couloir) afin de limiter le plus possible le risque de chute et si l'un d'eux s'avère périlleux en cours de première séance de rééducation, nous ne demanderons pas au patient de le réaliser seul, chez lui. Le rééducateur exerce un contrôle rigoureux des exercices à la maison, pour s'assurer du bon apprentissage. Enfin, il place son patient en situation et il observe ses réactions pour obtenir une qualité d'apprentissage maximum. L'objectif vise à obtenir un apprentissage durable pour que le sujet âgé reste autonome plus longtemps.

Remerciements à Sarra Saâda et Solvay-Pharma pour les illustrations.

SUMMARY

Vestibular reabilitation in the elderly. – The aim of vestibular reabilitation for the aging patients is to learn again a good control of theirs displacements, increase their walking speed, have an harmonious gait. We can help them getting better postural adjustements like arm movements, rise toes or knees, or reduce the bopodal stance duration. We can help the aging patients to have a better articular mobility, more strength and to improve their walking ability rediscovering natural dangling arms.

RÉFÉRENCES

[1] Eber A.M., Strubel-Streicher D., Guillot M., Collard M. – Troubles de l'équilibre, vertiges et nystagmus induits par l'excentration maxima du regard. *Rev. Neurol.* 1984; 140: 131-7. [2] Lacour M., Toupet M., Denise P., Christen Y. – *Vestibular compensation : Facts, theories and clinical perspectives.* Paris, Elsevier 1989 (260 p.). [3] Stierle J.L., Conraux C. – La rééducation du vertigineux. *Méd. et Hyg.* 1977; 35: 3392-3. [4] Toupet M. – La rééducation vestibulaire des patients présentant une lésion vestibulaire unilatérale récente. In Pélissier J., Brun V., Enjalbert M. eds. *Posture, Équilibration et médecine de rééducation,* Paris, Masson 1993: 97-109. [5] Toupet M., Pezzini-Picart S. – La rééducation des vertiges et des troubles de l'équilibre. Solvay-Pharma édit, 1997 (5 livrets de 16 p.). [6] Zeitoun A. – Instabilité, vertiges : rééducation. *Kinésithérapeute Praticien* 1994; 42: 2-5.

DÉGÉNÉRESCENCE MACULAIRE LIÉE À L'ÂGE (DMLA), BASSE VISION, ORIENTATION ET MOBILITÉ

B. ARNAUD[1], G. DUPEYRON[2], C. BAZALGETTE[1],
N. SHARIFI-GHANAAT[3], F. LAFLEUR[3], M. VERONAT[3],
L. LE MANAC'H[3]

La dégénérescence maculaire liée à l'âge (DMLA) représente aujourd'hui un des problèmes les plus fréquemment rencontrés par les ophtalmologistes dans les pays développés. Cette pathologie est en effet un véritable problème de santé publique, puisque aussi bien en France, un million de personnes sont atteintes de cette maladie (une personne sur trois à 70 ans, une personne sur deux à 80 ans). Dans nos sociétés où la vision centrale est autant sollicitée, la perte de la fonction maculaire constitue une cause incontestable de risque de dépendance. Cette notion est bien connue des ophtalmologistes, des gérontologues et souvent des médecins généralistes, en particulier en ce qui concerne les difficultés en vision de près. Beaucoup moins connues sont les difficultés rencontrées par les patients atteints de DMLA en matière de déplacement. C'est sur ce problème que s'est penchée l'équipe de rééducation de l'Institut ARAMAV.

DMLA

La DMLA est une atteinte de la zone maculaire. Cette partie centrale des feuillets rétiniens est chargée essentiellement de la vision des détails et de la vision des couleurs. Le tableau clinique de la DMLA se traduit au départ par une baisse d'acuité visuelle, surtout marquée en vision de près, parfois associée à des déformations du centre de l'image encore appelée métamorphopsies. Le diagnostic est facilement posé par l'examen clinique du fond d'œil, et surtout par la pratique de l'angiographie rétinienne à la fluorosceine. Différentes formes sont décrites, d'évolution plus ou moins rapide, et conduisant peu à peu à la perte de la vision centrale avec constitution d'un scotome central. Les possibilités thérapeutiques sont très faibles. En dehors des médications vasoprotectrices classiques, il n'est que peu de formes cliniques où la

---

1. Service d'Ophtalmologie, CHU Gui de Chauliac, 371, avenue du Doyen Girard, 34059 Montpellier Cedex.
2. Service d'Ophtalmologie, CHU Hôpital G Doumergue, 5, rue Hoche, 30029 Nîmes Cedex.
3. Institut ARAMAV, 12 chemin du Belvédère, 30900 Nîmes.

prolifération de néovaisseaux d'origine choroïdienne soit sensible à une stabilisation obtenue grâce à la pratique d'une photocoagulation au laser (rayonnement de l'ordre de 532 nanométres). Les autres possibilités thérapeutiques sont encore du domaine de l'évaluation (radiothérapie, photothérapie dynamique, chirurgie maculaire, transplantation de cellule rétinienne...).

En réalité, la seule vraie réponse thérapeutique que l'on puisse, aujourd'hui, réellement proposer à ces patients est une réponse rééducatrice et réadaptatrice :

Rééducation basse vision avec ou sans utilisation d'une aide visuelle optique (système visuel grossissant, éclairage et verres filtrants) ;

Réadaptation : Ergothérapie, autonomie aux actes de la vie quotidienne, psychomotricité, orientation et mobilité.

Le déficit engendré est représenté par une baisse d'acuité visuelle centrale, avec constitution d'un scotome central plus ou moins relatif, voire absolu. Le reste de la rétine est toujours respecté avec persistance de la vision périphérique. Cette situation constitue un état de cécité légale mais jamais de cécité clinique absolue. Par ailleurs, il persiste dans la grande majorité des cas des points de fixation excentrique para-maculaires, et le but principal de la rééducation basse vision sera le développement de l'utilisation de ces néo-points de fixation.

Le handicap engendré par ce déficit de la vision centrale est donc bien connu en vision de près : maladresse, mauvais contrôle des gestes, incapacité à la lecture et à l'écriture. Les difficultés relationnelles sont également bien décrites par les patients, dont la vision floue ne permet plus la vision des détails et la reconnaissance des visages. Notre expérience dans la prise en charge rééducative de ces patients avec le travail des psychomotriciens et des orthoptistes de l'Institut ARAMAV, nous a, par contre, fait découvrir l'importance des difficultés rencontrées dans les déplacements, aspect en général peu rapporté dans la description du handicap de ces patients. On peut aussi s'interroger sur le rôle de la DMLA comme facteur de risque des chutes du sujet âgé.

VISION ET ÉQUILIBRE

L'équilibration, qui nécessite la participation de nombreuses structures [3, 7], est gérée par le tronc cérébral, particulièrement par la formation réticulaire, les noyaux vestibulaires en relation avec l'archéo-cervelet. Ce système est activé par trois types d'informations : vestibulaires, proprioceptives et visuelles [5]. Aucune de ces informations n'est indispensable (un sujet normal yeux fermés maintient son équilibre), mais aucune n'est cependant suffisante. L'information visuelle n'emprunte pas la voie optique sensorielle, mais s'en détourne au niveau du ganglion géniculé pour emprunter le tractus optique accessoire à destination du cervelet et des noyaux vestibulaires. Les informations visuelles prises en compte pour le maintien de l'équilibre sont complexes, mais il semble que ce soit surtout des informations extra-maculaires. Elles sont sans doute constituées d'une part par les informations globales de structuration de l'espace, mais aussi par le glissement de l'image sur la rétine, stimulus par ailleurs à l'origine du nystagmus opto-cinétique. Enfin, une imagerie plus complexe prise en charge à la fois par la rétine périphérique et la rétine centrale concernant les distances, la profondeur et la nature propre de l'image, intervient probablement aussi en empruntant la voie optique principale et n'interférant au niveau du tronc cérébral et du cervelet que de façon différée.

L'influence de la vision sur les systèmes d'équilibration est diverse [4]. Sur un plan très global, elle permet de situer le monde extérieur par rapport au corps. Pour ce qui est de la composante visuelle servant à la motricité oculaire, on peut retenir les actions spécifiques.

• La vision permet d'adapter le gain du réflexe oculo-vestibulaire. Ce réflexe, présent chez le nourrisson, est mal adapté. L'apprentissage grâce à la vision va permettre de fixer le gain et faire qu'à un mouvement de la tête corresponde un mouvement de contre-rotation des yeux de même amplitude, de façon à maintenir la stabilité parfaite du panorama sur la rétine.

• La vision sert à parfaire la compensation par le réflexe oculo-vestibulaire. : le maintien de la stabilité du panorama est assuré par le réflexe oculo-vestibulaire. Dans l'obscurité, en faisant tourner brutalement la tête d'un sujet normal, on obtient bien, comme on s'y attendait, un mouvement de contre-rotation des yeux mais avec une amplitude insuffisante de 15 à 20 %. La partie manquante est par contre parfaitement obtenue les yeux ouverts. L'information visuelle complète donc l'incitation vestibulaire.

• La vision sert à initier le nystagmus opto-cinétique, qui est un élément de stabilisation de l'image sur la rétine au même titre que le réflexe oculo-vestibulaire. Il persiste chez l'homme, même en cas de lésion de la macula, et est donc pris en charge par la rétine périphérique.

• La vision permet de corriger certaines anomalies du système d'équilibration. Lors d'une lésion vestibulaire périphérique, après une période de vertiges intenses, un équilibre convenable est récupéré du fait d'une compensation fondée en grande partie sur les informations visuelles.

Si la vision a un rôle important dans le maintien de l'équilibre, des travaux récents [6] ont montré une dominance hémisphérique droite en ce qui concerne le maintien de la stabilité de la tête dans l'espace.

Lee suggéra que la vision a également un rôle proprioceptif à la suite d'une expérience publiée en 1974, et citée par Berthoz [2] : Lee suspendit dans l'amphithéâtre de l'Université d'Edimbourg une grande boîte de 2 m de côté et libre à la partie inférieure. Il y plaça un sujet debout et fit doucement osciller la boîte comme un grand pendule, d'avant en arrière. Le sujet, au lieu de percevoir la boîte en déplacement, le perçut immobile, mais perçut une oscillation de l'amphithéâtre. Son cerveau en présence d'un mouvement relatif entre la boîte et le sol, conclut à un mouvement du sol et non pas de la pièce représentée par la boîte. Une véritable décision perceptive était prise pour choisir entre les deux possibilités. Il observa de plus que, associé à cette perception de mouvement, le corps du sujet lui-même se met à osciller d'avant en arrière avec la boîte. Il l'interpréta comme un effet direct de la vision sur le tonus musculaire, et suggéra que la vision avait un rôle proprioceptif.

Ces résultats furent ensuite confirmés par Dichgans et Brandt [2] pour des mouvements rotatoires du monde visuel, en plaçant des sujets devant un disque tournant dans le plan frontal au centre duquel se trouvait une ligne inclinable par rapport à la verticale. Debout devant cette roue, une rotation du corps en sens contraire du mouvement est perçue. Cette vection circulaire est atténuée par le fait que les otolithes et les informations tactiles de la plante des pieds contredisent l'information visuelle. Cette contradiction peut être dissipée en se couchant sur le dos ; on a ainsi une impression intense de rotation autour de la tête. Debout, la légère vection est accompagnée d'une très forte modification de la verticale subjective, de l'ordre de 5° à 20°. Le réajustement de la verticale perçue est accompagné d'une inclinaison de la tête et du corps dans le même sens. La vision agit donc comme proprioception, mais elle influence également la perception de la verticale, qui à son tour induit des modifications posturales.

L'influence de la vision est déterminante sur le contrôle postural chez les enfants de 2-3 ans. Si on place un bébé devant un disque tournant, il s'incline sur le côté lorsque le disque tourne. Cet effet augmente jusqu'à l'âge de 2 ans. Selon Assaiante [1], au cours de la petite enfance et d'une partie de l'enfance, la vision intervient de façon prédominante jusqu'à atteindre son apogée à l'âge de 6 ans. Subitement, la contribution visuelle périphérique s'effondre, avant d'augmenter progressivement de 8-9 ans jusqu'à l'âge adulte. Vers 7 ans, le contrôle vestibulaire devient à son tour prédominant de façon transitoire.

Citons enfin le rôle proprioceptif de la motricité oculaire dans l'équilibration : chez un sujet debout yeux fermés, la stimulation du muscle droit inférieur entraîne un mouvement du corps vers l'arrière ; une stimulation du muscle droit externe droit et du muscle droit interne gauche, un mouvement vers la gauche chez un sujet immobile yeux fixant une cible ; la stimulation des muscles droits inférieurs entraîne une sensation d'élévation de la cible. Yeux fermés, la stimulation est rapportée au corps car il n'y a pas d'information rétinienne ; yeux ouverts, elle est rapportée à la cible visuelle. Le contexte joue donc un rôle majeur.

RÉÉDUCATION ORTHOPTIQUE DES SUJETS ATTEINTS DE DMLA

L'orthoptie tient son origine de la racine grecque « ortho » qui signifie droit et « opsie » qui signifie l'œil.

La vocation de l'orthoptiste est le dépistage, la rééducation, la réadaptation des troubles de la vision et sa fonction s'étend du nourrisson à la personne âgée.

Les objectifs de la rééducation orthoptique de la basse visions sont le maintien de l'autonomie par la compensation sensorielle et motrice et la réadaptation fonctionnelle. Les principes sont basés sur les compétences de la rétine centrale et de la rétine périphérique.

La rétine centrale fonctionne en ambiance photopique ; elle est responsable de la vision des détails (discrimination fine), de la vision des couleurs, de la fixation, de la poursuite visuelle, de la coordination œil-main et de la perception du relief (dénivelés, marches, escaliers...). Dans le cas d'une atteinte de la vision centrale (DMLA), les sujets atteints décrivent une tache (scotome) plus ou moins importante à l'endroit où ils fixent. Cette tache se déplace en même temps que leur regard. Ils se plaignent d'une acuité visuelle faible, d'une fixation difficile, voire impossible, de difficultés de lecture en vision de près et en vision de loin (panneaux d'affichage, nom de rues...).

La rétine périphérique fonctionne en ambiance mésopique, elle est responsable de la vision des contrastes, des formes, des volumes, des silhouettes et des saccades visuelles. Elle intervient dans l'appréciation globale de l'espace, dans la localisation des objets, dans le contrôle postural et dans la détection des mouvements.

Dans le cas d'une atteinte de la vision centrale (DMLA), la rétine périphérique étant intacte, les sujets ne devraient pas présenter de difficultés de locomotion majeure et de troubles de la motricité globale. Cependant, dans nos entretiens, nous rencontrons fréquemment des patients qui se plaignent d'une vision floue, de difficultés dans l'appréciation des distances et des reliefs, d'une sensibilité importante à la lumière (ils redoutent le soleil de face, les phares de voitures), d'une exploration visuelle limitée (regard rivé au sol par peur de chuter).

Le bilan orthoptique a une importance capitale dans l'élaboration du programme de la rééducation.

Ce bilan comporte 3 phases :
1. bilan fonctionnel
2. bilan moteur
3. bilan sensoriel.

La mise en situation du patient est primordiale. L'observation est source de dialogue à propos des stratégies visuelles utilisées, de leur efficacité et de leurs limites.

La rééducation proprement dite tient compte des besoins visuels exprimés par ces patients qui sont le plus souvent la lecture et l'écriture. Les techniques sont donc basées en premier lieu sur la vision de près, mais la rééducation orthoptique est une prise en charge globale de la fonction visuelle, aussi bien de près que de loin.

Les grands axes de cette rééducation pouvant être transposées en vision de loin et lors des déplacements sont :

Recherche et stimulation d'une fixation de suppléance en statique et en dynamique (vision de près et vision de loin). Celle-ci va permettre de dégager le scotome ; le patient obtenant ainsi une fixation plus stable va pouvoir utiliser ultérieurement une aide optique en vision de loin. Cette nouvelle fixation va également permettre une meilleure localisation des obstacles sans toutefois améliorer l'appréciation des distances et du relief.

Entraînement oculomoteur. Le contrôle oculomoteur est nécessaire à une vision de qualité car le monde dans lequel nous vivons, et nous mêmes, sommes en perpétuel mouvement. Ainsi une rééducation intensive des poursuites et des saccades visuelles est effectuée ; celle-ci est indispensable dans la prise d'informations visuelles à l'extérieur lors des déplacements.

Harmonisation entre la rétine périphérique et la nouvelle zone de fixation. Ce travail va permettre le relais entre les informations détectées par la rétine périphérique (masses, formes, silhouettes, mouvements, contrastes...) et la rétine paracentrale (fixation de suppléance) au pouvoir discriminatif plus important. Le sujet peut après une détection globale, analyser de manière plus fine son environnement.

Développement des stratégies cognitives. Les capacités d'identification, d'analyse, d'interprétation, de déduction, de concentration et de mémoire visuelle sont sollicitées afin de permettre au sujet un meilleur traitement de son environnement à partir d'informations partielles ou imparfaites.

Equipement optique.

– *Les verres filtrants teintés* vont apporter un meilleur confort visuel. Ils optimisent les contrastes et luttent efficacement contre les différents types d'agressions lumineuses. Pendant la rééducation, plusieurs essais et mises en situation vont permettre le choix final.
– *Les systèmes grossissants* pour la vision de loin : jumelles et monoculaires. Ils sont utilisés en statique et facilitent la prise de repères visuels en extérieur.

La rééducation orthoptique des patients atteints de DMLA va permettre la mise en place de plusieurs stratégies visuelles et générer ainsi une reprise de confiance en leurs possibilités. De ce fait, l'appréhension du monde extérieur chargé d'informations visuelles sera amoindrie. Après cette phase d'entraînement purement orthoptique, l'application de ces différentes techniques dans les déplacements se fera par l'équipe de psychomotriciens spécialisée en orientation et mobilité.

DMLA ET DÉPLACEMENT

Ce qui caractérise une personne atteinte de DMLA sur le plan visuel, c'est la perte de la vision centrale et la conservation du champ visuel périphérique. Malgré cette conservation du champ visuel périphérique, nous avons constaté la difficulté de la personne atteinte de DMLA à percevoir les dénivellations et obstacles bas non contrastés.

Obstacles au sol et dénivellations. Les obstacles au sol tels que bornes antistationnement ne sont pas toujours repérables par la personne. Ceci s'explique par un contraste insuffisant entre l'obstacle et le sol ; cette situation peut être accentuée par de mauvaises conditions de lumière (éblouissement ou lumière insuffisante). La première marche d'escalier, les bords d'un trottoir et les sorties de garages peuvent s'avérer dangereuses. En effet, c'est souvent le pied et non l'œil qui découvre le terrain.

Mauvaise perception visuelle des signaux lumineux pour piétons. La personne peut s'engager de façon hasardeuse pour effectuer une traversée contrôlée par un feu de circulation et se faire renverser.

Le signal piéton n'est pas toujours visible pour diverses raisons :

– distance séparant le piéton du signal ;
– mauvaise intensité lumineuse du signal ;
– éblouissement (dû au soleil en face par exemple).

La personne atteinte de DMLA peut par ailleurs présenter des handicaps associés :

Baisse de l'audition. Une personne malvoyante doit compenser le manque d'informations visuelles par une analyse auditive plus importante. Des troubles de l'audition deviennent un handicap supplémentaire pour traverser seule en sécurité une intersection.

Handicap moteur. La personne âgée peut avoir des difficultés motrices (luxation de hanche, séquelles d'hémiplégie...) et de ce fait, augmenter ses risques de chute.

Autres facteurs. Altérations cognitives, facteurs émotionnels, déconditionnement moteur...

Les solutions proposées sont multiples.

Les aides à la mobilité :

– Canne longue. La canne longue permet de détecter les obstacles bas, latéraux et les dénivellations. Elle donne ainsi la possibilité au sujet de libérer son regard du sol. Cette nouvelle façon d'aborder l'espace offre la possibilité d'obtenir des informations utiles à l'orientation tout en étant protégé.
– Canne d'appui. Elle est préconisée pour les personnes ayant des troubles de l'équilibre. Hormis la possibilité de s'assurer un bon appui, elle permet aussi de vérifier la hauteur d'une marche ou d'un trottoir.

Ces deux types de canne, étant donné leur couleur blanche, identifient le handicap visuel de la personne atteinte de DMLA et sollicitent la vigilance des autres piétons et des automobilistes.

L'entraînement en orientation et mobilité. Suite à l'entretien initial et à l'évaluation en milieu extérieur et intérieur non familier, nous mettons en place, en accord avec le patient, un plan d'intervention en orientation et mobilité. En fonction des besoins et des difficultés du patient, nous lui conseillons, si nécessaire, d'opter pour un type de canne.

Nous avons constaté différentes façons de réagir au handicap visuel :

1. Le patient avait déjà envisagé de se déplacer avec une canne pour être identifié et découvre les bénéfices de cette aide.

2. Le patient réticent après une période plus ou moins longue prend conscience qu'il est constamment confronté à la chute et décide de prendre une canne.

3. Le patient refuse de se déplacer avec une canne au risque de chuter.

4. Le patient renonce à se déplacer.

Dans la plupart des cas, les objectifs du plan d'intervention sont :

– l'entraînement ou réentrainement à la marche en terrains variés ;
– l'apprentissage de techniques de canne (diagonale, monter et descendre un escalier...) ;
– analyser un carrefour afin de traverser en sécurité ;
– optimiser le potentiel visuel dans les déplacements.

Modifications des habitudes de vie :

– porter des chaussures stables et adaptées au terrain ;
– porter une visière et des verres filtrants afin d'augmenter les contrastes et réduire les effets d'éblouissement ;
– utiliser les rampes pour négocier un escalier ;
– demander l'aide d'un guide voyant pour se déplacer dans un milieu non familier ou inconnu, ainsi que lorsqu'on se sent moins en forme physiquement.

Conseils destinés à l'entourage de la personne âgée ayant une DMLA :

– familiariser la personne âgée par des indications claires, précises dans tout environnement nouveau (milieu intérieur et extérieur) ;
– aviser la personne de tout changement apporté à un environnement déjà connu (travaux, modification du mobilier...) ;

– encourager la personne à utiliser ses aides visuelles (verres correcteurs...), ainsi que les aides à la mobilité (canne blanche...).

Conseils pratiques liés à l'environnement :

– éviter le plus possible les carpettes, tapis ou en fixer les contours au sol à l'aide d'un ruban adhésif ;
– éviter les planchers trop cirés (glissants, éblouissants, reflétant des objets trompant ainsi la perception visuelle) ;
– éviter tout obstacle inutile au centre d'une pièce ou dans les lieux de passage ;
– prévoir des rampes d'appui partout où cela est nécessaire ;
– installer des bandes antidérapantes et contrastées sur chacune des marches d'escalier ;
– peindre les cadres des portes d'une couleur contrastant avec la couleur des murs pour en faciliter le repérage visuel ;
– prévoir un éclairage suffisant dans les lieux fréquentés et à risques.

En conclusion, la prise en compte des problèmes de mobilité et de déplacement des personnes atteintes de DMLA, aspect beaucoup moins connu de leur handicap, ne peut que nous engager à conseiller une approche plus globale du patient, approche souvent éloignée de la pratique de l'ophtalmologie quotidienne traditionnelle.

SUMMARY

Age related macular degeneration (ARMD), low vision, orientation and mobility. — Age-related macular degeneration represents today one of the first causes of handicap visual origin. This central deficit of the vision involves well-known difficulties in near vision, in particular for reading and writing. On the other hand, the vision lack of the details in the location of the obstacles in far vision is the base of significant embarrassment in displacements of patient's mobility in unknown places. Reeducation and rehabilitation that we applie for these patients is also related to this second aspect of the handicap. On a neurophysiological point of view however, it does not seem to exist direct relation between macular central vision and balance.

The orthoptic techniques of low vision rehabilitation associated with the techniques of orientation and mobility contributed to increase patient's safety, increasing their displacement and autonomy, in a team work of the orthoptists and psychomotricians from the ARAMAV Institute.

RÉFÉRENCES

[1] Assaiante C. – Changement au cours de l'ontogenèse des contributions sensorielles au service du contrôle de l'équilibre. *La Revue d'ONO* 1994; 29: 4-7. [2] Berthoz A. – Le sens du mouvement. *Éditions Odile Jacob*, Paris, 1997. [3] Bricot B. – La reprogrammation posturale globale. *Sauramps Médical*, Montpellier 1996. [4] Cremieux J., Mesure S., Amblard B. – Rôle de la vision dans la posture statique et quasi-dynamique. *La revue* 1994; 29: 5-9. [5] Larmande P. – Les troubles de l'équilibre d'origine visuelle. *La Revue d'ONO* 1998; 1: 15-7. [6] Perenou D.A., Amblard D, Laassel el. M., Pelissier J. – Hemispheric asymmetry in the visual contribution to postural control in healthy adults. *Neuro. report*. 1997; 29; 8: 3137-41. [7] Wade M.G., Jones G. – The role of vision and spatial orientation in the maintenance of posture. *Phys. Ther.* 1997; 77: 619-28.

PEUT-ON RÉÉDUQUER LE DÉMENT CHUTEUR ?

C. LAFONT, Y. ROLLAND, F. BUSQUERE, B. VELLAS, J-L. ALBAREDE[1]

De nombreuses études [13, 21, 26, 27] soulignent que les altérations cognitives constituent un facteur limitant la prise en charge rééducative. Les patients atteints de démence, qu'il s'agisse de démence vasculaire ou dégénérative, ont en général un pronostic péjoratif, tant sur le plan de la récupération fonctionnelle [32] que sur le plan du devenir [21, 27].

Toutefois, l'expérience montre qu'un nombre important de patients présentant des troubles cognitifs sont, malgré tout, pris en charge dans les services de rééducation, où ils bénéficient de soins spécifiques [18].

Par ailleurs, avec le vieillissement de la population, on observe une augmentation de l'incidence des maladies et des incapacités parmi lesquelles viennent, au premier plan, les altérations cognitives et les complications traumatiques des chutes graves [17, 25, 39], telle que la fracture du col du fémur (0,3-1 %). Il convient donc de s'interroger sur les moyens d'optimiser la prise en charge des patients âgés victimes de traumatismes et atteints d'une altération plus ou moins sévère des fonctions supérieures, ce qui suscite en fait un certain nombre d'interrogations :

– quelle est la fréquence des chutes chez le dément ? quelles en sont les conséquences délétères ?
– la rééducation est-elle réalisable s'il y a des altérations cognitives ? quelle est son efficacité à court et moyen terme ?
– existe-t-il des critères permettant de détecter les déments susceptibles de bénéficier d'une prise en charge rééducative ?

– quelles techniques et quelles modalités de rééducation faut-il privilégier chez ces patients ?

LES CHUTES CHEZ LES DÉMENTS

Parmi les sujets âgés, le dément est, plus que tout autre, exposé au risque de chutes, surtout au risque de chutes graves.

---

1. Service de Médecine Interne et de Gérontologie Clinique, Pavillon Junod, CHU Purpan, 31059 Toulouse.

Nevitt [25] signale une augmentation du nombre de chutes accompagnée de blessures chez les sujets ayant une altération cognitive, appréciée au Trail Making B test [36] (OR = 1,8 ; 95 % – IC 1,1 – 3) et au Mini Mental Status Evaluation (MMSE) [8] (OR = 1,8 ; 95 %, – IC 1,2 – 2,8). Cependant, la fréquence des chutes et la gravité de leurs conséquences ne semblent pas systématiquement corrélées à la sévérité de la démence [2, 13, 15]. Les études épidémiologiques sont contradictoires sur ce point. Alors que certains auteurs [2] montrent que, chez les patients atteints de maladie d'Alzheimer (DTA), le niveau de démence n'est pas associée à la fréquence des fractures, Johanson [15] trouve, à l'inverse, que la prévalence des fractures du col du fémur augmente chez les femmes avec la gravité des troubles cognitifs, qu'ils soient d'origine vasculaire ou dégénérative ($r = 0,27$; $p < 0,01$). Oleske [26] souligne que chez les sujets atteints de DTA une fois sur quatre la chute s'accompagne de fracture. La fréquence des blessures est associée à la sévérité de la démence mesurée au MMSE (OR = 1,05 ; 95 % IC : 1,01 – 1,09, $p = 0,02$) et à l'augmentation du niveau de dépendance (OR = 1,12 ; 95 % IC : 1,06 – 1,18, $p < 0,001$). Cependant, il existe une forte corrélation entre ces deux variables, de sorte qu'il est difficile de déterminer le poids relatif de chacune d'elle.

Buchner [2], dans une étude longitudinale réalisée chez des sujets atteints de maladie d'Alzheimer, observe que, sur une durée de trois ans, la fréquence des fractures chez ces patients est multipliée par 3,5 par rapport à une population normale de même sexe et de même âge (69/1 000/an versus 19/1 000/an). Le type de fracture le plus fréquemment observé est la fracture du col du fémur. De même, une étude rétrospective menée en Suède [15] chez 485 sujets âgés de plus de 85 ans souligne l'existence d'une corrélation entre fracture du col fémoral et démence, qu'il s'agisse de maladie d'Alzheimer ($p < 0,01$) ou de démence vasculaire ($p < 0,01$). Cependant, cette corrélation se retrouve uniquement chez les femmes. Parmi celles qui sont atteintes de démence, la fréquence des fractures de hanche est deux fois et demi plus élevée que dans la population normale du même âge, (32,7 % vs 13,6 %) pourtant dans ce groupe la densité osseuse n'est pas plus basse, ce qui permet d'éliminer le facteur ostéoporose et d'incriminer plutôt le mécanisme de la chute. Enfin, Melton [22] montre que, dès la première année où est porté le diagnostic de maladie d'Alzheimer, on observe deux fois plus de fractures chez les déments que chez les sujets indemnes. Le risque relatif est de 1,1 (95 % IC 0,9 – 1,3) pour les fractures toutes localisations confondues, il est nettement supérieur pour les fractures du col du fémur où il atteint 2,7 (95 % IC 1,8 – 4,2) (fig. 1). Pourtant, l'analyse des antécédents ne permet pas de retrouver chez ces patients un taux de fracture accru dans les années qui précédent le diagnostic. Ceci laisse donc supposer que chez les déments la fracture est davantage liée à une augmentation de la fréquence des chutes et au type de chute qu'à une ostéoporose (potentiellement associée à la démence).

Le risque accru de chutes chez les sujets présentant des altérations cognitives et la sévérité de leurs conséquences peuvent, en fait, être expliqués par de multiples facteurs :

– troubles de l'équilibre et de la marche [17, 22] en rapport avec une apraxie ou une diminution de la force musculaire des membres inférieurs [17, 25] ;

– altérations du contrôle posturo-cinétique et perte des réflexes de protection [17, 22, 25] ;

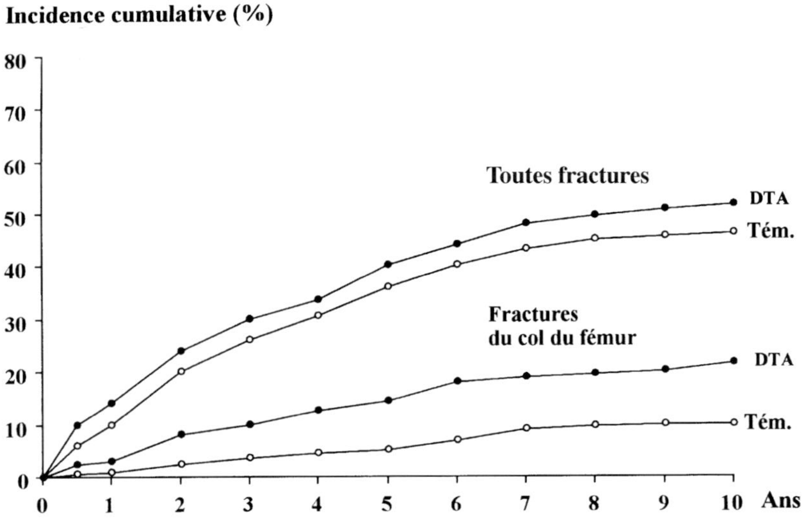

FIG 1. — *Incidence des nouvelles fractures et des fractures du col du fémur chez les patients atteints de maladie d'Alzheimer et les sujets âgés normaux : étude longitudinale sur dix ans d'après Melton [22].*

– mauvaise évaluation des situations potentiellement dangereuses, défaut de vigilance ;
– troubles du comportement avec déambulation [2] ;
– utilisation plus importante de psychotropes [2, 15, 17, 22] et plus grande sensibilité vis-à-vis de leurs effets secondaires ;
– comorbidité élevée, souvent sous évaluée et non traitée [2].

Par ailleurs, on constate souvent, chez les déments, la survenue de chutes à répétition [22] et certains auteurs mentionnent que la localisation des fractures dans cette population est quelque peu différente de celle observée chez les sujets sains de même âge. En effet, la réduction de la vitesse de marche et de la longueur du pas, souvent observées chez ces malades [24], semblent favoriser les chutes en arrière et sur le côté, ce qui explique l'augmentation de l'incidence des fractures de hanche, alors que celle des fractures du poignet a tendance à diminuer et que le taux de fracture au niveau des autres sites est sensiblement inchangé. Le même phénomène est observé chez les sujets atteints de maladie de Parkinson [22]. Enfin, les sujets déments ont souvent un index de masse corporelle et un poids plus faible [14, 15, 17], lié ou non à des problèmes de dénutrition, ce qui est à l'origine d'une moindre protection osseuse au niveau de la hanche.

La fracture du col du fémur chez le dément constitue un tournant péjoratif dans l'évolution de la maladie mettant en jeu à la fois le pronostic vital, fonctionnel et social. Lyons [21] signale un taux de mortalité de 50 % à six mois chez les patients de plus de 76 ans victimes de ce type d'accident et ayant un score bas au MMSE, alors que celui-ci n'est que de 11 % chez ceux ayant un score élevé. Wood [40] mentionne qu'après une fracture de hanche l'altération des fonctions cognitives est le facteur prédictif de décès à six mois le plus fiable devant les infections nosocomiales, les cancers et l'âge. Pitto [27] montre que la démence constitue avec la comorbidité, l'âge et la dépendance, l'un des principaux facteurs de risque de mortalité chez les sujets victimes d'une fracture du col du fémur. Elle représente également un facteur de mauvais pronostic fonctionnel et un facteur de détérioration du statut social à six mois : la majoration du taux de placement est de 65 % pour les patients de cette étude (p < 0,01). Enfin Srtomberg [37] observe que la fréquence des complications chez les sujets victimes d'une fracture de hanche augmente chez les déments, chez lesquels on note plus de débricolages et plus de plaies infectées. Ce risque existe pour les démences légères et modérées et est indépendant de l'âge.

EFFICACITÉ DE LA RÉÉDUCATION CHEZ LES SUJETS ÂGÉS DÉMENTS

Plusieurs études [13, 21] soulignent la faible efficacité, voire l'absence de résultat de la prise en charge rééducative chez les déments. Le niveau d'indépendance fonctionnelle obtenue chez ces patients, à l'issue de la rééducation, semble corrélé à la sévérité de la démence.

Schuman [33] compare les résultats fonctionnels d'un programme de rééducation standard, appliqué à des sujets âgés de plus de 65 ans, avec ou sans altération cognitive. Les 229 sujets entrant dans l'étude bénéficient d'une évaluation fonctionnelle portant sur les actes de la vie quotidienne (AVQ) au début de la prise en charge, à trois mois et à un an. Les patients sont séparés en trois groupes après évaluation des fonctions supérieures (absence d'altération cognitive, altération légère, altération modérée à sévère). La prise en charge rééducative est réalisée de façon aléatoire, soit dans un Service de Rééducation Gériatrique, soit dans une Unité de Moyen Séjour Gériatrique, soit à titre externe ; certains patients ne bénéficient d'aucune rééducation. Les bilans fonctionnels, effectués lors du suivi, permettent de constituer trois groupes selon que les patients se sont améliorés, stabilisés ou aggravés. Cette étude montre que le taux de retour à domicile est inversement proportionnel à la sévérité de l'atteinte cognitive et que la durée de séjour augmente avec la sévérité de la démence. En ce qui concerne la récupération fonctionnelle, on observe que ce sont les sujets normaux qui, à trois mois, ont tiré le meilleur bénéfice de la rééducation. Les sujets ayant une altération cognitive légère sont quelque peu améliorés, mais ces résultats ne sont pas significatifs, les progrès portent surtout sur certains actes de la vie quotidienne : réalisation des transferts, habillage, continence, toilette. À l'inverse, on n'observe aucun gain chez les sujets présentant une altération sévère des fonctions cognitives. Le suivi à un an montre que seuls les sujets non altérés continuent à s'améliorer, alors que les sujets ayant une altération sévère se dégradent, la détérioration du statut fonctionnel est, paradoxalement, plus importante chez les déments pris en charge en Service de Rééducation. De la même manière, il a été préalablement montré à plusieurs reprises chez des patients victimes d'accidents vasculaires cérébraux [6, 7] que ceux qui avaient des altérations cognitives ne tiraient aucun bénéfice fonctionnel des séjours en rééducation.

Toutefois cette vision péjorative, signant l'absence d'efficacité de la rééducation chez les déments, mérite d'être nuancée car d'autres travaux montrent que, si la démence minimise les résultats de la rééducation, elle ne signifie pas pour ces patients absence de possibilités d'amélioration et qu'il est des facteurs plus péjoratifs encore qui méritent d'être identifiés. Rozzini [32] étudie l'amélioration de l'équilibre et de la marche à l'aide du test de Tinetti [38] chez 349 patients très âgés (79,5 ± 6,7 ans), pris en charge dans un Service de rééducation. Le gain est inférieur de un point en moyenne chez les sujets présentant des altérations cognitives (MMSE < 24) par rapport aux sujets normaux et ce, quelque soit le niveau des performances motrices à l'entrée. Le même résultat est observé chez les patients déprimés (GDS > 16) [35]. Les facteurs détérioration et dépression constituent donc un handicap sur le plan de la récupération de l'équilibre et de la marche. Toutefois, lorsqu'on étudie de la même manière le rôle de la dénutrition (PNI > 34) [23] et de la comorbidité (IDS = 3) [12], le défaut de progression, par rapport aux sujets normaux, est beaucoup plus marqué 1 à 5 points, par ailleurs il est d'autant plus important que les performances motrices de départ sont basses (fig. 2). On observe donc que la dénutrition et la comorbidité compromettent plus grandement encore le pronostic de marche, que démence ou dépression.

À l'inverse, certains auteurs montrent que la détérioration ne constitue pas un obstacle à la rééducation. Diamont [4] observe que, chez 52 patients âgés, admis dans une Unité de Rééducation Fonctionnelle, ni le score au MMSE, ni l'âge pris isolément ou associés, ne sont corrélés de façon négative au gain fonctionnel, évalués à l'aide de la Mesure de l'Indépendance Fonctionnelle (MIF) [10, 11] (r = 0,1 ; R = 0,25 ; p < 0,18). Par contre, ces deux facteurs sont corrélés au niveau d'indépendance fonctionnelle observé à l'entrée (r = 0,58 ; R = 0,58 ; p < 0,001) et au niveau d'indépendance fonctionnelle de sortie (r = 0,49 ; R = 0,51 ; p < 0,0004). Les patients déments conservent donc des capacités de gain, mais leur niveau de dépendance est supérieur, tant à l'admission qu'à la sortie du Service (tableau I). Une deuxième étude, réalisée à Brescia par Rozzini [31] montre que la démence ne compromet pas la récupération d'une marche « sûre » après une fracture du col du fémur. Le travail porte sur 69 patients (âge moyen : 81,7 ± 8 ans) hospitalisés en rééducation, parmi eux 36 ont des altérations cognitives sévères, diagnostiquées sur un MMSE inférieur à 18, et 42 sont dénutris. Les résultats fonctionnels de la prise en charge rééducative sont évalués grâce à l'épreuve de Tinetti On considère que la marche s'effectue sans danger pour un score = 18. Sur 69 patients admis, 28 atteignent cette note (40,6 %). L'analyse statistique montre que la démence ne diminue pas la possibilité d'atteindre cet objectif ; en effet, les éléments de pronostic péjoratif retrouvés dans cette étude sont, avant tout, un niveau d'indépendance fonctionnelle précaire avant l'hospitalisation, un grand âge, un mauvais état nutritionnel. Pour atteindre une note = à 18 à la sortie, il faut au moins un équilibre assis à l'entrée, ce qui est vrai pour les déments et les non déments. On constate toutefois que le score final au test de Tinetti est plus bas chez les déments que chez les non déments. L'obtention d'une marche « sûre » reste possible chez ces patients, mais les résultats demeurent moins bons. Une autre étude réalisée par Goldstein [9] chez 58 sujets âgés, hospitalisés en Secteur de Rééducation Gériatrique après une fracture du col du fémur, compare le devenir fonctionnel de 35 déments et de 23 sujets non déments. La récupération fonctionnelle est étudiée à l'aide de la MIF, la sévérité de l'atteinte cognitive, à l'aide de la MDRS (*Mattis Dementia Rating Scale*) [34]. Ce travail montre une amélioration semblable dans les deux groupes en ce qui concerne le score d'indépendance motrice, les soins personnels, le contrôle sphinctérien, la locomotion. Les patients altérés sur le plan cognitif, vivant à domicile avant l'hospitalisation, retournent à domicile dans la même proportion que les sujets ne présentant pas d'altération cognitive. Les patients ayant débuté la rééducation avec un niveau de dépendance modifié de 3 à 5 à la MIF, et ayant atteint 6-7 à la sortie, sont ceux qui avaient des notes élevées à la MDRS, en particulier aux items initiations-persévérations et mémoire.

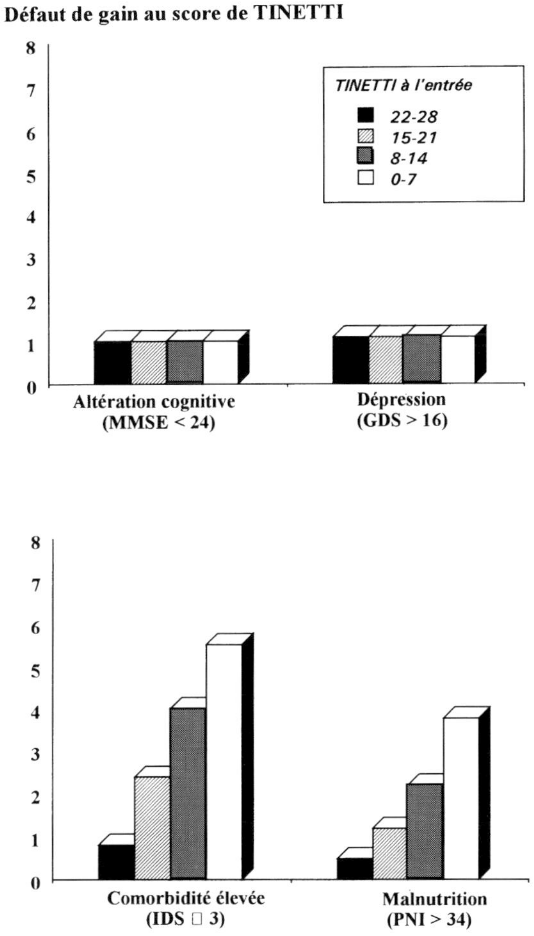

FIG. 2. — *Rôle de l'état cognitif, de la dépression, de la comorbidité et de la malnutrion sur les gains fonctionnels, mesurés à l'épreuve de Tinetti, à l'issue de la rééducation. Comparaison de la différence de progression entre sujets sains et sujets atteints, pour chaque paramètre (état cognitif, dépression, comorbidité, malnutrition) d'après Rozzini [32].*

TABLEAU I. — Résultats de la prise en charge, en fonction du statut cognitif, chez 52 patients admis en Service de Rééducation. Comparaison des patients du quartile le plus bas et du quartile le plus haut au MMSE d'après Diamond [4].

	Quartile le plus bas, n = 13 moyenne + / – DS	*Quartile le plus haut n = 13 moyenne ± DS*	*p*
MMSE	15,4 ± 2,7	28,8 ± 0,6	***
Âge	80,7 ± 9,9	75,4 ± 11,7	NS
Durée de séjour	27,0 ± 11,8	22,2 ± 12,1	NS
MIF à l'entrée	56,9 ± 16,4	82,2 ± 10,4	***
MIF à la sortie	76,5 ± 17,1	107,8 ± 13,4	***
Différentiel MIF	19,6 ± 10,2	25,6 ± 11,7	NS
Taux de retour à domicile	38 %	92 %	

Lorsque l'on analyse de façon chronologique les résultats de ces quelques études concernant l'efficacité de la rééducation chez les déments, on constate que l'amélioration des connaissances dans le domaine de la démence permet de mieux appréhender les altérations cognitives. Progressivement, on passe de critères qualitatifs, tels que démences sévères, modérées, peu sévères, à une description des fonctions altérées : mémoire, attention, jugement, capacités d'abstraction..., de sorte que, si les premiers travaux permettaient de dire que seuls les patients ayant des altérations cognitives légères pouvaient bénéficier d'une prise en charge rééducative, on parvient progressivement à mettre en lumière quelles capacités cognitives doivent être maintenues pour autoriser l'admission des déments dans les structures de rééducation. Parallèlement, les échelles d'évaluation de l'indépendance fonctionnelle deviennent plus sensibles, permettant de montrer dans quels domaines on peut attendre une progression en fonction des atteintes cognitives observées. Plusieurs études montrent que les sujets présentant une détérioration des fonctions supérieures conservent des possibilités d'apprentissage [9, 31, 32, 33] au niveau de la locomotion, de la réalisation des transferts, de l'habillage, de la continence, de la toilette ou la réalisation des soins personnels. Il existe donc chez le dément des possibilités d'amélioration avec une prise en charge rééducative, mais leur statut fonctionnel demeure inférieur à celui du sujet normal. Ceci conduit à penser qu'il ne faut pas exclure systématiquement ces patients des programmes de rééducation, mais plutôt déterminer quels sont les malades qui peuvent tirer bénéfice de ce type de prise en charge.

CRITÈRES D'ÉLIGIBILITÉ DES DÉMENTS POUR UNE ADMISSION EN RÉÉDUCATION

L'appréciation, chez le dément, des possibilités de gain en rééducation repose sur une évaluation globale des patients, prenant en compte le statut socio-familial, l'état de santé antérieur, le niveau d'indépendance fonctionnelle avant la chute et lors de l'admission en rééducation, ainsi que le type d'altérations cognitives.

Certaines études montrent que les patients vivant à domicile et bénéficiant d'une prise en charge par le conjoint ou les enfants ont un taux de retour à domicile sensiblement identique à celui des patients non déments [9]. D'autres travaux font apparaître que les facteurs de pronostic péjoratif de la rééducation incluent d'autres éléments que la démence, telle la comorbidité et la dénutrition dont le poids semble plus important encore que l'atteinte cognitive [31, 32, 41]. Le niveau d'indépendance fonctionnelle, la qualité de l'équilibre et de la marche avant la chute jouent également un rôle fondamental [31]. Les patients ayant un bon pronostic [41] sont ceux qui avaient les scores les plus élevés à l'ADL [16] et à l'IADL [18], qui se déplaçaient sans difficulté, avaient peu ou pas de troubles de l'équilibre [41] et n'utilisaient pas d'aide technique de marche [21]. Le niveau d'indépendance fonctionnelle lors de l'admission en rééducation constitue également un facteur prédictif. Rozzini [31] montre que le score initial au test de Tinetti peut prédire les résultats de la prise en charge rééducative et qu'il faut au moins un équilibre assis à l'entrée pour que les patients puissent bénéficier de la prise en charge.

Enfin, la sévérité de la démence et le type de déficit observé doivent être pris en considération. Rentz [30] montre que l'efficacité de la prise en charge rééducative nécessite certaines capacités d'attention et une possibilité de concentration pendant un temps minimum. Pour Goldstein [9], les gains fonctionnels obtenus pendant la rééducation sont corrélés à des notes élevées à l'échelle de Mattis, aux items initiation/persévération ($p = 0,047$), qui traduisent une conservation du jugement, et à l'item conceptualisation ($p = 0,031$), qui correspond à des capacités d'abstraction. De même le statut fonctionnel obtenu à la sortie est lié à la mémoire ($p = 0,026$), à la réponse initiation/persévération ($p = 0,003$) et à la conceptualisation ($p = 0,003$). Enfin, initiation/persévération sont également prédictifs d'une récupération totale de l'indépendance motrice.

Ces observations sont incomplètes car, pour l'instant, il ne semble pas y avoir d'étude cas-contrôle appréciant les résultats de la rééducation chez les déments. Les gains fonctionnels de la rééducation en fonction de la sévérité de la démence et du type de démence ne semblent pas, non plus, avoir donné lieu à publication. On parvient, toutefois, à dégager (tableau II) quelques critères qui, pris isolément, semblent constituer des facteurs de pronostic favorable pour la prise en charge rééducative de ces patients. Cependant, il faudrait, dans des travaux futurs, vérifier si les sujets qui ont, à priori, un profil favorable ont, à l'issue de la rééducation, des gains fonctionnels supérieurs aux autres (ce qui reste à prouver) et si les résultats obtenus se maintiennent à moyen terme.

QUELLE RÉÉDUCATION, POUR QUELS DÉMENTS ?

Les techniques de rééducation habituellement utilisées sont bénéfiques chez les patients ne présentant pas d'altérations cognitives et n'apportent que peu d'amélioration chez les déments [11]. Il convient donc de déterminer comment adapter le programme de rééducation à ce type de patients et dans quelle structure les mettre en œuvre.

Dans ce cadre pathologique, le choix des programmes repose, non seulement, sur le bilan orthopédique, mais surtout sur une bonne évaluation des capacités d'apprentissage restantes, déterminées à l'issue d'un bilan neuro-psychologique. En effet certaines études [20, 28] montrent que la rééducation permet de réactiver certains programmes moteur chez les sujets amnésiques (apprentissage procédural) et que certains patients avec des DTA modérées peuvent apprendre des tâches motrices alors

TABLEAU II. — CRITÈRES D'ÉLIGIBILITÉ POUR L'ADMISSION EN RÉÉDUCATION DES SUJETS PRÉSENTANT DES ALTÉRATIONS COGNITIVES.

Mode de vie
– à domicile
– non isolé (avec conjoint ou avec enfants)
État de santé antérieur
– comorbidité réduite IDS [12] < 3
– absence de dénutrition
Niveau d'indépendance avant la chute
– marche possible sans aide technique
Niveau d'indépendance à l'entrée en rééducation
– équilibre assis possible
– score MIF [10, 11] entre 3 et 5 aux items moteurs
Statut cognitif
– démences légères MMSE [8] < 18
– score suffisant à la MDRS [34] et bon score aux items :
– initiation-persévération
– mémoire
– conceptualisation

qu'ils sont incapables de retenir une liste de mots ou de reconnaître des visages qui ne leur sont pas familiers. Rozzini [31] considère que l'apprentissage moteur de base et la conscience du corps sont conservés chez les déments et qu'il persiste donc chez eux les capacités nécessaires pour atteindre une indépendance locomotrice. Les buts de la prise en charge doivent donc avant tout être fonctionnels, privilégiant une récupération dans les actes élémentaires de la vie quotidienne. Il semble plus profitable de s'orienter vers un travail global, faisant appel à des automatismes et basé sur des gestes simples, proches de ceux de la vie courante, car ceux-ci sont ancrés sur la mémoire procédurale longtemps conservée chez le dément [1, 3, 5]. Le travail analytique doit être réduit au maximum, de même que le recours à des appareillages complexes, car le sujet n'en percevra ni l'utilité, ni la finalité, ce qui peut induire des comportements opposants. L'exercice doit être montré en même temps qu'il est décrit pour renforcer le processus d'acquisition. Ceci implique donc pour le rééducateur, un minimum de connaissance sur le chapitre des démences et un travail de collaboration avec les autres spécialistes prenant en charge ces patients (neurologues, psychiatres, psychologues, ergothérapeutes...).

Le choix des structures mérite aussi réflexion, car Schuman [33] montre que les patients porteurs d'altérations cognitives modérées ou sévères ne bénéficient pas de la prise en charge rééducative. Chez ces patients, on observe au contraire, à moyen terme, une dégradation plus marquée du statut fonctionnel chez ceux qui ont bénéficié d'un séjour en rééducation. Ceci peut s'expliquer par l'aggravation des troubles, liée à une rupture prolongée du milieu de vie. L'hospitalisation, presque toujours nécessaire lorsqu'il y a un recours à un traitement chirurgical, doit être écourtée au maximum pour éviter d'aggraver la désorientation temporo-spatiale. L'une des solutions pour ce type de patients pourrait résider dans le développement d'une rééducation spécifique au niveau des Hôpitaux de Jour des Services de

Géronto-Psychiatrie qui assurent habituellement la prise en charge de tels malades ; ceci permettrait, tout en allégeant le fardeau des familles, de mener de pair rééducation motrice et réhabilitation des fonctions cognitives.

La prise en charge des déments dans les Services de Rééducation, où sont appliqués des programmes non spécifiques, fait preuve d'une efficacité médiocre et les gains fonctionnels, lorsqu'ils existent, semblent peu durables. Pourtant, certains patients présentant des altérations cognitives devraient pouvoir bénéficier d'une prise en charge rééducative. L'efficacité de celle-ci semble reposer sur une évaluation précise des fonctions déficitaires et sur la mise en place de programmes personnalisés prenant en compte les fonctions préservées du patient. Ceci implique une prise en charge interdisciplinaire, dans laquelle la rééducation doit être guidée par l'évaluation Neuro-Psychologique, et faire intervenir de manière complémentaire kinésithérapeutes, ergothérapeutes et psychologues.

Enfin et surtout, il semble fondamental de considérer le problème en amont de la rééducation et de sensibiliser les Services d'Accueil d'Urgence et les Services de Traumatologie à la nécessité de réaliser une évaluation cognitive du patient dès l'admission. Ceci devrait permettre un choix rationnel du mode d'anesthésie, des techniques chirurgicales et du type de prise en charge rééducative, l'objectif étant avant tout un appui précoce et des séjours de courte durée, afin d'éviter l'aggravation des troubles cognitifs liée à la perte de repères, qui accompagne toute hospitalisation.

SUMMARY

Is rehabilitation effective for cognitively impaired fallers ? – Both dementia and fall with severe injuries (hip fracture) are common among the elderly and their incidence increases with age. As the geriatric population grows, it becomes increasingly important to assess if the elderly with cognitive impairment may benefit from rehabilitative intervention. Previous studies concluded that only patients with mild intellectual impairment were able to benefit from rehabilitation. However this patients were not able to reach functional scores as high than controls. For others investigators, both cognitively and not cognitively impaired hip fracture patients exhibited similar overall FIM motor improvement, as well as gains in specific FIM areas measuring self care, sphincter control and locomotion. Control patients, however, displayed significantly greater gains in mobility at discharge. Others authors demonstrated that dementia does not refrain the recovery of safe gait after hip fracture and that demented patients obtained gain in ADL after rehabilitative intervention. In fact, patients with impaired mental status should not routinely be excluded from geriatric rehabilitation programs but these programs should be adapted to cognitive skills according to neuropsychological evaluation. Interdisciplinary intervention (with physiotherapist, occupationaltherapist, psychologist) is necessary. The hospital stay should be reduced and rehabilitative intervention should be carried on at home or in day's hospital.

RÉFÉRENCES

[1] Brooks D.N., Badeley, A.D. – What can amnesic patients learn ? *Neuropsychologia* 1976; 14: 111-122. [2] Buchner D.M., Larson E.B. Falls and fractures in patients with Alzheimer – type dementia. *JAMA* 1987; 257(11): 1492-1495. [3] Cohen N.J., Squire L.R. – Preserved learning and retention of pattern analyzing skills in amnesia : Dissociation of knowing how and knowing that. *Science* 1980; 210: 207-210. [4] Diamond P.T., Felsenthal G., Macciocchi S.N. *et al.* – Effect of cognitive impairment on rehabilitation outcome. *Am. J. Phys. Med. Rehabil.* 1996; 75: 40-43. [5] Ewart J, Levin H.S., Watson M.G., Kalisky Z. – Procedural memory during post-traumatic amnesia in survivors of severe closed head injury : Implications for rehabilitation. *Arch Neurol* 1989; 46: 911-916. [6] Feigenson J.S., Mc Carthy M.F., Greenberg S.D, Feigenson W.D. – Factors influencing outcome and length of stay in stroke rehabilitation unit : part II, comparison of 318 screened and 248 in screened patients. *Stroke* 1977; 8: 657-662. [7] Feigenson J.S., Mc Dornell

F.H., Meese P., Mc Carthy M.L., Greenberg S.H. – Factors influencing outcome and length of stay in stroke rehabilitation unit : part I, analysis of 318 screened and 248 in screened patients- medical et functional prognostic indicators. *Stroke* 1977; 8: 651-656. [8] Folstein M.F., Folstein S., McHugh P.R. *et al.* – Mini-Mental-State. A practical method for grading cognitive state of patients for the clinician. *J. Psychiatr. Res.* 1975; 12: 189-198. [9] Goldstein F.C., Strasser D.C., Woorard J.L., Robert V.J. – Functional outcome of cognitively impaired hip fracturer patients on a Geriatric Rehabilitation Unit. *J. Am. Geriatr. Soc.* 1997; 45: 35-42. [10] Granger C.V., Hamilton B.B., Keith R.A. *et al.* – Advances in functional assessment for medical rehabilitation. In : Lewis, C.B., ed. Topics *In Geriatric Rehabilitation*. Baltimore : Aspen Publishing Co, 1986.

[11] Granger C.V., Hamilton B.B. – The uniform data system for medical rehabilitation report of first admissions for 1992. *Am. J. Phys. Medi Rehabil* 1992; 73: 51-55. [12] Greefield S., Blanco D.M., Elashoff R.M. *et al.* – Developpement and testing of a new index of comorbidity. *Clin. Res.* 1987; A: 35-346. [13] Heinneman A.W., Linaère J.M., Wright D., Hamilton B.B., Granger C. – Prediction of rehabilitation outcomes with disability measures. *Arch Phys Med Rehabil* 1994; 75: 133-143. [14] Hussain A., *et al.* – Fracture risk in Alzheimer's disease patients. *J. Am. Geriatr. Soc.* 1995; 43,4: 454. [15] Johansson C., Skoog I. – A population-based study on the association between dementia and hip fractures in 85-year olds. *Aging (Milano)* 1996; 8,3: 189-196. [16] Katz S., Ford A., Moskowtiz R. – The index of ADL : a standarzied measure of biological and psychological function. *JAMA* 1993; 185: 914-919. [17] Koski K., Luukinen H., Laippala P., Kivela S.L. – Physiological factor and medications as predictors of injurious falls by elderly people. A prospective population – based study. *Age Agenng* 1996; 25: 29-38. [18] Lawton M.P., Blody E.M. – Assessment of older people. Self maintening and instrumental activity daily living. *Gerontologist.* 1969; 9: 179-186. [19] Lezak M.D. – Neuropsychological assessment. End ed. New York : *Oxford University Press,* 1983 :556-559. [20] Luxenberg J.S., Feigenbaum L.Z. – Cognitive impairment on a rehabilitive service. *Arch. Phys. Med. Rehabil.* 1986; 67: 796-798.

[21] Lyons A.R. – Clinical outcomes and treatment of hip fractures. *Am. J. Med.* 1997 Aug 18; 103,2A: 51S-63S. [22] Melton L.J. 3rd, Beard C.M., Kokmen E., Atkinson E.J., O'Fallon W.M. – Fracture risk in patients with Alzheimer'disease. *J. Am. Geriatr. Soc.* 1994; 42,6: 614-619. [23] Murlow C.D., Gerety M.B., Comell J.E. *et al.* – The relationship between disease and function and perceived health in very frail elders. *J. Am. Geriatr. Soc.* 1994; 42: 374-380. [24] Nakamura T., Meguro K., Sasaki H. – Relation ship between falls and stride length variability in senile dementia of the Alzheimer Type. *Gerontology* 1996; 42,2: 108-113. [25] Nevitt M.C., Cummings S.R., Hudes E.S.. – Risk factors for injurious falls. A prospective study. *J. Gerontol.* 1991; 46,5: M164-M170. [26] Oleske D.M., Wilson R.S., Bernard B.A., Evans D.A., Terman E.W. – Epidemiology of injury in people with Alzheimer's disease. *J. Am. Geriatr. Soc.* 1995; 43,7: 741-746. [27] Pitto R.P. – The mortality and social prognosis of hip fractures. A prospective multifactorial study. *Int. Orthop.* 1994; 18,2: 109-113. [28] Pomeroy V.M. – The effect of physiotherapy input on mobility skills of elderly people with severe dementing illness. *Clinical Rehabilitation* 1993; 7: 163-170. [29] Radke M.S., Flynn J.P., SMith M., Scott J.C., Permutt T. – Functional improvement in geriatric trauma patients admitted to a dedicatec rehabilitation hospital. *MD med. J.* 1992; 41,11: 981-987. [30] Rentz D.M. – The assessment of rehabilitation potential : Cognitive factors. In : Hartke R.H., ed. Psychological Aspects of Geriatric Rehabilitation. Gaithersburg, MD : *Aspen Publishers*, Inc. 1991.

[31] Rozzini R., Frisoni G.B., Barbisoni P., Trabucchi M. – Dementia does not prevent the restoration of safe gait after hip fracture. *J. Am. Geriatr. Soc.* 1997; 45: 1406-1407. [32] Rozzini R., Frisoni G.B., Ferricci L., Barbisoni P., Trabucchi M. – Who are the olde patients failing to recover mobility after rehabilitation ? *J. Am. Geriatr. Soc.* 1997; 45,2: 250-251. [33] Schuman J.E., Beattie E.J., Steed D.A., Merry G.M., Kraus A.S. – Geriatric patients with and without intellectual dysfunction : effectiveness of a standard rehabilitation program. *Arch. Phys. Med. Rehabil.* 1981; 62: 612-618. [34] Shay K.A., Duke I.W., Conboy T. *et al.* – The clinical validity of the Mattis Dementia Rating Scale in staging Alzheimer's disease. *J. Geriatr. Psychiatry. Neurol.* 1991; 4: 18-25. [35] Sheikh J.I., Yesavage J.A. – Geriatric depression scale (GDS). recent evidence and development of a shorter version. *Clin. Gerontologist.* 1986; 5: 165-173. [36] Sherahain J., Burnstein L., Gentile D., Faierman E., Gross J. – Functional status after hip fracture repair in patients with dementia : 3 months follow up after hospital discharge : a prospective study. *J. Am. Geriatr. Soc.* 1998; 44, 9: 281. [37] Stromberg L., Lindgren U., Nordin C., Ohlen G., Svenson O. – The apparence and disapparence of cognitive impairment in elderly patients during treatment for hip fracture. *Scand. J. Caring. Sci.* 1997; 11,3: 167-175. [38] Tinetti M.E. – Performance-oriented assessment of mobility problems in elderly patients. *J. Am. Geriatr. Soc.* 1986; 34: 119-126. [39] Vellas B., Baumgartner R.N., Romero L.J., Wayne S.J., Garry P.J. – Incidence and consequences of falls in free-living

healthy elderly persons. *Fact. Res. Gerontol.*, 1933; 7: 131-142. [40] Wood D.J., Ions G.K., Quinby J.M., Golc D.W., Stevens J. – Factors which influence mortality after subcapital hip fracture. *J. Bone Jt Surgery* 1992; 74,2: 199-202.

[41] Young Y., Brandt L., German P., Kensora J., Magaziner J. – A longitudinal examination of functional recovery among older people with subcapital hip fractures. *J. Am. Geriatr. Soc.* 1997; 45,3: 282-294.

IMPLICATIONS MÉDICO-LÉGALES DES CHUTES DE PERSONNES ÂGÉES EN INSTITUTION

H. FINIELS[1], P.J. FINIELS[2], J.M. JACQUOT[3], D. STRUBEL[1], M. LAPIERRE[1]

Les chutes chez la personne âgée représentent un véritable problème de Santé Publique, avec un nombre annuel, chez les plus de 65 ans, estimé en France à 1,2 à 1,5 million, représentant un coût pour la Société de 7 milliards de francs/an [8].

Ces chutes représentent une part non négligeable de cause d'hospitalisation en milieu gériatrique spécialisé (40 % des admissions) [17], débouchant souvent sur un placement définitif [17, 18].

Il n'est pas question de revenir ici sur les facteurs étiologiques des chutes chez la personne âgée, ceux-ci étant abordés et traités en détail par ailleurs, mais d'essayer d'appréhender les conditions favorisantes qui peuvent les provoquer et surtout d'en apprécier les conséquences qui, elles, peuvent déboucher sur d'éventuelles procédures d'indemnisation.

RAPPELS ÉPIDÉMIOLOGIQUES

Le taux annuel de chutes dans la population générale des 65 ans et plus varierait entre 680 et 800 pour 1 000 [5]. Un tiers des patients de plus de 65 ans et la moitié

1. Service de Gérontologie et Prévention du Vieillissement, Centre R. Ruffi, CHU, 30029 Nîmes Cedex 4.

2. Service de Neurochirurgie B, CMC Gui de Chauliac (CHU), 2 Avenue E. Bertin-Sans, 34295 Montpellier Cedex 5.

3. Unité de Suite et Réadaptation Gériatrique, Hôpital Carémeau, CHU, 30029 Nîmes Cedex 4.

des plus de 85 ans, vivant à domicile feraient une ou plusieurs chutes par an [2, 17]. Plusieurs enquêtes indiquent que ce taux serait significativement plus élevé chez les patients âgés institutionnalisés avec une fréquence relative de 1,5 à 1,7 chute/an/résident [5, 9, 15], valeur proche de celle que nous avons personnellement trouvée en procédant au suivi d'une cohorte de 50 pensionnaires de long séjour [6].

Les femmes apparaissent plus exposées au risque de chute et présentent davantage de troubles de l'équilibre [3]. Cette sur-représentation féminine diminue avec l'âge pour disparaître au delà de 85 ans [5].

Une étude comparative des causes de chutes chez deux cohortes de patients selon leur mode de vie a été tenté par Rubenstein *et al.* [15] en 1994. Elle confirme l'importance des facteurs pathologiques chez les patients institutionnalisés par rapport aux étiologies purement environnementales pour les chutes survenant à domicile (tableau I).

TABLEAU I. — ÉTUDE COMPARATIVE DES CAUSES DE CHUTES DANS DEUX COHORTES DE PATIENTS SELON LEUR MODE DE VIE (INSTITUTIONALISÉS OU NON)
(d'après Rubenstein *et al.* [15]).

	Patients en institution	*Patients à domicile*
Troubles de l'équilibre, faiblesse musculaire	26 %	13 %
Vertiges	25 %	8 %
Accidents en rapport avec l'environnement	16 %	41 %
Confusion	10 %	2 %
Déficit visuel	4 %	0,8 %
Hypotension orthostatique	2 %	1 %
Autres (arthrose, médicaments, comitialité, chute du lit)	12 %	17 %

Les conséquences traumatiques des chutes sont habituellement classées dans la littérature sous trois rubriques :

– absence de lésions : 58,5 à 92 % [6, 16, 20] ;

– plaies ou traumatismes mineurs : 10 à 31 % [6, 19] ;

– fractures : 2 à 10 % [4, 6, 7, 10, 16, 19, 20] (avec une incidence de fractures du col fémoral allant de moins de 1 % [5] à près de 5 % [6, 12]).

En ce qui concerne la mortalité directement corrélée à ces chutes, les données sont peu abondantes : Baker *et al.* [1] avancent un taux de 20 % pour la population des plus de 85 ans, vivant en institution. En cas de fracture du col du fémur, la mortalité serait plus importante en institution qu'à domicile [13]. Globalement, la mortalité liée aux chutes semble avoir davantage bénéficié des progrès accomplis dans la prise en charge traumatologique [14] que des tentatives d'intervention visant à prévenir les chutes en institution [11].

INCIDENCES MÉDICO-LÉGALES

Une revue extensive de la littérature sur ces dix dernières années ne nous a pas permis de retrouver de publication consacrée à l'aspect juridique des chutes en institution ou à leur éventuelle réparation.

Une enquête que nous avons menée auprès du Service Contentieux de l'organisme d'assurances professionnelles « Le Sou Médical » n'a trouvé aucun sinistre enregistré ou indemnisé sous la rubrique « chute » au cours de ces cinq dernières années. À titre de comparaison, 400 chutes, dont 196 chez des patients de plus de 70 ans ont fait l'objet de rapports auprès de la Société Hospitalière des Assurances Mutuelles (SHAM), dans les différents services du CHU de Nîmes pour l'année 1997 (derniers résultats disponibles) ; aucune n'a donné lieu à des poursuites engagées par les familles ou ayant-droits.

Le problème de responsabilité se présente lorsqu'il y a plainte contre l'Établissement de Soins, de la part de la victime, ou, plus souvent, de la part de sa famille ou ayant-droits.

En pratique, la survenue d'une chute dans un service hospitalier déclenche la rédaction d'un rapport sur un imprimé spécial, qui est alors transmis au directeur de l'établissement ainsi qu'à l'infirmière générale qui le contresigne, puis dans un second temps à la direction des services actifs. En cas de réclamation écrite de la part de la famille, le dossier est transmis à la SHAM qui est alors chargée du règlement du litige.

Le cheminement théorique d'une telle plainte est représenté sur la figure 1.

Dans les faits, nous avons été frappés par la discordance qui existe entre d'une part le degré de sensibilisation (et souvent de culpabilisation) du personnel des institutions gériatriques à l'égard de la chute de leurs pensionnaires, et d'autre part le peu d'incidences médico-légales de ces événements. Après une chute, la responsabilité de l'établissement pourrait cependant être incriminée à divers titres :

– défaut de surveillance ou défaut de prévention, avec les problèmes de contention des patients agités ou à risque de chute ;
– retard ou absence de diagnostic des conséquences traumatiques ;
– environnement inadapté : défauts d'entretien (sols glissants, cirés ou mouillés), insuffisance d'éclairage ou de signalisation de zones « à risque » ; défauts architecturaux (sols irréguliers, plans inclinés mal adaptés aux déplacements en fauteuil roulant), mobilier ou matériel dangereux, etc.
– absence de stratégie institutionnelle de prévention des chutes...

Reporter la responsabilité sur un praticien en particulier paraît difficile en dehors de la présence démontrée d'une «action volontaire ayant eu pour effet la cause dommageable», mais pas impossible au vu de l'évolution de la jurisprudence ces dernières années.

Ceci est favorisé par l'éclosion des dispositions législatives actuelles :

– arrêt du Conseil d'État du 10 avril 1992, cautionnant l'abandon de l'exigence de la faute lourde médicale avec possibilité de rechercher la Responsabilité de l'Hôpital devant une faute médicale simple ;

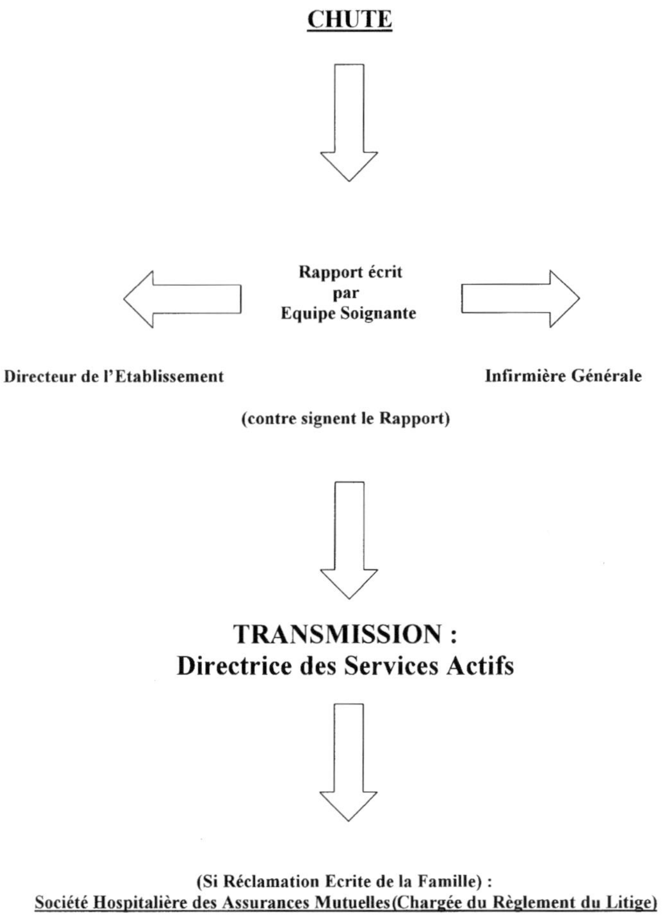

FIG. 1. — *Cheminement d'une plainte suite à une chute en institution.*

– disparition de la nécessité pour la victime de prouver l'existence d'une faute, la responsabilité de l'Hôpital pouvant être engagée pour faute présumée (défaut d'asepsie, de surveillance...) ;
– arrêt du Conseil d'État du 9 avril 1993, dit Arrêt Bianchi, permettant d'engager dans certaines hypothèses la responsabilité de l'Hôpital *sans faute*, ouvrant ainsi la porte à l'indemnisation de l'*aléa thérapeutique*.

Tout concourt donc à une adaptation du cadre juridique favorisant la recherche d'une responsabilité du Corps Médical. *A contrario*, il faut tout de même apprécier les conditions de survenue et les facteurs annexes, une surveillance constante paraissant difficile chez un patient dément mais autonome sur le plan moteur, dans une institution où bien souvent le personnel bien qu'attentif et dévoué est souvent en sous-effectif chronique.

Si la responsabilité peut être effectivement recherchée, son appréciation semble dépasser les limites du simple règlement d'un litige et déboucher sur une réflexion plus large sur la prise en charge et l'obtention des critères minimum de sécurité exigibles pour y parvenir, définition s'inscrivant d'ailleurs dans le cadre de l'Évaluation des Soins (Ordonnance du 24 avril 1996).

Les chutes représentent un facteur important de complications chez la personne âgée, débouchant sur une véritable perte de chance, qui devra représenter l'essentiel des processus d'appréciation du préjudice en matière de réparation médico-juridique du dommage subi.

Cette appréciation apparaît néanmoins difficile sans tenir compte des différents facteurs étiologiques qui concourent à la survenue des chutes.

SUMMARY

Falls in institutionalised elderly and forensic medicine. – After a short description of some epidemiological data, some specific aspects of bodily harm assessment after falling in elderly institutionalised population are emphasised ; the responsibility of the institution and that of physicians are underlined. This responsibility may be incriminated at several claims : lack of supervision, inadequacy in prevention, failure to recognise injuries, environmental hazards, lack of institutional strategy for preventing falls... In fact, lawsuits of falls remain unusual, but this might be modified in the future, considering the growing public awareness as well as the recent possibility for victims to take legal actions without providing proof that an unquestionable mistake has been made.

RÉFÉRENCES

[1] Baker S.P., Harvey A.H. – Falls injuries in the elderly. *Clin. Geriatr. Med* 1985; 1: 501-507. [2] Blake A.J., Morgan K., Bendall M.J. *et al.* Falls by elderly people at home : prevalence and associated factors. *Age Ageing* 1988; 17: 365-372. [3] Campbell A.J., Spears G.F., Borrie M.J. – Examination by logistic regression modelling of the variables which increase the relative risk of elderly women falling compared to elderly men. *Journ. Clin. Epidemiol.* 1990; 43: 1415-1420. [4] Colling J., Park D. – Home, safe home. *J. Gerontol. Nurs.* 1983; 9: 175-179. [5] Dargent-Molina P., Breart G. – Épidémiologie des chutes et des traumatismes liés aux chutes chez les personnes âgées. *Rev. Epidemiol. Santé Pub.* 1995; 43: 72-83. [6] Finiels H. – Étude des problèmes de responsabilité du Corps Médical consécutifs aux chutes des personnes âgées en Secteur de Long Séjour. *Mémoire pour l'obtention du Diplôme de Réparation Juridique du Dommage Corporel,* Montpellier, Juin 1998. [7] Gross Y.T., Shimamoto Y., Rose C.L., Frank B. – Why do they fall ? Monitoring risk factors in nursing homes. *J. Gerontol. Nurs.* 1990; 16: 20-25. [8] Jeandel C., Blain H. – Gériatrie. Le concept d'instabilité posturale. *Ouest Med.* 1997; 52: 42-43. [9] Lord S.R. – Instabilité et chutes chez la personne âgée. In : *Les troubles de la posture et risques de chute : du vieillissement réussi à la perte d'autonomie.* Paris : Serdi, 1995; 65-67. [10] Mayo N.E., Korner-Bitensky N., Levy A.R. – Risk factors for fractures due to falls. *Arch. Phys. Med. Rehabil.* 1993; 74: 917-921.

[11] Mayo N.E., Gloutney L., Levy A.R. – A randomized trial of identification bracelet to prevent falls among patients in a rehabilitation hospital. *Arch. Phys. Med. Rehabil.* 1994; 75: 1302-1308. [12] Ray W.A., Griffin M.R., Schaffner W., Baugh D.K., Melton L.J. – Psychotropic drug use and the risk of hip fracture. *N. Engl. J. Med.* 1987; 316: 363-369. [13] Rhymes J., Jaeger R. – Falls. Prevention and management in the institutional setting. *Clin. Geriatr. Med.* 1988; 4: 613-622. [14] Riggs J.E. – Mortality for accidental falls amoung the elderly in the United States, 1962-1988 : demonstrating the impact of improved trauma management. *J. Trauma.* 1993; 35(2): 212-219. [15] Rubenstein L.Z., Josephson K.R., Robbins A.S. – Falls in the nursing home. *Ann. Int. Med.* 1994; 121: 442-451. [16] Sheldon J.H. – On the natural history of falls in old age. *Brit. Med. J.* 1960; 2: 1685-1690. [17] Tinetti M.E., Speechley M., Ginter S.F. – Risk factors for falls amoung elderly persons living in the community. *N. Engl. J. Med.* 1988; 319: 1701-1707. [18] Tinetti M.E., Williams C.S. – Falls, injuries due to falls and the risk of admisssion to a nursing home. *N. Engl. J. Med.* 1997; 337: 1279-1284. [19] Vellas B.J., Baumgartner R.N., Romeo L.J., Wayne S.J., Garry P.J. – Incidence and consequences of falls in free-living healthy elderly persons. *L'Année Gérontologique* 1993; 7: 217-228. [20] Wild D., Nayak V.L., Isaacs B. – How dangerous are falls in old people at home ? *Br. Med. J.* 1981; 282: 266-268.

6

INTERVENTIONS PRÉVENTIVES

LA CONSULTATION DE PRÉVENTION DE LA CHUTE

S. FARDJAD[1], J.M. JACQUOT[1], D. STRUBEL[2], M. LAPIERRE[2], N. KOTZKI[1], J. PELISSIER[1]

La chute de la personne âgée (PA) n'est pas une conséquence inéluctable du vieillissement : 50 % des PA ne chutent jamais [23] alors qu'il existe parallèlement une sous-population de multichuteurs. Pourtant, dans les faits, cet événement tend encore à être souvent banalisé, même en cas de complications traumatiques : c'est ainsi que dans les services d'urgences, la prise en charge des blessures a bénéficié des progrès de l'accidentologie tandis que le bilan étiologique de la chute responsable reste souvent négligé [7].

UNE NOUVELLE APPROCHE DU CHUTEUR ÂGÉ

Jusqu'à une période récente, le bilan étiologique des chutes privilégiait la recherche d'une éventuelle cause syncopale (impliquée dans moins de 1 % des cas) et négligeait les facteurs fonctionnels, au point que des troubles de la marche pouvaient être ignorés par 79 % des médecins hospitaliers et 56 % des généralistes [2] !

Le regard porté sur la chute de la personne âgée s'est considérablement modifié au cours de la dernière décennie. De nombreuses études prospectives concernant aussi bien les chutes en général [3, 15, 19, 25, 29] que celles donnant lieu à des complications traumatiques [4, 6, 16, 30] ont en effet conclu à une étiologie multifactorielle. La chute apparaît ainsi aujourd'hui comme le résultat d'une interaction entre divers facteurs de risque (FR) liés à l'individu (déficiences, incapacités, médicaments...) ou d'ordre situationnel (activités, environnement...). Il a d'autre part

1. Département de Médecine Physique et Réadaptation, Hôpital Carémeau, CHU, 30029, Nîmes Cedex 4.

2. Service de Gérontologie & Prévention du Vieillissement, Centre R. Ruffi, CHU, 30029, Nîmes Cedex 4.

été constaté que la probabilité de chute comme de blessure augmentait proportionnellement au nombre de facteurs de risque présents [4, 6, 15, 24, 25, 29, 30], si bien que les patients à haut risque de chute peuvent être aisément identifiés [20]. Cela ouvre également la voie à des possibilités de prévention lorsque certains de ces facteurs sont accessibles à une modification [19, 26].

CONTENU DE L'ÉVALUATION

Chacun s'accorde sur le caractère obligatoirement global de l'évaluation du chuteur âgé, prenant notamment en compte [20, 26] :

– l'anamnèse détaillée des chutes passées ;

– un examen clinique complet avec une attention toute particulière pour les afférences sensorielles (vision, audition, proprioception), le système nerveux, la force musculaire, l'appareil locomoteur (sans oublier les pieds !), la recherche d'une hypotension orthostatique, le statut nutritionnel, la cognition ;

– une revue critique des prises médicamenteuses, avec une vigilance spéciale à l'égard de la polymédication et de la consommation de psychotropes [15, 20, 25] ;

– une évaluation fonctionnelle portant sur le niveau d'autonomie, la marche, l'équilibre, la réalisation des transferts ; divers tests complémentaires ont été proposés [1, 8, 17, 22, 24, 31, 33, 35], ainsi que l'utilisation d'échelles de risque plus globales intégrant des paramètres fonctionnels [5, 9, 14] ;

– une évaluation du domicile, ou plus exactement une évaluation au domicile, listant et pondérant les risques environnementaux en fonction des habitudes et des capacités de la personne dans son cadre familier ;

– Une prise en compte des souhaits du chuteur (activités, indépendance, sécurité) et de son comportement (prise de risque).

Au terme de cette évaluation, les facteurs de risque identifiés sont répertoriés de façon exhaustive, et hiérarchisés en s'attachant moins à leur plus ou moins grande évidence qu'à leur accessibilité à une possibilité de correction.

PROPOSITIONS À VISÉE PRÉVENTIVE

Fondée sur l'hypothèse qu'une diminution du nombre de facteurs de risque conduit à une diminution de la probabilité de chute, la stratégie de prévention vise à modifier simultanément tous les facteurs accessibles [20, 27]. En fonction des données acquises au terme de l'évaluation personnalisée du chuteur, des propositions variées peuvent être faites, concernant :

– la prise en charge de certaines pathologies (intervention dans le domaine médical classique) ;

– une réduction des traitements médicamenteux ;

– un entraînement physique centré sur les fonctions déficitaires ;

– des conseils en matière d'hygiène de vie, d'activités... ;

– des aides tant techniques qu'humaines ;

– un aménagement du domicile ;

– l'utilisation de dispositifs de sécurité (télé-alarme, protecteurs de hanches), l'entraînement au relever du sol, etc.

Ces propositions sont faites avec le souci qu'elles puissent s'intégrer de façon réaliste dans les choix de vie et les préférences propres à chacun, ainsi que dans une dimension plus globale de progrès dans l'autonomie et la qualité de vie.

DES EXPÉRIENCES ENCORE LIMITÉES

Les études visant à apprécier l'efficacité d'une stratégie de prévention des chutes basée sur les concepts que nous venons d'indiquer sont encore peu nombreuses. La plupart ont été menées outre-Atlantique ; leurs résultats ne peuvent être transposés aveuglément à d'autres régions. D'autre part, ces études sont très hétérogènes, qu'il s'agisse du type de population étudiée (à risque de chute plus ou moins important), de la méthodologie des interventions (implication de procédures plus ou moins lourdes), des paramètres utilisés pour évaluer les résultats, du mode et de la durée du recensement des chutes postérieures à l'intervention... Il apparaît donc difficile d'en faire la synthèse et nous nous limiterons à indiquer les particularités de celles dont nous avons connaissance.

Wolf-Klein *et al.* [34], en 1988, font part, dans une étude ouverte, de l'activité d'une « consultation pour chuteur » comportant une approche multidisciplinaire avec une évaluation du statut physique, des traitements médicaux ainsi que du domicile, et donnant lieu à des actions « éducatives » ainsi qu'à un aménagement de l'habitat. Les résultats sont indiqués pour 36 consultants. Il est trouvé en moyenne 3 facteurs étiologiques par patient, la plupart étant accessibles à un traitement. A 1 an de suivi, 78 % des consultants n'ont pas eu de nouvelle chute et 17 % chutent moins souvent qu'avant. Le coût est estimé à 248 $/patient.

Rubenstein *et al.* [19], en 1990, publient une étude randomisée chez 160 chuteurs vivant en maison de retraite ; il s'agit de personnes frêles mais conservant leur capacité de déambulation. La moitié d'entre elles vont recevoir des « soins courants » ; l'autre moitié va subir une évaluation détaillée, réalisée par une infirmière spécialisée, suivie d'une intervention sur les facteurs de risque de chute identifiés. Le suivi prospectif est de 2 ans. On note dans le groupe « intervention » une réduction du nombre de chutes ainsi que du taux de mortalité par rapport au groupe témoin, mais la différence n'est pas statistiquement significative.

Dans une étude ouverte suisse, Loew *et al.* [13] rapportent l'activité d'une consultation pluridisciplinaire (ergothérapeute, infirmier, kinésithérapeute, gériatre) ayant exploré 35 chuteurs hospitalisés, dont 30 multichuteurs. Il s'agit d'une population âgée (m = 82,5 ans), frêle (comorbidité importante, autonomie médiocre). La consultation est suivie d'une intervention dans plusieurs domaines (réduction des prises médicamenteuses, nutrition, kinésithérapie, adaptation du domicile). Une explication est trouvée aux chutes dans 62 % des cas. La survenue ultérieure de chutes est documentée par interrogatoire téléphonique : après un recul moyen de 7,8 mois, 4 sujets sont retombés à une reprise, 6 à plusieurs reprises. Les auteurs estiment que ces résultats sont encourageants, tout en admettant que leur étude comporte de nombreuses insuffisances : absence de groupe témoin, diminution du niveau d'activité et important taux d'entrée en institution au décours de l'intervention, biais dans le mode de recensement des chutes...

L'étude de Tinetti *et al.* [28], conduite dans le cadre du programme FICSIT et publiée en 1994, a impliqué 301 personnes vivant au domicile, âgées en moyenne de 78 ans, ayant au moins un facteur de risque de chute parmi une liste préétablie. Après tirage au sort, la moitié des sujets ont été assignés au groupe intervention. Pour eux, une évaluation multifactorielle a été conduite au domicile, par une infirmière spécialisée puis par un rééducateur. La stratégie d'intervention, ciblée sur les facteurs de risque identifiés, a comporté selon les cas : une adaptation des traitements, une éducation comportementale, un entraînement des fonctions déficitaires (programme défini par le rééducateur, réalisé par le patient au domicile sans supervision directe), des conseils d'adaptation du domicile et la proposition d'aides techniques. Les patients ont d'autre part été recontactés régulièrement au cours des 6 mois suivant l'évaluation. A 1 an de suivi prospectif, les auteurs constatent une diminution des facteurs de risque ciblés par l'intervention, ainsi qu'une réduction significative de l'incidence des chutes dans le groupe intervention. Par contre, il n'est pas observé de baisse significative des chutes avec blessures (mais la fréquence de ces dernières est basse dans les deux groupes, si bien que la puissance statistique est faible). Le coût de l'intervention est estimé à 891 $ par sujet, 1947 $ par chute évitée, 12 392 $ par chute évitée qui aurait nécessité des soins médicaux (valeur proche du coût estimé d'une hospitalisation pour complication traumatique d'une chute).

Wagner *et al.* [32], la même année, publient les résultats d'une autre étude randomisée menée en milieu communautaire auprès de 1559 personnes moins âgées (m = 72,5 ans) et en meilleure santé (indépendantes pour les activités de la vie quotidienne). Celles-ci sont réparties en trois groupes : témoins, visite d'une infirmière sans recommandation autre que générale, et intervention. Dans le groupe intervention, une évaluation est faite au domicile, par une infirmière spécialisée, ciblée sur 6 facteurs de risque de chute et/ou d'incapacité (inactivité physique, abus d'alcool, consommation de certains médicaments, troubles visuels ou auditifs, dangers environnementaux). Un programme d'intervention est alors proposé par l'infirmière, pouvant comporter : une orientation pour soins médicaux et adaptation des traitements, des propositions d'aménagement du domicile, un programme d'auto-implication dans des exercices de marche rapide après évaluation de l'aptitude physique au cours d'une session de 2 heures, et divers conseils en matière d'hygiène de vie. Le suivi immédiat se limite à un ou deux contacts téléphoniques par l'infirmière dans le mois suivant l'évaluation. A 1 an de suivi prospectif, on observe une diminution du déclin fonctionnel ainsi qu'une baisse significative de l'incidence des chutes et des fractures dans le groupe « intervention ». A 2 ans, la différence s'atténue et n'est plus significative. Les auteurs concluent à la nécessité d'une intervention plus soutenue dans le temps.

Toujours la même année, Hornbrook *et al.* [12] rapportent les résultats d'une étude contrôlée menée sur une population similaire (3182 personnes âgées de plus de 65 ans, indépendantes, en bonne santé). Le groupe « intervention » a bénéficié d'une évaluation du domicile accompagnée de propositions d'aménagement et a d'autre part été invité à participer à des réunions visant d'une part à l'acquisition d'un comportement auto-géré vis-à-vis du risque de chute, d'autre part à l'apprentissage d'exercices à faire au domicile (une réunion hebdomadaire le premier mois, puis réunions trimestrielles). Il n'y a pas eu d'évaluation individuelle des participants. Le suivi prospectif est de 23 mois : on constate une diminution significative mais faible du nombre de chuteurs (- 16 %) et du nombre de chutes par chuteur (- 6 %) dans le groupe « intervention », sans modification du nombre de chutes compliquées de blessures. Les auteurs attribuent ce résultat décevant à une implication insuffisante des participants par rapport aux objectifs fixés lors des session d'information...

Dans une brève communication, Saint-Martin *et al.* [21] indiquent avoir mis sur pied au Québec une « clinique spécialisée interdisciplinaire » pour l'évaluation en externe des PA présentant des troubles de la marche ou étant à risque de chute. Le but est d'identifier des facteurs de risque et d'établir un plan d'intervention. Les auteurs déclarent que le bilan des 6 premiers mois d'activité est encourageant ; en moyenne, 5 facteurs de risque de chute ont été individualisés par patient.

D'autres auteurs canadiens font état d'une expérience plus décevante : Hébert *et al.* [11] ont impliqué 503 PA communautaires en perte d'autonomie dans un essai prospectif randomisé comportant une évaluation multifactorielle conduite par une infirmière spécialisée. Les résultats sont transmis au médecin traitant, avec des information sur les procédures diagnostiques et thérapeutiques conseillées, puis l'infirmière procède au suivi régulier des patients. Les résultats ne sont pas envisagés spécifiquement sous l'angle de la chute mais sous celui de la perte d'autonomie, du bien-être subjectif, du soutien social et de la consommation en services de santé. Ils ne montrent pas de bénéfice apparent de l'intervention.

Grosshans et Peter [10] ont mis en place à Mulhouse une « consultation de la marche », dont les résultats sont analysés pour 293 consultants d'âge moyen = 82 ans. La plupart sont adressés par des services d'hospitalisation, principalement du secteur gériatrique. L'évaluation, conduite par un gériatre, comporte un examen médical approfondi, une mesure de l'autonomie, des tests de force musculaire, de marche et d'équilibre. Les principales anomalies dépistées sont indiquées. Les auteurs estiment que la consultation apporte une contribution au diagnostic des troubles de la marche dans 88 % des cas et débouche sur un traitement efficace dans 45 % des cas. Il n'est pas mentionné de suivi prospectif des consultants.

Puisieux *et al.* [18], dans une présentation résumée, indiquent qu'au CHU de Lille, une « consultation de la chute » fonctionne depuis 1996 et qu'elle implique à la fois un gériatre, un neurologue et un médecin rééducateur. Les résultats ne sont pas indiqués, à part le fait que la consultation ne semble pas adaptée pour des patients ayant un déclin cognitif (MMM < 24).

D'autres consultations d'inspiration semblable sont actuellement en activité, tant en France que dans des pays voisins. Nous n'avons pas connaissance de leur contenu ni de leurs résultats.

LA CONSULTATION SPÉCIALISÉE DU CHU DE NÎMES

Le Service de Gérontologie et le Département de Médecine Physique et Réadaptation du CHU de Nimes ont ouvert conjointement en juin 1998 une « consultation de prévention des chutes ». De nature multidisciplinaire, elle associe divers médecins spécialistes (gériatres, neurologue, rééducateur), ainsi que des infirmiers, ergothérapeutes, psychologue, diététicienne et assistante sociale.

La population ciblée est représentée par les PA de plus de 65 ans, ayant chuté ou à risque de chute, avec une condition médicale stable. Ce dernier critère sous-entend un recrutement davantage axé sur l'extérieur que sur les personnes hospitalisées (pour lesquelles existent d'autres possibilités de prise en charge).

– *L'évaluation initiale* prend environ 3 heures (voir annexe I). Elle peut être complétée si besoin : d'examens complémentaires ; d'une demande d'avis spécialisés ; d'un complément d'enquête sociale ; d'une évaluation du consultant à son domicile.

– *Les conclusions* sont communiquées à la personne et à son médecin traitant une fois le bilan achevé. Elles peuvent comporter diverses propositions : action au niveau de certaines pathologies ; aménagement de l'environnement, participation à un programme d'activation physique en groupe à l'hôpital (voir annexe II) ; conseils personnalisés en matière d'hygiène de vie.

Les personnes qui ne relèvent pas de telles interventions personnalisées mais qui se sentent néanmoins concernées par le risque de chute se voient proposer de participer à un groupe éducationnel : information générale sur les chutes et leurs conséquences, rappel des règles du « bien-vieillir », conseils en matière de vie courante, démonstrations dans le domaine de l'ergomotricité, mise en contact avec diverses structures associatives impliquées dans l'accueil des personnes âgées, etc.

Les personnes participant aux groupes d'activation physique, sont réévaluées à 10 semaines et à 6 mois, afin d'apprécier le bénéfice sur le nombre des chutes, l'amélioration des facteurs de risque, et l'évolution de certains paramètres de santé physique et de qualité de vie.

Il semble établi, au moins en ce qui concerne les multichuteurs âgés vivants a domicile, qu'une évaluation personnalisée et une intervention multifactorielle entraîne une diminution significative du nombre de chutes, ainsi que des facteurs de risque de survenue des chutes.

Notre objectif, avec la mise en place d'une consultation de prévention des chutes dans le Gard, est double : en premier lieu, diminuer la mortalité et la morbidité des chutes en détectant et traitant les facteurs de risque ; en second lieu, mieux préciser la faisabilité et les bénéfices d'un entraînement physique des personnes concernées.

ANNEXE I
CONSULTATION DE PRÉVENTION DES CHUTES
RECUEIL D'OBSERVATIONS

ANAMNÈSE

– **Informations sur la (ou les) chute(s) passée(s)**
– Quand ?
– Où ?
– Comment ?
– Signes associés ?
– Relever sans aide ?
– Durée du maintien au sol ?
– Conséquences et mesures prises ?

– **Contexte médical**
– Antécédents
– Pathologies actuelles
– Détail des thérapeutiques en cours

– **Mode et lieu de vie**
– Description du lieu de vie (type, ancienneté, accessibilité, confort)
– Entourage humain (seul, avec personne valide ou non)
– Champs de déplacement (confiné au domicile, espace cour-jardin, quartier, ville, utilisation des transports en commun, conduite d'un véhicule)
– Temps de marche quotidien
– Activités sociales
– Pratiques sportives

– **Aides en place**
– Aide aux soins personnels (IDE ou autre)
– Aide aux activités ménagères
– Autres aides humaines
– Portage des repas
– Téléassistance
– Réalisation d'adaptations particulières du domicile
– Recours à des aides techniques (cannes, surélévateur WC, siège garde-robe, enfile-bas, etc.)
– Autres

EXAMEN CLINIQUE

– **État général – Présentation**

– **Psychisme**
– Thymie
– Cognition (MMS)

– **Statut nutritionnel**
– Poids, taille, IMC, évolution pondérale récente
– Pli cutané tricipital, périmètre du mollet, MNA

– **État sensoriel**
– Vision (AV, CV au doigt)
– Audition (handicap à la conversation individuelle ou de groupe)

– **Examen cardio-vasculaire**
– Examen du cœur
– Examen vasculaire artériel et veineux
– Recherche systématique d'une HTA orthostatique sur 3 minutes
– ECG (systématique)

– **Examen neurologique**
– Processus attentionnels, schéma corporel
– Paires crâniennes
– Tonus, motricité
– Réflexes
– Sensibilité superficielle et profonde
– Coordination
– Mouvements anormaux

– **Examen ostéo-articulaire**
– Membres supérieurs

– Membres inférieurs (amplitudes d'extension des genoux, de dorsiflexion des chevilles, déformation des pieds)
– Rachis (troubles statiques, douleurs, enraidissement)

– **Examen clinique des autres appareils**

– **Épreuves fonctionnelles**
– Équilibre statique yeux ouverts et fermés
– Tenue d'un appui monopodal > 51
– Test de Romberg sensibilisé
– Évaluation des réactions « parachutes »
– *Get Up and Go* chronométré
– Observation de la marche et des tansferts

DONNÉES COMPLÉMENTAIRES

En dehors de l'enregistrement systématique de l'ECG, le recours à d'éventuels examens complémentaires ou consultations spécialisées est argumenté au cas par cas. Le tableau I résume les situations les plus habituelles.

TABLEAU I

Examen	*Indications*
Tilt-test	*Suspicion de malaise vaso-vagal*
Holter-ECG	*Symptômes invitant à la recherche d'un trouble du rythme ou de la conduction*
Holter-TA	*Instabilité TA, ou symptômes évoquant une HTA post-prandiale*
Écho-doppler cervical	*ATCD d'A.I.T., découverte d'un souffle cervical ou suspicion de drop-attack*
Échocardiographie	*Contexte de cardiopathie ou exploration d'une valvulopathie*
Bilan biologique	*Selon orientation clinique*
Radiologie conventionnelle	*Pour préciser des troubles orthopédiques cliniques ou une ostéoporose compliquée*
TDM cérébrale	*Signes neurologiques, ralentissement psychomoteur, crise d'épilepsie, ou suspicion d'hydrocéphalie*
TDM ou IRM rachidienne	*Suspicion de myélopathie cervicarthrosique ou de sténose du canal lombaire*
EEG	*Perte de connaissance ou absence d'anamnèse de la chute*
EMG	*Neuropathie, suspicion de myopathie*
Bilan audio-vestibulaire	*Symptomatologie vertigineuse vraie ou constatation de signes vestibulaires objectifs*
Ex. posturographique	*Personnes devant être incluses dans le programme d'activation physique*
Bilan podologique	*Douleurs ou déformations des pieds*
CS Ophtalmologie	*Selon orientation clinique*
CS O.R.L.	*Selon orientation clinique*
CS Cardiologie	*Selon orientation clinique*
CS Rhumatologie	*Selon orientation clinique*
CS Neurologie	*Selon orientation clinique*
EGéRI	*Opportunité d'une évaluation précise de l'environnement*

CONCLUSIONS DE LA CONSULTATION

– Facteurs de risque identifiés
– Interventions proposées dans le domaine des déficiences et des traitements
– Suggestions concernant l'environnement
– Suggestions relatives aux habitudes de vie
– Autres propositions :
  - Inclusion dans groupe d'activation physique
  - Participation à séance éducationnelle
  - Autre
– Suivi proposé (échéance, modalités)

ÉVALUATION (tableau II)

TABLEAU II

	JO	*J70 (10sem)*	*J180 (6 mois)*
Nombre de chutes au cours des 6 derniers mois	X		X
Chutes compliquées au cours des 6 derniers mois	X		X
Peur de tomber (14 items FES de Tinetti)	X	X	X
Get up and Go test (chronométré)	X	X	X
Tinetti	X	X	X
Vitesse de marche spontanée	X	X	X
ADL + questionnaire sur aisance AVQ.	X	X	X
Statokinésimétrie statique + Functional reach adapté	X	X	X
Poids	X	X	X
Hospitalisations au cours des 6 derniers mois	X		X
Nombre de médicaments consommés	X	X	X
Qualité de vie (échelle analogique visuelle)	X	X	X
Temps de marche quotidien hors du domicile	X	X	X
Compliance (nombre de séances sur 20 prévues)		X	

ANNEXE II
GROUPES D'ACTIVATION PHYSIQUE VISANT À LA PRÉVENTION DES CHUTES

INCLUSION

– âge supérieur à 70 ans ;
– patients chuteurs (minimum de trois chutes par an), ou avec chute compliquée, ou avec facteurs de risque de chute ;
– pouvant se rendre par eux-mêmes à l'hôpital pour participer aux séances (pas d'ambulance) ;
– exclus :
  - pathologies évolutives ou non-stabilisées,
  - personnes relevant d'une rééducation spécifique,
  - désordres cognitifs ou comportementaux incompatibles avec le programme d'entraînement.

DÉROULEMENT

– deux séances d'une demi-journée par semaine, associées à des exercices à domicile ;
– durée : dix semaines (20 séances au total) ;
– lieu : hôpital Caremeau ;
– structure : hôpital de jour gériatrique ;
– nombre : groupes de 6 à 8 personnes ;
– encadrement : médecin de médecine physique & réadaptation, kinésithérapeutes, ergothérapeutes, moniteur d'éducation physique.

CONTENU

• Dix minutes d'échauffement, d'étirements, d'exercices respiratoires.
• Entraînement (2-3 heures avec pauses ; plan de progression sur les dix semaines).

– *Exercices fonctionnels :*
  – transferts,
  – demi-tours,
  – ramassage d'objets, rangement d'objets en hauteur,
  – retournements,
  – escaliers,
  – relever du sol.
– *Équilibre-Proprioception :*
  – assis :
    . transfert du centre de gravité,
    . résistance aux poussées, réactions parachutes,
    . exercices sur ballons,
    . stimulation de la sensibilité plantaire ;

  – debout :
    . équilibre (yeux ouverts ou fermés),
    . appui bipodal ou monopodal (sol dur ou mou),
    . poussées déséquilibrantes, réactions parachutes,
    . exercices sur plans instables (Friedman),
    . lancers et réceptions d'objets (coordination œil-main, œil-pied).

– *Marche :*
  – en avant, en arrière, sur le côté,
  – marche chaloupée,
  – accélérations, décélérations,
  – trajectoires imposées (bandes de différentes largeurs),
  – « marche en tandem »,
  – « marche aveugle »,
  – marche en huit, en étoile,
  – parcours avec obstacles.

– *Souplesse : (travail à l'espalier)*
  – flexion dorsale des chevilles,
  – extension des hanches et des genoux.

– *Renforcement musculaire : (dans schémas fonctionnels)*
  – spinaux profonds,
  – moyen fessier,
  – quadriceps,
  – releveurs du pied (JA, EC, EPI).

• Dix minutes de détente, relaxation, retour au calme.

SUMMARY

A clinic for older fallers. – Falls in the elderly are not the result of only ageing but the consequence of interference between several risk factors of varied origins. Fall prevention is actually a public health challenge. It is based on the individual assessment of risk factors ; those are of multifactorial type (medical and functional status, behavior, environment). Preventive interventions must target together the whole of risk factors ; they may involve specific medical adjustments, physical training of deficient functions, educational provisions and environmental adaptations. Some pilot studies have been conducted in this way, but optimal conditions of fallers management is not yet clearly established. A clinic for fallers has recently been opened in university hospital of Nimes ; its principal characteristics are indicated.

Références

[1] Berg K.O., Wood-Dauphinee S.L., Williams J.I., Maki B.E. – Measuring balance in the elderly : validation of an instrument. *Can. J. Public Health* 1992, 83: S7-11. [2] Calkins D.R., Rubinstein L.V., Cleary P.D. *et al.* – Failure of physicians to recognize functional disability in ambulatory patients. *Ann. Int. Med.* 1991, 114: 451-4. [3] Campbell A.J., Borrie M.J., Spears G.F. – Risk factors for falls in a community-based prospective study of people 70 years and older. *J. Gerontol. Med. Sci.* 1989, 44: M112-7. [4] Cummings S.R., Nevitt M.C., Browner W.S. *et al.* – Risk factors for hip fracture in white women. *N. Engl. J. Med.* 1995, 332: 767-73. [5] Cwikel J.G., Fried A.V., Bidermans A., Galinsky D. – Validation of a fall-risk screening test, the Elderly Fall Screening Test (EFST), for community-dwelling elderly. *Disabil. Rehabil.* 1998, 20: 161-7. [6] Dargent-Molina P., Favier F., Grandjean H. *et al.* – Fall-related factors and risk of hip fracture : the EPIDOS prospective study. *Lancet* 1996, 348: 145-9. [7] Davies A.J., Kenny R.A. – Falls presenting to the accident and emergency department : types of presentation and risk factor profile. *Age Ageing* 1996, 26: 362-6. [8] Duncan P.W., Studenski S., Chandler J., Prescott B. – Functional reach : predictive validity in a sample of elderly male veterans. *J. Gerontol. Med. Sci.* 1992, 47: M93-8. [9] Fried A.V., Cwikel J., Ring H., Galinsky D. – ELGAM : Extra-Laboratory Gait Assessment Method : identification of risk factors for falls among the elderly at home. *Int. Disabil. Studies* 1990, 12: 161-4. [10] Grosshans C., Peter B. – Pour un diagnostic exact des troubles de la marche chez le grand vieillard. *Ann. Réadapt. Méd. Phys.* 1997, 40: 139-45.

[11] Hébert R., Robichaud L., Roy P.M., Roy C., Bravo G. – Evaluation d'un programme des prévention de la perte d'autonomie des personnes âgées : une étude expérimentale (abstract). *L'Année Gérontologique* 1998, n° 12: 314. [12] Hornbrook M.C., Stevens V.J., Wingfield D.J., Hollis J.F., Greenlick M.R., Ory M.G. – Preventing falls among community-dwelling older persons : results from a randomized trial. *Gerontologist* 1994, 34: 16-23. [13] Loew F., Dubois N., Jost B., Perrier C., Fiévet D., Colombo L. – Evaluation fonctionnelle de sujets chuteurs ou à risque de chute : une nouvelle approche pour un vieux problème. *Méd. & Hyg.* 1991, 49: 3112-4. [14] Lord S.R., Clark R.D. – Simple physiological and clinical tests for the accurate prediction of falling in older people. *Gerontology* 1996, 42: 199-203. [15] Nevitt M.C., Cummings S.R., Kidd S., Black D. – Risk factors for recurrent nonsyncopal falls: a prospective study. *J.A.M.A.* 1989, 261: 2663-8. [16] Nevitt M.C., Cummings S.R., Hudes E.S. – Risk factors for injurious falls : a prospective study. *J. Gerontol. Med. Sci.* 1991, 46: M164-70. [17] Podsialdo D, Richardson S. -The timed « Up and Go » : a test of basic functional mobility for frail elderly persons. *J.A.G.S.* 1991, 39: 142-8. [18] Puisieux F., Pollez B., Lavenu I., Thévenon A., Dewailly P. – Consultation de la chute : un MMS inférieur à 24 compromet le résultat. *Communic. VIe. Congrès Intern. Francophone Gérontol., Genève 19-22 Avril 1998.* [19] Rubenstein L.Z., Robbins A.S., Josephson K.R., Schulman B.L.,

Osterweil D. – The value of assessing falls in an elderly population : a randomized clinical trial. *Ann. Intern. Med.* 1990, 113: 308-16. [20] Rubenstein L.Z., Josephson K.R. – Cause and prevention of falls in elderly people. In Vellas B., Toupet M. ; Rubenstein L., Albarede J.L., Christen Y., eds. *Falls, balance and gait disorders in the elderly.* Paris : Elsevier, 1992: 21-38.

[21] Saint-Martin M., Bergeron S., Pepin L., Saint-Pierre J. – Une nouvelle approche pour contrer la perte d'autonomie : la clinique d'évaluation des troubles de la marche et de prévention des chutes (abstract). *L'Année Gérontologique* 1998, n° 12: 314. [22] Shumway-Cook A., Horak F.B. – Assessing the influence of sensory interaction on balance. *Phys. Ther.* 1986, 66: 1548-50. [23] Speechley M., Tinetti M.E. – Falls and injuries in frail and vigorours community elderly persons. *J.A.G.S.* 1991, 39: 46-52. [24] Tinetti M.E. – Performance-oriented assessment of mobility problems in elderly patients. *J.A.G.S.* 1986, 34: 119-26. [25] Tinetti M.E., Speechley M., Ginter S.F. – Risk factors for falls among elderly persons living in the community. *N. Engl. J. Med.* 1988, 319: 1701-7. [26] Tinetti M.E., Speechley M. – Prevention of falls among the elderly. *N. Engl. J. Med.* 1989, 320: 1055-9. [27] Tinetti M.E., Baker D.I., Garrett P.A., Gottschalk M., Koch M.L., Horwitz R.I. – Yale Ficsit : risk factor abatement strategy for fall prevention. *J.A.G.S.* 1993, 41: 315-20. [28] Tinetti M.E., Baker D.I., Mac Avay G. *et al.* – A multifactorial intervention to reduce the risk of falling among elderly people living in the community. *N. Engl. J. Med.* 1994, 331: 821-7. [29] Tinetti M.E., Doucette J.T., Claus E.B. – The contribution of predisposing and situational risk factors to serious fall injuries. *J.A.G.S.* 1995, 43: 1207-13. [30] Tinetti M.E., Doucette J., Claus E., Marottoli R. – Risk factors for serious injury during falls by older persons in the community. *J.A.G.S.* 1995, 43: 1214-21.

[31] Van Swearingen J.M., Paschal K.A., Bonino P., Yang J.F. – The modified gait abnormality rating scale for recognizing the risk of recurrent falls in community-dwelling elderly adults. *Phys. Ther.* 1996, 76: 994-1002. [32] Wagner E.H., LaCroix A.Z., Grothaus L., Leveille S.G., Hecht J.A., Artz K. – Preventing disability and falls in older adults : a population-based randomized trial. *Am. J. Public Health* 1994, 84: 1800-6. [33] Whitney S.L., Poole J.L., Cass S.P. – A review of balance instruments for older adults. *Am. J. Occup. Ther.* 1998, 52: 666-71. [34] Wolf-Klein G.P., Silverstone F.A., Basavaraju N., Foley C.J., Pascaru A., Ma P. – Prevention of falls in the elderly population. *Arch. Phys. Med. Rehabil.* 1988, 69: 689-91. [35] Wolfson L., Whipple R., Amerman P., Tobin J.N. – Gait assessment in the elderly: a gait abnormality rating scale and its relation to falls. *J. Gerontol.* 1990, 45: M12-9.

CONSULTATION PLURIDISCIPLINAIRE DE LA CHUTE, AVEC ÉVALUATION EN HÔPITAL ET EN SITUATION DE VIE : L'EXPÉRIENCE LILLOISE À TROIS ANS

B. POLLEZ[1], F. PUISIEUX, V. PARDESSUS, I. LAVENU, PH. DEWAILLY, A. THEVENON

L'idée de la « Consultation de la Chute », qui fonctionne depuis 1996, est née de notions bien établies pour la population des personnes de plus de 65 ans :

1. la chute est un événement fréquent, grave, qui ne doit pas être banalisé mais considéré à l'échelon individuel comme une véritable urgence (risque du syndrome de l'après-chute) et à l'échelon collectif comme un réel problème de santé publique [1,5] ;

2. une prise en charge adaptée des chuteurs peut diminuer le risque de nouvelle chute [4,8] ;

3. l'hospitalisation, si elle est parfois inévitable, notamment en cas de conséquence traumatique notable (moins de 15 % des chutes), est un facteur aggravant ; l'important est au contraire de remettre le patient debout, de réassurer ses capacités fonctionnelles par une approche adaptée et de le faire reprendre la marche le plus rapidement possible ;

4. les chutes sont le plus souvent plurifactorielles, y compris par inadaptation des conditions d'environnement à un contrôle postural et locomoteur devenu plus précaire [7].

La consultation de la chute peut donc être vécue comme une réponse alternative soit à l'hospitalisation soit à une attitude passive ou fataliste en l'absence de complications traumatiques. Son objectif n'est pas seulement d'analyser la dernière chute mais de déterminer les facteurs personnels de risque de chute.

Elle est pluridisciplinaire et fait participer trois intervenants : un interniste gériatre, un neurologue et un médecin physique et de réadaptation. Dans les 15 jours qui suivent la demande téléphonique, le patient est reçu en consultation par le gériatre qui

1. Hôpital gériatrique « les Bateliers », CHRU, 59037 Lille cedex.

a pour rôle de vérifier que la personne relève bien de la consultation de la chute, de faire une première évaluation générale et plus focalisée sur les plans cardio-vasculaire et rhumatologique. Dans la semaine qui suit, le patient revient dans le même hôpital en consultation spécialisée auprès du neurologue. Quelques jours plus tard enfin, le médecin physique et de réadaptation va examiner la personne à son domicile, d'une part pour faire son examen spécialisé, centré sur les capacités fonctionnelles locomotrices (équilibre - contrôles et ajustements posturaux -, transferts et déplacements), et d'autre part pour voir la personne évoluer dans son cadre et dépister les facteurs de risque liés à l'environnement et au mode de vie.

Les trois intervenants réunissent leurs observations dans un dossier commun, une synthèse est adressée au médecin traitant quant aux facteurs de chute intrinsèques et extrinsèques et aux propositions thérapeutiques, analytiques, fonctionnelles et environnementales.

C'est au patient, au médecin traitant et à l'entourage de mettre en œuvre, s'ils le désirent, les recommandations du groupe de la consultation.

Parfois il est fait appel à un autre spécialiste, ou des examens complémentaires sont demandés, qui, le plus souvent, peuvent être réalisés en externe.

Le patient est revu de façon systématique 6 mois plus tard en consultation de contrôle pour juger de l'évolution.

La consultation a permis d'étudier depuis son ouverture les cas de 75 personnes âgées. Il s'agit 8 fois sur 10 de femmes. L'âge moyen est élevé (82 + /- 6,8 ans). Elles ont été 7 fois sur 10 adressées par leur médecin traitant. Les autres ont été envoyées par les urgences du CHRU ou bien sont venues d'elles-mêmes, souvent sur les conseils de leur entourage.

En moyenne, les consultants étaient tombés 5 fois lors des 6 derniers mois, 3 personnes n'étaient jamais tombées. La première chute remontait à 2,5 ans en moyenne. Beaucoup étaient polypathologiques et prenaient une polymédication (5 + /- 3 médicaments différents par personne en moyenne). Beaucoup aussi avaient un déclin cognitif, 1 patient sur 3 ayant un Mini Mental Status inférieur à 24.

L'objectif de la consultation de la chute paraît avoir été bien compris par les médecins-traitants et les patients. En effet 3 patients seulement ne relevaient clairement pas de la consultation et ont dû être hospitalisés immédiatement après l'examen par le gériatre, pour les motifs suivants : maintien à domicile impossible, décompensation cardiaque, altération de l'état général sévère. 5 autres patients ne sont pas revenus après la première consultation, probablement parce qu'ils n'avaient pas trouvé ce à quoi ils s'attendaient.

A part 4 patients, pour lesquels une cause unique de chute a été retenue (une myasthénie, un ictus laryngé, une polyneuropathie, une maladie de Parkinson), les troubles de la marche et de l'équilibre étaient toujours d'origine plurifactorielle : en effet le plus fréquemment il n'est pas retrouvé de macro-cause identifiable (événement cardio-vasculaire, ORL, métabolique ou neurologique, ou terrain neurologique systématisé, pyramidal, cérébelleux, vestibulaire, ou extra-pyramidal par exemple), la chute révélant en fait – comme une alarme – le franchissement d'un seuil en matière de décompensation fonctionnelle. Celle-ci est insidieuse, plurifactorielle, liée au vieillissement pluri-organique et aux pathologies ou difficultés environnementales associées.

Les examens analytiques ont mis en évidence et retenu en moyenne 3,5 facteurs de risque de chute par patient : parmi les plus fréquemment cités, certains sont intrinsèques (altération des afférences proprioceptives, notamment distales des membres inférieurs, troubles de la vue, perte musculaire, rhumatisme dégénératif de genoux ou de hanches avec atrophie musculaire corollaire, enraidissements tibio-tarsiens, ralentissement des capacités de réaction), d'autres extrinsèques (mauvais chaussage, éclairage insuffisant, inadéquation de la hauteur des mobiliers d'assise, sols insuffisamment lisses ou dégagés, salle de bains et W-C non adaptés, rangements non étudiés), d'autres enfin iatrogènes (benzodiazépines, hypotenseurs, etc.). Ces données relevées une à une amènent bien sûr les propositions nécessaires en rapport. Mais au delà d'elles ou en l'absence de facteur analytique cliniquement décelable, déterminant et curable, en l'absence d'un cadre nosologique identifiable, l'évaluation fonctionnelle observe le plus souvent aussi une « perte d'aisance » globale, avec un appauvrissement des possibilités d'ajustement postural dynamique et plus encore des réactions parachutes, une incapacité pour le relever du sol, puis, à un stade plus avancé, une plus grande difficulté pour les transferts, une station debout bipodale hésitante s'il faut joindre les pieds, une marche en funambule impossible, de même que les stations monopodales, cette lignée risquant finalement d'aboutir à une démarche plus incertaine, avec recherche d'appuis. Cette perte d'aisance est un premier degré de régression psychomotrice globale à prendre en compte pour elle-même et à essayer d'enrayer ou de contenir par une approche fonctionnelle adaptée. Enfin chez les personnes qui sont déjà tombées, c'est-à-dire la grande majorité, le tableau fonctionnel est le plus souvent péjoré par l'appréhension et la perte de confiance en soi, génératrices de réduction d'activités locomotrices, constituants du dangereux cercle vicieux du syndrome de l'après-chute.

C'est ainsi qu'à côté de l'allégement de l'ordonnance avec l'arrêt de certains médicaments (1 fois sur 2) ou de petits aménagements au domicile (corrections ou adjonctions techniques de sécurité, 1 fois sur 2), la mesure thérapeutique le plus souvent proposée (plus de 2 fois sur 3) a été une kinésithérapie à visée principalement fonctionnelle.

Il s'agit de programmes doux et progressifs, d'une quinzaine de séances, pour remise en confiance par réenrichissement du contrôle postural statique et dynamique, bipodal puis monopodal, et de la compétence locomotrice, par un réentraînement codifié, de difficulté croissante adaptée (supports fermes puis mous, yeux ouverts puis yeux fermés), et finalisé en situation réelle de vie (transferts couché-assis-debout, déambulation intérieure et extérieure, et « annexes » : demi-tours, obstacles, escaliers, etc.).

Il est souvent nécessaire de sous-tendre ces programmes fonctionnels d'un peu de travail physique focalisé : amélioration trophique musculaire (travail statique intermittent des quadriceps par exemple), réenrichissement analytique proprioceptif.

On réalisera si possible aussi le travail spécifique décomposé du relever du sol, tant pour sa signification dans la richesse psychomotrice générale de la personne (enchaînement gestuel refranchissant les différentes grandes étapes posturales du développement) que pour sa valeur pratique en cas de besoin.

La prescription de kinésithérapie, détaillée, est proposée en étant jointe au courrier de synthèse adressé au médecin-traitant.

Peuvent aussi être proposées des aides techniques de déambulation plus palliatives (à visée d'augmentation du polygone de sustentation ou de décharge relative) et sécuritaires de façon à préserver l'activité locomotrice de la personne (cannes, déambulateur, poignées d'appui aux endroits difficiles), dont l'usage sera entraîné par le kinésithérapeute.

Chez les personnes qui vivent seules, la mise en place d'une téléalarme est une proposition qui prend toute sa valeur quand on sait l'importance pronostique du temps passé au sol au décours d'une chute.

Au delà, une fois que la personne a repris un certain niveau de vie locomotrice, elle sera incitée à maintenir des activités physiques générales (marche, gymnastique de groupe) et à prévenir sa désocialisation. Sinon une kinésithérapie à basse fréquence, une fois par semaine chez une personne à l'activité physique modérée, peut être discutée pour maintenir un certain niveau d'assurance et d'effectivité locomotrices (nous sommes à l'âge où « ce qui n'est pas exercé se perd »).

A 6 mois, 2 patients sur 3 sont revenus à la consultation de contrôle. Les propositions thérapeutiques médicales générales avaient été le plus souvent incomplètement appliquées. Les aménagements au domicile n'avaient été, généralement, réalisés qu'en partie. La kinésithérapie, en revanche, avait été bien suivie, de même que, de façon un peu surprenante, les modifications du traitement médicamenteux avaient été le plus souvent respectées (même quand il avait fallu arrêter les médicaments « pour dormir »). 4 patients sur 5 disaient avoir été améliorés ou très améliorés. 4 sur 5 n'avaient pas fait de nouvelle chute depuis la consultation. Il est à noter que l'existence d'un déclin cognitif (MMS inférieur à 24) est un facteur de mauvais pronostic et est significativement associé à un risque accru de récidive des chutes.

Pour conclure avec une proposition, cette consultation – qui nous semble utile et apporter un service aux patients et à leur médecin – fait ressentir que pour beaucoup il est dommage d'arriver si tard. Certes les médecins-traitants ne sont appelés qu'après la chute le plus souvent. C'est plus en amont dans l'histoire des personnes qu'il faudrait dépister de façon systématique une dégradation fonctionnelle débutante, encore infra-clinique, de la richesse posturale [8]. Une passation annuelle d'un ou quelques tests simples, rapides, et si possible validés (stations monopodales tenues 5 secondes, « stop walking when talking », get up and go test, relever du sol) [2, 3, 6] permettrait de discerner les personnes à risques – qui s'ignorent –, et de proposer à celles-là les mesures préventives adéquates, soit relevant du simple registre de l'hygiène de vie ou d'un entraînement non sanitaire (accroissement de la marche, groupe de gymnastique-équilibre, ou simple gymnastique de quartier), soit constituées de quelques séances de kinésithérapie spécifique à visée préventive (se terminant par l'enseignement d'auto-exercices quotidiens d'équilibre bipodal et monopodal en conditions de sécurité).

SUMMARY

A multidisciplinary fall clinic with hospital and home assessment : the Lille experience. – To give a quick and adapted reply, to prevent the post-fall syndrome, and to avoid hospitalization, the universitary geriatric hospital in Lille has since 1996 a multidisciplinary fall-consultation, gathering internist-geriatrist, neurologist and physiatrist, the last one examining the patient not at the hospital but at patient's home. The synthesis collects the intrinsical, intrinsic extrinsic and iatrogenic causes for falling found out and proposes analytic, functional and environmental measures. The patients are revisited six months later.

Most often the troubles for walking and balance, and the falls, have multiple causes, needing precise measures, but also correspond to a beginning psychomotrical regression, easily detected, to be treated with a rehabilitative adapted attitude. After six months, the results appear to be probating.

At last, it is suggested to realize a simple earlier detection of an infraclinical loss of postural capacities, allowing to detect people with risk, and avoid the event of a fall by simple preventive measures.

Références

[1] Campbell A.J., Remken J., Allan B.C., Martinez G.S. – Falls in old age : a study of frequency and related clinical factors. *Age ageing* 1981; 10: 264-70. [2] Mathias S., Nayak U.S.L., Isaacs B. – Balance in elderly patients : the « Get-up and Go » test. *Arch. Phys. Med. Rehabil.* 1986; 67: 387-89. [3] Nourhashémi F., Kostek V., Ousset P.J. *et al.* – La station unipodale : un marqueur du vieillissement. *L'année gérontologique* 1997 (Éditions Serdi) ; 53-62. [4] Rubenstein L.Z., Robbins A.S., Josephson K.R., Schulman B.L., OsterweiL D. – The value of assessing falls in an elderly population. A randomized clinical trial. *Ann. Intern. Med.* 1990; 113: 308-16. [5] Sattin R.W. – Falls among older persons : a public health perspective. *Annu. Rev. Public Health* 1992; 13: 489-508. [6] Tinetti M.E. – Performance-oriented assessment of mobility problems in elderly patients. *J.Am. Geriatr. Soc.*. 1986; 34: 119-26. [7] Tinetti M.E., Speechley M., Ginter S.F. – Risk factors for falls among elderly persons living in the community. *N. Engl. J. Med.* 1988; 319: 1701-7. [8] Tinetti M.E., Baker D.I., Mc Avay G. *et al.* A multifactorial intervention to reduce the risk of falling among elderly people living in the community. *N. Engl. J. Med.* 1994; 331: 821-27.

PRÉVENTION PRIMAIRE DES CHUTES : L'EXPÉRIENCE DE SAINT-ÉTIENNE

P. BLANC[1], M.A. BLANCHON[1], R. GONTHIER[1], C. BRAIZE[2], A. LEVY[2], R. ECOCHARD[3], A. ROUSSEL[4]

La chute est l'événement au cours duquel le sujet se retrouve involontairement sur le sol. Si elles sont très fréquentes après 65 ans chez le sujet institutionnalisé, elles le sont aussi en ambulatoire où l'on admet qu'un sujet sur trois chute au moins une fois par an [7]. Si 5 % des chutes s'accompagnent de fractures et 5 à 10 % d'autres traumatismes sévères [14, 15] nécessitant des soins médicaux, la chute peut avoir en

1. CHU de Saint-Etienne Hôpital Charité, Service de Gérontologie Clinique 42055 Saint-Étienne Cedex 2.
2. Centre de Prévention Kinésithérapique, Départemental 42.
3. Centre d'Information Médicale Hospices Civils de Lyon.
4. OSPA Espace Retraités.

l'absence de blessures graves des conséquences psychologiques entraînant un déclin accéléré des capacités fonctionnelles. Elles ont un impact important sur la confiance en soi et provoquent dans certains cas une régression des automatismes psychomoteurs qui sont à la base du maintien de l'équilibre et de la marche (syndrome post-chute) [19]. Mieux appréhender ce risque pour mieux le gérer lorsqu'il survient est un des enjeux de la prévention.

Il est admis, à l'heure actuelle, que la majorité des chutes sont d'origine multifactorielle par la coexistence de plusieurs facteurs de risques qui se potentialisent mutuellement. L'âge est le premier facteur de risque, mais la chute n'est pas une composante normale du vieillissement, puisque 50 % des personnes âgées ne chutent jamais [16, 5]. En dehors de l'âge, on retrouve comme causes avant tout les accidents liés à l'environnement, les problèmes d'équilibre et / ou de marche, la faiblesse musculaire. Inversement, la baisse transitoire du débit circulatoire cérébral liée à un drop attack ou à une hypotension orthostatique et les lésions du système nerveux central, sont des facteurs moins prévalents [13].

L'identification précoce des facteurs de risque de chute présents chez des personnes âgées vivant dans la communauté apparaît aujourd'hui une nécessité de Santé Publique et justifie des outils de dépistage et d'évaluation simples (test unipodal, get up and go test de Mathias) à intégrer aux consultations de médecine générale [1].

Une fois ces facteurs de risque identifiés, il apparaît nécessaire lorsque cela est possible de les corriger ; quelques expériences de prévention des chutes par une approche interdisciplinaire (kinésithérapeute, médecin) ont montré leur efficacité [17] et confirmé l'intérêt de la mise en œuvre d'exercices physiques spécifiques développant la force musculaire, entretenant la fonction d'équilibration, tout en tenant compte des facteurs médicaux intrinsèques.

Toutefois, il existe encore peu d'études ayant mesuré l'impact de l'éducation préventive d'une population âgée ambulatoire en lien avec des ateliers centrés sur la marche, l'équilibre, l'entretien de la force musculaire sur l'incidence des chutes et l'intérêt sur un plan pratique.

Les objectifs d'une recherche sur la prévention sont multiples. Ils visent schématiquement à :

1 – Évaluer l'impact d'une prise en charge active des facteurs de risques sur l'incidence des chutes et sur la survenue d'une incapacité pour les activités de base de la vie quotidienne.

2 – Évaluer l'amélioration de la qualité de vie et de l'environnement en terme de sécurité obtenue par la lutte contre la sédentarité, l'apprentissage du relever du sol, des réflexes de protection et des principaux facteurs de risques.

3 – Sensibiliser la population des plus de 65 ans à ce problème par voie de presse, par des conférences.

4 – Proposer des ateliers adaptés aux retraités d'une ville grâce à des moniteurs formés à la prise en charge des chutes au sein de l'Office Municipal des Personnes âgées.

5 – Travailler avec les kinésithérapeutes à optimiser leurs compétences :

– sur l'établissement de tests de dépistage des troubles de l'équilibre,

– sur leur rôle préventif et éducatif face à la chute,
– sur leur formation au sein du Diplôme Universitaire de Kinésithérapie et Réhabilitation Gériatriques en incluant un module centré sur l'équilibre.

MÉTHODOLOGIE DE L'EXPÉRIENCE STÉPHANOISE

Par le biais d'une étude prospective d'évaluation d'une mesure de prévention, nous avons comparé les événements incidents survenus entre deux groupes distincts : groupe intervention, groupe témoin. Ces deux groupes ont été constitués par allocation aléatoire lors d'une consultation faite après campagne d'information « grand public » (fig. 1).

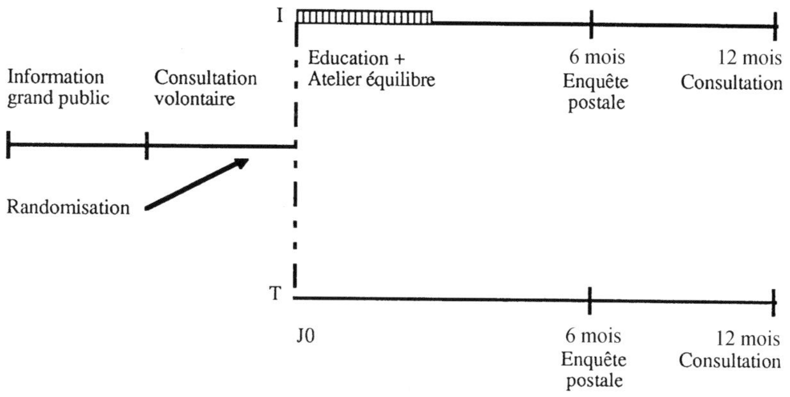

FIG 1. — *Schéma du déroulement de l'étude*

Chaque sujet du groupe intervention

– A bénéficié d'un programme d'activité physique sur une période de 3 mois centré sur la rééducation de l'équilibre, des exercices de mobilisation au sol, d'apprentissage des gestes pour amortir les chutes, de renforcement de la force musculaire.
– A reçu une information pour augmenter la sécurité à son domicile, prendre en compte les dangers de la rue et des documents de sensibilisation mis au point par la Fondation de France.
– A bénéficié d'une consultation ORL ou ophtalmologique en cas de dépistage d'une déficience sensorielle mal compensée.
– A dû revoir son médecin généraliste pour prise en charge d'une éventuelle hypotension orthostatique dépistée et rediscuter avec lui de la nécessité du maintien de certains psychotropes ou d'une réduction du nombre de médicaments après qu'un courrier lui ait été adressé.

La qualité du suivi du programme a été déterminé par une participation aux 3/4 des séances.

Inversement, des sujets ont fait l'objet d'une simple surveillance avec un programme d'activité physique non codifié bien qu'ils soient porteurs d'un ou plusieurs facteurs de risque.

Le recrutement des retraités volontaires a été fait dans l'agglomération stéphanoise et assuré principalement par l'Office Stéphanois des Personnes Agées, les ayants droit des caisses de retraite ORGANIC et CAREP ont eux aussi été contactés. Plus de 3000 questionnaires ont été distribués, relayés par des campagnes d'information dans les quotidiens régionaux et l'organisation de soirées « chutes » pendant la période allant de mai 1997 à janvier 1998. A l'issue du recrutement, 776 questionnaires ont été remplis complètement, 441 personnes ont été jointes au téléphone, 20 ont présenté des critères d'exclusion, 303 personnes ont pu passer le bilan médical complet. Après tirage au sort, sur 142 inscrits, 10 groupes ont été constitués et pris en charge entre janvier 1998 et juin 1998. Ils ont effectué des séances et tests kinésithérapiques réalisés conjointement par 2 kinésithérapeutes basés sur le test de Tinetti [8], avec une évaluation de la souplesse articulaire et de la force musculaire, des enchaînements moteurs, ceci avant et après la participation aux ateliers « vivre en équilibre et en mouvement » réalisés par des moniteurs d'activités physiques préalablement formés (70 items).

Les critères principaux d'évaluation sont la date de survenue d'une chute entre J0 et J360 et le nombre de chutes sur la période de suivi. Les critères secondaires sont la durée de la restriction de l'activité (alitement), la durée des hospitalisations sur la période de suivi, le nombre de facteurs de risque par patient entre le début et la fin de la période de suivi, la santé subjective (par l'analyse de l'échelle de qualité de vie du Nottingham Health Profile).

Pour être inclus dans l'enquête de surveillance ou de prévention, le sujet devait avoir un ou plusieurs des facteurs de risque suivants :

1 – *Antécédent d'une ou plusieurs chutes survenues depuis moins d'un an :* la date de la dernière chute sera précisée.

2 – *Antécédent d'incontinence urinaire.*

3 – *Prise régulière de benzodiazépines ou d'agents hypnotiques.*

4 – *Prise journalière de 4 médicaments ou plus.*

5 – *Existence d'une hypotension orthostatique,* admise s'il existe une chute de la systolique de 20 mmHg lors du passage de la position couché à la position debout.

6 – *Être sédentaire :* capacité à marcher, inférieure à une demi-heure en continu ou équivalent (capacité à rester debout inférieure à deux heures par jour, capacité à se déplacer très doucement, ne jamais monter les escaliers, activité physique limitée à moins de une heure par semaine) [12].

7 – *Instabilité à la marche :*

– l'instabilité à la marche est explorée de façon simple par le get up and go test de Mathias. Ce test est basé sur l'observation chronométrée de la manière dont une personne se lève d'une chaise, marche sur trois mètres, fait demi-tour et revient s'asseoir sur la chaise. Ce test chez les sujets non instables est réalisé en moins de 19 secondes [10] ;

– la station unipodale est un second moyen de dépister une instabilité. Sont considérés comme instables les sujets qui maintiennent la station unipodale durant moins de 5 secondes [3].

8 – *Déficience de la locomotion.* Son dépistage est basé sur :

– le bilan articulaire : ce bilan consiste à l'évaluation des amplitudes articulaires des membres inférieurs. Les conditions ostéo-articulaires minimales nécessaires à la marche sont les suivantes : amplitudes de la hanche, flexion 50°, extension 10° - amplitudes du genou, flexion 50°, extension 0° - amplitudes de la cheville, flexion plantaire 15°, flexion dorsale 10° ;
– la circonférence du mollet que l'on mesure à la partie la plus large du mollet. Sont considérées comme normales les circonférences supérieures à 30 centimètres ;
– l'utilisation d'une aide technique à la marche (canne simple le plus souvent).

9 – *Déficience de la capacité visuelle,* avec une acuité visuelle inférieure à 8/20 testée par l'échelle de Monoyer avec les lunettes de vue habituelles du sujet, s'il en est porteur.

10 – *Déficience de la capacité auditive* existante, si le sujet ne comprend pas deux mots au moins dans une phrase.

11 – *Milieu de vie inadapté.* L'évaluation du milieu de vie permet d'apprécier la sécurité du domicile selon les critères suivants, dont l'existence d'un seul peut entraîner la survenue d'une chute : escaliers pour accéder au domicile et/ou à l'intérieur du lieu de vie, parquet ciré et/ou carrelage irrégulier, tapis au sol, fils électriques et/ou rallonges au sol, absence d'antidérapant dans la douche ou la baignoire, éclairage difficilement accessible près du lit, port de chaussures ouvertes au talon (type mule), utilisation quotidienne d'un escabeau ou d'une chaise pour accéder à des objets en hauteur, présence d'un animal domestique, utilisation régulière des transports en commun.

Les critères de non inclusion ont été les sujets vivant en résidence médicalisée ou en long séjour, les sujets ayant subit une intervention chirurgicale depuis moins de trois mois, les sujets non coopérant ou ayant un mini mental status < 20 (MMS de Folstein) [8], les sujets ayant une aide totale pour deux activités de la vie quotidienne (échelle de Katz) [9], les sujets n'ayant pas la capacité d'effectuer 6 mètres en marchant, les sujets présentant une maladie de Parkinson traitée et le refus de participer.

RÉSULTATS PRÉLIMINAIRES ET ANALYSES PRÉVUES

Caractéristiques de la population étudiée

L'âge moyen de la population étudiée est proche de l'étude ICARE (512 personnes âgées recrutées d'âge moyen 72,3 ans pour les femmes) ou de l'étude de Portland (1325 personnes d'âge moyen 73 ans) [18, 11], dans notre cas, 303 personnes d'âge moyen 71,3 ans.

Les caractéristiques sociodémographiques, ainsi que le nombre des facteurs de risque présents dans le groupe intervention et le groupe témoin, ont été comparés pour s'assurer que les deux groupes déterminés par randomisation sont équivalents (tableau I).

TABLEAU I. — CARACTÉRISTIQUES DE LA POPULATION ÉTUDIÉE (la randomisation a permis d'avoir des données similaires entre la population témoin et la population incluse).

	Population témoin		*Population incluse (kiné)*	
Variable	Moyenne	Mini-Maxi	Moyenne	Mini-Maxi
Age (ans)	70,9	65-82	71,3	65-86*
Poids (kg)	65,5	44-105	65	41-110
Taille (m)	1,57	1,46-1,80	1,58	1,38-1,79
BMI	26	18,7-35,6	25,8	17,9-45,2
Circonférence mollet (cm)	35,4	29-41	34,9	29-45
TA systolique couchée (mm Hg)	15,1	9,5-1*9	15,1	11,5-20
TA systolique debout (mm Hg)	14,5	10-19	14,5	10-20
Vision (0-10)	6	0-10	6	0-10
MMS	27	20-30	27	22-30

* Avec 95 % de moins de 80 ans.

Comparaison de l'incidence des chutes

L'effet de la campagne d'éducation et des ateliers équilibre sur l'incidence des chutes n'est pas encore connu.

La comparaison des délais de survenue des événements utilisera la technique de Kaplan Meier. Le taux d'incidence des chutes dans le groupe intervention sera comparé à celui du groupe témoin. Le log-rank test sera utilisé pour mettre en évidence les différences dans l'incidence cumulée des chutes.

Comparaison du nombre des chutes, des hospitalisations et de la restriction d'activité

Une analyse complémentaire portera sur la comparaison de moyenne entre les 2 groupes de variables quantitatives comme le nombre de chutes dans l'intervalle, le nombre de jours avec restriction, le nombre de jours d'hospitalisation.

Évolution du nombre des facteurs de risque au début et à la fin de l'intervalle

La comparaison du nombre moyen des facteurs de risque entre le début et la fin de l'étude fera appel à un test t de Student : elle n'est pas encore disponible.

Nous présentons cependant ici les facteurs de risques retrouvés au début de l'enquête (tableau II A et tableau II B).

Recherche du biais de mémorisation

Pour permettre de réduire au minimum la non déclaration des chutes, il est prévu :

– Au sixième mois, par une enquête postale, les sujets seront contactés afin de connaître par l'intermédiaire d'un questionnaire la date de survenue éventuelle d'une première chute après la visite d'inclusion, le nombre de celles-ci et le délai entre deux

TABLEAU II A. — ANALYSE DES FACTEURS DE RISQUES INTRINSÈQUES DE CHUTES RETROUVÉS LORS DU BILAN INITIAL

Types de facteurs	*Mesure*	*Résultats* Oui	Non	*Preuves épidémiologiques*
Démographiques	Age ≥ 80 ans	15 (4,5 %)	288 (95,5 %)	fortes
	Sexe féminin	251 (82,84 %)	52 (17,16 %)	inconstantes
Statut social	Vit seul	141 (46,5 %)	162 (53,5 %)	
	Marié	159 (52,48 %)		
	Veuf	107 (35,31 %)		
	Célibataire	126 (8,58 %)		
	Divorcé	11 (3,63 %)		
Pathologies spécifiques	Incontinence urinaire	110 (36,3 %)	193 (63,7 %)	fortes
	Arthrose	225 (74,2 %)	78 (16,8 %)	modérées
	HypoTA orthostatique	62 (20,4 %)	241 (79,54 %)	inconstantes
Muscul. et neuromuscul.	Flexion dorsale cheville < 10°	123 (40,59 %)	180 (59,41 %)	fortes
	Proprioception plantaire perturbée, anomalies du pied	50 (16,5 %)	253 (83,5 %)	inconstantes
Sensoriels	Troubles audition	142 (31,55 %)	161 (53,14 %)	
	Troubles vue (AV < 8)	225 (74,25 %)	78 (25,74 %)	fortes
Nutritionnels	BMI			modérées
	< 24	95 (31,3 %)		
	24-27	109 (35,9 %)		
	> 27	99 (32,67 %)		
	Circonférence mollet			
	< 33	95 (31,3 %)		
	33-36	118 (36 %)		
	> 36	99 (32,67 %)		
Marche, activ. Physiques	Voir tableau II B	fortes		
Équilibre	Station unipodale	186 (61,39 %)	117 (38,61 %)	fortes
	Get up and go < 12 sec.	202 (66,64 %)	101 (33,33 %)	fortes
Antécédent profession sédentaire		117 (38,6 %)	186 (61,4 %)	
Cognition	MMS			fortes
	< 26		67 (22,11 %)	
	26-28		113 (37,2 %)	
	> 28		123 (40,59 %)	
Psychologique	Recherche dépression	108 (35,64 %)	194 (64,36 %)	fortes
Prise de médicaments	Cardio-vasculaires	97 (32,01 %)	206 (67,99 %)	inconstantes
	Hypnotiques	27 (8,91 %)	276 (91,09 %)	fortes
	Benzodiazépines	83 (27,39 %)	220 (72,61 %)	fortes
	+ de 4 médicaments	124 (40,92 %)	179 (59,08 %)	fortes
Chutes survenues dans les 12 mois précédents (*)		89 (29,47 %)	213 (70,53 %)	

* Les chutes se sont produites dans 78 % des cas à l'extérieur, ont été attribuées le plus souvent à une maladresse (83 % des cas), rarement à un malaise (8,5 %) ou à un accident (8,6 %) ; leurs conséquences ont été traumatiques dans 23,2 % des cas.

TABLEAU II B. — ÉTUDE DE LA MARCHE

Monte les escaliers	Jamais 42 (13,86 %)	Parfois 78 (25,74 %)	Plusieurs fois / jour 183 (60,4 %)
Vitesse de marche	Lente 35 (11,55 %)	Normale 180 (59,41 %)	Rapide 88 (29,04 %)
Durée de marche	< ½ heure / jour 10 (3,3 %)	½ à 1 heure / jour 44 (14,52 %)	> 1 heure / jour 249 (82,18 %)
Station debout	< 2 heures / jour 5 (1,65 %)	2 à 4 heures / jour 67 (22,11 %)	> 4 heures / jour 231 (76,24 %)

chutes consécutives s'il y a lieu. Par ailleurs, il sera précisé si la chute a entraîné une restriction des activités de la vie courante, un alitement dont le nombre de jours sera noté, ou une hospitalisation. Enfin, tout événement médicochirurgical autre qu'une chute sera également précisé. Lors de la première consultation (consultation d'inclusion à l'étude), une grille de recueil des événements a été remise à chaque sujet.

– 12 mois après l'inclusion, lors d'une consultation par un examinateur médecin, il sera réalisé une synthèse de la date des chutes, de leur nombre, de la restriction des activités et des hospitalisations. De plus, il sera réalisé une évaluation des facteurs de risque, ainsi qu'un test de santé subjective (Nottingham Health Profils) [2].

Mesure de la qualité de l'intervention

L'adhésion au traitement a été évaluée par le contrôle de la participation aux séances de formation et aux ateliers. Une participation aux 3/4 des séances d'atelier équilibre est le minimum pour admettre l'adhésion. Les raisons de non suivi de l'atelier ont été notées. 117 personnes ont eu une présence effective, 17 ont fait moins de 6 séances.

Prise en compte des biais liés du comportement alimentaire (carence) à l'ensoleillement déficient et au faible niveau d'activité physique

Les sujets n'ayant pas, durant 3 mois, consommé en moyenne 300 mg de calcium/jour (soit le demi-apport quotidien de cette tranche d'âge) et/ou été exposés à l'extérieur au moins 1100 heures/mois [4] et/ou étant dans l'incapacité de marcher plus de 6 mètres [12], seront analysés séparément.

La chute est une réalité de l'avance en âge ; mieux la comprendre, la prévenir et l'assumer lorsqu'elle survient est une gageure que nous aimerions proposer aux personnes âgées en bonne santé, pour qu'elles maintiennent le plus longtemps possible leur indépendance et leur qualité de vie.

Nous espérons par cette collaboration entre médecin, kinésithérapeute, moniteur d'éducation Physique, aboutir à des techniques de prévention valides et efficaces utiles aux retraités vivant à domicile et sensibiliser les professionnels à ce problème.

SUMMARY

Fall prevention in independant community- dwelling older adults : Saint Etienne experience. – We describe the initial results of preventing falls among independent community - dwelling older adults for a prospective period of 1 year.

After the monitoring period, 303 volunteer participants (mean age : 71,3 years) were randomised into 2 groups. 117 adults have been informed about circumstances and consequences of falls and performed 8 sessions with exercises to improve lower extremity strength and flexibility, ankle dorsiflexion and to reduce gait instability. 117 have been free. The comparaison between groups is designed for frequency and consequences of falls (loss of independence, injuries that required treatment by a physician...) and identification of underlying risk factors for falls.

Références

[1] Arroyo J.F., Herrmann E., Blanc Y. *et al.* – Intérêt pratique de l'évaluation des chuteurs âgés en cabinet médical. *Méd. et Hyg.* 1994; 52: 1977-84. [2] Bocquet D., Coudon S., Ritchie K. – The French Version of the Nottingham Health Profile comparison of item weight with those of the source version. *Social Science Med.* 1990; 30: 829-35. [3] Bohannon R., Larkin P.A., Cook A.C. *et al.* – Decrease in timed balance test scores with ageing. *Physical Therapy* 1984; 64: 1067-70. [4] Chapuy M.C., Schott. A.M., Garners P. *et al.* – Healthy elderly french women living at home have secondary hyperparathyroidism and high bone turnover in winter. *J. Clin. Endocrinol. Metab.* 1996; 81: 1129-33. [5] Cummings R.G., Klineberg R.J. – Fall frequency and characteristics and the risk of hip fractures. *J. Am. Geriatr. Soc.* 1994; 42: 774-8. [6] Dargent - Molina P., Breart G. – Epidémiologie des chutes et traumatismes liés aux chutes chez les personnes âgées. *Rev. Epidém. et Santé Publ.* 1995; 43: 72-83. [7] Favier F. – Les risques de chute. In Simon L., Marcelli C. et Revel M., *Ostéoporose et Médecine Physique* Paris Masson 1998: 32-45. [8] Folstein M.F., Folstein S.E., Mc Hugh P.R. – Mini-Mental Scale. A practical method for grading the cognitive state of patients. *J. Psychiatr. Res.* 1975; 12: 189-98. [9] Katz S., Downs T.D., Cash *et al.* – Progress and development of the index of A.D.L. *Gerontologist* 1970; 1: 20-30. [10] Podsiadlo D., Richardson S. – The timed « up and go » : a test of basic functional mobility for frail elderly persons. *J. Am. Geriatr. Soc.* 1991; 39: 142-48.

[11] Province M.A., Hadley E.C., Hornbrook M.C. *et al.* – The effects of exercise on falls in elderly patients : a preplanned metaanalysis of the FICSIT trials. *JAMA* 1995; 273: 1341-47. [12] Reuben D.B., Siu A.L. – An objective measure of physical function of elderly out patients. The Physical Performance Test. *J. Am. Geriatr. Soc.* 1990; 38: 1105-12. [13] Rubenstein L.Z., Robbin A.S., Schulman B.L. *et al.* – Falls and instability in the elderly. *J. Am. Geriatr. Soc.* 1988; 36: 266-78. [14] Sattin R.W. – Falls among older persons : a public health perspective. *Annu. Rev. Public Health* 1992; 13: 489-508. [15] Sjorgen H., Bjornstig V. – Injuries among the elderly in the home environnement. *J. Aging Health* 1991; 3: 107-25. [16] Speechley M., Tinetti M. – Falls and injuries in frail and vigorous community elderly persons. *J. Am. Geriatr.* Soc. 1991: 39: 46-52. [17] Tinetti M.E., Baker D., Mc Avay G. *et al.* – A multifactorial intervention to reduce the risk of falling among elderly people living in the community. *N. Engl. J. Med.* 1994; 331: 821-27. [18] Vellas B., Faisant C., Langue S. *et al.* – Étude ICARE : investigation sur la chute accidentelle, recherche épidémiologique. *L'Année Gérontologique* 1995; 9: 423-436. [19] Vellas B. – La chute chez la personne âgée. IPSEN Paris 1985: 7-40.

PRÉVENTION PRIMAIRE ET SECONDAIRE : L'EXPÉRIENCE BOURGUIGNONE

B. TAVERNIER-VIDAL[1], D. GUILLOUX[2], M.M. HALM[2], G. RAGE[2], M. RULLIER[4], F. TENENBAUM[3], F. DUMILIEU[3], V. LAUVERNIER[3], F. MOUREY[1], P. PFITZENMEYER[1]

La Campagne Équilibre réalisée en Bourgogne – Franche-Comté depuis 1992 répond aux objectifs de prévention primaire et secondaire.

Origines

Au sein des institutions : dès 1973, à l'initiative du Professeur Michel Gaudet et d'une section « Jeunesse et sport » nommée Sports pour tous, 2 professeurs du CREPS proposent une formation aux personnels du long séjour de Champmaillot et une action de terrain sous la forme d'ateliers d'animation physique des résidents. Le but n'est pas de rééduquer, mais de maintenir les acquis, peut-être même simplement de ralentir leur perte. Le résultat est positif. Un diaporama et une brochure intitulée « Pour être mieux » sont des supports d'information édités en 1984.

En milieu ouvert, dès 1977, Michel Gaudet, précurseur en matière de prévention, élabore des propositions gymniques pour le troisième âge avec la participation du centre communal d'action sociale (CCAS), de l'office des retraités et personnes âgées de Dijon (OPAD) et de quelques directrices de logements-foyers de la ville.

Ces idées novatrices heurtent quelque peu les idées reçues de l'époque qui utilisaient la mise au repos prolongée en décubitus lors de certaines maladies (infarctus du myocarde, hépatites...), induisant ainsi une désadaptation à l'effort, voire chez le vieillard, à l'orthostatisme, prélude à l'état grabataire définitif.

En 1985, la description de la régression psychomotrice par l'équipe de gériatrie de Dijon, et l'individualisation de la forme clinique particulière du syndrome de l'après-chute si spécifique au vieillard fragile conduisent à envisager une action de prévention plus large et à l'organiser.

1. Centre Gérontologique de Champmaillot, 2 rue Jules Violle, 21033 Dijon Cedex.
2. Caisse de retraite et d'assurance maladie (CRAM) Bourgogne – Franche-Comté.
3. Services Jeunesse et Sports de Languedoc-Roussillon 190, av du Père Soulas, 34094 Montpellier.
4. Services Jeunesse et Sports de Bourgogne 10, bd Carnot, 21000 Dijon.

Formation d'une équipe de partenaires

Cet objectif préventif rencontre celui de la Caisse Régionale d'Assurance Maladie de Bourgogne-Franche-Comté (CRAM) qui envisage de développer des actions de prévention de la dépendance des personnes de plus de 60 ans et qui propose son soutien logistique aux acteurs du terrain : ainsi naît une *équipe technique* dont les partenaires principaux sont issus de la CRAM, de Jeunesse et Sports et du Centre Gériatrique de Dijon et dans laquelle chaque département est représenté. La concertation régionale est assurée par *un comité de pilotage* régional et les premiers fonds sont dégagés sur le budget d'action sanitaire et sociale. Ils sont utilisés pour la réalisation de documents (affiches, dépliants) envoyés aux professionnels côtoyant le public retraité : médecins généralistes, associations de retraités et personnes âgées, administrations, collectivités locales, clubs de gymnastique volontaire et structures d'hébergements. Un logo est créé, des tests d'évaluation de la fonction d'équilibration sont élaborés et le contenu de la formation des animateurs d'ateliers équilibre est précisé, les premières formations ont lieu sous l'égide de « Jeunesse et Sports ».

Deux conventions régionales seront signées successivement entre les différents partenaires.

Structuration du projet

En septembre 1992, l'appel d'offres national de la Caisse Nationale d'Assurance Maladie (CNAM) et du Comité Français d'Éducation pour la Santé (CFES) permet à la CRAM de faire connaître, au niveau national, le concept et la démarche pédagogique des ateliers Équilibre et d'en étendre le bénéfice à tous les bourguignons de plus de 60 ans. L'objectif de l'appel d'offre est triple :

– réduire significativement la morbidité des accidents de la vie courante dans les sites pilotes au terme d'une période de trois ans minimun ;
– développer une dynamique locale dans chacun des sites, caractérisée par la création et le fonctionnement durable d'un partenariat concrétisé par une cellule de coordination locale pour la conception et la gestion de programmes de prévention durables ;
– expérimenter une stratégie nationale d'appui permettant d'identifier les conditions de réussite ou d'échec, avant de la généraliser à l'ensemble du pays (conditions locales, rôle du groupe de pilotage).

L'objectif final de la campagne Équilibre dans la réponse à l'appel d'offres est de diminuer les risques, la fréquence et la gravité des chutes des personnes âgées de plus de 60 ans grâce à un programme spécifique permettant l'entretien de la fonction d'équilibration et l'acquisition du relever du sol.

L'objectif intermédiaire est de sensibiliser au maximum les personnes âgées au problème de la chute et de leur permettre de renforcer leur équilibre en s'adressant à des équipes qualifiées pour apprendre, dans les ateliers Équilibre, à effectuer des exercices simples qu'elles pourront ensuite transposer dans les gestes de leur vie quotidienne pour maintenir les acquis durablement.

L'objectif opérationnel est de réassurer la stabilisation posturale et de prévenir la perte d'équilibre, de diminuer l'impact psychologique de la chute en apprenant à se relever du sol, d'améliorer l'insertion sociale des personnes âgées et de mettre au point un partenariat efficace pouvant s'étendre à d'autres projets ou régions.

La réalisation de ces objectifs passe par plusieurs moyens :

– la formation des animateurs ;
– la sensibilisation du public concerné, des correspondants médicaux, médico-sociaux et paramédicaux à l'importance de la problématique des chutes des personnes de plus de 60 ans et de son retentissement en terme de mortalité, morbidité et santé publique ;
– la présentation de la campagne Équilibre au public et aux relais locaux, la mise en place d'ateliers aussi nombreux que possible dans les quatre départements de Bourgogne ;
– l'évaluation qualitative et quantitative.

FORMATION

Dès 1992 débute la formation des animateurs responsables d'ateliers. Pendant la période pilote 1993-1995, 109 animateurs ont été formés, a l'heure actuelle (septembre 98) ils sont environ 200. 56 % des stagiaires sont issus du milieu soignant, 39 % du milieu sportif. A l'issue des stages, compte-tenu des pré-requis exigés, une évaluation permet de délivrer une attestation pour encadrer en responsabilité un atelier.

Le programme Équilibre a capitalisé le travail d'animation physique auprès des publics âgés effectué par les services Jeunesse et sports de Bourgogne depuis 1972. Il a été possible ainsi de recruter de soignants ayant déjà suivi des formations à l'animation physique, ou des cadres sportifs ayant bénéficié de complément de formation auprès des publics âgés.

Depuis mai 1995, trois types de formation sont proposés : concepteurs du projet, animateurs d'atelier Équilibre et « aidants au quotidien » : ces niveaux correspondent aux besoins du terrain et aux demandes pour mettre en place des projets Équilibre dans d'autres régions. Les difficultés actuelles concernent la disproportion entre l'offre et la demande de formation : les formateurs trop peu nombreux ont été conduits à réaliser une « formation de formateurs » pour que des relais régionaux soient assurés. Ces relais sont issus de la Fédération française d'éducation physique et de gymnastique volontaire : FFEPGV, à travers ses cadres techniques régionaux.

LA CAMPAGNE DE COMMUNICATION

Dès le lancement de la campagne Équilibre, des supports de communication ont été élaborés pour soutenir le projet et diffuser l'information. Les supports réalisés :

– en 1992, 100 000 dépliants « l'équilibre, où en êtes-vous ? » ;
– en 1993, 50 000 affiches et 100 000 dépliants « l'équilibre, des exercices au quotidien » ;
– en 1994, 1000 cassettes vidéo de trois films destinés au grand public, aux professionnels ; 1500 prospectus de présentation de la vidéo, 1000 dossiers de presse ;
– en 1996, réédition de l'affiche et des dossiers de presse, édition du panorama des médias et bibliographie, parution du dépliant Prestation Équilibre ;

– en 1997, parution de l'évaluation ;

– en 1998, 1000 exemplaires du livre « L'équilibre où en êtes-vous ? Des ateliers pour prévenir les chutes chez les personnes âgées ».

La diffusion de ces supports est réalisée par les relais professionnels de chaque partenaire et au cours de l'organisation de conférences dans toute la région : en juin 1993 l'équipe avait organisé plus de trente conférences et rencontré plus de 1600 personnes âgées. Un club de la presse en mars 1992, une conférence de presse en avril 1994, d'autres interventions dans les différents canaux médiatiques audiovisuels et dans la presse écrite ont diffusé l'information dans le public concerné.

DÉROULEMENT DU PROJET SUR LE TERRAIN

La campagne d'information réalisée par les partenaires a permis d'atteindre non seulement le grand public, directement concerné, mais aussi les autorités locales, les responsables d'établissements et d'associations...

La personne âgée qui fait acte de candidature remplit une fiche d'engagement visée par la Commission Nationale de l'Informatique et des Libertés (CNIL) ; la fiche d'identification comporte les éléments médicaux nécessaires à l'adaptation personnalisée du programme par le responsable de l'atelier en collaboration avec le médecin.

Le passage des tests

Une batterie de douze tests codifiés pour évaluer le plus précisément possible les capacités d'équilibration de la personne âgée a été créée par l'équipe technique. Cette batterie très complète a été utilisée pour l'évaluation, puis modifiée et allégée pour la suite du programme car certains tests étaient redondants ou trop compliqués en apportant peu de résultats signifiants.

Les séances de tests ont lieu au début (T1) et en fin d'atelier (T2), puis six mois après (T3).

Le déroulement des ateliers

Le groupe est constitué de douze personnes maximum et il est préférable, sans que cela soit toujours facile, de cibler le public suivant son niveau de dépendance. Le choix de l'implantation géographique doit être judicieux pour faciliter la relation avec les retraités actifs. La séance dure environ une heure, chaque semaine pendant dix semaines. L'animateur prépare son intervention en centrant exclusivement le contenu de la séance sur le thème équilibre. Les tests lui permettent de personnaliser les programmes et de proposer des exercices à réaliser hors temps atelier. Il peut s'aider de supports écrits. Un matériel minimum est nécessaire pour un fonctionnement efficace : tapis de texture ou d'épaisseur variées, petit matériel (cerceaux, ballons, anneaux...) et matériel spécifique (poutre, planche basculante).

ÉVALUATION

Pour mener à bien l'évaluation quantitative, 1191 personnes recrutées en Bourgogne dans les zones urbaines et rurales, âgées de 60 ans et plus, se sont volontairement engagées à effectuer l'ensemble du parcours équilibre.

Cet échantillon a été constitué selon la méthode des échantillons appariés progressivement créés. L'évaluation du niveau de réalisation des objectifs repose sur un programme d'une durée de 15 mois comprenant 3 étapes et 3 tests (T1, T2, T3).

Étape 1 : période de pré-atelier de 6 mois, première période d'observation du nombre de chutes et de leurs suites médicales au moyen d'une enquête téléphonique.

T1 : passage d'une batterie de tests évaluant la fonction d'équilibration

Étape 2 : 10 séances à raison d'une par semaine d'ateliers équilibre, avec adaptation personnalisée et proposition d'exercices dans l'intervalle entre les séances, pour modifier les habitudes de la vie quotidienne.

T2 : passage de la même batterie de tests évaluant la fonction d'équilibration.

Étape 3 : période de post-atelier sur 6 mois, deuxième et dernière période d'observation au moyen d'une enquête téléphonique pour l'enregistrement des chutes éventuelles et leurs suites médicales.

T3 : passage à nouveau de la batterie de tests pour évaluer la rémanence des résultats.

Dans l'objectif d'un traitement statistique homogène et cohérent, seules les personnes ayant effectué la totalité du programme, c'est à dire ayant subi l'ensemble T1, T2, T3 ont été étudiées, soit 675 personnes sur les 1191 enregistrées dans les ateliers pendant la période d'évaluation. Il y a 80 % de femmes et 20 % d'hommes. Les participants se sont répartis en 110 ateliers sur 77 sites situés dans 63 communes. L'enquête téléphonique a nécessité 9079 appels dont 5636 ayant abouti et 3443 n'ayant pas abouti. Cette enquête a nécessité 16 réunions de l'équipe technique et 6 réunions du comité de pilotage.

Le coût global d'un atelier équilibre est estimé à environ 10 000 FF TTC incluant l'achat de matériel, la rémunération et les déplacements de l'animateur.

L'évaluation quantitative confirme que le taux des chutes sur une période de 16 mois et une population de ce type n'est pas un indicateur fiable : en effet, dans l'absolu, la fréquence des chutes après atelier est peu modifiée par rapport à celle constatée avant, ce qui revient à dire qu'après la participation aux ateliers, les personnes âgées se mobilisent davantage et prennent par conséquent plus de risques. La gravité de ces chutes est identique avant et après. Par contre les tests objectivent une amélioration significative de la fonction d'équilibration, amélioration qui persiste après six mois, au T3 et qui porte sur les paramètres les plus discriminants.

L'évaluation qualitative est très favorable pour l'ensemble des participants qui reconnaissent une amélioration de leur qualité de vie et se disent prêts à recommencer un atelier équilibre, n'ayant pas trouvé l'expérience trop contraignante malgré l'aspect fastidieux des tests et les appels téléphoniques. Parmi les personnes qui ne savaient pas se relever seules et qui sont tombées depuis les séances, 43 % ont pu se relever seules et avec facilité. Les participants soulignent l'aspect relationnel privilégié, et le rôle très important de l'animateur (98 %). Ce dernier joue un rôle majeur également dans la diffusion des informations sur la chute et sa prévention, dépassant la simple animation physique de l'atelier, et participant à la prévention primaire (conseils vestimentaires, d'aménagement du lieu de vie, de l'espace...). Ce rôle informel échappe à une évaluation quantitative, mais la formation des animateurs apparaît comme la clef de voûte de l'action préventive.

Les résultats positifs du projet pilote ont permis de poursuivre les ateliers dans la région et de les étendre sur le plan national et international (Belgique, Luxembourg, Suisse). Il s'agit en effet d'un programme efficace et peu onéreux de prévention primaire. La formation des intervenants constitue la base de ce projet et permet de maintenir un label de qualité et d'authenticité.

Les résultats in extenso sont disponibles, ainsi que le bilan de la Campagne Équilibre : s'adresser à COREG GV Bourgogne, 2 rue des corroyeurs 21068 Dijon Cedex France.

SUMMARY

Impact of primary and secondary prevention of falls in Burgundy and Franche-Comté. – « Equilibrium Campaign » has been carried out in Burgundy and Franche-Comté since 1992 and complies with aims of primary and secondary prevention of balance disorders and falls in people over 60. Several partners have co-operated and reached a positive result concerning quality of life as demonstrated in this survey. However, even if fall rate did bot decrease significantly, elderly people has been taught to get up efficiently from the floor after a fall, which has constituted an immediate benefit. In fact, its efficacy is directly linked to that of «equilibrium trainers», who had been taught and labelled. This campaign is now beginning to spread to other French comties and other countries.

LA PLACE DES PROGRAMMES D'ENTRAÎNEMENT PHYSIQUE DANS LA PRÉVENTION SECONDAIRE DES CHUTES

J.M. JACQUOT[1], D. STRUBEL[2], N. ALMERAS[1], J. PELISSIER[1]

Les études épidémiologiques comme le suivi de cohortes indiquent qu'une implication soutenue dans des activités physiques influence favorablement de multiples paramètres de santé. Les bénéfices se maintiennent jusqu'à un âge avancé chez ceux qui continuent à s'entraîner [82] ; ils concernent divers domaines, incluant notamment une moindre fréquence de chutes [22, 111, 147] et de fractures [29, 140].

Mais dans les faits, la majorité des personnes âgées ont un style de vie sédentaire, avec un niveau d'activité très en dessous du seuil requis pour l'obtention de tels

1. Département de Médecine Physique & Réadaptation, Hôpital Carémeau, CHU, 30029-Nîmes Cedex 4.
2. Service de Gérontologie & Prévention du Vieillissement, Centre R. Ruffi, CHU, 30029-Nîmes Cedex 4.

bénéfices [14, 24, 117]. Il est maintenant bien démontré qu'elles peuvent dans ce cas se « réentraîner », et améliorer en ce faisant leur aptitude physique [56, 103, 104, 144] et leurs performances fonctionnelles [55, 66, 139], même lorsqu'il s'agit de sujets très frêles [48].

Un programme de réentraînement peut-il aider à la prévention des chutes chez les personnes à risque ? Comment choisir son contenu, son rythme, sa durée et son niveau de supervision pour qu'il soit à la fois efficace et applicable en pratique (coût, acceptabilité) ? Seules des ébauches de réponses peuvent aujourd'hui être apportées à ces interrogations.

LES PRINCIPALES OPTIONS DE L'ENTRAÎNEMENT PHYSIQUE DU CHUTEUR

L'affaiblissement musculaire, une mauvaise condition physique et un équilibre défectueux figurent au premier rang des facteurs de risque de chutes récidivantes. On peut en théorie leur opposer des stratégies spécifiques de réentraînement.

Stratégie de renforcement musculaire

La prévalence d'une insuffisance musculaire patente chez la personne âgée est évaluée à 48 % en milieu communautaire [22, 146], 57 % en maison de retraite et 80 % en secteur de long séjour [124]. La force musculaire diminue régulièrement dès l'âge de 30 ans [109, 141], les muscles proximaux des membres inférieurs étant les plus touchés [46, 133]. Ce déclin est associé à une baisse de la masse musculaire [53, 73, 163], à une réduction du nombre de sarcomères avec perte préférentielle des fibres de type II [119] et à des modifications enzymatiques locales [39]. Il s'accompagne d'une diminution des vitesses de contraction et de relâchement musculaire [84]. Il résulte en partie du vieillissement physiologique, des pathologies ou de désordres nutritionnels, mais paraît pour l'essentiel dû aux conséquences de la sédentarité [5, 10, 41, 46, 123].

Les enquêtes épidémiologiques portant sur les facteurs de risque des chutes accordent une place importante à la faiblesse musculaire, qu'elle soit appréciée de façon globale [6, 161], au niveau des membres inférieurs [111, 145], des hanches [22, 124, 147], des extenseurs du genou [22, 54, 91, 93, 124, 146, 155] ou des stabilisateurs de la cheville [15, 31, 54, 93, 146, 147, 155]. Il a également été observé un délai plus rapide d'apparition de la fatigue musculaire et un temps de récupération prolongé chez les chuteurs [131]. La force musculaire est d'autre part corrélée à la densité minérale osseuse [2, 112] ainsi qu'au risque fracturaire [112, 145]. On estime qu'une faiblesse musculaire des membres inférieurs multiplie le risque de chute par un facteur allant de 1,9 à 10,3 [128]. En fait, les corrélations les plus fortes sont observées dans les populations les plus frêles : il semble qu'une diminution modérée de la force musculaire n'influe guère sur le risque tant qu'un seuil critique n'est pas atteint, mais qu'en dessous de ce seuil le risque de chute augmenterait très rapidement [161].

De multiples protocoles expérimentaux ont établi qu'un entraînement spécifique permettait d'obtenir des gains de force musculaire chez le sujet âgé (tableau I). Le renforcement musculaire est obtenu par un travail en résistance utilisant soit des

TABLEAU I. — PROTOCOLES DE RENFORCEMENT MUSCULAIRE CHEZ LES SUJET ÂGÉ.

Auteurs	*Effectif (± sexe ± témoins)*	*Âge*	*Population*	*Type entraînement*	*Intensité*	*Durée (semaines)*	*Groupes musculaires*	*Gains FM*
PERKINS 61 [118]	15 (F) 5 (H)	m = 74	volontaires sains	stat. dyn.	+ + + + +	6	quadriceps	57 % 64 %
LIEMOHN 75 [90]	6 (H)	61-70	volontaires sains	stat.	+ + +	6	quadriceps + I.J.	17-24 %
MORITANI 80 [105]	5 (H)	m = 70	volontaires sains	dyn.	+ + +	8	fléchiss. coude	23 %
ANIANSSON 81 [1]	12 (H) + 12T	m = 71	volontaires sains	stat. + dyn.	+	12	quadriceps	9-22 %
LARSSON 82 [86]	18 (H)	22-65	sédentaires en bonne santé	dyn.	+	15	quadriceps	NS
KAUFFMAN 85 [74]	10 (F)	m = 69	volontaires sains	stat.	+ + +	6	abduct.V	72 %
FRONTERA 88 [52]	12 (H)	60-72	long séjour	dyn.	+ + +	12	quadriceps + I.J.	107-227 %
HAGBERG 89 [56]	23	70-79	volontaires sains	dyn.	+ à + +	26	global	9-18 %
FIATARONE 90 [45]	10	m = 90	long séjour	dyn.	+ + +	8	quadriceps	174 %
SAUVAGE 92 [129]	8 (H) + 6T	m = 73	long séjour	stat.	+	12	M.I.	5-70 %
LEXELL 92 [88]	5 (F)	71-77	volontaires en bonne santé	dyn.	+ + +	6	fléchiss. coude	18-70 %
NICHOLS 93 [113]	18 (F) + 18T	m = 67	sportifs	dyn.	+ + +	24	global	5-65 %
FIATARONE 94 [48]	50 + 50T	m = 87	long séjour	dyn.	+ + +	10	M.I.	113 %
JUDGE 94 [72]	55 + 55T	m = 80	sédentaires en bonne santé	dyn.	+ +	13	M.I.	20 %
SKELTON 95 [139]	20	m = 79,5	volontaires en bonne santé	dyn.	+ +	12	global	4-22 %
HUNTER 95 [66]	14 (F)	60-77	sédentaires en bonne santé	dyn.	+ + à + + +	16	global	52 %
EVANS 95 [42]	100	87-96	long séjour	dyn.	+ + +	8	global	174 %
LORD 95 [95]	197 (F)	m = 71,6	population communautaire	dyn.	+	10 x 4	global	15-26 %
WOLFSON 96 [161]	60 + 30T	m = 79	communautaires en bonne santé	dyn.	+ +	12	M.I.	20 %
JETTE 96 [68]	51 + 51T	66-87	communautaires en bonne santé	dyn.	+ +	12-15	global	10 %
BUCHNER 97 [21]	25	m = 75	communaut. avec ↘ FM & équilibre	dyn.	+ + +	24	global	5-66 %
SHAW 98 [134]	44 (F)	50-75	communautaires en bonne santé	dyn.	+	36	M.I.	16-33 %
EBRAHIM 98 [36]	50 + 50T	m = 78	communautaires frêles	dyn.	+	10	M.I.	9-16 %

poids [45, 72], soit des vestes ou ceintures lestées [127, 134], soit des bandes élastiques [26, 68, 149], soit des appareils de mécanothérapie [27, 52, 113]. Les gains de force rapportés varient de + 3 à + 227 %, les progrès les plus spectaculaires étant obtenus chez les sujets les plus frêles [45, 48, 72]. Les gains dépendent du niveau de l'entraînement : un travail dynamique de haute intensité (> 80 % 1-RM) procure les gains les plus conséquents ; il n'est toutefois pas exclu que des protocoles moins intenses mais très prolongés puissent être également efficaces [95].

Ces gains de force ne sont associés qu'à une hypertrophie musculaire modérée [45, 48, 52] ; ils sont principalement attribués à un meilleur recrutement neuronal.

Moyennant des précautions élémentaires, la tolérance est globalement bonne et il n'est habituellement signalé que des incidents musculo-squelettiques mineurs [27, 45, 52, 72].

Quels bénéfices réels peut-on attendre d'un renforcement musculaire ? Les conséquences d'un gain de force musculaire sur les tests d'équilibre [12, 21, 26, 28, 72, 127, 129, 134, 151, 162] comme sur les paramètres de marche [21, 26, 42, 45, 48, 52, 59, 60, 66, 70, 72, 97, 110, 129, 139, 162], les capacités fonctionnelles [21, 26, 66, 72, 110, 127, 139] ou le niveau d'activités spontanées [26, 42, 45] sont diversement appréciées. Elles sont dans l'ensemble limitées et ne paraissent clairement positives que chez les sujets qui ont initialement un affaiblissement musculaire suffisamment conséquent pour retentir directement sur ces paramètres [16, 19, 25, 83, 161]. Il a été montré, chez des sujets âgés en bonne santé, que certaines tâches motrices (lever d'une chaise, port d'un sac à provisions) étaient accomplies avec un niveau d'activité EMG moindre (donc avec un capital de réserve plus important) après un programme d'entraînement en résistance [66]. Parmi les autres effets de l'entraînement, l'éventualité d'une modification de la masse osseuse demeure controversée [36, 81, 98, 134] ; une amélioration de la qualité du sommeil a été observée chez les sujets déprimés [138] ; divers bénéfices subjectifs sont cités [68, 139].

Entraînement de l'endurance

La capacité aérobie diminue de 0,5 à 1 % par an à partir de la trentaine [32]. Un implication régulière dans des sports d'endurance permet de freiner ce déclin, mais il existe une part incompressible (environ 50 %) qui semble liée au seul vieillissement [126].

Sous réserve de respecter des contre-indications et des règles de surveillance, les personnes âgées, même sédentaires et fragiles, sont à même de se réentraîner et d'obtenir des gains de VO_2 max qui vont de + 5 à + 20 % selon leurs aptitudes initiales et les protocoles utilisés [16, 103, 120]. L'essentiel de ces gains semble dû à une meilleure utilisation périphérique de l'oxygène alors que la fréquence cardiaque maximale n'est guère influencée [85, 132]. Un entraînement intense procure les gains les plus importants, mais plusieurs études ont montré que des programmes modérés (situés à 40-60 % de la fréquence cardiaque de réserve) permettaient déjà des gains appréciables [4, 15, 49, 142]. Les acquis semblent se maintenir tant que l'entraînement est poursuivi [30, 103, 132].

Les bénéfices de l'entraînement en endurance ne se limitent pas à une action favorable sur de nombreuses maladies chroniques, notamment cardio-vasculaires [80] et métaboliques [33, 42, 76]. Il permet également de réduire la mortalité [116, 122] et la morbidité [42, 50, 79], d'améliorer l'indépendance [57], de ralentir la progression des incapacités [50], d'améliorer les paramètres de qualité de vie [8] ainsi que le sommeil [77] et diverses performances neuro-psychologiques [37]... Toutes ces raisons font qu'il est largement recommandé en matière de santé publique [117]. On est donc logiquement amené à se demander s'il agit également sur les facteurs de risque des chutes, ce qui permettrait de formuler des recommandations simples pour les personnes âgées. Les rares études entreprises sur ce sujet s'avèrent décevantes : l'amélioration de la capacité aérobie ne semble pas en soi améliorer les paramètres de marche ni d'équilibre [12, 20, 21, 99, 102, 129] en dehors de ceux qui sont directement sollicités par le protocole d'entraînement [13, 20, 70, 125, 127]... Comme la marche à vitesse libre n'implique que 30 à 50 % de la capacité aérobique maximale [154], une faible endurance n'est probablement pas le facteur le plus important à l'origine des troubles de la marche du vieillard frêle.

Entraînement de l'équilibre

Les évaluations cliniques [9, 159] aussi bien que posturographiques [61, 135] montrent que le contrôle postural s'altère avec l'âge, avec en particulier une dépendance accrue à l'égard des afférences visuelles [150].

A âge égal, les chuteurs sont moins stables que les non-chuteurs [11, 78, 115] et ont de moins bonnes performances aux tests d'équilibre [35, 91, 114, 124, 137, 145, 161]. Plusieurs études prospectives ont d'autre part trouvé que l'instabilité posturale avait une valeur prédictive forte à l'égard du risque de chute, en milieu communautaire comme en institution [22, 44, 111, 114, 146, 147, 152].

Nous avons indiqué que l'entraînement en résistance ou en endurance n'avait que des effets inconstants sur les paramètres posturaux. Certaines études se sont attachées à évaluer des programmes d'exercices plus précisément axés sur l'équilibre (tableau II) ; ces études s'avèrent très hétérogènes.

Elles recourent à des protocoles d'entraînement très variés : les méthodes gymniques sont les plus employées (assouplissements, station unipodale, mouvements dissociés du tronc et des membres, exercices d'adresse et de coordination), en association avec des exercices fonctionnels (transferts, demi-tours, marche avec changements subits de rythme et de direction, saut, ramassage d'objets au sol, etc.) ; certains y combinent un entraînement de la force musculaire et/ou de l'endurance [23, 64, 71, 89, 94-96, 162], d'autres l'emploi de techniques de facilitation idéo-kinétique [43, 64]. Certains protocoles privilégient les sollicitations proprioceptives, tels ceux qui utilisent le Taï-Chi [156-158], tandis que d'autres mettent plutôt l'accent sur le rétro-contrôle visuel, tel l'entraînement sur plateforme posturographique avec visualisation sur écran de la projection du centre des pressions [58, 156-158].

Les résultats sont appréciés au moyen de critères divers : tantôt cliniques, tels la durée de maintien de la station unipodale [23, 127, 162], le nombre de faux pas au cours d'une épreuve de marche « en tandem » [127], la peur de tomber [157, 158] ou diverses épreuves plus globales [23, 59, 69, 136, 152] ; tantôt instrumentaux [28, 38, 58, 65, 71, 87, 89, 92, 94-96, 129, 134, 152, 162]. Leur interprétation souffre de l'absence de consensus sur un paramètre qui soit à la fois sensible et capable de refléter fidèlement les capacités réelles d'adaptation posturale [87] : par exemple, il

TABLEAU II. — ÉTUDES ÉVALUANT L'ENTRAÎNEMENT DE L'ÉQUILIBRE
(études prospectives randomisées sauf *)

Auteurs	*Effectif*	*Âge / sexe*	*Population*	*Durée*	*Type entraînement*	*Exercices associés*	*Évaluation*	*Résultats*
LICHTENSTEIN 89 [89]	50	76 / F	foyer-logt.	16 semaines	gymnastique	marche	posturographie statique	±
CRILLY 89 [28]	50	82 / F	long séjour	12 semaines	gymnastique		posturographie statique	–
LEDIN 91 [87]	30	73	volontaires en bonne santé	9 semaines	gymnastique		tests cliniques Equi-test	+ +
JOHANSSON 91 [69]	34	70 / F	volontaires en bonne santé	5 semaines	gymnastique	ex. fonctionnels	tests cliniques	+
JUDGE 93 [71]	30	68 / F	volontaires en bonne santé	6 mois	gymnastique	FM + marche	posturographie dynamique	+
LORD 94 [94]	44	62	communautaires	10 semaines	gymnastique	FM + marche	oscillat. corporelles temps de réaction	+ +
HU 94 [65]	24	> 65	volontaires en bonne santé	10 jours	plateforme		posturographie station unipodale	+ +
HORNBROOK 94 [64]	1323	> 65	communautaires	4 mois	gymnastique	FM endurance imag. mentale	tests cliniques	?
HARADA 95 [59]*	27	87	pension. MR avec troubles équilibre	1 mois	kinesiq.		tests cliniques	+
LORD 95 [95]	197	72 / F	communautaires	1 an	gymnastique	FM endurance	contrôle neuro-muscul. oscillations corporelles temps de réaction	+ + +
LORD 96 [96]	112	id.	Id.	Id.	Id.	Id.	Tests équil. dynamique	+
WOLF 96 [156]	200	76	communautaires en bonne santé	15 semaines	Taï-Chi vs. plateforme		peur de chuter	+ -
WOLFSON 96 [161]	110	79	communautaires	3 mois	gymnastique	± FM	station unipodale posturographie dynam. Équi-Test	+ + +
WOLF 97 [157]	72	77	communautaires sédentaires	15 semaines	Taï-Chi vs. plateforme		oscillat. corporelles	- +
SHUMWAY-COOK 97 [136] *	105	79	communautaires	8-12 semaines	gymnastique		échelle de Berg indice de confiance	+ +
CAMPBELL 97 [23]	233	84 / F	communautaires sédentaires	1 an	gymnastique	FM ex. fonctionnels	tests cliniques	+
MANIDI 98 [100]	120	> 60 / F	communautaires	4 mois	gymnastique		tests cliniques	+

n'est nullement démontré que la mesure des oscillations corporelles, utilisée dans de nombreuses études, soit un témoin valable de la stabilité fonctionnelle dans les activités de la vie quotidienne [62, 158].

Si on ajoute à ces considérations le fait que la plupart des essais publiés concernent des études pilotes, portant sur de petits effectifs de sujets en bonne santé, force est d'admettre que *l'entraînement de l'équilibre reste une méthode à valider*, dans ses indications comme dans ses modalités.

APPLICATION À LA PRÉVENTION DES CHUTES

Démontrer l'efficacité d'un protocole d'exercices sur la prévention des chutes nécessite une méthodologie lourde : choix d'un population-cible, définition claire du programme d'entraînement, application de critères d'inclusion-exclusion prenant en compte les risques de « perte de vue » ou de mauvaise assiduité des candidats, randomisation, mise en œuvre du programme, puis suivi prospectif suffisamment prolongé des participants et des sujets témoins. A ce jour, peu d'études publiées répondent à ces critères.

Sept d'entre elles ont été menées de façon coordonnée sur différents sites dans le cadre du programme FICSIT. Ces études regroupent des interventions variées, concernant divers types de population (tableau III) ; elles ont l'avantage d'utiliser une base de données communes, notamment en ce qui concerne l'évaluation des participants et les méthodes de recensement des chutes [17]. Leurs résultats ont été d'une part publiés individuellement [21, 48, 64, 108, 149, 157, 162], d'autre part regroupés dans une méta-analyse préplanifiée (tableau IV) [121].

– deux des programmes testés se sont avérés efficaces (réduction de l'incidence des chutes, mais aussi du niveau d'appréhension des participants) : l'un faisait appel au Taï-Chi [157], l'autre utilisait une intervention multifactorielle (réduction des traitements médicamenteux, éducation comportementale, conseils sur l'environnement) comportant des exercices à domicile choisis en fonction des facteurs de risque identifiés [149] ;
– dans deux autres études, les résultats approchent le seuil de la signification [64, 162] ;
– dans une autre étude, la méta-analyse conclut à l'absence d'efficacité de l'intervention, alors que l'exploitation individuelle des résultats trouve une réduction significative des chutes [21] ;
– quant aux essais conduits en secteurs de long séjour, ils s'avèrent tous deux négatifs [48, 108].

En dehors des protocoles FICSIT, nous n'avons trouvé que cinq études contrôlées et randomisées appréciant l'impact d'un programme d'entraînement physique sur la survenue des chutes :

– deux d'entre elles sont principalement axées sur la prévention de l'ostéoporose post-ménopausique à partir, soit d'un renforcement des muscles anti-gravitaires [98], soit d'exercices de marche rapide [36] ; leurs résultats sont négatifs, avec même un accroissement du taux de chute dans la deuxième étude, du fait d'une exposition accrue au risque à l'occasion de l'entraînement ;

TABLEAU III. — PRINCIPALES CARACTÉRISTIQUES DES 7 ÉTUDES FICSIT COMPORTANT UN PROGRAMME D'ENTRAÎNEMENT PHYSIQUE.

Auteurs	*Effectif*	*Critères inclusion*	*Lieu de vie*	*Type entraînement*	*Durée*	*Encadrement*	*Traitements associés*
HORNBROOK [63]	1323	> 75 ans ou > 65 + ATCD chutes	Communauté	endurance + FM	4 mois	11 séances encadrées puis à domicile	évaluation domicile entraînement comportemental
TINETTI [148]	300	>70 ans	communauté	FM équilibre ex. fonctionnels	3 mois	à domicile	médicaments environnement éducation comportements
BUCHNER [18]	100	65-85 ans troubles équilibre ↘ FM	communauté	endurance seule vs. FM seule vs. FM + endurance	6 mois	en centre	
MURLOW [107]	194	> 60 ans dépendance pour ≥ 2 ADL	long séjour	ex. fonctionnels conditionnement général	4 mois	kinésithérapie individuelle	
WOLF [155]	180	> 70 ans	communauté	équilibre plateforme vs. Taï-Chi	3,5 mois	en centre	
FIATARONE [47]	100	> 70 ans avec risque chute ++	long séjour	FM	2,5 mois	kinésithérapie individuelle	± suppléments nutritionnels
WOLFSON [159]	120	> 75 ans	communauté	équilibre seul vs. FM seule vs. FM + équilibre	3 mois	en centre	

TABLEAU IV. — MÉTA-ANALYSE DES RÉSULTATS DES ÉTUDES FICSIT SELON PROVINCE [121] (T : témoins, End : endurance, Eq : équilibre, Fonct : exercices fonctionnels).

Auteurs	*Type entraînement et effectif impliqué*	*Durée entraînement (semaines)*	*Médiane du suivi (années)*	*Nombre moyen de chutes par sujet*	*Risque relatif ajusté (taux de signification)*
HORNBROOK [63]	T = 662	36	1,17	1,48	NS
	End + FM = 661			1,27	
TINETTI [148]	T = 148	12	1,69	1,39	0,79 (p = 0,03)
	FM + Eq + Fonct = 153			1,07	
BUCHNER [18]	T = 25	24	1,42	1,60	NS
	FM = 25			0,68	NS
	End = 25			0,80	NS
	FM + End = 25			1,48	
MURLOW [107]	T = 97	16	1,53	1,01	NS
	FM + Eq + Fonct = 98			1,04	
WOLF [155]	T = 64	15	1,53	1,17	NS
	Eq plateforme = 64			1,03	0,63 (p = 0,01)
	Eq Taï-Chi = 72			0,79	
FIATARONE [47]	T = 26	10	1,54	2,77	NS
	FM = 25			2,32	NS
	FM + nutrition = 25			2,92	
WOLFSON [159]	T = 27	13	0,88	1,22	NS
	FM = 27			0,82	NS
	Eq = 28			0,82	NS
	FM + Eq = 27			1,07	

– Campbell *et al.* [23] ont évalué un programme d'exercices à domicile chez 233 femmes sédentaires âgées en moyenne de 84 ans ; parallèlement, ces personnes étaient encouragées à sortir à l'extérieur au moins trois fois par semaine ; le suivi prospectif à 1 an montre une diminution significative du nombre de chutes ainsi que des blessures dans le groupe entraîné ;

– Wagner *et al.* [153] ont constaté une diminution significative des chutes au sein d'une population communautaire âgée (m = 72 ans) en bonne santé, au cours de l'année suivant une intervention ciblée sur les facteurs de risque identifiés à l'occasion d'une visite au domicile ; 40 % des sujets s'étaient vus conseiller une activité de marche rapide ;

– Quant à l'étude de Lord *et al.* [95], elle a apprécié les effets d'un entraînement prolongé, comportant des techniques gymniques ainsi que des exercices d'équilibre et de coordination, chez 197 femmes communautaires, âgées de 72 ans en moyenne ; à 1 an, les résultats sont ambigus, puisqu'un bénéfice n'est observé que chez les participantes les plus assidues et qu'il ne porte que sur les chutes que les auteurs attribuent « à un problème d'équilibre ».

D'autres études apportent une contribution marginale :

– Schnelle *et al.* [130] ont évalué un programme d'entraînement à la marche et à l'utilisation du fauteuil roulant chez 97 pensionnaires de long séjour ; une diminution du risque de blessures a été obtenue chez ceux qui ont pu terminer le programme (9 semaines), mais ils ne sont qu'une minorité...

– Shumway-Cook *et al.* [136] ont soumis 84 multichuteurs à un entraînement individuel centré sur l'équilibre ; ces sujets sont comparés à des témoins appariés (étude non randomisée) ; l'entraînement semble diminuer le risque de chute apprécié au moyen d'une échelle, d'autant plus nettement que les participants ont été plus assidus.

Le petit nombre de ces études, leur hétérogénéité, la discordance apparente de leurs résultats laissent bien des questions en suspens :

– *Quelle efficacité sur les blessures liées aux chutes ?* La plupart des études ont une puissance statistique insuffisante pour conclure à ce sujet : à l'exception d'une d'entre elles [23], il n'est fait état que de tendances encourageantes [64, 130, 149, 153]

– *Quel type d'entraînement privilégier ?* Les principes de la kinésithérapie du chuteur [7, 106] reposent sur des concepts qui restent à valider. Dans les faits, les exercices visant à entraîner les réactions posturales dans des situations proches de la vie quotidienne semblent avoir procuré les résultats les plus tangibles [121], mais il n'est pas exclu qu'un entraînement de la force musculaire ou de l'endurance puisse avoir sa place dans certaines sous-populations. Le choix de programmes individuels, adaptés en fonction des déficits observés, parait à priori l'approche la plus logique. Les techniques instrumentales n'ont jusqu'à présent pas apporté la preuve de leur intérêt [72, 157], pas plus que l'utilisation de parcours d'obstacles [101] ou l'emploi de méthodes comportementales [63].

– *Quel degré de supervision ?* A côté de protocoles d'entraînement en centre, plusieurs études ont porté sur des programmes réalisés à domicile avec des modalités variables d'encadrement [23, 36, 63, 64, 68, 127, 149] ; ceux-ci paraissent pouvoir être également efficaces, mais il convient de noter que ces études ont été menées dans un contexte sociologique et culturel qui n'autorise pas à en transposer les résultats sans nuance à la population âgée de notre pays.

– *Quelle durée ?* Les données sont très pauvres à ce sujet. Si l'essentiel des gains de force musculaire et d'aptitude aérobie parait pouvoir être obtenu en 4 mois environ [21, 42, 103], des progrès d'équilibre pourraient se poursuivre au delà [96]. L'arrêt de l'entraînement expose à un déconditionnement rapide [45], d'où l'intérêt porté à la possibilité de maintenir les acquis par la pratique d'activités récréatives, telles la marche [20] ou le Taï-Chi [162].

– *Quelle acceptabilité ?* En dehors de protocoles expérimentaux portant sur des individus étroitement sélectionnés, la majorité des travaux consacrés à l'entraînement physique de la personne âgée font état d'un taux élevé de refus de participation, d'abandons et de mauvaise assiduité [3, 34, 36, 51, 64, 67, 75, 76, 103, 130, 143]. Il est donc important pour l'avenir de trouver des compromis entre l'efficacité des protocoles et leur acceptabilité, mais aussi de développer des stratégies d'enrôlement et de fidélisation des candidats [40].

– *Quel coût ?* Seule une étude semble avoir apprécié cette dimension, dans le cadre d'une intervention multifactorielle auprès d'une population communautaire à risque [149] : elle évalue le coût moyen à 891 $ par sujet, 1947 $ par chute évitée, 12392 $ par chute évitée qui aurait nécessité des soins.

Il est démontré que la probabilité de chuter s'accroît de façon spectaculaire avec le nombre de facteurs de risque présents. L'entraînement physique vise à contrôler certains d'entre eux. Il trouve logiquement sa place dans une démarche globale de prévention, où l'action sur les déficiences, l'ajustement des thérapeutiques et l'aménagement de l'environnement jouent également un rôle important. Les modalités optimales de l'entraînement du chuteur restent cependant à établir, de même que la possibilité d'y soumettre de larges effectifs de la population âgée.

SUMMARY

Physical training and secondary prevention of falls in the elderly. – While exercise is generally recommended for older adults, its specific role in preventing falls is unclear. An obvious mechanism by which exercise could affect fall occurrence is that it modifies risk factors for falls, such as muscle weakness, physical unfitness, or poor stability. Meaningful short-term gains may be obtained in strength, aerobic capacity, or balance with training, even in the frail elderly ; but the functional benefits of such gains seem to be limited to subjects whose physiological capacities are below the thresholds required for normal gait and balance. Intervention programs including various modes of physical training have been increasingly established and described ; some of them may reduce falls and fall-related injury frequency. However, many questions remain unanswered and further studies are required to conclusively demonstrate that exercise per se offers an effective means of fall prevention.

Références

[1] Aniansson A., Gustafsson E. – Physical training in elderly men with special reference to quadriceps muscle strength and morphology. *Clin. Physiol.* 1981, 1: 87-98. [2] Aniansson A., Zetterberg C., Hedberg M. *et al.* – Impaired muscle function with aging : a background factor in the incidence of fractures of the proximal end of the femur. *Clin. Orthop.* 1984, 191: 193-201. [3] Auneau G. – La prévention des chutes chez les personnes âgées par un programme d'activités physiques adaptées. *Cinésiologie* 1993, 32: 45-51. [4] Badenhop D.T., Cleary P.A., Schaal S.F., Fox E.L., Baretis R.L. – Physiological adjustments to higher- or lower-intensity exercise in elders. *Med. Sci. Sports* 1983, 15: 496-502. [5] Bassey E.J., Bendall M.J., Pearson M. – Muscle strength in the

triceps surae and objectively measured customary walking activity in men and women over 65 years of age. *Clin. Sci.* 1988, 74: 85-9. [6] Blake A.J., Morgan K., Bendall M.J. – Falls by elderly people at home : prevalence and associated factors. *Age Ageing* 1988, 17: 365-72. [7] Bleton J.P. – Applications des réactions d'équilibration en rééducation. *In E.M.C. Kinésithérapie* 26452 A10, pp. 6-14. [8] Blumenthal J.A., Emery C.F., Madden D.J. *et al.* – Cardiovascular and behavioral effects of aerobic exercise training in healthy older men and women. *J. Gerontol. Med. Sci.* 1989, 44: M147-M157. [9] Bohannon R.W., Larkin P.A., Cook P.C. *et al.* – Decrease in timed balance test scores with aging. *Phys. Ther.* 1984, 64: 1067-70. [10] Bortz W.M. – Disuse and aging. *J.A.M.A.* 1982, 248: 1203-8.

[11] Brocklehurst J.C., Robertson D., James-Grown P. – Clinical correlates of sway in old age - sensory modalities. *Age Ageing* 1982, 11: 1-10. [12] Brown M., Holloszy J.O. – Effects of a low intensity exercise program on selected physical performance characteristics of 60- to 71-year olds. *Aging Clin. Exp. Res.* 1991, 3: 129-39. [13] Brown M., Holloszy J.O. – Effects of walking, jogging and cycling on strength, flexibility, speed and balance in 60- to 72-year olds. *Aging Clin. Exp. Res.* 1993, 5: 427-34. [14] Buchner D.M. – Physical activity and quality of life in older adults. *J.A.M.A.* 1997, 277: 64-6. [15] Buchner D.M., Larson E.B. – Falls and fractures in patients with Alzheimer-type dementia. *J.A.M.A.* 1987, 257: 1492-5. [16] Buchner D.M., Cress M.E., Wagner E.H., De Lateur B.J. – The role of exercise in fall prevention : developing targeting criteria for exercise programs. In Vellas B., Toupet M., Rubenstein L., Albarede J.L., Christen Y., eds. *Falls, balance and gait disorders in the elderly.* Paris : Elsevier, 1992: 55-67. [17] Buchner D.M., Hornbrook M.C., Kutner N.G., Tinetti M.E. *and al.* – Development of the common data base for the FICSIT trials. *J.A.G.S.* 1993, 41: 297-308. [18] Buchner D.M., Cress M.E., Wagner E.H., De Lateur B.J., Price R., Abrass I.B. – The Seattle FICSIT/movelt study : the effect of exercise on gait and balance in older adults. *J.A.G.S.* 1993, 41: 321-5. [19] Buchner D.M., Larson E.B., Wagner E.H., Koepsell T.D., De Lateur B.J. – Evidence for a non-linear relationship between leg strength and gait speed. *Age Ageing* 1996, 25: 386-91. [20] Buchner D.M., Cress M.E., De Lateur B.J. *et al.* – A comparison of the effects of three types of endurance training on balance and other fall risk factors in older adults. *Aging Clin. Exp. Res.* 1997, 9: 1-8.

[21] Buchner D.M., Cress M.E., De Lateur B.J. *et al.* – The effect of strength and endurance training on gait, balance, fall risk and health service use in community-living older adults. *J. Gerontol. Biol. Med. Sci.* 1997, 52: M218-M224. [22] Campbell A.J., Borrie M.J., Spears G.F. – Risk factors for falls in a community-based prospective study of people 70 years and older. *J. Gerontol. Med. Sci.* 1989, 44: M112-M117. [23] Campbell A.J., Robertson M.C., Gardner M., Norton R.N., Tilyard M.W., Buchner D.M. – Randomized controlled trial of a general practice program of home-based exercise to prevent falls in elderly women. *B.M.J.* 1997, 315: 1065-9. [24] Caspersen C.J., Kriska A.M., Dearwater S.R. – Physical activity epidemiology as applied to elderly populations. *Baillere's Clinic Rheumatol.* 1994, 8: 7-27. [25] Chandler J.M., Hadley E.C. – Exercise to improve physiologic and functional performance in old age. *Clin. Geriatr. Med.* 1996, 12: 761-84. [26] Chandler J.M., Duncan P.W., Kochersberger G., Studenski S. – Is lower extremity strength gain associated with improvement in physical performance and disability in frail, community-dwelling elders ? *Arch. Phys. Med. Rehabil.* 1998, 79: 24-30. [27] Charette S.L., Mac Evoy L., Pyka G. *et al.* – Muscle hypertrophy response to resistance training in older women. *J. Appl. Physiol.* 1991, 70: 1912-6. [28] Crilly R.G., Willems D.A., Trenholm K.J., Hayes K.C., DeLaquerriere-Richardson L.E.O. – Effect of exercise on postural sway in the elderly. *Gerontology* 1989, 35: 137-43. [29] Cummings S.R., Nevitt M.C., Browner W.S. *et al.* – Risk factors for hip fracture in white women. *N. Engl. J. Med.* 1995, 332: 767-73. [30] Cunningham D.A., Rechnitzer P.A., Howard J.H., Donner A.P. – Exercise training of men at retirement : a clinical trial. *J. Gerontol.* 1987, 42: 17-23.

[31] Dargent-Molina P., Favier F., Grandjean H. *et al.* – Fall-related factors and risk of hip fracture : the EPIDOS prospective study. *Lancet* 1996, 348: 145-9. [32] Dehn M.M., Bruce R.A. – Longitudinal variations in maximal oxygen intake with age and activity. *J. Appl. Physiol.* 1972, 33: 805-7. [33] Dengel D.R., Hagberg J.M., Coon P.J. *et al.* – Effects of weight loss by diet alone or combined with aerobic exercise on body composition in older obese men. *Metabolism* 1994, 43: 867-71. [34] Dishman R.K. – Compliance / adherence in health related exercise. *Health Psychol.* 1982, 1: 237-67. [35] Duncan P.W., Studenski S., Chandler J., Prescott B. – Functional reach : predictive validity in a sample of elderly male veterans. *J. Gerontol. Med. Sci.* 1992, 47: M93-M98. [36] Ebrahim S., Thompson P.W., Baskaran V., Evans K. – Randomized placebo-controlled trial of brisk walking in the prevention of postmenopausal osteoporosis. *Age Ageing* 1997, 26: 253-60. [37] Emery C.F., Gatz M. – Psychological and cognitive effects of an exercise program for community-residing older adults. *Gerontologist* 1990, 30: 184-8. [38] Era P. – Posture control in the

elderly. *Int. J. Tech. Aging* 1988, 14: 166-79. [39] Ermini M. – Aging changes in mammalian skeletal muscle. *Gerontologist* 1976, 22: 301-16. [40] Ettinger W.H. – Physical activity and older people : a walk a day keeps the doctor away. *J.A.G.S.* 1996, 44: 207-208.

[41] Evans W.J. – Exercise, nutrition and aging. *J. Nutr.* 1992, 122: 796-801. [42] Evans W.J. – Effects of exercise on body composition and functional capacity of the elderly. *J. Gerontol.* 1995, 50A (Spec.): 147-50. [43] Fansler C.L., Pott C.L., Shepard K.F. – Effects of mental practice on balance in elderly women. *Phys. Ther.* 1985, 65: 1332-7. [44] Fernie G.R., Gryfe C.I., Holliday P.J., Llewellyn A. – The relationship of postural sway in standing to the incidence of falls in geriatric subjects. *Age Ageing* 1982, 11: 11-6. [45] Fiatarone M.A., Marks E.C., Ryan N.D., Meredith C.N., Lipsitz L.A., Evans W.J. – High-intensity strength training in nonagenarians ; effects on skeletal muscle. *J.A.M.A.* 1990, 263: 3029-34. [46] Fiatarone M.A., Evans W.J. – The etiology and reversibility of muscle dysfunction in the aged. *J. Gerontol.* 1993, 48: 77-83. [47] Fiatarone M.A., O'Neill E.F., Doyle N. *et al.* – The Boston FICSIT study : the effects of resistance training and nutritional supplementation on physical frailty in the oldest old. *J.A.G.S.* 1993, 41: 333-7. [48] Fiatarone M.A., O'Neill E.F., Ryan N.D. *et al.* – Exercise training and nutritional supplementation for physical frailty in very elderly people. *N. Engl. J. Med.* 1994, 330: 1769-75. [49] Foster V.L., Hume G.J., Byrnes W.C., Dickinson A.L., Chatfield S.J. – Endurance training for elderly women : moderate vs. low intensity. *J. Gerontol. Med. Sci.* 1989, 44: M184-M188. [50] Fries J.F., Singh G., Morfeld D., Hubert H.B., Lane N.E., Brown Jr B.W. – Running and the development of disability with age. *Ann. Intern. Med.* 1994, 121: 502-9.

[51] Froelicher V., Jensen D., Genter F. *et al.* – Randomized trial of exercise training in patients with coronary heart disease. *J.A.M.A.* 1984, 252: 1291-7. [52] Frontera W., Meredith C., O'Reilly K.P., Knuttgen H.G., Evans W.J. – Strength conditioning in older men : skeletal muscle hypertrophy and improved function. *J. Appl. Physiol.* 1988, 64: 1038-44. [53] Frontera W.R., Hughes V.A., Lutz K.J. *et al.* – A cross-sectional study of muscle strength mass in 45 to 78-yr-old men and women. *J. Appl. Physiol.* 1991, 71: 644-50. [54] Gehlson G.M., Whaley M.H. – Falls in the elderly. II : balance, strength, and flexibility. *Arch. Phys. Med. Rehabil.* 1990, 71: 739-41. [55] Green J.S., Crouse S.F. – The effects of endurance training on functional capacity in the elderly : a meta-analysis. *Med. Sci. Sports Exerc.* 1995, 27: 920-26. [56] Hagberg J.M., Graves J.E., Limacher M. *et al.* – Cardiovascular responses of 70 to 79-yr-old men and women to exercise training. *J. Appl. Physiol.* 1989, 66: 2589-94. [57] Hamdorf P.A., Withers R.T., Penhall R.K. *et al.* – Physical training effects on the fitness and habitual activity of elderly women. *Arch. Phys. Med. Rehabil.* 1992, 73: 603-7. [58] Hamman R.G., Mekjavic I., Mallinson A.I., Longridge N.S. – Training effects during repeated therapy sessions of balance training using visual feedback. *Arch. Phys. Med. Rehabil.* 1992, 73: 738744. [59] Harada N., Chiu V., Fowler E., Lee M., Reuben D.B. – Physical therapy to improve functioning of older people in residential care facilities. *Phys. Ther.* 1995, 75: 830-8. [60] Hopkins D.R., Murrah B., Hoeger W.W.K., Rhodes C. – Effect of low-impact aerobic dance on the functional fitness of elderly women. *Gerontologist* 1990, 30: 189-92.

[61] Horak F.B. – Clinical measurement of postural control in adults. *Phys. Ther.* 1987, 67: 1881-5. [62] Horak F.B. – The effect of Taï Chi Quan and computerized balance training on postural stability in older subjects (invited commentary). *Phys. Ther.* 1997, 77: 382-3. [63] Hornbrook M.C., Stevens V.J., Wingfield D.J. – Seniors' program for injury control and education. *J.A.G.S.* 1993, 41: 309-14. [64] Hornbrook M.C., Stevens V.J., Wingfield D.J., Hollis J.F., Greenlick M.R., Ory M.G. – Preventing falls among community-dwelling older persons : results from a randomized trial. *Gerontologist* 1994, 34: 16-23. [65] Hu M.H., Woollacott M.H. – Multisensory training of standing balance in older adults. I : postural stability and one-leg stance balance. *J. Gerontol. Med. Sci.* 1994, 49: M52-M61. [66] Hunter G.R., Treuth M.S., Weinsier R.L. *et al.* – The effects of strength conditioning on older women's ability to perform daily tasks. *J.A.G.S.* 1995, 43: 756-60. [67] Januarius N., Mets T. – Motivation chez les personnes âgées pour les exercices physiques. *Communic. VIe. Congrès Intern. Francophone Gérontol., Genève 19-22 Avril 1998.* [68] Jette A.M., Harris B.A., Sleeper L. *et al.* – A home-based exercise program for nondisabled older adults. *J.A.G.S.* 1996, 44: 644-9. [69] Johansson G., Jarnlo G.B. – Balance training in 70-year-old women. *Physiotherapy Theory Pract.* 1991, 7: 121-5. [70] Judge J.O., Underwood M., Gennosa T. – Exercise improves gait velocity in older persons. *Arch. Phys. Med. Rehabil.* 1993, 74: 400-6.

[71] Judge J.O., Lindsey C., Underwood M., Winsemius D. – Balance improvements in older women : effects of exercise training. *Phys. Ther.* 1993, 73: 254-62. [72] Judge J.O., Whipple R.H., Wolfson L.I. – Effects of resistive and balance exercises on isokinetic strength in older persons. *J.A.G.S.* 1994, 42: 937-46. [73] Kallman D.A., Plato C.C., Tobin J.D. – The role of muscle loss in the age-related decline of grip strength : cross-sectional and longitudinal perspectives. *J. Gerontol.*

Med. Sci. 1990, 45: M82. [74] Kauffman T. – Strength training effect in young and aged women. *Arch. Phys. Med. Rehabil.* 1985, 65: 223-6. [75] King A.C., Haskell W., Taylor B. *et al.* – Group vs. home-based exercise training in healthy older men and women. *J.A.M.A.* 1991, 266: 1535-41. [76] King A.C., Haskell W.L., Young D.R. *et al.* – Long-term effects of varying intensities and formats of physical activity on participation rates, fitness, and lipoproteins in men and women aged 50 to 65 years. *Circulation* 1995, 91: 2596-604. [77] King A.C., Oman R.F., Brassington G.S., Bliwise D.L., Haskell W.L. – Moderate-intensity exercise and self-rated quality of sleep in older adults : a randomized controlled trial. *J.A.M.A.* 1997, 277: 32-7. [78] Kirshen A.J., Cape R.D.T., Hayes H.C., Spencer J.D. – Postural sway and cardiovascular parameters associated with falls in elderly. *J. Clin. Exp. Gerontol.* 1984, 6: 291-307. [79] Kriska A.M., Bayles C., Cauley J.A., Laporte R.E., Sandres R.B., Pambainco G. – A randomized exercise trial in older women : increased activity over two years and factors associated with compliance. *Med. Sci. Sports Exerc.* 1986, 5: 557-62. [80] Lacroix A.Z., Leveille S.G., Hecht J.A., Grothaus L.C., Wagner E.H. – Does walking decrease the risk of cardiovascular disease hospitalizations and death in older adults ? *J. A.G.S.* 1996, 44: 113-20.

[81] Lafage-Proust M.H., Vico L. – Rôle de l'exercice dans l'acquisition et la conservation du capital osseux. In Simon L., Marcelli C., Revel M., eds. *Ostéoporose et Médecine Physique.* Paris : Masson, 1998: 182-95. [82] Lafont C., Riviere D., Vellas B., Lopez A., Albarede J.L. – L'exercice physique : prévention du vieillissement. In *l'Année Gérontologique 1997.* Paris : Serdi ed., 1997: 390-406. [83] Lafont C., Scheirlinckx K., Costes-Salon M.C., Riviere D., Vellas B., Albarede J.L. – Place de l'exercice physique dans la prévention des chutes. In Simon L., Marcelli C., Revel M., eds. *Ostéoporose et Médecine Physique.* Paris : Masson, 1998: 252-61. [84] Laforest S., St-Pierre D.M.M., Cyr J., Gayton D. – Effects of age and regular exercise on muscle strength and endurance. *Eur. J. Appl. Physiol.* 1990, 60: 104-11. [85] Larson E.B., Bruce R.A. – Health benefits of exercise in an aging society. *Arch. Intern. Med.* 1987, 147: 353-36. [86] Larsson L. – Physical training effects on muscle morphology in sedentary males at different ages. *Med. Sci. Sports Exerc.* 1982, 14: 203-6. [87] Ledin T., Kronhed A.C., Moller C., Moller M., Odkvist M., Olsson B. – Effects of balance training in elderly evaluated by clinical tests and dynamic posturography. *J. Vestib. Res.* 1991, 1: 129-38. [88] Lexell J., Robertsson E., Stenström E. – Effects of strength training in elderly women. *J.A.G.S.* 1992, 40: 190-1. [89] Lichtenstein M.J., Shields S.L., Shiavi R.G., Burger M.C. – Exercise and balance in aged women : a pilot controlled clinical trial. *Arch. Phys. Med. Rehabil.* 1989, 70: 138-43. [90] Liemohn W.P. – Strength and aging : an exploratory study. *Int. J. Aging Hum. Dev.* 1975, 6: 347-57.

[91] Lipsitz L.A., Jonsson P.V., Kelley M.M., Koestner J.S. – Causes and correlates of reccurent falls in ambulatory frail elderly. *J. Gerontol. Med. Sci.* 1991, 46: M114-M122. [92] Lord S.R., Caplan G.A., Ward J.A. – Balance, reaction time, and muscle strength in exercising and nonexercising older women : a pilot study. *Arch. Phys. Med. Rehabil.* 1993, 74: 837-9. [93] Lord S.R., Ward J.A., Williams P., Anstey K.J. – Physiological factors associated with falls in older community-dwelling women. *J.A.G.S.* 1994, 42: 1110-7. [94] Lord S.R., Castel L.S. – Physical activity program for older persons : effects on balance, strength, neuromuscular control, and reaction time. *Arch. Phys. Med. Rehabil.* 1994, 75: 648-52. [95] Lord S.R., Ward J.A., Williams P., Strudwick M. – The effects of a 12-month exercise trial on balance, strength, and falls in older women : a randomized controlled trial. *J.A.G.S.* 1995, 43: 1198-1206. [96] Lord S.R., Ward J.A., Williams P. – Exercise effect on dynamic stability in older women : a randomized controlled trial. *Arch. Phys. Med. Rehabil.* 1996, 77: 232-6. [97] Lord S.R., Lloyd D.G., Nirui M., Raymond J., William P., Stewart R.A. – The effect of exercise on gait patterns in older women : a randomized controlled trial. *J. Gerontol. Biol. Sci. Med.* 1996, 51: M64-M70. [98] Mac Murdo M.E.T., Mole P.A., Paterson C.R. – Controlled trial of weight bearing exercise in older women in relation to bone density and falls. *B.M.J.* 1997, 314: 569. [99] Mac Rae P.G., Asplund L.A., Schnelle J.F., Ouslander J.G., Abrahamse A., Morris C. – A walking program for nursing home residents : effects on walk endurance, physical activity, mobility, and quality of life. *J.A.G.S.* 1996, 44: 175-80. [100] Manidi M.J., Hosner B. – Effets de deux programmes d'équilibre appliqués à deux populations féminines citadines et rurales de plus de 60 ans. *Communic. VIe. Congrès Intern. Francophone Gérontol., Genève 19-22 Avril 1998.*

[101] Means K.M., Rodell D.E., O'Sullivan P.S., Crandford L.A. – Rehabilitation of elderly fallers : pilot study of a low to moderate intensity exercise program. *Arch. Phys. Med. Rehabil.* 1996, 77: 1030-6. [102] Molloy D.W., Richardson L.D., Crilly R.G. – The effects of a three-month exercise program on neuropsychological function in elderly institutionalized women : a controlled trial. *Age Ageing* 1988, 17: 303-10. [103] Morey M.C., Cowper P.A., Feussner J.R. *et al.* – Two-year trends in physical performance following supervised exercise among community-dwelling older

veterans. *J.A.G.S.* 1991, 39: 986-92. [104] Morganti C.M., Nelson M.E., Fiatarone M.A. *et al.* – Strength improvements with one year of progressive resistance training in older women. *Med. Sci. Sports Exerc.* 1995, 27: 906-12. [105] Moritani T., De Vries H.A. – Potential for gross muscle hypertrophy in older men. *J. Gerontol.* 1980, 35: 672-82. [106] Mourey F., Pfitzenmeyer P., Tavernier B., Gaudet M. – Les chutes au delà de 70 ans : conséquences et prise en charge kinésithérapique. *Cah. Kinésith.* 1991, 147: 59-67. [107] Murlow C.D., Gerety M.B., Kanten D., De Nino L.A., Cornell J.E. – Effects of physical therapy on functional status of nursing home residents. *J.A.G.S.* 1993, 41: 326-8. [108] Murlow C.D., Gerety M.B., Kanten D. *et al.* – A randomized trial of physical rehabilitation for very frail nursing home residents. *J.A.M.A.* 1994, 271, 519-4. [109] Murray P.M., Duthie E.H., Gambert S.R. *et al.* – Age-related changes in knee muscle strength in normal women. *J. Gerontol.* 1985, 40: 275-80. [110] Nelson M.E., Fiatarone M.A., Morganti C.M., Trice I., Greenberg R.A., Evans W.J. – Positive effects of high intensity strength training on multiple risk factors for osteoporotic fractures : a randomized controlled trial. *J.A.M.A.* 1994, 272: 1909-14.

[111] Nevitt M.C., Cummings S.R., Kidd S., Black D. – Risk factors for recurrent nonsyncopal falls : a prospective study. *J.A.M.A.* 1989, 261: 2663-8. [112] Nevitt M.C., Cummings S.R., Hudes E.S. – Risk factors for injurious falls : a prospective study. *J. Gerontol. Med. Sci.* 1991, 46: M164-M170. [113] Nichols J.F., Omizo D.K., Peterson K.K., Nelson K.P. – Efficacy of heavy-resistance training for active women over sixty : muscular strength, body composition, and program adherence. *J.A.G.S.* 1993, 41: 205-10. [114] O'Loughin J.L., Robitaille Y., Boivin J.F., Suissa S. – Incidence of and risk factors for falls and injurious falls among the community-dwelling elderly. *Am. J. Epidemiol.* 1993, 137: 342-54. [115] Overstall P.W., Johnson A.L., Exton-Smith A.N. – Instability and falls in elderly. *Age Ageing* 1978, 7: 92S-96S. [116] Paffenbarger R.S., Hyde R.T., Wing A.L., Lee I.M., Jung D.L., Kampert J.B. – The association of changes in physical activity level and other lifestyle characteristics with mortality among men. *N. Engl. J. Med.* 1993, 328: 538-45. [117] Pate R.R., Pratt M., Blair S.N. *et al.* – Physical activity and public health : a recommendation from the Centers of Disease Control and Prevention and the American College of Sports Medicine. *J.A.M.A.* 1995, 273: 402-7. [118] Perkins L.C., Kaiser H.L. – Results of short-term isotonic and isometric exercise programs in persons over sixty. *Phys. Ther. Rev.* 1961, 41: 633-5. [119] Philips S.K., Bruce S.A., Newton D., Woledge R.C. – The weakness of old age is not due to failure of muscle activation. *J. Gerontol.* 1992, 42: M45-M49. [120] Posner J.D., Gorman K.M., Windsor-Landsberg L. *et al.* – Low to moderate intensity endurance training in healthy older adults : physiological responses after four months. *J.A.G.S.* 1992, 40: 1-7.

[121] Province M.A., Hadley E.C., Hornbrook M.C. *et al.* – The effects of exercise on falls in elderly patients : a preplanned meta-analysis of the FICSIT trials. *J.A.M.A.* 1995, 273: 1341-7. [122] Rakowski W., Mor V. – The association of physical activity with mortality among older adults in the longitudinal study of aging (1984-1988). *J. Gerontol. Med. Sci.* 1992, 47: M122-M129. [123] Rickli R., Busch S. – Motor performance of women as a function of age and physical activity level. *J. Gerontol.* 1986, 41: 645-9. [124] Robbins A.S., Rubenstein L.Z., Josephson K.R., Schulman B.L., Osterweil D., Fine G. – Predictors of falls among elderly people : results of two population-based studies. *Arch. Intern. Med.* 1989, 149: 1628-33. [125] Roberts B.L. – Effects of walking on balance among elders. *Nurs. Res.* 1989, 38: 180-3. [126] Rogers M.A., Hagberg J.M., Martin N.H., Ehsani A.A., Holloszy J.O. – Decline in VO2 max with aging in master athletes and sedentary men. *J. Appl. Physiol.* 1990, 68: 2195-9. [127] Rooks D.S., Kiel D.P., Parsons C., Hayes W.C. – Self-paced resistance training and walking exercise in community-dwelling older adults : effects on neuromotor performance. *J. Gerontol. Biol. Sci. Med.* 1997, 52: M161-M168. [128] Rubenstein L.Z., Josephson K.R. – Cause and prevention of falls in elderly people. In Vellas B., Toupet M. ; Rubenstein L., Albarede J.L., Christen Y., eds. *Falls, balance and gait disorders in the elderly.* Paris : Elsevier, 1992: 21-38. [129] Sauvage L.R., Myklebust B.M., Crow-Pan J. *et al.* – A clinical trial of strengthening and aerobic exercise to improve gait and balance in elderly male nursing home residents. *Am. J. Phys. Med. Rehabil.* 1992, 71: 333-42. [130] Schnelle J.F., Mac Rae P.G., Giacobassi K., Mac Rae H.S.H., Simmons S.F., Ouslander J.G. – Exercise with physically restrained nursing home residents : maximizing benefits of restraint reduction. *J.A.G.S.* 1996, 44: 507-12.

[131] Schwendner K.I., Mikesky A.E., Holt Jr W.S., Peacock M., Burr D.B. – Differences in muscle endurance and recovery between fallers and nonfallers, and between young and older women. *J. Gerontol. Med. Sci.* 1997, 5: M155-M160. [132] Seals D.R., Hagberg J.M., Hurley B.F. *et al.* – Endurance training in older men and women. I : cardiovascular responses to exercise. *J. Appl. Physiol.* 1984, 57: 1024-29. [133] Serratrice G., Roux H., Aquaron R. – Proximal muscle weakness in elderly subjects. *J. Neurol. Sci.* 1968, 7: 275-99. [134] Shaw J.M., Snow C.M. – Weighted vest exercise improves indices of fall risk in older women. *J. Gerontol. Biol. Sci. Med.* 1998, 53: M53-M58. [135] Sheldon J.H. – Effect of age on control of sway. *Gerontol. Clin.* 1963, 5:

129-38. [136] Shumway-Cook A., Gruber W., Baldwin M., Liao S. – The effects of multidimensional exercises on balance, mobility, and fall risk in community-dwelling older adults. *Phys. Ther.* 1997, 77: 46-57. [137] Shumway-Cook A., Baldwin M., Polissar N.L., Gruber W. – Predicting the probability for falls in community-dwelling older adults. *Phys. Ther.* 1997, 77: 812-9. [138] Singh N.A., Clements K.M., Fiatarone M.A. – A randomized controlled trial of the effect of exercise on sleep. *Sleep* 1997, 20: 95-101. [139] Skelton D.A., Young A., Greig C.A., Malbut K.E. – Effects of resistance training on strength, power, and selected functional abilities of women aged 75 and older. *J.A.G.S.* 1995, 43: 1081-7. [140] Sorock G., Bush T., Olden A., Fried L., Breuer B., Hale W. – Physical activity and fracture risk in a free living elderly cohort. *J. Gerontol.* 1988, 43: 134-9.

[141] Stalberg E., Borges O., Ericsson M. *et al.* – The quadriceps femoris muscle in 20-70-yr-old subjects : relationship between knee extension torque, electrophysiologic parameters and muscle fiber characteristics. *Muscle Nerve* 1989, 12: 382-9. [142] Stamford B.A. – Physiological effects of training upon institutionalized geriatric men. *J. Gerontol.* 1972, 27: 451-60. [143] Taylor H.L., Buskirk E.R., Remington R.D. – Exercise in controlled trials of prevention of coronary heart disease. *Fed. Proc.* 1973, 32: 1623-7. [144] Thomas S.G., Cunningham D.A., Thompson J., Rechnitzer P.A. – Exercise training and « ventilation threshold » in elderly. *J. Appl. Physiol.* 1985, 59: 1472-6. [145] Tinetti M.E. – Factors associated with serious injury during falls by ambulatory nursing home residents. *J.A.G.S.* 1987, 35: 644-8. [146] Tinetti M.E., Williams T.F., Mayewski R. – Fall risk index for elderly patients based on number of chronic disabilities. *Am. J. Med.* 1986, 80: 429-34. [147] Tinetti M.E., Speechley M., Ginter S.F. – Risk factors for falls among elderly persons living in the community. *N. Engl. J. Med.* 1988, 319: 1701-7. [148] Tinetti M.E., Baker D.I., Garrett P.A., Gottschalk M., Koch M.L., Horwitz R.I. – Yale Ficsit : risk factor abatement strategy for fall prevention. *J.A.G.S.* 1993, 41 : 315-20. [149] Tinetti M.E., Baker D.I., Mac Avay G. *et al.* – A multifactorial intervention to reduce the risk of falling among elderly people living in the community. *N. Engl. J. Med.* 1994, 331: 821-7. [150] Tobois J.S., Reinsch S., Swanson J.M. *et al.* – Visual perception dominance of fallers among community-dwelling older adults. *J.A.G.S.* 1985, 33: 330-1.

[151] Topp R., Mikesky A., Wigglesworth J. *et al.* – The effect of a 12-week dynamic resistance strength training program on gait velocity and balance in older adults. *Gerontologist* 1993, 33: 501-6. [152] Topper A.K., Maki B.E., Holliday P.J. – Are activity-based assessments of balance and gait in the elderly predictive of risk of falling and/or type of fall ? *J.A.G.S.* 1993, 41: 479-87. [153] Wagner E.H., LaCroix A.Z., Grothans L. *et al.* – Preventing disability and falls in older adults : a population-based randomized trial. *Am. J. Public Health* 1994, 84: 1800-6. [154] Waters R., Yakura J. – Energy expenditure of normal and abnormal ambulation. In Smidt G.L., ed. *Gait in rehabilitation*, New-York : Churchill Livingstone, 1990: 65-96. [155] Whipple R.H., Wolfson L.I., Amerman P.M. – The relationship of knee and ankle weakness to falls in nursing home residents : an isokinetic study. *J.A.G.S.* 1987, 35: 13-20. [156] Wolf S.L., Kutner N.G., Green R.C., Mac Neely. – The Atlanta FICSIT study : two exercise interventions to reduce frailty in elderly. *J.A.G.S.* 1993, 41: 329-32. [157] Wolf S.L., Barnhart H.X., Kutner N.G., Mac Neely E., Coogler C., Xu T. – Reducing frailty and falls in older persons : an investigation of Taï Chi and computerized balance training. *J.A.G.S.* 1996, 44: 489-97. [158] Wolf S.L., Barnhart H.X., Ellison G.L., Coogler C.E. – The effect of Taï Chi Quan and computerized balance training on postural stability in older subjects. *Phys. Ther.* 1997, 77: 371-81. [159] Wolfson L., Whipple M.A., Derby C. *et al.* – A dynamic posturography study of balance in healthy elderly. *Neurology* 1992, 42: 2069-75. [160] Wolfson L., Whipple M.A., Judge J., Amerman P., Derby C., King M. – Training balance and strength in the elderly to improve function. *J.A.G.S.* 1993, 41: 341-3.

[161] Wolfson L., Judge J., Whipple R., King M. – Strength is a major factor in balance, gait, and the occurence of falls. *J. Gerontol. Med. Sci.* 1995, 50A: 64-7. [162] Wolfson L., Whipple M.A., Derby C. *et al.* – Balance and strength training in older adults : intervention gains and Taï Chi maintenance. *J.A.G.S.* 1996, 44: 498-506. [163] Young A., Stokes M., Crowe M. – Size and strength of the quadriceps muscles of old and young women. *Eur. J. Clin. Invest.* 1984, 14: 282-7.

LES CONTENTIONS ET LES DISPOSITIFS DE PROTECTION SONT-ILS UTILES CHEZ LES MULTI-CHUTEURS ?

F. NOUVEL, M. ABRIC, J.M. JACQUOT[1]

La contention consiste à restreindre, de façon plus ou moins sévère, les initiatives motrices d'un individu. Nous n'envisagerons que les méthodes de contention physique ; celles-ci font appel à des procédés variés : liens, attaches, bracelets, vestes, harnais, ceintures, barres de sécurité, tablettes de fauteuil...

Ces dispositifs sont très largement utilisés, tant dans les services de soins aigus [18, 22, 32, 38, 53] que dans les secteurs d'hébergement [25, 29, 50, 63] ou de gérontopsychiatrie [13, 25] ; ils restent communément considérés comme faisant partie des soins standard pour la personne âgée [53, 54] et sont souvent employés sans prescription médicale, voire sans que le médecin responsable en ait connaissance [31].

S'il apparaît qu'en moyenne, le recours à quelque type de contention concerne 10 à 25 % des personnes âgées hospitalisées ou vivant en institution [10, 22, 25, 44, 60], ce taux moyen dissimule en fait des différences considérables selon les pays [29], les régions [50] et surtout les unités de soins, même lorsque celles-ci accueillent des populations à priori comparables [22, 28, 29, 44, 50, 58]. Les contentions semblent moins utilisées dans les unités affichant une spécialisation gériatrique [10, 44, 60] ou en cas de ratio élevé en personnel qualifié [50, 60].

Cet ensemble de faits oblige à s'interroger sur les motifs d'emploi des contentions ainsi que sur leur valeur thérapeutique réelle.

LE RISQUE D'ÊTRE ATTACHÉ

Le risque de chute est de très loin la raison la plus fréquemment invoquée pour justifier le recours à une contention en milieu gériatrique [13, 18, 19, 44, 52].

Dans les faits, les enquêtes ont montré que ce risque ne faisait habituellement pas l'objet d'une évaluation rigoureuse et rien ne permet d'affirmer que les malades attachés le sont en raison d'un surcroît réel de risque. Il n'a pas été observé de liaison

---

1. Unité de Suite & Réadaptation Gériatrique, Département de Médecine Physique & Réadaptation (Pr. J. Pelissier), Hôpital Carémeau, CHU, 30029-Nîmes Cedex 4.

[13, 50], ou seulement une liaison faible [10], entre l'emploi de contentions et l'existence d'antécédents de chute ; une étude suédoise auprès de 1 142 patients gériatriques n'a d'autre part trouvé qu'une corrélation minime entre l'utilisation de systèmes de maintien et le risque de chute évalué au moyen d'une échelle spécifique [26].

Toutes les études indiquent que le plus fort prédicteur du recours à des procédés de contention est en fait l'existence de troubles cognitifs [3, 5, 6, 10, 11, 13, 18, 22, 25, 38, 53, 63].

Il semble donc que le risque d'être attaché et le risque de chute ne soient pas étroitement liés et que des difficultés de déplacement dans un contexte d'altération des fonctions supérieures suffisent habituellement à la décision.

LES CONTENTIONS SONT-ELLES EFFICACES POUR PRÉVENIR LES CHUTES ?

Un large consensus s'établit actuellement pour affirmer que les contentions n'assurent pas la prévention des chutes du vieillard institutionnalisé [18, 28, 32, 51, 62, 63]. Il semble notamment bien établi que la mise en place de barrières ne diminue aucunement la fréquence des chutes à partir du lit, alors qu'elles peuvent en accentuer la gravité [16, 45, 54, 57, 65].

Tinetti *et al.* [64] ont procédé au suivi prospectif durant un an de 397 pensionnaires mobiles d'unités de long séjour, initialement non soumis à contention ; 122 l'ont été secondairement ; l'incidence des chutes et des blessures sérieuses a été nettement supérieure chez ces derniers (risque relatif de 1,9 en cas de contention intermittente, de 3,7 en cas de contention permanente, après ajustement pour la comorbidité). Dans cette étude, la plupart des chutes sont survenues alors que les dispositifs de maintien n'étaient pas en place ; l'auteur estime qu'il est vraisemblable que l'immobilisation liée à la contention ait accru le risque de chute par le biais d'un déconditionnement de la marche et de l'équilibre.

D'autres études ont également fait état d'un taux supérieur de chutes ou de blessures graves chez les malades soumis à contention [8, 42, 57]. Capezuti *et al.* [8] ont évalué la fréquence des chutes chez des pensionnaires de services de long séjour, en distinguant différents sous-groupes en fonction de leurs aptitudes locomotrices et cognitives : ils trouvent que l'emploi de contentions est associé à un risque accru de chute chez les résidents à la fois confus et capables de déambuler.

LES DISPOSITIFS DE MAINTIEN NE SONT PAS DES PROCÉDÉS ANODINS

Les contentions peuvent être à l'origine d'*accidents graves* : lacérations cutanées, contusions, hématomes, chutes par enjambement de barrières, fractures... [45]. Les plus dramatiques sont les asphyxies par compression thoracique ou par strangulations, qui surviennent à l'occasion d'un glisser au travers d'une contention thoracique ou d'une tablette de fauteuil, ou qui sont la conséquence d'une incarcération dans des barrières de lit ou entre celles-ci et le matelas [14, 17, 35, 49, 51, 56]. Un décès sur

1 000 en service de long séjour serait directement imputable à l'emploi d'un dispositif de maintien [36] ; aux États-Unis, une enquête rétrospective, n'ayant pris en compte que les cas dûment déclarés, a répertorié 74 décès et 255 blessures sérieuses liés aux barrières de lit dans les services de long séjour sur une période de trois années [45]. Le risque de tels accidents est majoré par un contexte de confusion, d'agitation ou de mauvais contrôle musculaire [45].

Outre ces accidents, *l'utilisation prolongée de dispositifs entravant la mobilité* expose à une majoration du risque d'escarres, de rétractions musculo-tendineuses et d'incontinence [5, 6, 30, 61].

A côté de l'entrave directe qu'elle apporte à la mobilité des patients, la présence d'attaches incite les équipes de soin à peu stimuler les personnes ; les capacités fonctionnelles résiduelles ne sont plus exploitées ; les stimulations sensorielles sont diminuées, les enchaînements moteurs et les réactions d'adaptation posturale ne sont plus sollicités (retournements, rehaussement, verticalisation, marche [1]), ce qui induit des phénomènes de désadaptation. Plusieurs études montrent qu'effectivement, le recours prolongé à une contention provoque un déconditionnement physique et mental [6, 18, 20, 30, 64]. Moseley [40] a procédé au suivi longitudinal de 5 073 pensionnaires de long séjour à partir de leur admission : l'analyse en régression multiple, prenant en compte de multiples variables, trouve que l'utilisation de systèmes de contention a été associée à une progression plus rapide de leur dépendance pour les activités de la vie quotidienne ainsi que de leur désorientation.

L'emploi de contentions majore les états de confusion et d'agitation [18, 38, 39, 69] ou peut contribuer à leur apparition. Ainsi, Inouye *et al.* [24] ont suivi de façon prospective des personnes âgées hospitalisées, indemnes de confusion lors de leur admission ; 18 % d'entre elles ont développé secondairement un syndrome confusionnel ; 5 facteurs indépendants permettent de prédire une telle évolution ; celui qui a le poids le plus fort est l'utilisation d'une contention physique (risque relatif de 4,4).

Enfin, *les contentions infligent à ceux qui les subissent des souffrances morales* : sentiment d'humiliation, angoisse, colère, désespoir. Elles s'inscrivent dans une tradition carcérale en conflit avec l'éthique et la logique du soignant.

PEUT-ON ÉVITER LES SYSTÈMES DE MAINTIEN ?

Une expérience instructive nous vient des États-Unis : en 1987, le *Nursing Home Reform Act* (NHRA) y a proclamé le droit, pour les pensionnaires des services de long séjour, d'être délivrés des contentions tant physiques que médicamenteuses imposées pour des raisons de commodité et non exigées pour le traitement de symptômes médicaux. L'application de ces recommandations n'a été effective qu'à partir des années 90. Elle s'est heurtée à nombre d'idées reçues ; il a été montré qu'une action éducative isolée était insuffisante pour venir à bout de celles-ci, et qu'il convenait d'y associer des interventions directes au sein des unités de soin [19]. Elle s'est néanmoins avérée efficace, au moins en partie, puisque plusieurs enquêtes font état d'une réduction de 40 à 90 % de l'utilisation des contentions depuis sa mise en application [10, 15, 16, 28].

Plusieurs études se sont attachées à évaluer l'impact de ces modifications de comportement sur l'incidence des chutes dans différents secteurs gériatriques. Certaines l'ont trouvée en augmentation [8, 16, 34, 41], d'autres en diminution [4, 12, 19] ou bien inchangée [9, 28, 51, 70], mais il n'a jamais été observé d'augmentation des chutes responsables de blessures sérieuses [7, 16, 19, 28, 34, 41] ; ces dernières ont même diminué dans certains cas [2, 9]. Ces enquêtes ont d'autre part montré que les unités de long séjour affichant les taux les plus bas de réduction des contentions avaient également les taux de chutes les plus élevés [9]. Il a enfin été observé que la levée des contentions ne donnait pas lieu à un accroissement des prescriptions de médicaments sédatifs [59].

Des conclusions définitives ainsi que la généralisation de ces résultats apparaissent prématurés compte-tenu des insuffisances méthodologiques de plusieurs de ces études [9]. On peut toutefois affirmer que l'application d'une politique volontariste de limitation du recours aux contentions ne donne pas lieu à une recrudescence appréciable de la fréquence des chutes ni des blessures qui leur sont liées.

LES ALTERNATIVES

Un des enseignements de l'application du NHRA est qu'une limitation d'emploi des contentions ne peut être obtenue sans une éducation et une sensibilisation de tous les intervenants, et que des alternatives doivent leur être proposées [8, 21]. Le choix de ces dernières repose sur une évaluation du risque de chute de la personne au moyen d'outils validés ainsi que sur l'analyse des principales situations à risque. Les solutions peuvent être très variées et nous n'indiquerons que certaines d'entre elles.

Le glisser avant au fauteuil. Il représente une situation bien particulière à laquelle on est souvent confronté en pratique gériatrique. Dans un contexte habituel de régression psycho-motrice, la personne présente une attitude de rétropulsion en position assise avec glissement du bassin vers l'avant du siège ; la désorganisation des schémas moteurs ne lui permet pas de se rehausser seule et la chute peut survenir, en avant du fauteuil.

Le coussin de positionnement Ergomix, mis au point dans notre unité, permet de stabiliser la position assise de ces personnes grâce à une cale anatomique (fig. 1). Dans notre expérience, ce dispositif a permis de supprimer les attaches au fauteuil des patients sujets au glissement [43].

Les « *levers intempestifs* » concernent des personnes à risque important de chute mais n'en ayant qu'une conscience imparfaite du fait de troubles cognitifs.

Ces levers sont souvent motivés par des besoins ressentis par le patient (essentiellement d'élimination), mais qu'il est incapable d'exprimer du fait de troubles de la communication ou d'une incapacité à utiliser les systèmes d'appel [66]. L'anticipation de ces besoins par les équipes de soin peut suffire à limiter ou stopper ces phases d'agitation. Ces mesures peuvent être complétées par le regroupement de certains patients dans des lieu de vie pour permettre l'auto surveillance.

Dans d'autres cas, ces levers sont dus à un inconfort de la position assise. En réaction à une douleur d'appui, les personnes âgées désadaptées ne se soulagent pas par soulèvement complet ou alternatif d'une fesse, mais par un « ponté » pelvien qui

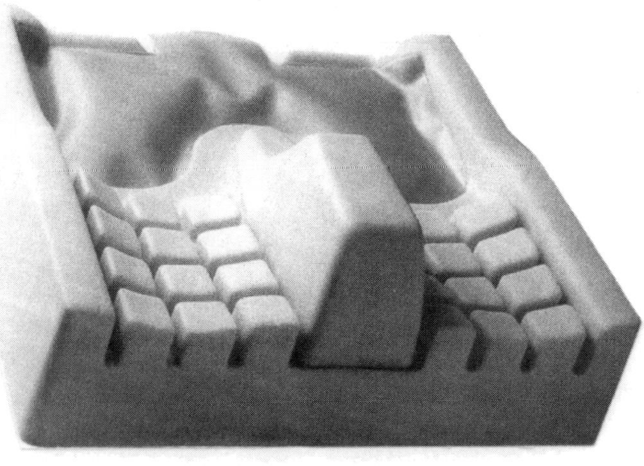

FIG. 1. — *Coussin Ergomix.*

incite au glissement. Une installation correcte et l'utilisation de coussins adaptés peuvent suffire à assurer le confort et la stabilité de ces personnes.

De même, la fatigue ou le mal de dos dus à une position assise prolongée peuvent inciter les personnes à vouloir se coucher seules sans assistance. La planification de périodes de repos peut suffire à résoudre ces difficultés, soit en prévoyant des plages d'alitement dans la journée, soit en recourant à des assises basculantes. La gestion de ces problèmes fait aussi appel aux différentes aides techniques permettant de stabiliser ou de soutenir le dos en position assise. L'utilisation de gilets de décharge de l'appui de l'épine dorsale est un exemple d'aide technique de confort (fig. 2). Ce système est utilisé en prévention ou en aide au traitement d'escarres chez des malades cyphotiques. Le confort qu'il apporte diminue l'agitation des personnes confuses et le risque de chute par lever intempestif.

Les chutes la nuit. Nous avons indiqué précédemment que l'utilisation de barrières de lit ne supprimait pas le risque de chutes mais augmentait la gravité des blessures du fait de la hauteur de chute. Le choix de lits à hauteur variable pouvant se baisser à un niveau minimum est un facteur non négligeable de limitation des risques. La suppression des roues permet aussi de diminuer la hauteur globale, c'est une solution surtout utilisée à domicile et qui n'est envisageable que sur certains modèles de lits. Dans certains cas extrêmes, le matelas peut même être positionné à-même le sol [16, 44].

Les systèmes de détection du mouvements [66] permettent de prévenir l'entourage lorsque le malade sort de son lit ; ils peuvent aussi actionner l'éclairage de la pièce pour donner des repères ou réveiller totalement la personne.

Lors des levers la nuit l'équilibre est plus précaire, les déplacements se font parfois sans chaussage, sans lumière. Les personnes à risque de chute ou ne pouvant se déplacer seules en sécurité n'osent pas toujours demander d'assistance, ce qui nous a conduits à élaborer un guidon de transfert fixé sur un socle qui offre un appui fixe lors des transferts du lit sur une chaise percée (fig. 3).

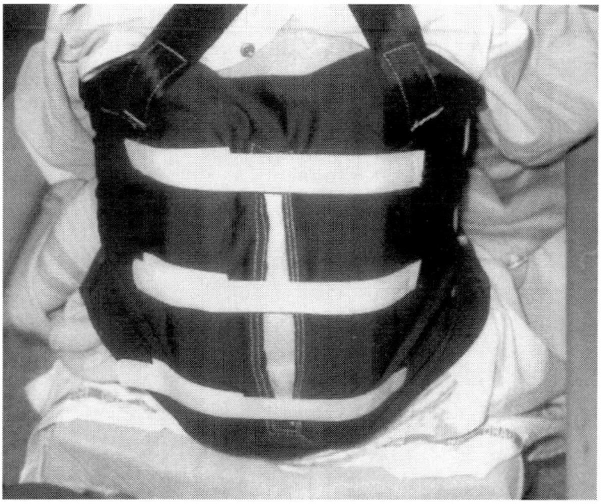

FIG. 2. — *Gilet de décharge d'appui en regard d'une cyphose dorsale.*

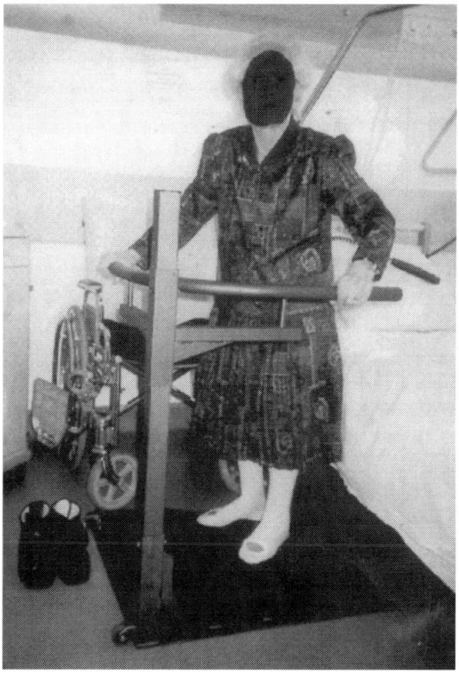

FIG. 3. — *Guidon de transfert.*

Les protecteurs de hanche. La majorité des fractures de l'extrémité supérieure du fémur sont dues à un choc direct sur la région trochantérienne, d'où l'idée de « protéger » celle-ci par le port de dispositifs externes conçus pour dériver et absorber l'énergie liée à un choc local [37].

Des études expérimentales ont montré que de tels dispositifs étaient effectivement capables de réduire notablement les forces transmises au fémur lors d'un impact latéral [46, 47]. Le degré de protection semble conditionné par le type et l'épaisseur du matériel utilisé (habituellement plastazote de 12 mm d'épaisseur recouvert de polypropilène) ainsi que par sa forme, qui doit s'adapter aux reliefs de la région trochantérienne [37, 46]. Différents systèmes de fixation ont été employés : dans notre expérience, l'inclusion des « protecteurs » dans un bermuda largement échancré au niveau du périnée permet un positionnement stable sans entraver les fonctions d'élimination (fig. 4).

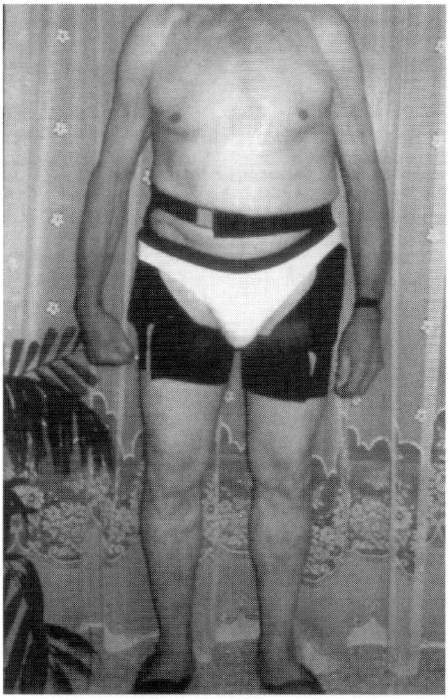

FIG. 4. — *Protecteurs de hanche inclus dans un bermuda.*

Une étude prospective danoise, réalisée auprès de 247 pensionnaires de long séjour vs. 418 témoins suggère que les protecteurs de hanche sont réellement efficaces [27] : durant les 11 mois de l'étude, 39 fractures de l'extrémité supérieure du fémur ont été recensées ; aucune n'est survenue avec le protecteur en place et l'incidence des fractures a été plus de 2 fois moindre dans le groupe de patients chez qui une protection avait été prescrite. Toutefois, cette étude montre également une acceptabilité médiocre des dispositifs utilisés, qui n'étaient portés régulièrement que par 24 % des attributaires.

A l'évidence, ces difficultés de compliance demeurent une entrave à la diffusion de l'emploi des « protecteurs » chez les personnes à haut risque de fracture de hanche. Elles relèvent de causes variées : sensation d'inconfort, difficulté de mise en place, gêne à l'utilisation des toilettes, majoration d'un état d'agitation... [68]. Deux publications récentes, l'une britannique, l'autre finlandaise, font à ce sujet état de résultats divergents [48, 67], ce qu'on peut mettre sur le compte de différences au niveau du contexte culturel, mais aussi des populations étudiées (degré de motivation, capacités cognitives) ainsi que des modèles de « protecteurs » utilisés. Une étude FICSIT a été entreprise pour tenter de mieux prédire l'acceptabilité de ces dispositifs dans différentes sous populations institutionnalisées à haut risque fracturaire [68] ; ses résultats ne sont pas encore connus.

Dans tous les cas, un programme d'*entraînement physique* peut aider à améliorer les capacités locomotrices restantes [16, 55].

Quant à la *stigmatisation des personnes à haut risque de chute* par le port de signes distinctifs (badge, bracelet de couleur) dans le but de renforcer la vigilance du personnel de l'institution, elle n'a pas apporté la preuve d'une quelconque efficacité [33].

L'idée qu'ils protégeraient du risque de chute est à l'origine du large emploi des systèmes de maintien. Cette croyance n'est pas vérifiée dans les faits, alors que les risques liés aux contentions sont clairement démontrés. Les arguments sont suffisants pour ne plus utiliser ces procédés en routine. Ils ne paraissent envisageables que pour des périodes courtes, en cas de troubles de la vigilance ou pour permettre des soins vitaux. Hormis ces situations, il convient de considérer qu'il s'agit de procédés thérapeutiques non validés. Dans l'attente d'études visant à mieux préciser le rapport risque/bénéfice des contentions dans différentes sous-populations gériatriques, leur utilisation ne saurait être envisagée qu'en fonction de situations particulières, en s'entourant des règles minimales (tableau I).

TABLEAU I. — Règles minimales à respecter lors du recours à un procédé de contention.

PRESCRIPTION MÉDICALE + + +
– Discussion préalable des solutions alternatives (ergothérapeute).
– Choix du procédé le moins préjudiciable au bien-être physique et psyhologique.
– Consentement de la personne ou de son représentant.
– Réévaluation régulière de l'indication.

Changer les habitudes suppose une information de l'ensemble des intervenants concernés par la prise en charge de la personne âgée, mais aussi une implication personnelle des responsables institutionnels afin de décharger les épaules des soignants du sentiment de culpabilité ou de faute lorsque survient une chute : le risque zéro n'existe pas ; l'accepter pour mieux le maîtriser, c'est faire un premier pas vers un environnement libéré de contraintes.

SUMMARY

Are restraints and protective devices useful for repetitive fallers ? – The risk of fall is by far the most usual reason that is put forward to justify resorting to physical restraint in geriatric ward. The risk is not really evaluated in a rigorous manner. Different studies have shown differences between risk factors of being attached and risk factors of falling. A large consensus is being established to demonstrate that contentions do not prevent fall in institutionalised old people. Several studies stress the negative consequences on mobility and the physical risks linked to this use. The experience of different restraint reduction programs show that a medical care free of all constraints is possible. Other alternatives are developed in these programs to respond to the different situations presenting risks. The alternative presented here have shown the importance of evaluating these situations to propose well adapted answers.

RÉFÉRENCES

[1] Abric M., Dotte P. – *Gestes et activation pour personnes âgées, ergomotricité et soin en gérontologie*. Paris, Maloine éd. 1998. [2] Berglas C. – Restraint reduction program. *Nurs. Update* 1993; 4: 1-2. [3] Berland B., Wachtzel T.J., Kiel D.P. *et al.* – Patient characteristics associated with the use of mechanical restraints. *J. Gen. Intern. Med.* 1990; 5: 480-5. [4] Bloom C., Braun J.V. – Restraint in the 90s, success with wanderers. *Geriatr. Nurs.* 1991; 12: 20. [5] Burton L.C., German P.S., Rovner B.W., Brandt L.J. – Physical restraint use and cognitive decline among nursing home residents. *J. Am. Geriatr. Soc.* 1992; 40: 811-16. [6] Burton L.C., German P.S., Rovner B.W. *et al.* – Mental illness and the use of restraints in nursing home. *Gerontologist* 1992; 32: 164-70. [7] Cali C.M., Kiel D.P. – An epidemiologic study of fall-related fractures among institutionalized older people. *J. Am.Geriatr. Soc.* 1995; 43: 1336-40. [8] Capezuti E., Evans L., Strumpf N., Maislin G. – Physical restraint use and falls in nursing home residents. *J. Am. Geriatr. Soc.* 1996; 44: 627-33. [9] Capezuti E., Strumpf N.E., Evans L.K., Grisso J.A., Maislin G. – The relationship between physical restraint removal and falls and injuries among nursing home residents. *J. Gerontol. Med. Sci.* 1998; 53A: M47-52. [10] Castle N.G., Fogel B., Mor V. – Risk factors for physical restraint use in nursing home : Pre and post-implementation of the nursing home reform act. *Gerontologist* 1997; 37: 737-47.

[11] Covert A.B., Rodrigues T., Solomon K. – The use of mechanical and chemical restraints in nursing homes. *J. Am. Geriatr. Soc.* 1977; 25: 85-9. [12] Cutchins C.H. – Blueprint for restraint-free care. *Am. J. Nurs.* 1991; 91: 36-42. [13] De Santis J., Engber G.S., Rogers J. – Geropsychiatric restraint use. *J. Am. Geriatr. Soc.* 1997; 45: 1515-18. [14] Dube A.H., Mitchell E.K. – Accidental strangulation from vest restraints. *JAMA* 1986; 256: 2725-26. [15] Duar J.M., Neufeld R.R., White H.C., Libow LS. – Restrain, don't restrain : the educational intervention of the national nursing home restraint removal project. *Gerontologist* 1996; 36: 539-42. [16] Ejaz F.K., Jones J.A., Rose M.S. – Falls among nursing home residents : an examination of incident reports before and after restraint reduction programs. *J. Am. Geriatr. Soc.* 1994; 42: 960-4. [17] Emson H.E. – Death in a restraint jacket from mechanical asphyxia. *Can. Med. Assoc. J.* 1994; 151: 985-7. [18] Evans L.K., Strumpf N.E. – Tying down the elderly : a review of literature on physical restraint. *J. Am. Geriatr. Soc.* 1989; 37: 65-74. [19] Evans L.K., Strumpf N.E., Allen-Taylor N., Capezuti E., Maislin G., Jacobsen B. – A clinical trial to reduce restraints in nursing homes. *J. Am. Geriatr. Soc.* 1997; 45: 675-81. [20] Folmar S., Wilson H. – Social behavior and physical restraints. *Gerontologist* 1989; 29: 650-53.

[21] Frank C., Hodgetts G., Puxty J. – Safety and efficacy of physical restraints for the elderly. *Can. Fam. Physician* 1996; 42: 2402-09. [22] Frengley J.D., Mion L.C. – Incidence of physical restraints on acute general medical wards. *J. Am. Geriatr. Soc.* 1986; 34: 565-68. [23] Hipp J.A. Myers E.R., Greenspan S.L., Maitland L.A., Hecker A.T., Hayes W.C. – Soft tissue thickness and energy absorption capacity as potential determinant of hip fracture risk. *Trans. Orthopaed. Res. Soc.* 1991; 16: 135. [24] Inouye S.K., Charpentier P.A. – Precipitating factors for delirium in hospitalized elderly persons : predictive model and interrelationship with baseline vulnerability. *JAMA* 1996; 275: 852-57. [25] Karlsson S. Bucht G., Eriksson S., Sandman P.O. – Physical restraints in geriatric care in sweden : prevalence and patient characteristics. *J. Am. Geriatr. Soc.* 1996; 44: 1348-54. [26] Karlsson S., Nygerg L., Sandman P.O. – The use of physical restraints in elder care in relation to fall risk. *Scand. J. Caring sci.* 1997; 11(4): 238-42. [27] Lauritzen J.B., Petersen M.M., Lund B. – Effect of external hip protectors on hip fractures. *Lancet* 1993; 341: 11-13. [28] Levine J.M., Marchello V., Totolos E. – Progress toward a restraint-free environment in a large academic nursing facility. *J. Am. Geriatr. Soc.* 1995; 43: 914-18. [29] Lunggren G., Phillips C.D., Sgadari A. – Comparisons of restraint use in nursing home in eight countries. *Age and Ageing* 1997; 26-s2: 43-7. [30] Logfren R.P., Mac Pherson D.S., Granieri R *et al.* – Mechanical restraints on the medical wards : are protective devices safe ? *Am. J. Publ. Health* 1989; 79: 735-38.

[31] Macpherson D.S., Lofgren R.P., Granieri R., Myllenbeck S. – Deciding to restrain medical patients. *J. Am. Geriatr. Soc.* 1990; 38: 516-20. [32] Marks W. – Physical restraints in the practice of medicine : current concepts. *Arch. Intern. Med.* 1992; 152: 2203-06. [33] Mayo N.E., Gloutney L., Levy A.R. – A randomized trial of identification bracelets to prevent falls among patients in a rehabilitation hospital. *Arch. Phys. Med. Rehabil.* 1994; 75: 1302-08. [34] Meyer R.M., Kraenzle D.K, Gettman J., Morley J.E. – The effect of reduction in restraint use on falls and injuries in two nursing homes. *Nurs. Home med.* 1994; 2: 23-26. [35] Miles S. – A case of death by physical restraint : new lessons from a photograph. *J. Am. Geriatr. Soc.* 1996; 44: 291-92. [36] Miles S.H., Irvine P.I. – Deaths caused by physical restraints. *Gerontologist* 1992; 32: 762-66. [37] Mills N.S. – The biomechanics of hip protectors. *Proc. Inst. Mech. Eng.* 1996; 210: 259-66. [38] Mion

L.C., Frengley J.D., Jakovcic C.A., Makino J.A. – A further exploration of the use of physical restraints in hospitalized patients. *J. Am. Geriatr. Soc.* 1989; 37: 949-56. [39] Morris E.V., Isaacs B. – The prevention of falls in a geriatric hospital. *Age Ageing* 1980; 9: 181-85. [40] Moseley C.B. – The impact of restraints on nursing home resident outcomes. *Am. J. Qual.* 1997; 12: 94-102.

[41] Neufeld R., Mulvihil M., White H., Hrennan F., Libow L. – Effects of restraint removal on nursing home residents. *Gerontologist* 1991; 31: 248. [42] Neufeld R.R., Tideiksaar R., Yew E. *et al.* – A multidisciplinary falls consultation service in a nursing home. *Gerontologist* 1991; 31: 120-23. [43] Nouvel F., Jacquot J.M., Abric M. – Installation au fauteuil en gériatrie : le coussin ergonomique. In Izard M.H., Nespoulos R. : « *Expériences en ergothérapie* ». Paris, Masson éd. 1998, pp. 244-53. [44] O'Keeffe S., Jack C.I.A., Lye M. – Use of restraints and bedrails in a british hospital. *J. Am. Geriatr. Soc.* 1996; 44: 1086-88. [45] Parker K., Miles S. – Deaths caused by bedrails. *J. Am. Geriatr. Soc.*1997; 45: 797-802. [46] Parkkari J., Kannus P., Heikkila J., Poutala J., Sievanen H., Vuori I. – Energy-shunting external hip protector attenuates the peak femoral impact force below the theoretical fracture threshold : an in vitro biomechanical study under falling conditions of the elderly. *J. Bone miner. Res.* 1995; 10: 1437-42. [47] Parkkari J., Kannus P., Heikkila J. *et al.* – Impact experiments of an external hip protector in young volunteers. *Calcif. Tissue int.* 1997; 60: 354-57. [48] Parkkari J., Heikkila J., Kannus P. – Acceptability and compliance with wearing energy-shunting hip protectors : a 6-months prospective follow-up in a finnish nursing home. *Age Ageing* 1998; 27: 225-29. [49] Pedal I., Mattern R., Reibold R. *et al.* – Sudden fatalities in mechanically restrained patients. *Z. Gerontol. Geriatr.* 1996; 29: 180-84. [50] Phillips C.D., Hawes C., Mor V., Fries B.E., Morris J.N, Nennstiel M.E. – Facility and area variation affecting the use of physical restraints in nursing homes. *Med. Care* 1996; 34: 1149-62.

[51] Powell C., Mitchell-Pederson L., Fingerote E., Edmund L. – Freedom from restraint : consequences of reducing physical restraints in the management of the elderly. *Can. Med. Assoc. J.* 1989; 141: 561-64. [52] Restas A. – The use of physical restraints in western australian nursing homes. *Austr. J. Adv. Nurs.* 1997; 14(3): 33-39. [53] Robbins L., Boyko E., Lane J., Cooper D., Jahnigen D. – Binding the elderly : prospective study of the use of mechanical restraints in an acute care hospital. *J. Am. Geriatr. Soc.* 1987; 35: 290-96. [54] Rubenstein H.S., Miller F.H., Postel S., Evans H..B. – Standards of medical care based on consensus rather than evidence : the case of routine bedrail use for the elderly. *Law Med Health Care.* 1983; 11: 271-76. [55] Rubenstein L.Z., Josephson K.R., Robbins A.S. – Falls in nursing homes. *Ann. Intern. Med.* 1994; 121: 442-51. [56] Rubin B.S., Dube A.H., Mitchell E.K. – Asphyxial deaths due to physical restraints. *Arch. Fam. Med.* 1993; 2: 405-08. [57] Schleenbaker R., Mac Dowell S., Moore R., Costich J., Prater G. – Restraint use in inpatient rehabilitation : incidence, predictors, and implications. *Arch. Phys. Med. Rehabil.* 1994; 75: 427-30. [58] Schnelle J.F., Mac Rae P.G., Simmons S.F. *et al.* – Safety assessment for the frail elderly : a comparison of restrained and unrestrained nursing home residents. *J. Am. Geriatr. Soc.* 1994; 42: 586-92. [59] Siegler E.L., Capezuti E., Maislin G., Baumgarten M., Evans L., Strumpf N. – Effects of a restraint reduction intervention and obra 87 regulations on psychoactive drug use in nursing homes. *J. Am. Geriatr. Soc.* 1997; 45: 791-96. [60] Sloane P.D., Mathew L.J., Scarborough M., Desai J.R., Koch G.G., Tangen C. – Physical and pharmacological restraint of nursing home residents with dementia : impact of specialized units. *JAMA* 1991; 265: 1278-82.

[61] Stiebeling M., Schor J., Morris J. *et al.* – Morbidity of physical restraints among institutionalized elderly. *J. Am. Geriatr. Soc.* (abstract) 1990; 38: 45a. [62] Tinetti M.E. – Factors associated with serious injury during falls by ambulatory nursing home residents. *J. Am. Geriatr. Soc.* 1987; 35: 644-48. [63] Tinetti M.E., Liu W.L., Marottoli R., Ginter S. – Mechanical restraint use among residents of skilled nursing facilities : prevalence, patterns, and predictors. *JAMA* 1991; 265: 468-71. [64] Tinetti M.E., Liu W.L, Ginter SF. – Mechanical restraint use and fall-related injuries among residents of skilled nursing facilities. *Ann. Intern. Med.* 1992; 116: 369-74. [65] Tinker G.M. – Accidents in a geriatric department. *Age Ageing* 1979; 8: 196-98. [66] Tyrrell J., Couturier P., Suarez C., Franco A. – Téléassistance en milieu hospitalier gériatrique : résultats d'une étude préliminaire des besoins. In Izard M.H., Nespoulos R. : « *expériences en ergothérapie* ». Paris, Masson éd. 1998, pp. 262-71. [67] Villar M.T.A., Hill P., Inskip H., Thompson P., Cooper C. – Will elderly rest home residents wear hip protectors ? *Age Ageing* 1998; 27: 195-98. [68] Wallace R.B., Ross J.E., Huston J.C., Kundel C., Woodworth G. – Iowa ficsit trial : the feasibility of elderly wearing a hip joint protective garment to reduce hip fractures. *J. Am. Geriatr. Soc.* 1993; 41: 338-40. [69] Werner P., Cohen-Mansfield J., Braun J. *et al.* – Physical restraints and agitation in nursing home residents. *J. Am. Geriatr. Soc.* 1989; 37: 1122-26. [70] Werner P., Cohen-Mansfield J., Koroknay, Braun J. – The impact of a restraint-reduction program on nursing home residents. *Geriatr. Nurs.* 1994; 15: 142-46.

LES VÊTEMENTS ET LE CHAUSSAGE DANS LA PRÉVENTION DE LA CHUTE

M. ENJALBERT[1], J.C. GARROS[2], G. CAZALET[3]

La chute est un phénomène souvent considéré comme banal chez la personne âgée, du fait de sa grande fréquence : 2 millions de chuteurs de plus de 65 ans en France chaque année. Pourtant, ses conséquences en termes de mortalité et de morbidité, ainsi que son retentissement économique – estimé à 7 milliards de francs par an – en font un véritable problème de santé publique.

Ses causes sont maintenant bien connues : la chute résulte la plupart du temps de la faillite du système de régulation de l'équilibre, révélée par un facteur situationnel. Sa prévention repose donc avant tout sur la réhabilitation posturale et l'aménagement de l'environnement.

Au sein de l'environnement proche de la personne âgée, les vêtements et le chaussage tiennent une place privilégiée et doivent être pris en compte dans tout protocole de prévention de la chute. En effet, leur texture comme leur maniement peuvent constituer autant de situations de risque qu'il convient de redresser pour améliorer la sécurité de nos aînés.

PRIMUM NON NOCERE

Trop souvent, la personne âgée a des habitudes vestimentaires qui, non content de ne pas la protéger de la chute, vont au contraire la favoriser.

Les vêtements sont fréquemment en cause, qu'il s'agisse de la robe ou du pantalon, trop longs ou trop serrés, dans lesquels les membres inférieurs s'empêtrent, ou, plus pernicieux encore, les effets trop amples, qui masquent les pieds, dont la vue reste le seul référentiel possible, en présence d'une altération avancée de la sensibilité plantaire. Enfin, si le risque encouru du fait de l'habillement de la partie inférieure du tronc vient naturellement à l'esprit, il n'en est pas de même de celui de la partie supérieure, dont le rôle peut être tout aussi nocif. En effet, il n'est pas exceptionnel que ce dernier – col trop serré, chemise trop ajustée – ne vienne perturber la régulation cardio-respiratoire ou thermique, entraînant un danger de malaise et de chute.

1. Centre Dr. Bouffard-Vercelli, Cap Peyrefite, 66290 Cerbère.
2. Maison de Repos et de Convalescence Plein Soleil, 34540 Balaruc-les-Bains.
3. Centre de Soins pour Personnes Agées Bellevue, CHU, 34295 Montpellier Cedex.

Au-delà de la texture même des vêtements, il faut évoquer le rôle nocif des manœuvres d'habillage, souvent délicates, du fait des déficiences multiples observées chez la personne âgée, raideur articulaire, faiblesse musculaire, désafférentation... La présence concomitante de pièces vestimentaires difficiles à mettre ou à ôter – col ou manches trop serrés, boutons et boutonnières peu accessibles – va générer autant de situations à risque. C'est dire l'importance de l'évaluation des capacités d'habillage du sujet avant toute proposition vestimentaire (fig. 1).

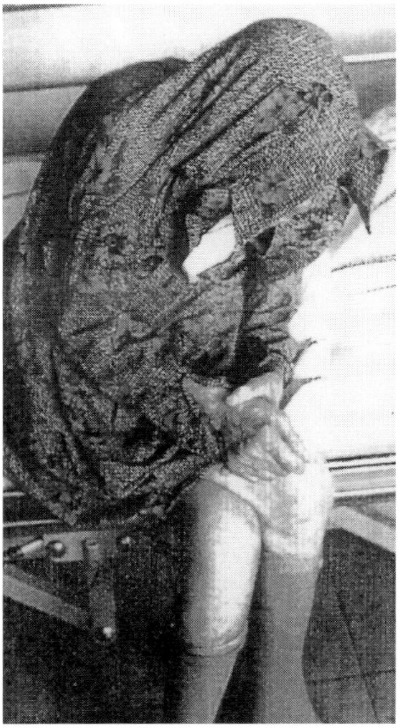

FIG. 1. — *Les difficultés d'habillage des personnes âgées résultent de la confrontation de polydéficiences et de vêtements inadaptés.*

Le chaussage est encore plus souvent en cause, du fait du rôle essentiel du pied dans le maintien de l'équilibre. Les déficiences podologiques étant particulièrement fréquentes chez la personne âgée (lésions cutanées et phanériennes, déformations ostéo-articulaires, désordres vasculaires ou neurologiques, douleurs de toutes origines...), la chaussure doit être particulièrement bien adaptée, faute de révéler de manière brutale les perturbations induites sur le système de régulation postural par les troubles du pied sous jacents. Or, les habitudes de nos aînés en la matière sont des plus variées dans la nocivité, depuis les pantoufles mal ajustées du vieillard fatigué (fig. 2), jusqu'aux escarpins haut perchés de la toujours jeune coquette.

En dehors même de la texture de la chaussure – insuffisance de contention, semelle glissante, talon instable – trois problèmes sont à résoudre en priorité :

– l'accès aux pieds, gêné par les déficiences sus-jacentes ;
– l'inclusion du pied dans la chaussure ou le « syndrome de Cendrillon » ;
– la fermeture des chaussures avec le piège des boucles et autres lacets.

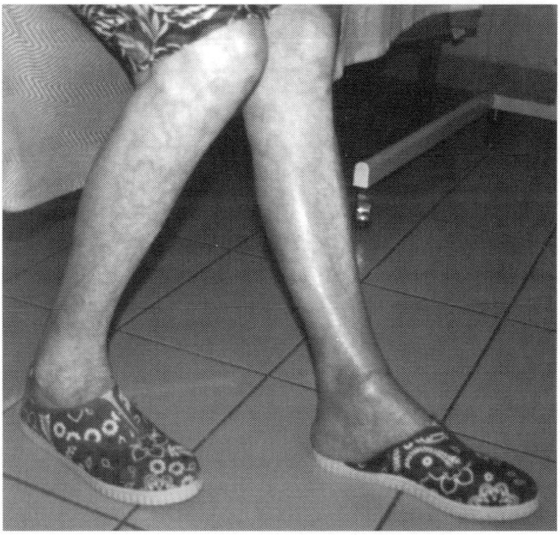

FIG. 2. — *Le chaussage des personnes âgées est souvent inadéquat et mal utilisé.*

En effet, trop souvent, ils conduisent le sujet aux comportements cités plus haut, éliminant le risque de chute lié au chaussage en aggravant celui lié à la chaussure.

C'est dire l'importance des conseils à prodiguer en la matière à la personne âgée et à son entourage, en prenant en compte les résistances au changement que cela va susciter.

LES MOYENS DE PRÉVENTION

La modification des habitudes vestimentaires est un élément important de la prévention des chutes, au même titre que les adaptions architecturales.

Les vêtements doivent être pensés en tant que réducteurs de risques, mais aussi en tant qu'outil de rééducation. A ce titre, il convient de les envisager sous différents aspects :

- leur forme,
- leurs caractéristiques physiques : tissu, couleur...,
- leur maniement : habillage et déshabillage.

Les vêtements du commerce sont à utiliser préférentiellement, car contrairement au problème du chaussage, il est rare que l'on ne puisse pas trouver parmi les effets courants celui qui convient le mieux à la personne.

Chez la femme, la robe sera suffisamment ample, de longueur moyenne, avec une encolure et des manches de largeur convenable. Les fermetures doivent être accessibles et de maniement facile : la fermeture-éclair est toujours préférable aux boutons.

Les sous-vêtements doivent être choisis avec la même circonspection : il faut à ce titre évoquer le soutien-gorge pour lequel il faudra choisir un agrafage pratique (plutôt antérieur et de forme facile à manipuler).

Chez l'homme, la chemise doit répondre aux mêmes impératifs que ceux décrits ci-dessus pour la robe. Le pantalon doit être d'une amplitude et d'une longueur correcte, sa fermeture adéquate et son maintien parfaitement assuré (à cet égard, les bretelles sont souvent plus efficaces que la ceinture).

Dans tous les cas, il ne faudra pas oublier d'appliquer le quelques principes que nous avons énoncés aux vêtements de nuit (chemise, pyjama, robe de chambre), en tentant d'allier le confort à l'esthétique.

Le choix du tissu, de la couleur est ainsi primordial. Il l'est encore pour faire jouer pleinement au vêtement son rôle « d'information extéroceptive », sous-tendu par la multiplicité des sensations tactiles et visuelles qu'il procure.

L'habillage (et le déshabillage) doivent faire l'objet d'un apprentissage soigneux dans le cadre de la gestion des activités de la vie quotidienne. Toutes les techniques de facilitation doivent être mises en œuvre. Ainsi, la position assise peut être utilisée, hormis pour l'étage pelvien qui nécessite la station debout. Les aides techniques (pince à long manche, enfile-bas...) doivent être prescrites avec discernement et leur maniement bien acquis. Les fermetures de type velcro, aussi commodes qu'elles soient, ne sont pas toujours admises par la personne âgée.

Là-encore, la mise en place et la dépose des vêtements peut être une source non négligeable de stimulations sensorielles, mais également de repères spatio-temporels et praxiques. Dans ce cadre, la fréquence des changements joue un rôle intéressant : « L'ennui naquit un jour de l'uniformité ».

Les vêtements sur mesure peuvent être proposés sous forme de « collections » pour personnes âgées dépendantes. A cet égard, il faut citer le travail réalisé par M.C. Morineau *et al.*, à partir d'une étude sur les conséquences vestimentaires de la perte d'autonomie (fig. 3).

Le chaussage de la personne âgée a fait l'objet d'un nombre beaucoup plus conséquent de publications.

Les chaussures du commerce restent, là-encore les plus utilisées. Le choix de la chaussure sera avant tout guidé par l'état du pied, mais un certain nombre de règles générales peuvent être formulées : la qualité du cuir (souplesse) est primordiale, le contrefort doit être suffisamment enveloppant, la semelle stable, le talon de largeur et de hauteur convenable (de l'ordre de 3 cm), la pointure adaptée, le système de fermeture d'accessibilité facile. Le type de chaussure reste largement tributaire des goûts de la personne, mais il faut souligner l'intérêt de certaines formes comme les mocassins, qui allient à leur maintien correct, de grandes facilités de chaussage et de déchaussage, puisque ne nécessitant pas d'accès direct aux pieds et ne comportant pas de fermeture.

Comme pour les vêtements, l'apprentissage du maniement des chaussures est primordial ; il peut être là-encore facilité par des astuces stratégiques : utilisation d'un point fixe antérieur, ou par des aides techniques (chausse-pied).

Le rôle de la chaussure comme outil de stimulation psycho-sensorielle peut aussi être évoqué. Nous y reviendrons à propos des chaussures sur mesure.

Il faut enfin souligner l'intérêt du changement fréquent de chaussures et de leur entretien, garants de leur durée de vie, mais surtout du maintien de leurs qualités.

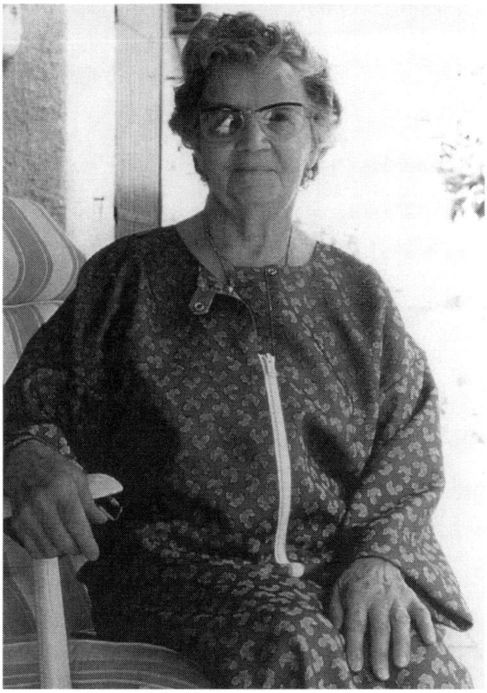

FIG. 3. — *La création de collections vestimentaires spécifiques des personnes âgées dépendantes est un élément important de la prévention des chutes (d'après J.C. Garros et J Guillamot [6]).*

A côté de la chaussure de ville, il faut citer la pantoufle d'intérieur, dont le confort est très apprécié, mais dont nous avons déjà souligné les nombreux inconvénients et la chaussure de sport, dont la stabilité est correcte, mais l'acceptation très variable.

Les chaussures sur mesure sont parfois le seul recours et nous distinguerons dans ce cadre trois catégories.

Les chaussures de série, vendues dans le commerce et non remboursées, le plus souvent sous forme de bottillons en textile polyamide et semelle élastomère antidérapante. Il en existe de nombreux modèles dont la tige est plus ou moins haute, les volume pour une même pointure pouvant être différents, les ouvertures plus ou moins importantes, la fermeture généralement réalisée par velcros. Confortables, pratiques et lavables, elles peuvent être utilisées à l'intérieur comme à l'extérieur et autorisent un certain nombre d'adaptations.

A cet égard, nous avions proposé, il y a quelques années, grâce à l'élargissement de la semelle et la confection d'une double paroi permettant le lestage des *chaussures stabilométriques* en tant qu'outil de rééducation de l'équilibre (fig. 4).

Les chaussures thermoformables, disponibles dans le commerce ou réalisées par un podo-orthésiste, sont très légères et se moulent rapidement sous l'effet de la chaleur. Il en existe quatre modèles : bottillons, basses, sport ou pantoufles (fig. 5).

Les chaussures sur mesure proprement dites sont réservées aux impossibilités d'adaptation des catégories précédentes. Leur adaptation est personnalisée, résultant

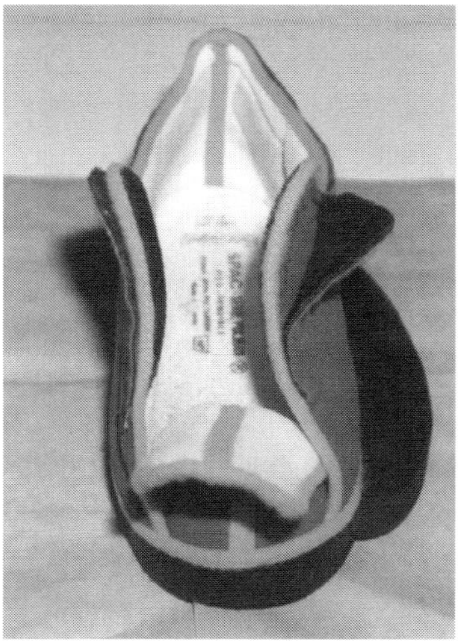

FIG. 4. — *Les chaussures à effet stabilométrique sont à la fois un outil de rééducation de l'équilibre et un élément de sécurité pour les personnes âgées (d'après M. Enjalbert et J.C. Garros [4]).*

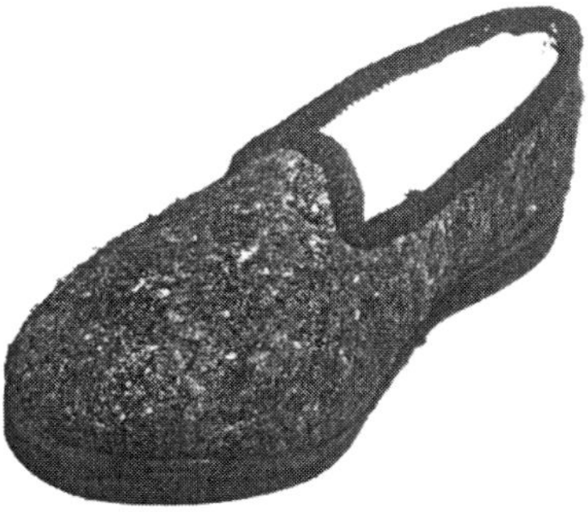

FIG. 5. — *Les pantoufles sur mesure en feutre thermoformable paraissent, chez les personnes âgées, un complément utile aux chaussures de ville.*

d'une prescription médicale et d'une confection par un podo-orthésiste. Elles sont longues à réaliser et restent les plus coûteuses, mais les seules remboursées.

Enfin, il faut évoquer *les orthèses plantaires* qui sont une mesure d'appoint utile, en réponse à la polypathologie qui caractérise bien souvent le pied gériatrique. Réalisées sur prescription médicale par un podo-orthésiste, elles peuvent être incluses dans tous les types de chaussures.

En fin de compte, le choix des vêtements et du chaussage dans le cadre de la prévention des chutes du sujet âgé ne relève que d'un certain nombre de règles de bon sens impératives à cette période de la vie.

LES CRITÈRES DU CHOIX

En dehors des grands principes que nous venons d'énoncer, la stratégie adoptée est essentiellement individuelle, guidée par une démarche raisonnée.

Le bilan concerne avant tout l'évaluation des déficiences, incapacités et désavantages susceptibles d'influer sur les possibilités d'habillage et de chaussage, mais également de favoriser la chute.

Le deuxième temps est l'approche des habitudes vestimentaires de la personne âgée, afin de cerner d'éventuelles inadaptations.

La proposition d'effets plus adéquats ne doit pas se faire sans prendre en compte un certain nombre d'éléments psycho-sociaux. En effet, le vêtement a une connotation culturelle et affective profonde : y toucher peut être mal considéré et ressenti par la personne ou son entourage comme une agression, face à des habitudes bien ancrées et à une méconnaissance des risques qu'elles font encourir. Toucher au vêtement, c'est aussi pour certains les priver d'une protection symbolique à laquelle ils sont très attachés et pour laquelle ils ne ressentent pas la nécessité du changement, auquel ils sont par ailleurs réticents de façon générale.

La prise en charge globale doit donc être précédée d'une phase d'explications précises quant aux objectifs et aux moyens d'y parvenir.

Dans le cadre du domicile, les conseils vestimentaires devront être évalués régulièrement quant à leur observance et leur efficacité afin de les moduler. La sensibilisation de l'entourage est à cet égard essentiel.

En institution, la prévention du risque de chute doit s'inscrire dans le cadre d'une « *charte de qualité* » et passe par la recommandation d'un « trousseau » adapté au projet de vie.

Dans tous les cas, l'adaptation vestimentaire doit être accompagnée d'une démarche de rééducation et de réadaptation à l'habillage incluse dans la gestion des activités de la vie quotidienne.

Par ailleurs, il ne saurait s'agir là de mesures isolées, mais s'inscrivant dans un programme plus large de prévention de la chute, centré sur l'aménagement de l'environnement, la rééducation de l'équilibre et la suppression d'éventuels facteurs de risque associés (médicaments, pathologies intercurrentes...).

Ce n'est qu'à ce prix que notre démarche sera réellement efficace et des résultats tangibles seront le meilleur garant de la modification durable du comportement de la personne âgée et de son entourage.

Le rôle des vêtements et du chaussage dans la prévention des chutes de la personne âgée apparaît important, sinon primordial, s'inscrivant dans une démarche globale, pluridisciplinaire de modification de l'environnement et de réhabilitation du contrôle postural. Trop souvent négligé, cet aspect doit faire l'objet de tous nos soins, au même titre que les autres éléments de la prise en charge des sujets à risque.

SUMMARY

Clothes and shoes for prevention of falls in the elderly. – Clothes and shoes may be causes of discomfort which consequences are falls. The adaptation of them, associating with global environmental modification and postural rehabilitation, is an important way of prevention of falls in the elderly.

RÉFÉRENCES

[1] Assouline C., Hérisson C., Cros P., Simon L. – Quel chaussage pour la personne âgée ? In Hérisson C. et Simon L. éds. *Le pied du sujet âgé.* Paris, Masson, 1992: 188-91. [2] Borderie P., Cros P., Schiano J., Hérisson C., Simon L. - Orthèses plantaires du sujet âgé. In Hérisson C. et Simon L. éds. *Le pied du sujet âgé.* Paris, Masson, 1992: 183-8. [3] Enjalbert M. – Chute, équilibre et personne âgée. *Mémoire Capacité Gérontologie*, Montpellier, 1997, 36 p. [4] Enjalbert M., Garros J.C., Lavigne F., Pélissier J. – Chaussures à effet stabilométrique. In Hérisson C. et Simon L. éds. *Actualités en médecine et chirurgie du pied, 8e série,* Paris, Masson, 1993: 151-4. [5] Maitre M., Enjalbert M., Pélissier J., Boucharenc-Paulhac M.L., Latour P. – Pantoufles sur mesure en feutre thermoformable : intérêt chez la personnes âgée. In Hérisson C. et Simon L. éds. *Le pied du sujet âgé.* Paris, Masson, 1992: 195-201. [6] Morineau M.C., Garros J.C., Lecaisne L. – Qualité vestimentaire et prévention de la chute au Centre gériatrique des magnolias. *Film vidéo*, Hôpital Gériatrique « Les Magnolias », Longjumeau (91), 1986. [7] Perennou D., Tufecki M., Thomas G., Hérisson C., Claustre J., Simon L. – Le chaussage sur mesure chez le sujet âgé. In Hérisson C. et Simon L. éds. *Le pied du sujet âgé.* Paris, Masson, 1992: 191-4. [8] Vellas B., Toupet M., Rubenstein L., Albarède J.L., Christen T. – *Falls, balance and gait disorders in the elderly.* Paris, Elsevier éd., 1992, 200 p. [9] Vellas B., Lafont C., Allard M., Albarède J.L. – Du vieillissement réussi à la perte d'autonomie. *L'Année Gérontologique.* Toulouse, Serdi éd. 1995, 188 p. [10] Vial D. – Le chaussage du sujet âgé à l'hôpital et en centre de rééducation. In Hérisson C. et Simon L. éds. *Le pied du sujet âgé.* Paris, Masson, 1992: 201-5.

LES AIDES DE MARCHE ET LA PRÉVENTION DE LA CHUTE DU SUJET ÂGÉ

J.-B. PIERA[1], F. PETIT, A. CHRISPIN

Parmi les facteurs intrinsèques qui favorisent les chutes, viennent au premier rang les troubles de l'équilibre et les boiteries, qu'elles soient mécaniques ou antalgiques. L'expérience quotidienne montre que les aides de marche peuvent compenser ces troubles et ainsi prévenir les chutes des personnes âgées. Telle personne âgée, qui ne pouvait plus marcher seule, le peut de nouveau grâce à une canne, un rollator ou une attelle. Cependant l'amélioration de la marche diminue-t-elle obligatoirement le risque de chute ? En effet, remarcher augmente les occasions de chutes. Pour en être certain, il faudrait comparer les chutes de deux populations de personnes âgées, l'une bénéficiant d'aides de marche et l'autre n'en bénéficiant pas. Aucune étude de ce genre n'a été faite à notre connaissance. Elle serait d'ailleurs bien difficile vu l'intrication des facteurs et l'évolutivité des pathologies. L'étude bibliographique ne nous a permis de retrouver que des articles traitant en termes généraux de la prévention des chutes par les aides de marche.

1. Service de Médecine Physique et de Réadaptation, Hôpital Charles Foix, 94205 Ivry.

Pour approfondir notre réflexion, nous nous sommes posés plusieurs questions :

– les personnes âgées qui chutent utilisent-elles des aides de marche et peut-on en mesurer le bénéfice ?
– les aides de marche sont-elles suffisamment prescrites et à temps dans l'évolution du vieillissement physiologique et pathologique ?
– peuvent-elles favoriser les chutes ?

Les personnes âgées qui chutent utilisent-elles des aides de marche ?

Pour tenter de le savoir, nous avons analysé les circonstances des chutes des patients hospitalisés dans le groupe hospitalier Charles Foix – Jean Rostand au cours de l'année 1997. Toute chute impose de remplir un constat indiquant, en autres choses, si la personne âgée utilise une aide technique, pour quel motif et quelles sont les circonstances précises de la chute ?

De l'analyse de ces questionnaires, il ressort qu'environ la moitié de la population qui a chuté utilise des aides de marche, de la canne simple au rollator, et que les chutes se produisent surtout lorsque ces aides ne sont pas utilisées malgré les consignes données par le personnel soignant. Donnons l'exemple d'un patient se levant seul, sans ses aides pour aller aux toilettes ou éteindre la télévision.

Le fait que les personnes âgées chutent parce qu'elles n'utilisent pas d'aide de marche nous amène à penser que les médecins devraient les prescrire plus précocement. Des obstacles s'y opposent :

– le manque d'information des prescripteurs et l'absence de réalisation d'essais ;
– la résignation des personnes âgées qui restreignent leurs déplacements plutôt que d'utiliser des aides de marche encombrantes et marquant trop la déficience physique ;
– un déficit des membres supérieurs, détérioration quelquefois bilatérale de la coiffe des rotateurs de l'épaule, rhizarthrose du pouce, polyarthrite rhumatoïde, paralysie ;
– un déficit cognitif, de l'apraxie jusqu'à la démence, qui rend difficile l'apprentissage ;
– une inadaptation de l'environnement intérieur (manque de place, impossibilité de faire glisser un déambulateur), ou extérieur (marches, pentes, sols irréguliers ou trop meubles) ;
– un manque de persévération de la personne âgée dans sa réadaptation.

Faut-il prescrire une aide de marche chez un sujet âgé ne subissant que le vieillissement physiologique ?

Le vieillissement physiologique entraîne le déclin de la force musculaire, de la souplesse articulaire, des informations sensorielles, des possibilités d'attention [4]... Rares sont les grands vieillards valides qui n'ont besoin d'aucune aide, la plupart utilisent une canne qui a l'avantage de faciliter leur équilibre en élargissant leur polygone de sustentation et de marquer leur fragilité aux yeux de ceux qui pourraient les bousculer. De même la plupart adaptent leur chaussage et portent volontiers des bottillons confortables, stables et qui tiennent bien au pied.

Ils n'ont pas besoin de prescription médicale pour utiliser une canne ou se choisir des chaussures physiologiques et chacun d'eux détermine le moment où l'utilisation de ces aides est nécessaire. En revanche, le médecin pourra utilement leur donner des conseils classiques tels que conserver une activité physique, entretenir l'état trophique de leurs pieds, supprimer les obstacles environnementaux, ne pas abuser des médications.

Quelles aides de marche et quels appareils doit-on prescrire dans les affections pathologiques les plus courantes dans le but de faciliter la marche et de la rendre moins dangereuse ?

Devant un déficit, neurologique articulaire ou autre, la question est souvent posée aux spécialistes de médecine physique de savoir si un appareillage peut permettre de remarcher. La réponse est généralement positive mais avec quelques réserves. Une condition est particulièrement importante : la personne âgée doit faire la preuve devant le médecin prescripteur qu'elle désire marcher et qu'elle le peut vraiment.

Sans être exhaustif, nous insisterons, compte tenu de leur fréquence, sur les pathologies de la hanche et les atteintes neurologiques.

– Les séquelles de fracture du col du fémur sont à type de raccourcissement et surtout d'insuffisance du moyen fessier avec bascule du bassin, le membre inférieur oscillant venant croiser le membre inférieur fracturé. L'aide technique la plus utile est la canne d'appui tenue du côté opposé. Le raccourcissement peut être compensé par une talonnette, quelquefois par une chaussure thérapeutique, la hauteur de la compensation ne pouvant être déterminée que par des essais cliniques.

– Les séquelles hémiplégiques perturbent la marche pour de multiples raisons parmi lesquelles le varus équin du pied qui devra être appareillé par une attelle releveur ou une chaussure orthopédique à tige montante [6].

– Les neuropathies périphériques des membres inférieurs, carentielles, métaboliques, ou dégénératives sont fréquentes avec l'âge entraînant des pieds tombants qu'il faut appareiller précocement avec des chaussures à tige montante qui devront être très légères.

– Les parkinsoniens peuvent être aidés par l'utilisation d'un rollator ou d'un delta de marche aménagé pour maintenir le tronc lorsqu'il existe une camptocormie.

En cas de pathologie évolutive, il est important que les aides de marche soient précocément prescrites et régulièrement adaptées à l'aggravation des déficits. Lorsque le risque de chutes devient trop important, il convient d'adopter une stratégie de mise en fauteuil roulant. Ceci n'empêchera pas d'imposer jusqu'au dernier stade des exercices de verticalisation et de marche à l'aide du kinésithérapeute ou d'une tierce personne.

L'utilisation d'une aide de marche peut-elle favoriser la chute ?

Nous n'avons qu'exceptionnellement constaté qu'une aide de marche puisse être responsable de chutes. Répétons-le, les chutes surviennent lorsque l'aide de marche n'est pas utilisée ou lorsque le patient ne respecte pas les consignes données. Cependant, une prescription inadaptée, un usage incorrect ou un appareil déficient peuvent faire courir un risque :

– Prescription inadaptée : donnons l'exemple du déambulateur à quatre roues, très apprécié pour sa maniabilité mais qui se révèle dangereux si la personne âgée se révèle incapable d'utiliser les freins, ou encore la prescription d'une canne simple alors qu'il aurait fallu une canne d'appui (anglaise ou tripode) pour une instabilité latérale du bassin avec signe de Trendelenburg.

– Usage incorrect, il peut s'agir d'un rollator utilisé en terrain irrégulier ou d'une canne tripode dont la poignée est tenue à l'envers et dont un pied risque de faire trébucher. De même, faut-il s'assurer du réglage correct en hauteur de la canne [5]. Le mauvais emploi entraîne une perturbation du schéma de marche pouvant conduire à un déséquilibre en position debout ou à l'instauration insidieuse d'une nouvelle boiterie.

– Déficience du matériel : embout de canne usé ou absent, poignée cassée, absence de dragonne obligeant la personne âgée à ramasser sa canne tombée à terre, mauvais réglage en hauteur d'une canne tripode ou anglaise, poignée non adaptée à la main déformée, cadre de rollator cassé ou à poignées mal serrées qui pivotent sur elles-mêmes, attelle releveur de la pointe du pied cassée à la jonction mollet-plante, attelle de stabilisation du genou ou de la hanche en coutil baleiné déchiré ou si sale qu'on n'ose plus y toucher, chaussures orthopédiques trop lourdes, trop rigides, blessant le pied...

En fait, le mauvais usage est plus fréquent que la déficience du matériel, sans compter que les appareils sont souvent mal entretenus, que le personnel oublie de les mettre lorsque la personne âgée n'est pas capable de le faire elle-même et qu'ils sont quelquefois même égarés.

Quelle aide de marche prescrire ?

L'essai doit se faire dès que le trouble de l'équilibre ou la boiterie est identifiée, c'est-à-dire au cours de la consultation, la prescription venant en conclusion [1, 3, 8].

• **Une canne simple** pour :

– un déséquilibre en position debout, par exemple si la personnc âgée n'est pas capable de tenir 5 secondes sur un seul pied,
– une marche sénile, à petits pas traînants, surtout si elle est irrégulière avec des changements de direction périlleux,
– une boiterie de hanche,
– un genou instable,
– un pied tombant, en complément de l'appareillage du pied.

• **Une canne anglaise** si la difficulté d'appui prédomine sur le trouble de l'équilibre, son usage est souvent temporaire, par exemple après intervention sur la hanche.

• **Deux cannes simples** si le trouble de l'équilibre est important ou lorsque les problèmes orthopédiques des membres inférieurs sont bilatéraux. L'utilisation de deux cannes nécessite une certaine adresse et empêche la tenue de tout autre objet [2].

• **Une canne tripode** essentiellement en cas de trouble de l'équilibre d'origine neurologique, hémiplégie, syndrome cérébelleux, afin d'élargir le polygone de sustentation.

• **Un rollator :** en cas de trouble de l'équilibre important lorsque les membres supérieurs ne sont pas trop déficitaires, un patient âgé avec une détérioration de la coiffe des rotateurs peut le pousser. Le rollator se révèle particulièrement utile dans les pathologies neurologiques, tels un syndrome cérébelleux (rollator lesté), une hémiplégie à prédominance crurale, et surtout une astasie-abasie avec déséquilibre arrière. Signalons qu'un risque de chute arrière persiste si le sujet s'engage trop avant dans le rollator, ce qui peut être évité en plaçant une sangle entre les deux montants arrière [7].

• **Un déambulateur à quatre roues** pour des déplacements rapides, aussi bien à l'intérieur qu'à l'extérieur, ce d'autant qu'il est muni d'accessoires très utiles tels que siège, panier, freins de parking. Il peut être prescrit sans arrière pensée pour les personnes âgées encore vaillantes, volontaires, attentives, et qui ont fait la preuve de l'utilisation correcte des freins.

• **Le fauteuil roulant manuel**, bien qu'il ne puisse être considéré comme une aide de marche, se révèle indispensable lorsque le risque de chute devient majeur ou lorsque la marche ne peut se faire que sur de très courtes distances du fait d'une fatigabilité importante.

Les chutes à partir du fauteuil roulant sont particulièrement fréquentes ainsi que l'a révélé notre enquête. Un système de prévention de la chute doit être systématiquement envisagé telle une fixation par un harnais de sécurité (se poser le problème de l'ouverture des boucles par la personne âgée elle-même ou seulement par le personnel), un maintien par une barre transversale fixée entre les accoudoirs, un siège moulé pour éviter de glisser vers l'avant, une installation devant un plan de travail stable.

• **Le fauteuil roulant électrique** lui non plus n'est pas une aide de marche mais permet de se déplacer de façon autonome sans courir le risque de chutes. Nous pensons qu'il n'est pas suffisamment prescrit parce que les thérapeutes n'y pensent pas ou ne sont pas au courant des progrès techniques récents. Les fauteuils roulants actuels sont peu encombrants, fiables, d'accès facile, aisés à conduire. Certains ont de plus un dispositif de verticalisation incorporé. Cependant, l'usage d'un fauteuil roulant électrique nécessite des facultés cognitives conservées et une sérieuse motivation. Enfin, leur prescription peut être limitée par le coût.

Les progrès techniques ont rendu les aides de marche fiables, légères, discrètes, voire esthétiques et de prix abordable (prise en charge par les organismes sociaux en totalité ou en partie). Elles doivent être prescrites précocement, dès que la marche devient sénescente ou que l'on constate un trouble de l'équilibre ou une boiterie. Elles améliorent la qualité de vie des personnes âgées en favorisant leur autonomie de déplacement. Toutefois, l'on constate encore qu'elles ne sont pas suffisamment utilisées parce que l'avis d'un spécialiste n'a pas été demandé ou parce que persiste un blocage psychologique.

Cependant, les chutes ont une origine multifactorielle [9] et les aides de marche n'apportent qu'une compensation mécanique. De plus, leur efficacité est tributaire de l'efficience mentale de la personne âgée. C'est pourquoi, les aides de marche ont un rôle de prévention limité d'où l'importance de l'aide humaine constante apportée par l'entourage.

SUMMARY

Walking aids and fall prevention in the elderly. – A walking aid is an appliance which transfer weight trough the upper limb(s) to provide support or assist with balance. A suitable walking aid must be appropriate to the patient's abilities, correctly sized, and free of defects. Its prescription, supply, and instruction in the used is a basic physiotherapy skill ; it has to take into account the patient's physical capacities, his environment, and his mental ability to cope with the aid.

Main advantage of walking aids is to promote self-sufficiency in moving. These devices should be more often and earlier allocated in patients with gait impairment. Old people using walking aids are particularly prone to tumble down ; but in such people, the majority of falls occur when the aid is either unused, or used in an inappropriate way, or unsuitable, or defective.

RÉFÉRENCES

[1] Berthe A., Dotte P. *Les ambulations et les aides de marche en traumatologie*. Monographies de Bois-Larris, Paris : Masson ed., 1987. [2] Chatain M., Bourneton A., Roques C.F. Techniques de rééducation de la marche. In : Pelissier J, Brun V eds. *La marche humaine et sa pathologie*. Paris, Masson ed., 1994: 123-8. [3] Comité National Français de Liaison pour la Réadaptation des Handicapés. *Guide des aides techniques pour le bien-être des personnes âgées ou handicapées*, 1 vol., 1991. [4] Jeandel C. Les chutes du sujet âgé. *Soins gérontologie* 1998; 12: 3-12. [5] Lu C.L., Yu B., Basford J.R., Johnson M.E., An KN. Influences of cane length on the stability of stroke patients. *J. Rehabil. Research Develop.* 1997; 34: 91-100. [6] Paquin J.M., Martinet N., Brugerolle B., Andre J.M. ; Les aides de marche, évolution des techniques. In Pelissier J., Brun V eds. *La marche humaine et sa pathologie*. Paris, Masson ed.1994: 128-35. [7] Tavernier-Vidal B., Mourey F. La réadaptation fonctionnelle. In : Tavernier-Vidal B., Mourey F. eds. *Réadaptation et perte d'autonomie physique chez le sujet âgé*. Paris, Frison-Roche 1991: 85-7. [8] Thevenin-Lemoine E., Seguy E.. Les aides à la marche, *Encycl. Med. Chir.*, Kinésithérapie-Rééducation fonctionnelle, 26170 B10. [9] Tinetti M.E., Speechley M. Prevention of falls among the elderly, *N. Engl. J. Med.* 1989; 320: 1055-9.

APPRENDRE À SE RELEVER DU SOL APRÈS UNE CHUTE – SE MOTIVER À CONSTRUIRE SON DEVENIR : UN LIEN PSYCHOMOTEUR À PROPOS DE 80 PERSONNES ÂGÉES HOSPITALISÉES

G. PONTON[1], D. ALBERT[1], L. DAVID[1], B. PLACINES[2], J. SANOU[1], C. KERVINIO[1], F. DE LA FOURNIÈRE[1]

« Enfin, debout. Pour la première fois debout : j'entamerai ma longue marche... Celle qui annonce tous les hommes. Tous les hommes. J'ai dit : tous ! Ceux d'ici, ceux d'ailleurs, ceux de chaque lendemain. Ceux qui espèrent que je devienne pour devenir. Ceux qui attendent pour exister que j'existe... » (Andrée Chedid [4]).

Notre profession puise ses racines dans une conception holistique et unitaire de l'homme. Ce qui intéresse particulièrement un psychomotricien, c'est le lien corps-esprit. Cette trame profonde individuelle, qui relie la totalité de nous-mêmes, s'exprime dans notre présence au monde « Être là » [11]. Être là, c'est être disponible au point de percevoir cet état d'unité qui permet à chacun d'entre nous de dire : « le corps que je suis ».

Dans cette relation au monde, notre corps est toujours animé d'une intention qui donne sens à nos gestes et à nos attitudes. La chute est un mouvement involontaire, incontrôlé et subi qui signifie une non maîtrise de son corps. Elle a un sens bien particulier pour une personne âgée. Cette sensation d'impuissance et d'échec fait de la chute un événement souvent traumatisant, qui effondre la personne dans tous les sens du terme. La chute fait le vide - le vide fait la chute. Il est impossible de dissocier les circonstances physiques de l'accident, des conséquences qu'il provoque dans le contexte psycho-affectif. Au-delà de la perte d'équilibre physique, la chute crée une situation de rupture psychologique par le changement de situation qu'elle implique (hospitalisation, entrée en institution...).

Le sujet âgé se relèvera-t-il de cette chute, ou bien, cette chute l'emportera-t-il jusqu'à la tombe ? Après être tombé quel lendemain peut-il encore projeter ?

---

1. Service de Gériatrie, CHG, 145, avenue de Buros, BP1156, 64011 Pau Cedex.
2. Service de Gériatrie, CHG, 10,boulevard Beauvallet, 45300 Pithiviers.

La chute peut être considérée comme la métaphore du déclin, de la perte et de la mort. Souvent représentée comme un échec, elle est associée à une dégradation de l'identité de sujet. « Depuis que je suis tombée, ma famille me considère comme un déchet... ! »

Le corps atterré, soumis à l'inertie de son propre poids, ne sait plus s'extraire du sol. Cette gangue d'impuissance qui empêche tout mouvement, risque de figer sur place toute motivation. Douloureux et meurtri, le chuteur ne veut plus être ce corps qui injurie ce qui l'a fait humain : « la verticalité ». Notre travail psychomoteur auprès de sujets âgés chuteurs va donc cibler la reconstruction de cette « axialité ». Notre hypothèse de travail en psychomotricité s'appuie sur l'idée que la racine du mot « motivation » est dans le mot latin : « movere » = ce qui est relatif au mouvement. Cette correspondance entre le ré-apprentissage du redressement depuis le sol et la capacité à reconstruire un projet de devenir, nous amène à dire que : *Se relever du sol après une chute, c'est reconstruire l'axe intérieur qui motive le devenir.*

PRÉSENTATION DE L'ÉTUDE

Recrutement malades – méthodes

Cette étude a été menée auprès de 80 sujets âgés hospitalisés pour chute non fracturaire. La moyenne d'âge est de 85,1 ans.

Le bilan psychomoteur avait pour but d'évaluer le sens et les conséquences de la chute sur le plan de l'autonomie de la personne. La durée de cette évaluation est d'environs 30 minutes, elle est proposée uniquement en début de prise en charge. Il présente plusieurs objectifs :

– situer le niveau d'autonomie de la personne ;
– déterminer les axes de la prise en charge psychomotrice ;
– objectiver ses potentialités psychomotrices et s'impliquer dans leur restauration ;
– faire le lien entre l'apprentissage du relever du sol et l'acquisition de l'indépendance et de la sécurité nécessaire au retour à domicile.

Le bilan psychomoteur qui a servi à cette étude est composé de trois parties :

– une évaluation des schèmes posturo-moteurs cotée sur 27 : épreuves issues du bilan de Tinetti [22] ;
– une étude de la relation à l'espace environnant, permettant de mesurer la peur de tomber cotée sur 54 : épreuves issues du TREMEP d'Arroyo [1] ;
– une observation de la capacité à se relever du sol cotée sur 19 : reprenant certains schèmes de développement psychomoteur proposés par Le Metayer [10] à l'aide des « Niveaux Évolution Motrice ».

Après avoir rencontré ces 80 personnes, nous avons défini trois groupes :

– groupe 1 score de 1 à 39 : sujets dont l'autonomie ne permet pas une déambulation autonome et/ou spontanée, pour lesquels un retour à domicile seul est compromis car la capacité à se relever du sol est perdue. Les risques de rechute sont liés ici à une régression psychomotrice majeure ;
– groupe 2 score de 40 à 69 : sujets au niveau d'autonomie moyen, qui se déplacent plus ou moins seuls dans un périmètre compris entre 10 et 30 mètres.

L'acquisition du relever pourra se faire pendant la prise en charge psychomotrice, quelques risques de chutes nous obligent à bien paramétrer le domicile en prévention. La plupart de ces personnes reviennent à leur domicile seules ou en famille. Les sujets seuls à domicile restent dans des situations à risque ;

– groupe 3 score de 70 à 100 : le niveau d'autonomie est très bon. L'apprentissage du relevé est acquis, la marche autonome se fait sans aide matérielle. La chute n'a pas entraîné de modification du mode de marche. L'accès aux escaliers est souvent possible. Les risques de chute seront compensés par une capacité d'auto-correction après la prise en charge psychomotrice, dont l'objectif aura été de prendre conscience des risques et/ou de diminuer les appréhensions.

Résultats

Répartition selon l'âge et le sexe : (tableau I)

TABLEAU I. — RÉPARTITION SELON L'ÂGE ET LE SEXE.

Population	*Homme %*	*Femmes %*	*Total %*
70 ans-75 ans	(2) 2,5	(8) 10	(10) 12,5
76 ans-80 ans	(2) 2,5	(6) 7,5	(8) 10
81 ans-85 ans	(2) 2,5	(19) 23,75	(21) 26,25
86 ans-90 ans	(2) 2,5	(22) 27,75	(24) 30,25
91 ans-95 ans	(3) 3,75	(12) 15	(15) 18,75
96 ans-100 ans et +	0	(2) 2,5	(2) 2,5
Total %	(11) 13,75	(69) 86,25	(80) 100

56 % de la population rencontrée a un âge situé entre 81 ans et 90 ans, 21 % ont plus de 91 ans, 22,5 % ont moins de 81 ans, 86,25 % sont des femmes.

Domicile d'origine et devenir de la personne après la chute : (tableau II)

80 % des personnes rencontrées vivent dans leur domicile : seul (52,5 %) en famille (27,5 %). La chute a occasionné un changement de domicile pour 23,75 % des sujets rencontrés. 5 % des sujets rencontrés sont décédés dans les 6 mois suivant la chute.

Score obtenu au bilan psychomoteur

– groupe 1 : de 22/80 soit 27,5 %,
– groupe 2 : de 40/80 soit 50 %,
– groupe 3 : de 18/80 soit 22,5 %.

Modification du mode de marche après la chute

– il est *conservé* pour 37/80 soit 46,25 %,
– il est *supprimé* pour 7/80 soit 8,75 %,
– il est *modifié* pour 36/80 soit 45 %. Parmi ces personnes qui ont changé de mode de marche, 12/80 soit 15 % sont passées de 2 à 4 appuis, 16/80 soit 20 % sont passées de 3 à 4 appuis. Ceci signifie qu'après une chute 35 % des personnes vont utiliser un déambulateur.

TABLEAU II. — DOMICILE D'ORIGINE ET DEVENIR DE LA PERSONNE APRÈS LA CHUTE.

Lieu de vie	*Avant %*	*Devenir*	
Vivait seul à domicile	(42) 52,5	est revenu seul à son domicile	(20) 25 %
Vivait en famille à domicile	(22) 27,5	est revenu en famille	(17) 21,25 %
Vivait en famille d'accueil	0	est revenu au foyer logement	(1) 1,25 %
Vivait en maison de retraite	(13) 16,25	est retourné en maison de retraite	(13) 16,25 %
Vivait en foyer logement	(3) 3,75	**Total des « mêmes » situations**	(51) 63,75 %
	Changement	de seul à domicile à famille d'origine	(3) 3,75 %
		de seul à domicile à maison de retraite	(10) 12,75 %
		de seul à domicile à famille d'accueil	(1) 1,25 %
		de seul à domicile à long séjour	(2) 2,25 %
		de famille à maison de retraite	(3) 3,75 %
		de foyer logement à maison de retraite	(1) 1,25 %
		sont décédés dans les 6 mois suivants	(4) 5 %
		Total des changements	(29) 16,25 %
	devenir non résolu	est orienté en convalescence	(5) 6,25

Modification du périmètre de marche

- il est *conservé* pour 15/80 soit 18,75 %,
- il est *supprimé* pour 15/80 soit 18,75 %,
- il est *diminué* (entre 5 et 30 mètres) pour 50/80 soit 62,5 %.

Aptitude à se relever du sol

- le relevé est *impossible* ou *non réalisable* pour 30/80 personnes, soit 36,25 %,
- seulement 4/80 *refusent* de se mettre au sol, soit 5 %,
- 9/80 personnes *réussissent en partie* le relevé, soit 11,25 %,
- 37/80 le *réussissent totalement,* soit 47,5 %.

COMMENT COMPRENDRE LE SYNDROME DE L'APRÈS CHUTE

Le traumatisme de la chute va s'inscrire dans la mémoire coporelle. La littérature médicale désigne cela par le syndrome de l'après chute. La peur du vide s'exprime de différentes manières, parmi lesquelles nous retiendrons principalement :

– la non disponibilité du tonus musculaire, manifestation d'un système de protection en cas de danger. Cette rigidité tonique conduit souvent au repli sur soi, le sujet ne s'appuie plus sur l'environnement et en premier lieu ne repousse plus le sol pour se redresser ;

– le poids du corps se déporte sur l'arrière du pied comme pour « se reculer » du vide antérieur. Ceci peut faire perdre la conscience de l'axe vertical et au delà hypothéquer le schéma de marche.

Nous avons choisi d'analyser l'incidence de la chute sur la marche. Deux critères sont à considérer :

– la modification de l'appui et donc le changement de mode de marche ;
– la prise de risque observable dans le périmètre de marche.

La modification de l'appui, son incidence sur la de marche

Dans notre étude 53,75 % des sujets ont modifié ou perdu leur mode marche.

Nous désignons par le mode de marche, le rapport entre l'appui et l'espace environnant. Nous avons tous observé que le jeune enfant pour atteindre l'autonomie de la marche réduisait progressivement la surface et le nombre d'appuis [7]. Toute régression ou restauration de la marche suit cette logique de développement. Nous allons donc passer de l'utilisation de points fixes environnementaux (table, chaise...), à l'autonomie des points d'appui corporels. Enfin, l'acquisition de la verticale autonome s'est construite par le redressement du bassin qui a permis l'ancrage de la coordination de la marche, dans le centre du corps [8].

La suppression ou les modifications du mode de marche, nous indique comment le sujet appréhende l'espace environnant à la suite de sa chute. En effet, lorsqu'une personne passe de 2 appuis, ceux de la station debout autonome, à 4 appuis en utilisant un déambulateur, nous pouvons dire qu'elle va subir une modification de son schéma corporel. Traverser une pièce, en étant « encerclé » par un cadre métallique à roulette donne la sensation d'être protégé du vide de l'espace. D'autre part, l'utilisation du déambulateur va modifier l'aspect temporel de la coordination de la marche. Le plus souvent, le mouvement n'est plus synchrone entre le les pieds et les bras. La coordination passe de deux temps dans la marche sans appui, à 3 temps (pied-pied-mains).

Toute modification des modes d'appui va donc changer le rapport à la terre et par voie de conséquence, notre relation à tout l'espace environnant, dont nous gardons sans cesse une mémoire dynamique et adaptative dans le schéma corporel. Le développement psychomoteur n'est jamais achevé. Nous transformons sans cesse notre câblage, tout en gardant une permanence d'identité corporelle [20]. Tout le travail psychomoteur en gériatrie aura pour objectif de conserver l'adaptabilité de ce schéma corporel, il s'agit moins de faire que de ressentir ce que l'on fait, afin que la conscience corporelle reste éveillée.

« Prise de risque » observable dans la conservation du périmètre de marche

Dans notre étude 91,25 % des sujets diminuent ou suppriment leur périmètre de marche.

La diminution du périmètre de marche est un indicatif de la dynamique intérieure de la personne, c'est-à-dire, ce par quoi la motricité est toujours l'expression d'une intention « Le mouvement a toujours une signification. Il est orienté vers un "but" matériel ou moral, il peut être signe ou symbole » [3]. Après une chute, tout déplacement peut être vécu comme une prise de risque, pour se protéger ou se conserver, plutôt ne rien faire que de se retrouver en échec. L'immobilisation au fauteuil est la première menace d'une perte d'indépendance souvent irréversible. Si le sujet ne se lève plus de son fauteuil, ne sort plus de sa chambre, abandonne tout l'espace extérieur (jardin, rue...), réduisant son périmètre de marche, il ne « prend plus de distance » dans tous les sens du terme. La perte d'indépendance se transforme en perte d'autonomie, c'est-à-dire l'impossibilité de « se projeter » dans l'espace temps à vivre [11]. Nous étudierons plus précisément dans la discussion le lien entre démotivation et passivité.

POURQUOI APPRENDRE À SE RELEVER DU SOL ?

Se relever du sol, c'est reconstruire sa verticale. En se remettant debout, nous repassons par la dynamique intérieure qui nous projette dans l'espace. En construisant par notre corps, « un avant » et « un arrière », nous nous situons aussi dans « un avant » et « un après ». « Notre expérience de l'existence est basée sur le temps, sur la différence entre le passé et le futur. C'est notre dimension existentielle par excellence. Nous devenons, nous ne sommes pas ! » [16]. Lorsque un sujet âgé chute, il se sent précipité vers sa propre fin, d'autant plus qu'il se retrouve à terre, lieu réel de la tombe. « Quand je tombe, le trou s'agrandit devant moi ». Impuissant sur le sol dans cette horizontalité redoutée, « la peur de mourir » se propage par tous les sens, elle est devenue souvent la principale angoisse existentielle chez un sujet âgé. Apprendre à se relever du sol c'est, passant de manière autonome de l'horizontalité à la verticalité, dépasser l'angoisse, pour reconstruire un projet de devenir.

L'apprentissage du relever est une synthèse dynamique des potentialités psychomotrices du sujet. En effet, il révèle principalement la disponibilité du tonus musculaire au service des schèmes posturo-moteurs de la verticale. Cette capacité à s'extraire du sol exprime l'aptitude à s'émanciper de la force de pesanteur pour, gérant son poids par le centre du corps, atteindre de manière autonome la station debout. Nous répétons cela depuis 3 millions d'années. Cette mémoire gravée au cœur du processus d'hominisation (ce qui nous a fait humain), touche secrètement à notre individuation (ce qui nous a fait homme). Se relever du sol après une chute, c'est repasser par la sensation du mouvement intérieur, mouvement qui a construit notre verticalité en même temps qu'il a donné la forme à notre humanité. Ce mouvement est menacé de s'interrompre dans la chute. Elle peut figer l'histoire et nous précipiter vers la mort. Or être vivant, c'est être sans cesse en transformation. Alain Prochiantz disait : « le vieillissement [17]..., c'est de l'histoire, c'est une individuation. chaque individu est unique, justement à cause de sa durée... Nous sommes des organismes qui nous construisons dans le rapport au monde, dans le rapport aux autres et à l'environnement. Cette construction ne s'arrête qu'à la mort, justement car notre cerveau se modifie en fonction de l'histoire ». La chute appartient toujours à l'histoire de la personne parce que l'histoire crée notre individualité.

Tout le travail psychomoteur, passant par l'apprentissage du relever, est basé sur l'idée d'intégrer la chute comme un mouvement à part entière, cela n'est possible que si le sujet peut se relever seul. « Se relever », dans le sens commun, concerne à la fois un mouvement physique mais aussi un processus psychique. Ceci explique sans doute que nombre de nos chuteurs âgés en particulier porteurs d'un syndrome dépressif ont du mal à se relever ou à accepter la modification de leur schéma temporo-saptial. Il nous faut donc considérer la chute du sujet âgé comme l'occasion de renouveler le processus de transformation [15].

DEUX ÉTAPES PSYCHOMOTRICES POUR APPRENDRE À SE RELEVER

La chute touche à la relation à l'espace environnant, nous travaillerons la sécurité intérieure en repassant par les différentes étapes de la perception de l'espace.

Dans l'histoire de notre développement psychomoteur, nous avons élargi la conscience de l'environnement par plusieurs paliers :

– Nous sommes passés de la conscience des limites du corps grâce à l'enveloppe qui protège *l'espace intérieur* ;

– à la perception d'un *espace immédiat,* par la main qui finissant de tout apporter à la bouche, s'est mise à manipuler l'objet pour lui même ;

– cette main, première exploratrice, nous a fait accéder à *l'espace proche.* Quelques mois plus tard, les quatre membres, dans la coordination de leur mouvement, nous ont fait conquérir *l'espace lointain* jusqu'à

– le dominer et l'orienter par l'acquisition de la marche autonome qui établit au dehors les 8 directions fondamentales du mouvement, ce que Rudolph Laban appelle la « kinésphère » [9]. *L'espace orienté* se réfère à la verticalité de notre axe vertébral.

La chute est une non maîtrise de la verticale, nous travaillerons à partir des 3 grands schèmes du mouvement.

Trois directions principales animent le mouvement en suivant l'évolution de l'ontogenèse :

– le mouvement s'est organisé depuis son centre et a donné en premier lieu, des *schèmes d'ouverture et de fermeture* [14]. Dans l'alternance repliement-épanouissement, nous avons appris à rythmer nos échanges avec l'environnement. *La première étape dans l'apprentissage du relever est de retrouver ce schème ouverture-fermeture dans des mouvement orientés par rapport au centre du corps.*

– Puis, un axe longitudinal s'est affirmé et s'est mis à se vriller sur lui même, permettant les mouvements spiralés de la torsion. *Les schèmes du retournement* vont nous permettre de changer de position, changer de « point de vue ». *La deuxième étape dans l'apprentissage du relever est de rétablir la mobilité de l'axe longitudinal, c'est-à-dire de la colonne vertébrale et de développer les mouvement contro-latéraux.*

– Enfin, le dernier stade du socle de notre maturation, est caractérisé par le « repoussé », cette force que nous avons trouvé en nous mêmes pour prendre appui sur le sol et assumer progressivement tout notre poids, segment après segment. Le couronnement de cette émancipation, se distingue chez l'homme, par sa capacité à réduire ses appuis à la semelle des 2 pieds dans l'acquisition de la station debout. Ce schème de redressement a traversé 3 millions d'années pour nous construire humain [19]. Pour que ce redressement soit possible, le corps doit avoir un « enracinement ». Le tonus musculaire fait le lien entre l'appui et le repoussé. La dernière étape dans l'apprentissage du relever est de repasser par les différents niveaux du redressement et ainsi de renforcer la confiance et la solidité de l'appui.

La prise en charge psychomotrice aura alors progressivement, permis de retrouver la confiance dans l'appui. Cette sensation « sol-idité » est d'abord intérieure, elle passe par la conscience de la partie dure, c'est à dire le squelette. Nous devons éviter qu'apparaisse un substitut de solidité par une rigidité musculaire. Être solide, c'est ne pas être rigide, dans tous les sens du terme. Or souvent, la crainte du vide et l'appréhension à se mouvoir créent des tensions parasites, qui forment une véritable « carapace musculaire » [18] à l'intérieur de laquelle, le sujet qu'il soit jeune ou âgé peut s'emprisonner. L'apprentissage du relever du sol est indissociable de l'expression d'une disponibilité tonique par un travail de détente musculaire.

DISCUSSION

Nous avons décrit 80 chuteurs très âgés, indemnes de fractures ou de pathologies évolutives clairement identifiables. La désafférentation sensorielle est cependant mal répertoriée et ceci mérite d'être souligné. Certains auteurs insistent par exemple sur le parallèle entre la peur de tomber et la peur de l'obscurité [2]. La prépondérance féminine dans notre population étudiée classique en gériatrie est très nette ce qui est retrouvé dans la littérature [12].

L'institutionnalisation après un séjour hospitalier est très importante puisque presque ¼ des patients (ce qui correspond là encore aux séries gériatriques « habituelles ») [23] ne peuvent retourner à leur domicile antérieur et ce malgré une prise en charge spécifique par les équipes soignantes gériatriques, les kinésithérapeutes et la psychomotricienne. Le maintien du mode de marche une fois sur deux ainsi que l'apprentissage du relever réalisé dans la même proportion sont des facteurs explicatifs à cette morbidité.

Nous voudrions insister dans cette discussion sur la démotivation guettant nombre de ces chuteurs âgés ayant tous peu ou prou un syndrome post-chute. L'assurance progressivement regagnée dans l'appui, la sécurité de base chez ces chuteurs échappant au syndrome post-chute vont permettre en effet tout mouvement vers le lendemain [15]. La motivation appartient à la dimension temporelle, la régression appartient à la dimension spatiale de la personne, renoncer au présent c'est réduire l'espace action [21]... Le syndrome de l'après chute sera diminué ou écarté si le sujet âgé peut combler par le mouvement la faille psychique de la rupture. En effet, cette chute ne sera pas suivie d'une perte d'autonomie, si le sujet peut rester au devant de lui même [4], c'est-à-dire anticiper (« penser l'action »). Par Faust, le poète Goethe écrit : « au commencement était l'action ».

« Le cerveau n'est pas une machine réactive, c'est une machine proactive qui projette sur le monde ses interrogations » écrit Berthoz [3] dans son ouvrage « le sens du mouvement »... Dans le cas contraire faute de repères pour se réajuster la personne âgée n'a guère de choix pour s'exprimer qu'en régressant ou en se laissant glisser » [4]. Cette démotivation, trait dépressif, peut représenter une rupture dans la vie de la personne et bouleverser son équilibre affectif. Cette perte une de plus, une de trop [3], peut être qualifiée de chute symbole, un signe d'acceptation passive d'une diminution inéluctable, image d'une disparition de motivation à vivre [4]. Ces chuteurs multiples finissent par acquérir un sentiment de peur, d'insécurité, de manque de confiance en soi et de raréfaction de possibilité d'autonomie dans leurs activités quotidiennes [6]. Et si ces chutes devenaient l'occasion pour le sujet très âgé que le lâcher prise ou le tomber à pic ne soit pas définitif à travers une meilleure compréhension et de la biographie de chaque patient et des causes psychosociales souvent précises quand elles sont répertoriées ? Les facteurs déclenchants sont en effet souvent précis dans le temps et peuvent correspondre à des ruptures de vie type déménagement, perte d'un être cher, institutionnalisation... De ces chutes multiples et du syndrome post-chute, un nouvel élan en résulterait peut être après être « retombé ».

Le bilan psychomoteur qui a servi d'appui à cet exposé, n'avait pas pour objectif de comptabiliser les performances des chuteurs âgés. Vieillir n'est pas un record à battre. Ce qui nous fait bien vieillir, ce n'est pas avoir capitalisé des expériences, mais c'est avoir su s'adapter aux changements qu'elles ont provoqués en nous-mêmes.

Une approche interdisciplinaire est en cours dans le service afin de mieux cerner l'anamnèse, le statut psycho-intellectuel et l'influence d'un projet de vie de chaque patient afin de « vivre debout » le plus longtemps possible. Deux éléments paraissent importants vis à vis du temps afin de préserver la motivation de tout individu et donc la possibilité de « se reconstruire ». D'une part la maîtrise du temps passé, afin que le temps passé ne soit pas passé inaperçu, d'autre part, et ceci est sans doute lié, il faut vaincre l'appréhension d'un avenir qui apparaît de plus en plus bref mais réel à travers des chemins de traverse où, selon Rainer Rilke, « tout travaille en vous à le construire ».

SUMMARY

Learning to cope after a fall. – For elderly people, rising after a fall means relearning both to stand again and to make plans for their future. That's why we made a study of 80 patients, eighty five years old on average, hospitalized after falls without fractures, studying their psychomotor reaction and their future. Half of patients keeped the same way of walking after fall, and half were able to get back on their feet. Post fall institutionalization occured in one case out of four.

One should intergrate these results in the frequency of the post-fall syndrome in the very old patient, with a probability (which has to be confirmed) that he will not want to rise up again. The influence of the psycho-social environment causing the fall of an elderly person and the psycho-intellectual status of such patients (neither being specified in this study) ought to be evaluated in order to optimize therapeutic results.

Références

[1] Arroyo J.F., Huber P.H., Restellin A. – Docteur, j'ai fait une chute. Méd. et Hyg. 1995; 53: 1476-86. [2] Bachelard G. – L'air et les sondes. Essai sur l'imagination du mouvement, Biblio Essai 1996. [3] Berthoz A. – Le Sens du mouvement. Paris, Odile Jacob 1997. [4] Chaumont V. – Le sujet âgé et la chute. *Évolutions Psychomotrices* 1997; 9: 9-15. [5] Chedid A. – Lucy, la femme verticale. Paris, Flammarion 1998: 26-27. [6] Dargent-Molina P., Bréart G. – Épidémiologie des chutes et traumatismes liés aux chutes chez la personne âgée. *Rev. Épidémiol. Santé Publ.* 1995; 43: 72-83. [7] Dossier « équilibre ». – *Évolutions Psychomotrices* 1997; 9: 38. [8] Kapandji I.A. – Physiologie articulaire. Paris, Maloine 1982. [9] Laban R. – La maîtrise du mouvement. Arles, Acte Sud 1994: 64. [10] Le Métayer M. – Rééducation cérébro-motrice du jeune enfant, Paris, Masson 1993.

[11] Lévinas E. – La mort et le temps. Paris, l'herne 1991: 25-49. [12] Loew F., Dubois N., Jost B., Perriem C., Fievet D., Colombo L. – Évaluation fonctionnelle de sujets chuteurs ou à risque de chute : une nouvelle approche pour un vieux problème. *Med. et Hyg.* 1991; 49: 1476 86. [13] Messy

J. – La personne âgée n'existe pas. Paris, Rivage, 1992. [14] Piret S., Béziers N.M. – La coordination motrice. Paris, Masson, 1971. [15] Ponton G., Navailles Argentaa G., Pargade P., Massou J., De la Fournière F., Placines B. – L'approche psychomotrice de la chute en gérontologie : comment la sensori-motricité restaure-t-elle le lien à la verticale. 6e Congrès International Francophone de Gérontologie, Genève, 1997. [16] Prigogine I. – Temps à devenir, a propos de l'histoire du temps, FIDES, Musée de la civilisation, 1996: 11. [17] Prochiantz A. – Les stratégies de l'embryon. Paris, PUF 1998. [18] Reich W. – La fonction de l'orgasme, Paris, Éds l'Arche 1978. [19] Reichholg J. – L'émergence de l'homme, Paris, Flammarion 1991: 162-183. [20] Robert Ouvray S.B. – Intégration motrice et développement moteur, une théorie de la psychomotricité. Paris, Épi 1993.

[21] Thomas P., Hazif-Thomas C., Pradere C. – La tolérance des familles face à la démotivation et à la dépendance des personnes âgées. *Rev. Gériatr.* 1995; 20: 217-27. [22] Tinetti M.F., Williams T.F., Mayevski R. – Fall risk index for elderly patients based on number of chronic disabilities. *Am. J. Med.* 1996; 80: 629-34. [23] Vellas B., Cayla F., Bouquet H., De Pemille F., Albarede J.L. – Prospective study of restriction of activity in old people after falls. *Age Ageing* 1989; 18: 47-51.

ENTRAÎNEMENT AU RELEVER DU SOL : ASPECTS PRATIQUES

D. RICHARD[1]

Chaque année, en France, deux millions de personnes âgées sont victimes de chutes, et on a estimé qu'environ 120 000 d'entre elles décédaient à court terme dans les suites [3].

Une fois au sol, seulement une personne âgée sur deux est capable de se relever sans aide ; en l'absence de secours, les autres s'épuisent en de vains efforts et peuvent rester immobilisées à terre durant des heures. Le risque de complications est alors très important [20] : hypothermie, déshydratation, pneumopathies, escarres, rhabdomyolyse... Le temps passé au sol influe péjorativement sur la gravité du pronostic : 50 % des personnes ayant séjourné au sol une heure ou plus décèdent dans les 6 mois.

Même lorsque la chute n'entraîne aucune lésion traumatique, elle est fréquemment suivie d'un comportement d'appréhension, d'un repli sur soi, d'une limitation des activités, ces réactions pouvant être aggravées par une attitude anxieuse et surprotectrice de l'entourage. La personne restreint progressivement ses déplacements, à l'extérieur puis à l'intérieur du domicile, passe ses journées au fauteuil et s'isole de son environnement. Sa qualité de vie se détériore peu à peu, tandis que parallèlement ses articulations s'enraidissent et sa force musculaire s'amenuise. L'équilibre et la marche deviennent de plus en plus précaires, avec des réactions systématiques d'agrippement majorant le risque d'une nouvelle chute [11, 20]. Ces troubles

1. Département de Médecine Physique et Réadaptation Fonctionnelle, CHU, 30029 Nîmes Cedex 4.

secondaires atteignent leur apogée dans le « syndrome post-chute », qui est en fait un syndrome de régression psycho-motrice. Ainsi la chute peut elle être le starter d'une évolution vers la dépendance, pouvant conduire à l'entrée en institution (fig. 1).

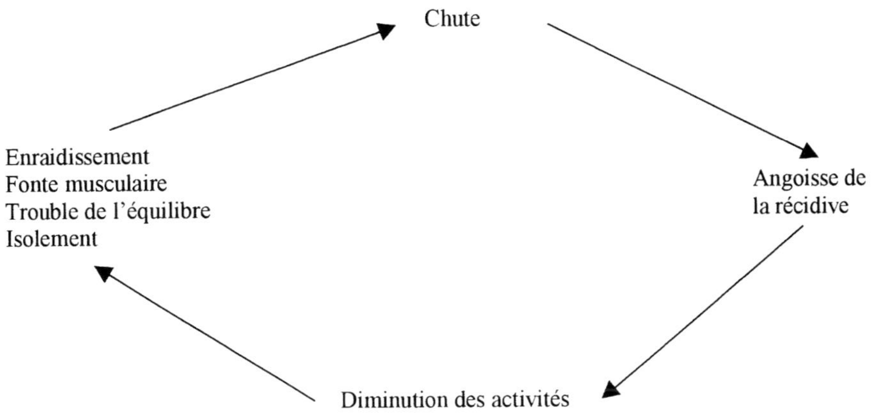

FIG. 1. — *En l'absence d'une prise en charge adaptée, la chute induit des réactions qui augmentent le risque de récidive.*

L'apprentissage du relever du sol vise à enrayer ce processus délétère [4], en prévenant les conséquences psychologiques désastreuses du maintien au sol, en valorisant les capacités restantes et en aidant au développement de compensations [18]. L'entraînement au relever contribue également à la restauration de l'autonomie en stimulant les réactions d'équilibration et en réactivant les automatismes perdus.

Principes généraux

La personne âgée est fatigable. La rééducation doit donc être progressive, plus fonctionnelle qu'analytique ; les exercices doivent être simples, les temps de repos majorés, les séances courtes mais répétées [14]. L'objectif est, par la répétition, d'automatiser les séquences afin de diminuer la dépense énergétique [18]. L'effort doit toujours être adapté aux possibilités de la personne.

La personne âgée a souvent des difficultés de compréhension et de mémorisation. Il faut donc expliquer clairement les consignes, montrer plusieurs fois les exercices avant de demander leur accomplissement, ne pas hésiter à s'aider de supports visuels (schémas, vidéo, etc.). Le thérapeute utilise des stimulations à la fois verbales et manuelles pendant la réalisation des mouvements [9,18]

La personne âgée est physiquement fragile. Les douleurs liées à des pathologies ostéo-articulaires sont fréquentes ; les exercices doivent être réalisés dans un maximum de confort [17]. Les troubles de l'équilibre sont eux aussi fréquents : il est intéressant de faire travailler la personne âgée les pieds nus afin de stimuler ses afférences plantaires.

La personne âgée est psychologiquement fragile. Il est nécessaire, pour réduire son anxiété, de lui expliquer clairement et en détail les objectifs de la rééducation et les modalités de sa réalisation [12]. Il faut éviter toute attitude brusque, tout risque de mise en situation d'échec ; le moindre progrès doit être mis en valeur, les séquences doivent être adaptées et modifiées en fonction de fréquentes fluctuations du niveau de participation. La personne âgée est souvent défaitiste, appréhendant la chute comme une fatalité liée à la sénescence ; par une communication appropriée et une relation de confiance, le kinésithérapeute peut aider à lui faire prendre conscience de la réversibilité du processus [17]. L'aide apportée par le thérapeute doit être sécurisante ; maximale lors de premières séances, elle tend ensuite à s'amoindrir au fil des progrès [11].

A l'hôpital, la personne âgée n'est pas dans son environnement familier. L'enchaînement des séquences du relever peut être acquis en salle de rééducation, mais impossible à maîtriser au domicile, les repères étant différents. L'idéal est d'exercer la personne au domicile et de réaliser les séquences dans chaque pièce du logement : cuisine, salle de bains, toilettes, salle à manger, chambre... [5]

Préalables à l'entraînement

Une évaluation médicale et kinésithérapique des déficiences et incapacités, portant notamment sur l'état général, les possibilités cardio-respiratoires d'adaptation à l'effort, les amplitudes articulaires, la force musculaire, les réactions d'équilibration, constitue un préalable indispensable à toute rééducation. L'impossibilité à se mettre en position quadrupédique, du fait d'une arthrose des genoux, est un des obstacles les plus fréquemment rencontré par le thérapeute. Une solution peut être d'équiper le patient de genouillères doublées de mousse ou de néoprène ; ces adjuvants très confortables et sécurisants peuvent être portés en permanence ; ils amortissent les chutes, préviennent les traumatismes et facilitent le relever du sol. Beaucoup d'à priori perdurent quant aux possibilités fonctionnelles de sujets âgés ; peu de kinésithérapeutes les initient au relever, estimant que cette rééducation est inutile, ou bien qu'elle est trop difficile du fait de leurs capacités restreintes. En fait, les ressources mobilisables sous l'effet de stimulations appropriées sont souvent étonnantes.

Le rééducateur aborde l'entraînement au relever du sol dans le contexte d'une prise en charge globale de la personne âgée, qui comporte également :

– le maintien des amplitudes articulaires, l'entretien musculaire, dans le but d'obtenir le maximum de puissance de chaque groupe musculaire [3,16] ;
– un travail de dissociation des ceintures scapulaire et pelvienne ;
– une lutte contre l'hypertonie, à l'aide de massages, assouplissements, relaxation, associés à un travail respiratoire lors de chaque exercice ;
– un entraînement des réactions posturales [7, 15, 16], stimulation des réactions de protection contre les chutes devant un miroir ;
– un travail occulo-cervical, visant à reconquérir l'espace antérieur ainsi qu'une mobilité cervicale harmonieuse.

Le déroulement de l'entraînement

La personne âgée éprouve souvent une peur panique lorsqu'elle se trouve au sol, position qu'elle assimile à un échec, voire à la menace d'une mort imminente. Les exercices au sol ne doivent donc pas être réalisés d'emblée. Les premières séances sont consacrées à l'entraînement de la descente au sol, dédramatisant ainsi le fait de chuter. La simulation de la chute de manière ludique stimule les réactions de protection et contribue à sécuriser le patient. Si la personne âgée vient ultérieurement à chuter, elle va retrouver une situation déjà vécue, mieux maîtrisable et donc beaucoup moins traumatisante. Une fois cette étape intégrée, les exercices en décubitus et le relever peuvent être entrepris. Une étude américaine fait état de 95 % de réussite (meilleure assimilation de la technique et diminution du taux de récidive des chutes) en utilisant cette méthode d'apprentissage de la descente au sol, suivie de l'entraînement au relever, contre 50 % de succès pour la méthode classique enseignant uniquement le relever du sol [10, 13].

Les exercices sont personnalisés et adaptés aux déficiences de la personne. Le relever comporte plusieurs séquences [5] : passage du décubitus dorsal au décubitus latéral puis ventral (ou directement à la position assise), quadrupédie, chevalier servant, position assise sur une chaise, puis enfin debout. Le passage d'une séquence à l'autre ne se réalise qu'une fois l'exercice précédent exécuté correctement. L'assistance fournie par le kinésithérapeute, importante au départ, se réduit au fur et à mesure de la progression ; le but ultime est de réaliser les différentes phases du relever sans aide extérieure.

Les séquences du relever sont construites à partir des différents niveaux d'évolution motrice décrits par Le Métayer [10]. Ces niveaux correspondent aux étapes successives du développement de l'enfant qui, progressivement, passe de la position allongée à la position érigée. La technique utilisée, définie par Max Abric et Paul Dotte, est fondée sur les déplacements spontanés des individus [1, 2].

La descente au sol (fig. 2)

Le kinésithérapeute se place en arrière du patient et le soutient fermement au niveau des aisselles. Il demande alors à la personne de plier les genoux, bras tendus

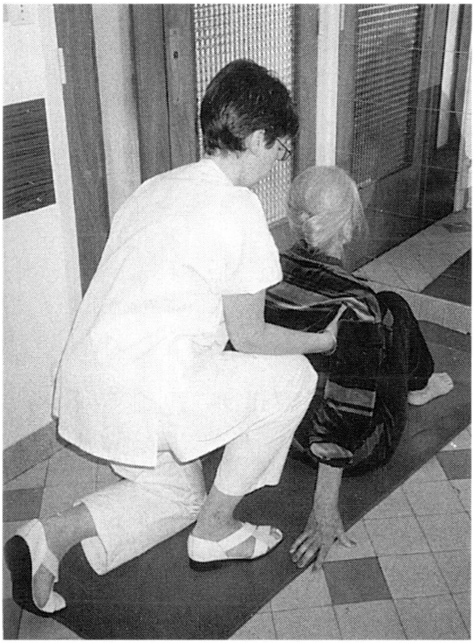

FIG. 2.

vers l'arrière, puis de se laisser aller en arrière comme pour s'asseoir. Le rééducateur freine la descente au sol ; en progression, il amortira seulement l'arrivée au sol. Une autre technique consiste à enseigner l'enchaînement inverse de celui que nous allons décrire dans les séquences du relever, le patient apprenant à passer de la position debout à la position assise, puis en chevalier servant, puis en quadrupédie, etc.... Ces deux techniques complémentaires sont à enseigner au patient.

Du décubitus dorsal au décubitus latéral (fig. 3)

Les exercices de retournement sont réalisés au plan de Bobath, puis sur un tapis de sol une fois la personne sécurisée. Au départ, le patient est allongé sur le dos, le bras homolatéral au retournement est placé en élévation maximale (pour faciliter le transfert), ou bien le long du corps en cas de douleurs ou de limitation de mobilité de l'épaule ; les deux membres inférieurs sont fléchis. L'amorce du retournement est réalisée par une rotation de la tête ; aidé par la pesanteur, le patient laisse alors basculer ses membres inférieurs fléchis sur le côté et se retrouve en décubitus latéral.

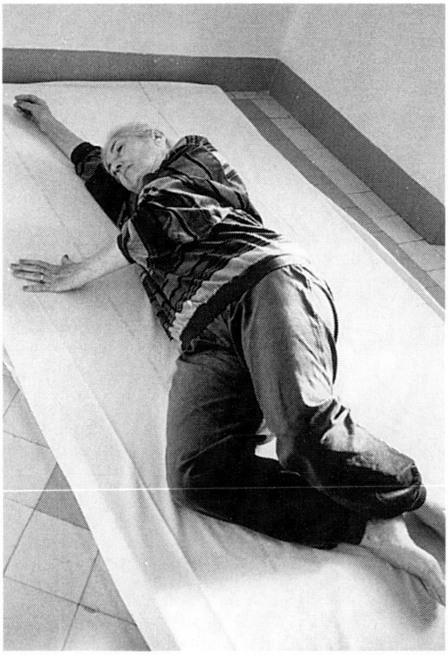

FIG. 3.

Du décubitus latéral au décubitus ventral (fig. 4)

Le patient étend le membre inférieur situé contre le sol ; l'autre membre inférieur vient chercher le sol en avant du corps, induisant la rotation. Le bras au contact du sol reste en élévation ; l'autre membre supérieur se porte en antépulsion à hauteur du visage ; il peut ainsi freiner la rotation et diminuer les réactions d'appréhension. Par une poussée des membres en antéposition, le patient dégage les deux autres membres, plus proches du sol, et il se retrouve en décubitus ventral. Si la personne possède des capacités physiques suffisantes, elle peut passer directement du décubitus dorsal à une position assise, puis quadrupédique : cet enchaînement est plus proche de la gestuelle spontanée, mais plus difficile à réaliser.

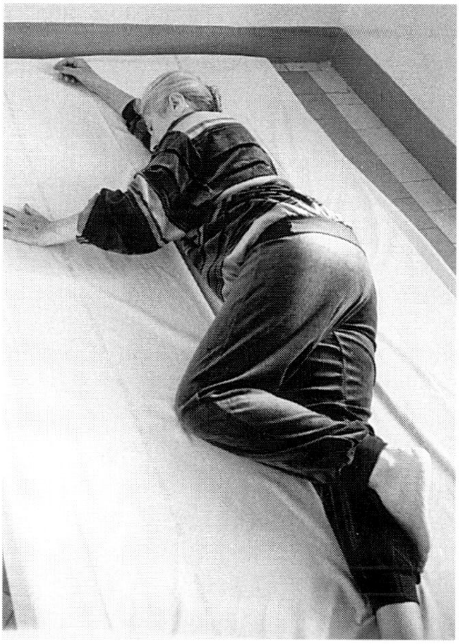

FIG. 4.

Du décubitus ventral à la position quadrupédique (fig. 5)

Le patient amène ses membres supérieurs en position de chandelier, coudes fléchis à 90°, mains à plat sur le sol à la hauteur du front. Par une poussée sur les mains, il décolle la tête et le buste. Puis il fléchit un membre inférieur, prend appui sur ce

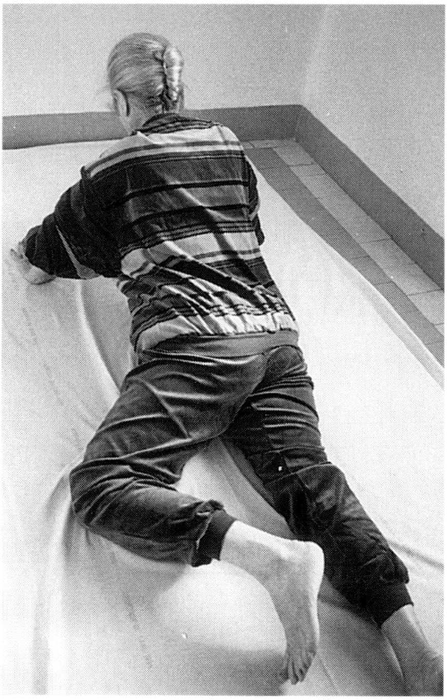

FIG. 5.

membre pour soulever le bassin, fléchit l'autre membre inférieur, décolle les fesses et les recule vers les talons. Il se retrouve ainsi en position quadrupédique. Pour décoller le buste, le patient doit d'une part réaliser un mouvement d'enroulement du rachis cervical (et non une hyperextension), d'autre part pousser sur les deux mains perpendiculairement au sol (et non vers le haut, car il glisserait alors et n'arriverait plus à soulever le bassin). Le kinésithérapeute aide le patient en maintenant ses pieds pour éviter le glissement. Une fois en position quadrupédique, le patient doit venir prendre appui sur un élément stable pour pouvoir aborder la séquence suivante.

Déplacement en position quadrupédique (fig. 6)

Cette étape est indispensable. Le patient ne peut se redresser qu'à l'aide d'un appui stable. Au domicile, le support peut être à distance du point de chute ; le patient doit donc être capable de se déplacer jusqu'à lui. L'utilisation de genouillères diminue considérablement les douleurs arthrosiques lors de ces manœuvres en quadrupédie.

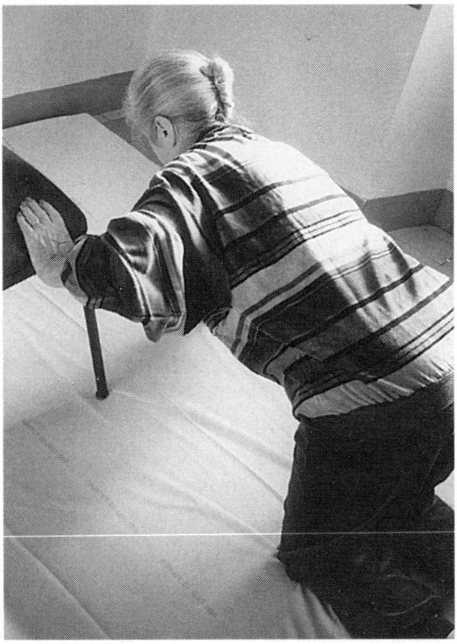

FIG. 6.

De la position quadrupédique à celle de chevalier servant (fig. 7)

L'élément stable le plus fréquemment utilisé pour aider le relever est une chaise. Au domicile, l'entraînement peut être effectué avec différents points fixes (meubles, baignoire, WC,...). Le patient doit s'appuyer, et non se tracter, sur la chaise afin de ne pas augmenter son hypertonie et sa rétropulsion [19]. A l'aide d'une poussée de la main sur la chaise, il fléchit le membre inférieur situé à proximité de la chaise.

De la position de chevalier servant à la position assise (fig. 8)

Le patient a une main en appui sur la chaise, l'autre en appui sur le genou fléchi en avant. Par une poussée sur les deux mains et une rotation simultanée du torse, il se redresse et pivote pour s'asseoir sur le siège. Cette étape, difficile à réaliser, doit être

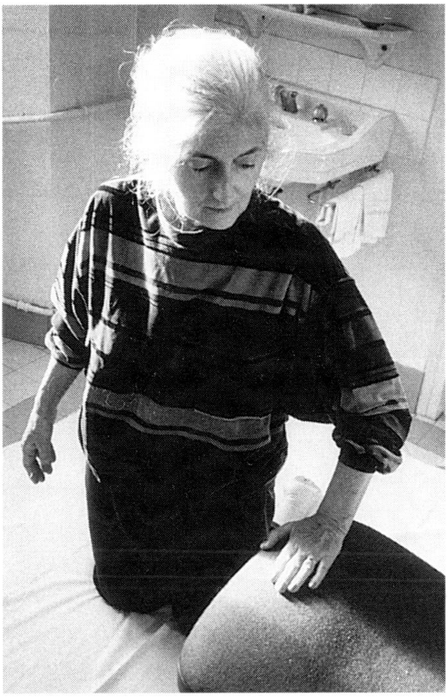

FIG. 7.

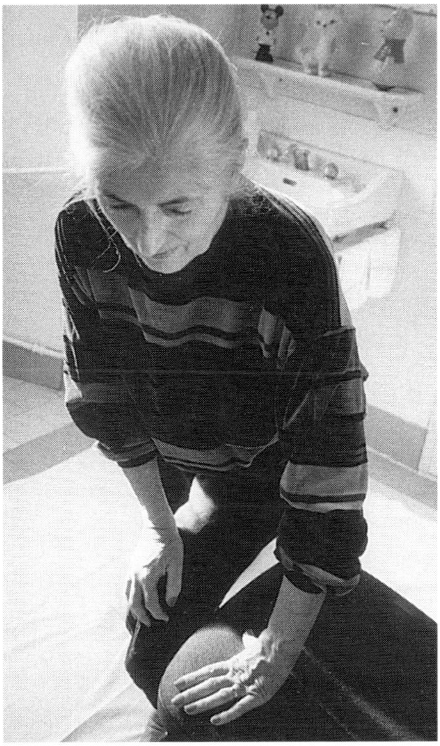

FIG. 8.

répétée de multiples fois. Chez une personne tonique, le passage direct de la position de chevalier servant à la position debout peut être envisagé.

De la position assise à la position debout (fig. 9)

Le kinésithérapeute doit lutter contre l'attitude spontanée du patient qui essaie de se relever sans antérioriser le tronc. Il doit en fait reculer les pieds sous la chaise, prendre appui avec les mains sur le bord antérieur du siège et pencher le torse en avant à la limite du déséquilibre. Les fesses se décollent et la personne âgée doit alors se redresser ; une légère pression de haut en bas de la main du rééducateur sur la nuque facilite le mouvement en évitant la rétropulsion [6].

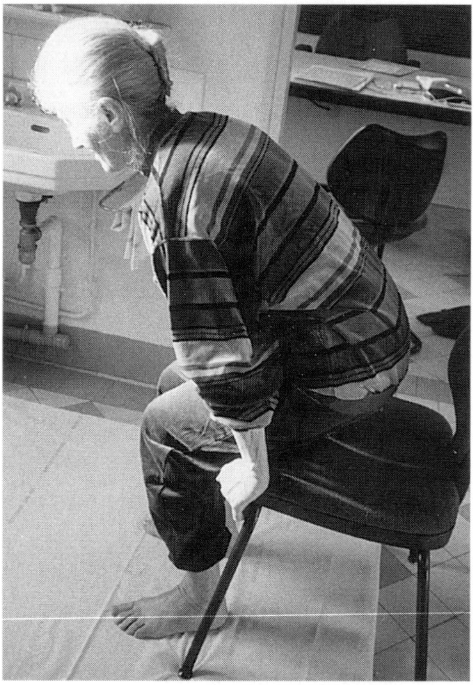

FIG. 9.

La chute n'est pas une fatalité, ni même un événement normal pour une personne âgée [8]. Elle ne doit pas être vécue avec passivité et résignation. La mise en œuvre d'une rééducation précoce permet dans bien des cas de prévenir l'installation d'une régression psycho-motrice et d'éviter les risques de grabatisation. Le relever du sol est une technique de choix dont disposent les rééducateurs pour aider les chuteurs à conserver leur autonomie et leur indépendance.

SUMMARY

Preparing older people to cope after a fall : practical aspects. – Inability to get up after falling is a common finding in community studies. This distressing and potentially dangerous consequence of falling frequently occurs in falls without serious injury. Older persons found lying on the floor or ground for long periods of time after a fall are at risk for dehydratation, pressure sores, pneumonia, rhabdomyolysis, and increased mortality. More, they may have fear of further falls and they are exposed to future restrictions in activities of daily living and to an accelerated decline in functional capacities.

In the rehabilitative management of older people at risk of falling, it is not enough to retrain safe gait, safe functional movement and to ensure a hazard-free-environment. Total management of this client group involves insuring that they face up to the risk of falling again and that they have in place, or are helped to develop, strategies for summoning help and preventing the consequences of the long lie.

RÉFÉRENCES

[1] Abric M., Dotte P. *Gestes et activation pour personnes âgées*, fascicule 1. Paris, Maloine 1998: 170. [2] Abric M., Dotte P. *Gestes et activation pour personnes âgées*, fascicule 2. Paris, Maloine 1998, à paraître. [3] Awada A., Gauthier J.C. *Troubles neurologiques de la marche et chutes chez les sujets âgés*. Lab. Specia 1985: 78. [4] Bergeau J. Redressement couché-assis en mode aidé. In Izard M.H., Moulin M., Nespoulous R. eds. *Expériences en Ergothérapie, 7e série*. Paris, Masson 1994: 164-73. [5] Bernard C. La chute chez la personne âgée, un fléau social ; le relever au sol, une technique de choix. In Izard M.H., Moulin M., Nespoulous R. eds. *Expériences en Ergothérapie, 9e série*. Montpellier, Sauramps 1996: 66-72. [6] Bleton JP. La rétropulsion. *Kinésithérapie Scient.* 1993; 326: 45-8. [7] Crémieux J. Contrôle visuel de la posture, vision du mouvement et expérience vécue du sujet. *Médecine des Arts* 1998; 24: 17-39. [8] Comité Français d'Education pour la Santé. *Prévenir les chutes chez les personnes âgées : guide pour l'entourage médico-social et familial des personnes âgées.* Caisse Nationale d'Assurance Maladie 1997: 4. [9] Gineste Y., Marescotti R. La réhabilitation à la marche chez la personne de grand âge : pour le grand âge, une médecine debout. In Izard M.H. et Nespoulous R. eds. *Expériences en Ergothérapie, 10e série*. Montpellier, Sauramps 1997: 273-8. [10] Le Métayer M. Rééducation cérébromotrice du jeune enfant. Paris, Masson 1993.

[11] Palomba B., Hemmi P., Othoniel J., Dauverchain T. Déséquilibre postérieur du sujet âgé. In Izard M.H., Moulin M., Nespoulos R. eds. *Expériences en Ergothérapie, 7e série*. Paris, Masson 1994: 147-53. [12] Piette F., Kemoun G., groupe de travail ANDEM. Massokinésithérapie dans la conservation de l'activité ambulatoire des malades âgés. *Revue Gériatrie* 1996; 21: 273-82. [13] Reece A.C., Simpson J.M. Preparing older people to cope after a fall. *Physiotherapy* 1996; 82: 227-35. [14] Ribeyre J.P., Rabourdin J.P. Rééducation chez les personnes âgées. *Encyclop. Médico-Chir. Kinésithérapie* 1982: 26590 A10. [15] Semond A. rééducation de la fonction d'équilibration. *Ann. Kinésithérapie* 1987; 12: 495-503. [16] Strubel D., Jacquot J.M. Troubles posturaux du sujet âgé. In Pélissier J., Brun V., Enjalbert M. eds. *Posture, équilibration et médecine de rééducation*. Paris, Masson 1993: 199-206. [17] Tavernier B., Gaudet M. Les chutes au delà de 70 ans. *Cahiers Kinésithérapie* 1991; 147: 59-67. [18] Tavernier B., Vidal B., Mourey F.. *Réadaptation et perte d'autonomie physique chez le sujet âgé : précis pratique de rééducation.* Paris, Frison-Roche 1984. [19] Thevenon A., Pollez B., Danis J.P., Jumentier B., Dewailly P. Rééducation du déséquilibre postérieur des personnes âgées. In Pélissier J., Brun V., Enjalbert M. eds. *Posture, équilibration et médecine de rééducation*. Paris, Masson 1993: 225-31. [20] Vellas B. *La chute chez le sujet âgé*. Labo. IPSEN 1985: 40.

L'AMÉNAGEMENT DU DOMICILE

B. COMPAN[1], M. ABRIC

L'environnement de la personne âgée (PA) et particulièrement le domicile sont des facteurs de risque de chute indiscutables et reconnus [2, 10, 12, 14]. Il existe une différence probable de l'impact de l'environnement sur le risque de chute qu'il s'agisse de chutes fréquentes et répétitives ou de chutes « accidentelles » [14]. L'étude et l'évaluation du domicile de la PA est nécessaire dans une perspective d'aménagement du domicile et de prévention des chutes [2, 3, 9]. Le risque de chute lié à l'environnement est avant tout situationnel, c'est-à-dire lié à la conjonction, à un instant donné, de contraintes dues à la structure du domicile et à un comportement de la PA [2, 6].

Cette affirmation est illustrée par le fait que les personnes valides et actives ont moins de risque de chute que les personnes dépendantes mais l'augmentation de l'activité accentue la possibilité de mise en situation de risque de chute [9]. Les aménagements du domicile de la PA et les conseils pour les réaliser doivent tenir compte de toutes ces notions afin d'obtenir les résultats les plus adaptés possible à la PA dans son milieu.

Démarche méthodologique pour l'aménagement du domicile

– L'aménagement ne se décrète pas, l'accord de la PA et/ou de sa famille est indispensable pour que la PA *adopte* son nouvel environnement. L'aménagement aussi minime soit-il entraîne une modification des repères et des habitudes comportementales acquises au fil des ans. Ces changements sont en eux-mêmes des facteurs de risque de chute [3]. L'acceptation par la PA et son entourage permet une adhésion au projet d'aménagement et un nouvel apprentissage des contraintes que ce soit en termes de circulation, de transfert, de déplacement, ou d'utilisation d'aides techniques plus ou moins sophistiquées. Convaincre la PA de l'utilité des aménagements et/ou négocier leur niveau de réalisation est un objectif qui guide à tout moment la démarche décisionnelle.

– L'évaluation du domicile, en situation, avec la PA, se fait en statique (observation, recueil de données) et dynamique (comportement spontané et actions spécifique sur ordre).

– L'évaluation des capacités résiduelles de la PA se fait en terme de motricité, mobilité, praxies, comportements, compréhension... mais aussi en tant que capacité à

1. Équipe Gériatrique de Réinsertion et d'Intervention, Département Médecine Physique et Réadaptation, Hopital Carémeau, CHU, 30029 Nîmes Cedex 4.

réaliser des apprentissages nouveaux pour s'approprier le nouvel environnement aménagé.

– Le rapport contraintes de l'environnement/capacités de la PA doit être évalué de façon synthétique pour proposer des aménagements optimum et réalistes.

– Les procédures de financement et de réalisation doivent être mises en œuvre.

Cette dernière étape requiert un bilan socio économique, une prise en charge par le service social ou une orientation vers des structures publiques ou privées capables d'assurer tout ou partie de la maîtrise d'œuvre du dossier d'aménagement (DDE, ANAH, PACT-ARIM, APF, AFM, CCAS, CRAM, Caisses de retraite et autres structures spécifiques pour chaque département).

Principaux lieux et types d'aménagement du domicile

Ces différentes possibilités sont regroupées dans le tableau I.

Utilisation des alarmes

Le développement des télé-alarmes, télé-sécurité et autres systèmes ne s'inscrit pas dans une démarche de prévention des chutes mais plutôt comme une « sécurité » en cas de chute afin de prévenir les tiers et d'engager le plus vite possible une action qui permet de réduire les complications de cet accident [5].

Par contre les systèmes qui renseignent sur les déplacements jugés à risque de la PA sont plus intéressants pour la prévention des chutes. Par exemple la détection du lever du lit (surtout la nuit), des déambulations sans assistance, du franchissement de limites prédéfinies... permet de déclencher une alarme préventive sur le risque de chute ou de mettre en œuvre un éclairage automatique de la zone concernée par l'action ou le déplacement.

De tels systèmes entraînent une réduction significative des chutes jusqu'à 33 et 45 % [9]. Leur mise en place est relativement simple et d'un coût abordable.

Le développement de la télé surveillance et de la robotique sont également des voies de recherche plus coûteuses, plus limitées mais qui posent en plus le problème éthique du contrôle de la liberté de l'individu.

Expérience de l'ÉGÉRI (Équipe GÉriatrique de Réinsertion et d'Intervention)

L'ÉGÉRI a traité 544 dossiers de janvier à juin 1998. 100 dossiers ont été tirés au sort et analysés en ce qui concerne les aménagements du domicile intéressant la chambre, le WC, la salle de bain, les fauteuils et chaises : soit 150 aménagements de recensés.

Les résultats sont regroupés dans le tableau II.

Sur la sélection 18 % des PA ont déjà chuté. Plus de la moitié des aménagements concernent la salle de bain et le WC.

Aménagement du domicile et prévention des chutes : résultats

Plusieurs essais ont évalué des programmes comprenant un aménagement du domicile.

TABLEAU I. — ADAPTATIONS DU DOMICILE LES PLUS FRÉQUEMMENT RÉALISÉES.

Responsables des chutes	*Adaptations nécessaires*	*Résultats*
	Éclairage	
Faible, effets de reflets	Meilleure distribution, éclairage indirect	Amélioration acuité visuelle
Manque de points lumineux	Éliminer zone d'ombre	Amélioration acuité visuelle
Interrupteurs d'accès difficile	Accessibilité à adapter	Réduction zones obscures
	Tapis revêtement sol	
Déchirure, irrégularités	Réparation, fixation, planéité, suppression	Réduction risque accrochage
Glissade	Antidérapant, fixation	Réduction glissades
	Table chaises...	
Instabilité	Adaptation au poids et appui éventuel	Utilisation comme point d'appui
Répartition	Répartition pour halte	Adapter à la fatigue musculaire
Hauteur (assise et dossier)	Régler en fonction morphologie (calles...)	Assis debout et démarrage
	Température	
Trop froid trop chaud	Réglage	Éviter hypothermie déshydratation
	Cuisine	
Évier, lavabo	Adapter à la position assise	Évite position debout instable
Sol mouillé ou glissant	Carrelage antidérapant, sécher	Glissade, trouble équilibre
Stabilité, rangements trop hauts	Barre appui, accessibilité rangements	Compense position debout instable
Cuisinière	Fonctionnement en clair, adapter énergie	Prév. intoxication par disfonction
	Salle de bain	
Baignoire : revêtement glissant	Antidérapant intérieur, aide technique	Prévention des glissements
Appui sur le rebord, accessibilité	Barre d'appui, planche de bain	Aide aux transferts
Lavabo : station debout appui	Barre d'appui	Aide déplacements pendant toilette
WC trop bas, accessibilité	Barre d'appui, rehausse	Aide transferts
Portes : fermeture, accessibilité	Supprimer verrou, sens ouverture	Accès en cas de besoin, accès aidants
Pharmacie : éclairage, repérage	Lumière suffisante, étiquetage et tri	Utilisation correcte
	Chambre	
Lit : hauteur, accessibilité, éclairage	Calles, hauteur variable, aménagement de la pièce adapté, interrupteur accessible, veilleuse, déclencheur automatique	Aides transferts, Accès soignants et tiers, Prévention chutes nocturnes
	Escaliers	
Écart trop grand, irrégularité des marches, profondeur	15 cm maximum de hauteur	Réduction risque de buter et de marches ratées
Rampes : absentes ou mal placées	Bilatérales, hauteur adaptée, prise en main	Équilibre, synergie musculaire
Trop haut ou long	Palier de repos	Facilite l'adaptation à l'effort
Éclairage : éblouissement, pénombre	Interrupteurs adaptés fluorescents accessibles, éclairage indirect	Meilleure vision des marches évite les marches « ratées »
Constitution : dérapage, usure	Antidérapant, régularité	Prévention chute par glissade

Trois essais comparatifs randomisés montrent un effet relatif favorable dû à une stratégie d'aménagement du domicile [4, 8, 11, 13], cependant l'incidence des chutes graves n'est pas significativement différente. De plus à deux ans de suivi il n'existe plus de différence entre les groupes [13].

TABLEAU II. — AMÉNAGEMENTS RÉALISÉS PAR L'ÉGÉRI AU DOMICILE DE 100 PERSONNES ÂGÉES.

Lieu type	*Chambre*	*Salle de bain*	*WC*	*Confort*	*Cales*	*Alarme*	*Aides marche*	*Total*
Nbre	24	61	34	12	7	2	10	150 %
% du total	16	40	23	8	5	1	7	100 %
% lié à la chute	7	28	15	0	5	1	7	63 %
% barre d'appui	0	15	9					24 %

D'autres essais non convaincants sont par ailleurs entachés de défauts méthodologiques (homogénéité des groupes, petit nombres, perdus de vue, durée du suivi, etc.) [7].

Les programmes associant évaluation et prise en charge des risques liés à l'habitat, aux médicaments et aux déficits sensoriels semblent susceptibles de prévenir les chutes et doivent faire l'objet d'études plus larges.

Si l'aménagement du domicile est indispensable pour assurer une réinsertion et un maintien à domicile de qualité, si ces aménagements semblent efficaces sur la prévention des chutes aucune étude ne confirme de manière définitive le rôle des adaptations de l'environnement comme facteur de prévention. Il faut prendre en compte l'aspect multifactoriel des chutes et l'effet situationnel directement lié à la notion de prise de risque et comportements à risque. Au-delà de l'aménagement du domicile, c'est toute une stratégie de prise en charge globale et éducative qui doit être mise en place.

SUMMARY

Home arrangement to avoid falling. – Environment is an unquestionable risk factor of falling and being hurt. Home layout needs a correct thorough assessment of this risk and the presence of the elderly person is essential for doing it efficiently. A comprehensive process is given to describe the main rooms and the kinds of risk. Proposals have to take into account the needs and the desire of the elderly person and the cost of the arrangement, in comparison with his financial capacities. However, if such a process is strongly supposed to be efficient, it has not been proved today.

RÉFÉRENCES

[1] Carter S.E., Campbell E.M., Sanson-Fisher R.N. *et al.* – Environment hazards in the homes of older people. *Age ageing* 1997; 26: 195-202. [2] Connell B.R. – Role of the environment in falls prevention. *Clinics Geriat. Med.* 1996; 12: 859-880. [3] Friedman M., Williamson J.D., Lee B.H. *et al.* – Increased fall rates in nursing home residents after relocation to a new facility. *J. Am. Geriatr. Soc.* 1995; 43: 1237-1242. [4] Hornbrook M.C., Stevens V.J., Wingfield D.J. *et al.* – Preventing falls among community dwelling older persons : a study from a randomized trial. *Gerontologist* 1994; 34: 16-23. [5] Hugonot R., Pasquier J. – Contribution de la télé alarme à l'étude épidémiologique des chutes nocturnes. *Rev. Gériatr.* 1996; 10: 687-688. [6] Lawton M.P. – Environment and aging, ed. 2. Albany, center for the study of aging, 1986. [7] Preventing falls and subsequent injury in older people. *Effective health care* 1996; 2: 283-296. [8] Province M.A., Hadley E.C., Hornbrook M.C. *et al.* – The effects of exercice on falls in elderly patients – a preplanned meta analysis of the ICSIT trials. *JAMA* 1995; 273: 1341-1347. [9] Rubenstein L.Z., Josephson K.R. – Causes and prevention of falls in elderly people. In *falls, balance and gait disorders in the elderly.* Paris, Elsevier, 1992. [10] Studenski S., Duncan P.W., Chandler J. *et al.* – Predicting falls : the role of mobility and non physical factors. *J. Am. Geriatr. Soc.* 1994; 42: 297-301.

[11] Tinetti M.E., Baker D.I., Mac Away B. *et al.* – A multifactorial intervention to reduce the risk of falling among elderly people living in the community.*N. Engl. J. Med.* 1994; 331: 821-827. [12] Vellas B., Albarède J.L. – La prévention des chutes chez les personnes âgées. *L'Actualité en Gérontologie* 1985; 42: 2-5. [13] Wagner E.H., LaCroix A.Z., Grothans L. *et al.* – Preventing disability and falls in older adults : a population-based randomized trial. *Am. J. Public Health* 1994; 84: 1800-1806. [14] Wickhan C., Cooper C., Margetts B.M., Barker D.J.P. – Muscle strength, activity, housing and the risk of falls in elderly people *Age ageing* 1989; 18: 47-51.

PRÉVENTION DES CHUTES DE LA PERSONNE HOSPITALISÉE

A. THEVENON[1], N. REVUELTA[1], F. PUSIEUX[2], V. TIFFREAU[1]

Les chutes de la personne âgée et leurs conséquences constituent un grave problème de santé publique. L'hôpital et l'institution gériatrique ne sont pas des lieux à l'abri de ce phénomène. En maison de retraite, l'incidence des chutes semble comprise entre 668/1 000/an [6] et 784/1 000/an [9]. En long séjour, une incidence 1263/1 000/an a été publiée [2], dans un service de médecine et rééducation à orientation gériatrique, elle est de 426 chutes/1 00 patients/an [5]. On trouve pour ces chutes des causes intrinsèques liées à l'individu et extrinsèques, liées à l'environnement. La prévention passe par le dépistage des facteurs de risque intrinsèque et leurs corrections, et l'établissement de règles de conception et de fonctionnement des établissements gériatriques.

Particularité de la chute de la personne âgée hospitalisée

Ces chutes concernent les personnes pouvant se déplacer avec ou sans aide technique, mais également les personnes grabataires. Elles surviennent dans l'immense majorité des cas dans la chambre du patient et plus particulièrement autour de son fauteuil. Il existe au cours de la journée des pics horaires de survenue de ces chutes, en particulier après les repas. Pour Grenier *et al.* [5], ces pics horaires pourraient être liés à une hypotension orthostatique post-prandiale, mais aussi à des besoins particuliers (aller au toilette, se coucher) alors que le personnel est particulièrement occupé à d'autres tâches (desserte des plateaux...).

On a également constaté des variations de fréquences au cours de la semaine, les chutes survenant plutôt en fin de semaine. Les variations d'effectif du personnel peuvent constituer une explication. On explique moins bien les variations constatées en fonction des mois de l'année [15].

1. Service de Rééducation et Réadaptation Fonctionnelle, CH et U DE Lille - 59037 Lille Cedex.
2. Service de Médecine Interne et Gériatrie, CH et U DE Lille - 59037 Lille Cedex.

Dans la plupart des enquêtes on trouve rarement une cause extrinsèque (sol mouillé, obstacle...) aux chutes, sans que l'on sache bien si cela tient à des problèmes méthodologiques ou à une réalité.

Causes intrinsèques et leur dépistage

L'atteinte des membres inférieurs, les troubles de l'équilibre et la diminution de la mobilité ont été clairement identifiés comme facteurs de risque de chute [10, 11], ainsi que les troubles cognitifs (confusion, démence). Les troubles de l'attention, l'insouciance, la mauvaise perception des risques sont sans doute à incriminer. La dépression semble également favoriser les chutes, sans doute par désintérêt vis à vis de l'environnement.

Les troubles de la vision, la pathologie du pied et le mauvais chaussage sont également des facteurs favorisant classiques.

L'hypotension orthostatique touche 10 % des personnes âgées vivant dans la communauté [11], et est une étiologie classiquement évoquée.

L'impériosité mictionnelle, la nycturie, favorisent la prise de risque chez des chuteurs potentiels et sont donc à prendre en compte.

Le fait d'être déjà tombé augmente nettement le risque de chute ultérieure [11, 14]. La première chute est en effet le premier indicateur de la décompensation d'un état précaire, par ailleurs elle peut entraîner chez la personne âgée un syndrome associant l'appréhension de la station debout et déséquilibre postérieur dont les conséquences sur l'autonomie sont parfois dramatiques.

La maladie est également un facteur favorisant. A la phase aiguë le patient voit ses capacités motrices et attentionnelles nettement diminuées. Après une période d'alitement, la personne âgée peut présenter une forte tendance à la rétropulsion.

La prise de médicament est également un facteur favorisant classique : diurétique, hypotenseur, sédatif, sont les plus souvent en cause.

L'ensemble de l'équipe soignante a un rôle à jouer dans le dépistage de ces facteurs.

Lors de l'admission, l'interrogatoire repère les antécédents de chute, les pathologies et les médicaments à risque, l'existence de trouble de la continence. L'examen recherche un déficit visuel, un trouble de l'équilibre et de la marche, une hypotension orthostatique.

Pendant les premiers jours d'hospitalisation l'observation du patient permet d'apprécier le retentissement fonctionnel des anomalies repérées lors de la visite d'admission. Les troubles de l'attention et du comportement, conduisant à des prises de risque pourront être également identifiés.

Facteurs extrinsèques

Ces facteurs concernent la conception générale de l'établissement, le choix du matériel, et le fonctionnement de l'institution.

Sur le plan architectural, chambres et salle de bains, doivent être prévues suffisamment vastes pour éviter un encombrement dangereux. L'éclairage doit être suffisant, avec un système de veilleuse pour la nuit. L'emploi de couleurs vives, de caractères agrandis pour les signalisations sont utiles aux personnes mal voyantes. Les portes coulissantes à fermeture automatique doivent tenir compte de la lenteur des utilisateurs. Des rampes et barres d'appui doivent être prévues.

En ce qui concerne l'équipement de la chambre, les fauteuils doivent être adaptés à chaque cas. Pour les patients totalement dépendants il faut éviter la glissade, l'assise doit donc être légèrement inclinée en bas et en arrière, la largeur du fauteuil doit être adaptée à celle de l'individu. Pour une personne ayant quelques problèmes de mobilité, l'assise et les accoudoirs doivent être suffisamment hauts pour permettre à la personne de se mettre debout.

Au contraire le lit doit pouvoir descendre suffisamment bas pour que le patient puisse en sortir sans danger, en ayant les pieds au sol alors qu'une bonne partie de la face postérieure de ses cuisses reposent encore sur le matelas.

Le mobilier doit être stable pour pouvoir le cas échéant être utilisé comme point d'appui. La table à roulette pose souvent des problèmes.

Sonnette d'appel, commande d'éclairage et autres télécommandes doivent être d'utilisation simple.

On a vu qu'il existait des périodes de la journée particulièrement à risque de chute, et qui correspondait souvent à une moindre disponibilité du personnel. Par ailleurs la prise de risque inconsidérée de la part du patient est souvent motivée par une volonté de ne pas demander d'aide. On peut supposer que cette décision est influencée par le comportement général du personnel en cas de sollicitation.

Expériences en stratégie de prévention des chutes

On trouve dans les littératures diverses tentatives de prévention des chutes. Dans la conception de l'établissement, les sols doivent être lisses, antidérapants et non réfléchissants. Les programmes de prévention des chutes trouvés dans la littérature comportent tous un dépistage des sujets à risques, une sensibilisation du personnel à l'égard des patients, dans certains cas une stratégie de prise en charge était également définie.

Dans une unité de psychiatrie gériatrique, Hernandez et Miller [7] ont obtenus une baisse de 82 % en deux ans du nombre de chute par un classement systématique des patients qui conduisait à un niveau de surveillance différent pour prévenir les chutes. D'après les auteurs la qualité de la communication entre les différents membres de l'équipe soignante et la réévaluation fréquente du degré d'observation requis pour le patient ont été en grande partie la clef de la réussite de cette entreprise.

Dubner et Creech [3] ont obtenu une diminution significative du nombre de chutes dans une unité de psychogériatrie de 18 lits en montant un système de détection à infra-rouge signalant au poste de soins infirmiers, les patients qui quittaient leurs lits. Cette mesure était associée à un dépistage systématique des troubles tensionnels chez les patients susceptibles de recevoir des médicaments psychotropes.

D'autres programmes [4, 8] qui associaient tous une identification des personnes à risques et un plan de soin adapté n'ont pas mis en évidence un effet positif de l'intervention.

Proposition

Les travaux de la littérature ne permettent pas d'identifier nettement un plan type d'intervention susceptible de prévenir les chutes de la personne âgée hospitalisée.

La connaissance des facteurs de risque nous permet cependant de proposer certaines mesures a priori logiques, qui pourraient entrer dans le cadre d'une démarche de qualité des établissements hospitaliers à vocation gériatrique.

C'est lors de la création d'un établissement gériatrique que le concepteur doit prendre en compte que sa construction s'adressera à des personnes à mobilité réduite, ayant souvent des troubles sensoriels et cognitifs. Il ne devra pas hésiter à s'adjoindre les compétences médicales et paramédicales correspondantes.

De la même façon lors de l'équipement dit « non médical » d'un établissement gériatrique, l'équipe soignante doit être consultée, le médecin bien sur, mais aussi les infirmiers et le personnel de rééducation, car il faut savoir prendre en compte à la fois les impératifs de facilité de manutention, la sécurité des patients et le développement de leur autonomie.

En ce qui concerne le dépistage des personnes à risque, la démarche préventive des chutes à l'hôpital, nous avons vu le rôle fondamental que doit jouer l'équipe soignante.

Une sensibilisation et une formation de celle-ci semble donc être indispensable pour mener à bien une politique efficace de prévention. On trouve diverses propositions de dossier de dépistage des sujets à risque de chute dans la littérature [1]. Aucun ne fait l'unanimité, comme nous l'avons précisé plus haut, l'instrument de dépistage doit prendre en compte l'âge, l'état mental, l'incapacité motrice, l'équilibre, l'acuité visuelle, l'état cardiovasculaire, les problèmes sphinctériens et le risque iatrogène [12]. Une observation du comportement du malade dans l'unité est un complément utile.

En ce qui concerne les mesures de prévention, certaines sont d'ordre médical, c'est notamment le cas de l'ajustement thérapeutique. D'autres concernent le personnel de rééducation : renforcement musculaire, travail des transferts, travail de l'équilibre, qui sont réalisés par les kinésithérapeutes. L'aménagement de la chambre en fonction du handicap est théoriquement de la compétence de l'ergothérapeute. Le personnel soignant d'étage doit veiller à une bonne accessibilité autour du fauteuil ou du lit, de l'ensemble des dispositifs susceptibles d'être utilisés par le patient ; sonnette, commande de lumière, aide à la marche, mais aussi commande de la télévision, livre, lunette, poste radio... Une réponse précoce et adaptée aux besoins exprimés par le patient évite souvent les prises de risque. Les périodes post-prandiales nécessitent une vigilance accrue. Les moyens physiques de contrainte (liens, barrières) ont prouvé leur inefficacité et leur dangerosité.

Certaines mesures intéressent tout le monde : il est facile dès l'admission de vérifier que la personne âgée qui a parfois été emmenée en urgence à l'hôpital dispose bien de chaussures, de ses lunettes ou de son appareil auditif. Le chaussage peut être défectueux, dans ce cas il faut faire en sorte que le patient puisse bénéficier d'un chaussage adapté. L'évaluation régulière du patient, lors d'une réunion de synthèse pluridisciplinaire permet de vérifier l'efficacité de la démarche entreprise et d'entretenir la motivation de l'équipe.

Enfin il serait aberrant qu'après avoir identifié une personne à risque de chutes et avoir instauré une démarche hospitalière de prévention, on ne s'intéresse pas aux conditions de vie du patient à son domicile. Visite puis aménagement du domicile, information de l'entourage, évaluation de l'intérêt d'une rééducation ou d'une télé-alarme font également partis de la bonne pratique hospitalière.

Si l'étude de la littérature permet de dégager les facteurs de risque de chutes en milieu hospitalier, on dispose de beaucoup moins de travaux évaluant l'efficacité des stratégies d'intervention. Ceci est d'autant plus difficile, que la chute étant multifactorielle, le plan d'intervention est lui aussi multiple. De nombreux travaux sont encore nécessaires pour dégager, au milieu d'une stratégie globale, les interventions les plus efficaces.

SUMMARY

Fall prevention for the older hospitalized patients. – The incidence of falls among hospitalized elderly is high. This come from the high rate of cognitive, sensorial and motor impairments in the institutionalized older. Environmental factors must not be under estimated, as the arrangement and tidiness of the room and the quality of the monitoring.

Fall prevention needs an identification of subjects at high risk, by medical examination and assessment by the nursing team. A wide range of interventions is available : reviewing medications, rehabilitation, installing new safety equipment and architectural arrangement are all useful.

Références

[1] Berryman E., Gaskin D., Jons A., Mac Mullen J., Tolley F. – Point by point : predicting elder's falls. *Geriatric nursing* 1989, 10: 189-201. [2] Cappelaere A., Desprez X., Yatzimirsky A., Dewailly Ph., Thevenon A. – Chute en long séjour. In *Posture équilibration et médecine de rééducation*, Paris, Masson 1994: 206-213. [3] Dubner N.P., Creech R. – Using infrared scanning to decrease nightime falls on a psychogeriatric unit. *Hosp. Community Psychyatry,* 1988, 39: 79-81. [4] Fife D.D., Solomon P., Stanton M. – A risk/falls programm : code orange for success. *Nurs. Manage* 1984, 15, 50-53. [5] Grenier-Sennelier C., Maillet-Gouret M.C., Ribet-Reinhart N., Jeny-Loeper C., Minvielle E. – Mise en place d'un programme d'assurance de la qualité afin de prévenir les chutes des personnes hospitalisées dans un établissement de soins de suite et de réadaptation. *Revue Gériatrie* 1998, 23: 303-316. [6] Gryfre C.I., Amces A., Ashley M.J. – A longitudinal study of falls in an elderly population : incidence and morbidity. *Age Ageing* 1977, 6: 201-210. [7] Hernandez M., Miller J. – How to reduce falls. *Geriatr. Nurs.,* 1986, 7: 97-102. [8] Hill B.A. – Reducing the incidence of falls in high risk patients. *J. Nurs. Adm.* 1988, 24-28. [9] Rodstein M. – Accidents among the aged : incidence, causes and prevention. *J. Chronic Dis* 1964, 17: 515-526. [10] Rubenstein L.Z., Josephson K.R., Robbins A.S. – Falls in nursing home. *Ann. Int. Med.* 1994, 121: 442-451.

[11] Tinetti M.E., Speechley M., Ginter S.F. – Risk factors for falls among elderly persons who are living in the communauty. *N. Engl. J. Med,* 1988, 319: 1701-1707. [12] Tinetti M.E., Speechley M. – Prevention of falls among the ederly. *N. Engl. J. Med.* 1989, 319: 1707-1707. [13] Tinetti M.E., Liu W.L., Ginter S.F. – Mechanical restraints use and fall related injuries among residents of skilled nursing facilities. *Ann. Int. Med.* 1992, 116: 369-74. [14] Wild D. – Old people : falls in home. *Community overlook,* 1983, 320. [15] Zlicaric-Decamps I., Desquemack-Plouver M. – Les chutes chez les personnes âgées institutionnalisées. *Thèse Méd*, Lille, 1991.

DEVENIR SOCIAL DE LA PERSONNE ÂGÉE À LA SUITE D'UNE CHUTE OCCASIONNANT UNE FRACTURE DE L'EXTRÉMITÉ SUPÉRIEURE DU FÉMUR

C. VEROLLET[1], J. BOUZIGUES, J.P. GAVROY, J.P. FRAYSSE,
F. ROUVIERE, L. CALMELS, J.J. BARRAULT, F. STER

La survenue d'une chute chez une personne âgée occasionnant une hospitalisation dans le cadre du traitement d'une fracture doit être considérée comme un véritable drame à la fois médical et social. En effet, l'hospitalisation en elle-même représente une coupure du milieu habituel dans lequel la personne âgée se maintient parfois de façon précaire. Une fracture peut, d'autre part, décompenser un état général limite et expose aux complications de l'alitement.

Ainsi la survenue d'une chute peut faire basculer le devenir de la personne âgée [4, 6]. Nous nous sommes, pour cette raison, intéressés à l'évolution de nos patients à la sortie du Centre. La population que nous avons étudiée est constituée de patients âgés de plus de 75 ans ayant été hospitalisés en centre de rééducation dans les suites d'une chute ayant occasionné une fracture du col du fémur traitée chirurgicalement.

Nous avons pris en compte l'orientation de ces patients, envisageant soit un retour à domicile (avec ou sans aide), soit une sortie vers le domicile des enfants ou bien, enfin, une modification du mode de vie avec départ vers une maison de retraite ou équivalent.

Nous avons essayé de retrouver des facteurs qui pourraient servir d'indicateurs quant à l'orientation ultérieure après la sortie du centre.

MATÉRIEL ET MÉTHODE

La population est constituée de 48 patients âgés de plus de 75 ans.

Ces patients ont été victimes d'une fracture du fémur faisant suite à une chute. Le traitement a été dans tous les cas un traitement chirurgical.

1. Centre Ster, 34240 Lamalou Les Bains, 34980 Saint-Clément-de-Rivière.

Nous n'avons pas différencié les patients ayant bénéficié de prothèses totales ou bicentriques de hanche, de ceux ayant eu des vis-plaques DHS, car le délai de reverticalisation est globalement similaire dans ces trois cas.

– L'âge moyen de la population est de 84,5 ans. Les extrêmes sont de 75 ans et 91 ans.
– Le sex-ratio est de 39 femmes pour 9 hommes.

Nous avons étudié cette population en tenant compte de différents paramètres. Outre l'âge et le sexe, nous avons retenu le mode de vie de ces patients avant leur chute. Il s'agissait de noter s'ils vivaient seuls, autonomes à leur domicile, en famille, chez les enfants ou en institution.

D'autre part, nous nous sommes intéressés au type d'habitat à savoir si les patients habitaient un plain-pied, une maison à étage avec ou sans ascenseur.

Les autres éléments retenus ont été le degrés d'autonomie à la sortie notamment chiffré par la réalisation de la MIF (Mesure de l'Indépendance Fonctionnelle).

Enfin, le mode de sortie était noté. Nous avons alors été attentifs aux modifications qui pouvaient intervenir dans le mode de vie après la sortie du Centre. Il pouvait s'agir du passage en Maison de Retraite, mais aussi de l'attribution d'aides plus importantes (aide ménagère, affiliation à des associations visant au maintien à domicile de la personne âgée), l'hospitalisation en urgence, sans retour au centre, a aussi été retenue comme une modification du mode de vie de même que le décès par abus de langage.

Pour 12 de ces patients, il nous a été possible de prendre des nouvelles auprès de la famille ou du médecin traitant. Le recul moyen par rapport à l'hospitalisation en centre était alors de 2,9 ans.

Nous avons donc comptabilisé les cas de notre série pour lesquels la chute avec fracture du fémur a contribué à un changement dans la situation sociale.

RÉSULTATS

Ainsi, il est apparu que sur nos 48 patients, 12 (soit le quart) ont vu leur situation modifiée. Dans cette comptabilisation, nous n'avons cependant pas tenu compte des patients sortis en Maison de Repos avant de retourner à leur domicile.

Sur ces 12 cas :

– 1 patient qui vivait seul à son domicile est allé au domicile de ses enfants ;
– 4 patients vivant à leur domicile sont rentrés en maison de retraite ;
– 6 autres patients ont été hospitalisés en urgence sans retour au centre de rééducation. Ces 6 patients sont décédés dans les suites de leur hospitalisation.
– 1 patient est décédé au centre de rééducation.

Nous avons essayé de déterminer des éléments pouvant caractériser ces deux populations, à savoir celle des patients rentrant à leur domicile et celle de ceux qui ont vu leur situation modifiée.

Tout d'abord, nous avons appliqué la MIF :

– Il est apparu que le groupe de patients ayant pu retourner à leur domicile présentait un résultat à cette échelle d'autonomie fonctionnelle de 108,44 en moyenne (la valeur minimum dans cette population est de 20 points, mais ce cas est un cas exceptionnel, le patient étant rentré avec mise en place d'un système d'hospitalisation à domicile, la valeur maximum est de 125/126).

– Le groupe des patients ayant vu leur situation sociale modifiée, présentait une valeur moyenne de 50,6 sur 126 points (la valeur minimale est de 20/126 et la valeur maximale de 106).

D'autre part, nous avons envisagé certains éléments caractérisant le mode de vie avant la chute et pouvant influencer le retour à domicile. Les éléments que nous avons retenu sont les suivants :

– le fait de vivre seul ou en famille,
– l'existence ou non d'escalier à monter.

Il est apparu que la présence d'escalier n'était pas un facteur limitant le retour à domicile.

Quant à la situation familiale, sur 22 personnes vivant seules à leur domicile, 5 ont vu leur condition sociale changer avec inscription pour 3 d'entre elles en maison de retraite, prise en charge au domicile des enfants pour l'une d'elle et enfin une dernière était hospitalisée en urgence et décédée suite à cette hospitalisation.

Les 17 autres patients de ce groupe sont retournés à leur domicile.

Pour le groupe des 26 patients vivant en famille avant la chute :

– 20 sont retournés vivre dans leur famille,
– 6 ont vu leur situation modifiée, mais 5 d'entre eux ont été hospitalisés en urgence et un seul a été transféré en maison de retraite.

Ainsi, il apparaît, là encore que la situation familiale pré-existant à la chute n'intervient pas dans le devenir du patient après sa sortie du centre car en effet le pourcentage de patients retournant à domicile parmi le groupe des personnes vivant seules est de 77,3 %, il est de 76,9 % dans le groupe des patients vivant en famille.

Il semble que le degrés d'autonomie conditionne de façon majeure le devenir social de la personne âgée à sa sortie de centre de rééducation.

Les facteurs familiaux et architecturaux du domicile ne semblent pas être déterminants.

Enfin, le résultat global de cette étude se voudrait plutôt optimiste dans la mesure où finalement 75 % de patients faisant partie d'une population âgée de plus de 75 ans retournent à leur domicile après une intervention relativement lourde qu'est la chirurgie orthopédique au niveau du fémur.

Nous avons pu recontacter une petite population de 12 patients à distance de leur sortie du centre. Sur ces 12 patients :

– 3 ont toujours une autonomie excellente avec possibilité même de faire les courses pour un âge moyen de 89 ans. Ces patientes (car il s'agit de femmes) décrivent des problèmes de leur âge avec troubles mnésiques, raideurs articulaires, diminution progressive de la validité.

– 3 autres sont dépendantes de façon importante avec aide infirmière matin et soir, aide ménagère. A ce stade la présence d'escalier est extrêmement gênante. La moyenne d'âge est alors de 91,3 ans.
– 5 autres sont décédées. Nous avons pu connaître seulement 3 causes de décès sur 5 :

- 1 patiente décédée d'insuffisance cardiaque,
- 1 autre dans un contexte de maladie d'Alzheimer,
- 1 patiente est décédée suite à une nouvelle chute occasionnant une seconde fracture sous la prothèse. La patiente n'ayant pu être réopérée en raison de complication survenue suite à son état.

Ainsi avec un recul moyen de 2,9 ans, sur un petit échantillon de 12 patients, 5 sont décédés, les 7 autres ont une moyenne d'âge de 90 ans.

DISCUSSION

Les résultats que nous trouvons quant à l'autonomie sur notre petite population semblent aller dans le même sens que ceux retrouvés dans l'étude de Bonnefoy *et al.* [1]. Cette étude recherchait des éléments prédictifs du devenir immédiat des patients âgés après hospitalisation en urgence.

Elle retrouvait que la mortalité au cours de l'hospitalisation est liée à la perte d'au moins quatre activités de la vie quotidienne, et que le non retour à domicile est corrélé à la perte d'au moins une activité de la vie quotidienne. Ainsi, il apparait que le degré d'autonomie est bien relié au devenir social du patient âgé, ce qui peut paraître évident.

L'incidence des chutes chez la personne âgée varie selon les études, mais est globalement élevée aux alentours de 30 % (les populations de ces études sont plus jeunes, l'âge moyen étant de 65 ans) [2].

D'autre part, il apparaît que les conséquences sociales ne sont pas toujours anodines [7].

Il est donc important de privilégier la prévention de ces chutes et de leurs conséquences [5].

Comment prévenir les chutes ?

– Donner la faveur à l'habitat de plain-pied même s'il ne semble pas que la présence d'escalier soit un obstacle au retour à domicile, elle est parfois impliquée dans certaines chutes et rend le maintien à domicile des personnes très âgées plus difficile.
– Favoriser le maintien à domicile dans de bonnes conditions avec l'attribution d'aides à type d'aide ménagère, de portage des repas...
– D'autre part, le sex-ratio est largement en faveur des femmes. Outre le fait que leur durée moyenne de survie est plus élevée que celle des hommes, cette prépondérance incite à prévenir les conséquences de l'ostéoporose post-ménopausique par un traitement adapté de la ménopause.

Ainsi, le fait de donner un traitement substitutif aux patientes actuellement en période de ménopause (ce qui a été peu fait dans les générations précédentes) parait justifié par le résultat d'études du type de la nôtre. En effet, la population vieillissant, le nombre de fractures de l'extrémité supérieure du fémur va aller croissant comme le soulignent diverses études [3].

Le drame social que peut constituer une fracture du fémur chez les sujets âgés semble être remarquablement surmonté grâce à l'intervention chirurgicales dans 75 % des cas.

Malheureusement, le loi naturelle ne peut être contournée à plus ou moins long terme. Les éléments prédictifs du devenir du patient semblent être essentiellement liés à son degré d'autonomie.

SUMMARY

Social future of elderly after a fall complicated with hip fracture. – The objective of our study is to determine prognosis indicators for ederly people after hip fracture. We analysed retrospectely data from 48 patients. We analysed social and functional status, by the F.I.M. (Functional Independance Mesure).

The study finally showed that 75 % of our population went back to home. The most important prognosis indicator is functionnal independance, other social or medical factors are not as important.

RÉFÉRENCES

[1] Bonnefoy M., Ayzac L., Bienvenu J., Boisson R.C., Rys L., Jauffret M. – Facteurs prédictifs du devenir immédiat de patients âgés hospitalisés à la suite d'un événement aigu. *Rev. Gériatrie* 1995, 20: 265-270. [2] Descamps C., Bosson J.L., Couturier P., Casset J.C. – Evaluation des chutes chez les personnes âgées en médecine ambulatoire. *Rev. Gériatrie* 1995, 20: 302-307. [3] El Hammami R., Canovas F., Nicolau F., Bonnel F. – Fractures trochantériennes du sujet âgé : principes thérapeutiques et résultats fonctionnels. In Simon L., Pelissier J., Herisson Ch. eds. *Progrès en Médecine physique et de réadaptation.* Paris, Masson 1997: 188-192. [4] Ethans K.D., Macknight C. – Hip fracture in the elderly - An interdisciplinary team approach to rehabilitation. *Postgrad. Med.* 1998, 103: 157. [5] Grenier Sennelier C., Maillet-Gouret M.C., Ribet N. – Mise en place d'un programme d'assurance de la qualité afin de prévenir les chutes de personnes hospitalisées dans un établissement de soins de suite et de réadaptation. *Rev. Gériatrie* 1998, 23: 303-316. [6] Koval K.J., Skovron M.L., Aharonoff G. – Predictors of functional recovery after hip fracture in the elderly. *Clin. Orthop.* 1998, 348: 22-28. [7] Simpson J.M., Marsh N., Harrington R. – Guidelines for managing falls among elderly people. *Br. J. Occup. Ther.* 1998, 61: 165-168.

PRÉVENTION DE LA CHUTE EN INSTITUTION

G. CAZALET, C. NGUYEN-PHUOC-DU[1]

La chute et ses conséquences sont un motif fréquent d'entrée en institution d'hébergement des personnes âgées [23]. D'un autre côté, l'institution elle même, ne les met pas à l'abri de la survenue des chutes, d'autant plus que les résidents de ces structures présentent souvent des pathologies pouvant provoquer des chutes et accumulent volontiers les facteurs de risque (grand âge, polypathologie, déficiences multiples, polymédication, dénutrition...). Ainsi la prévention primaire et secondaire des chutes doit être un souci prioritaire en milieu institutionnel : il convient d'appliquer les principes généraux de prévention des chutes pour tout individu âgé en agissant à la fois d'une part sur l'individu lui même et son mode de vie, d'autre part sur son environnement [6]. L'institution doit par ailleurs intégrer dans l'ensemble de ses stratégies de soins le souci d'éviter des chutes.

ÉPIDÉMIOLOGIE DES CHUTES EN INSTITUTION

On s'accorde actuellement sur un chiffre d'incidence annuelle des chutes de l'ordre de 50 % des résidents par an, dans les maisons de retraite ou dans les unités de soins de longue durée, soit une incidence près de deux fois plus élevée que dans la population vivant à domicile [16, 19, 20, 24]. Elles ne concernent toutefois pas la totalité de la population hébergée.

Les chutes surviennent préférentiellement au cours de transferts, dans la chambre à coucher, autour du lit en particulier, et dans la salle de bain. Elles sont plus fréquentes aux heures de la journée où la densité de soignants est plus réduite.

Outre les causes directes de chutes telles les malaises ou les causes neurologiques, les facteurs de risque sont bien identifiés pour toute personne âgée quel que soit son lieu de vie [11, 16, 20] : présence de troubles de l'équilibre et de la marche, troubles cognitifs, déficit visuel, nombre d'incapacités, nombre de prises médicamenteuses, niveau de dépendance. Les sujets âgés dits fragiles sont donc particulièrement exposés aux chutes.

Les chutes en institution ont surtout été étudiées pour des résidents ayant conservés des capacités de déambulation. Cependant, les grabataires sont également suscepti-

1. Centre de Soins pour Personnes Agées Bellevue, CHU 34285, Montpellier Cedex.

bles de tomber : ils tombent deux fois moins souvent mais ces chutes surviennent essentiellement au cours des transferts, donc en présence des soignants [19].

Le facteur environnemental intervient comme facteur sur-ajouté dans de multiples chutes du sujet âgé. Il semble cependant qu'en institution, son rôle soit plus réduit [17].

PRISE EN CHARGE MÉDICALE INDIVIDUELLE EN INSTITUTION ET PRÉVENTION DES CHUTES

La démarche médicale vise d'une part à repérer des sujets à risque de chutes, sujets fragiles dès l'entrée dans la structure ou fragilisés en cours du séjour, détectés par les évaluations périodiques, d'autre part d'appliquer une procédure médicale précise après la survenue d'une chute, avec évaluation et propositions thérapeutiques multidirectionnelles [12, 17].

Évaluation des sujets à risque et des chuteurs et prévention personnalisée

L'identification et l'évaluation précise de cette population doit permettre :

– d'améliorer certaines déficiences (par exemple corriger la vision par une intervention pour cataracte) ;
– réévaluer le traitement médicamenteux, éventuellement l'alléger ;
– proposer une rééducation spécifique de certaines pathologies (séquelles d'accident vasculaire cérébral, maladie de Parkinson...) ou rééduquer rapidement à la marche après une chute pour prévenir la survenue d'un syndrome post chute ;
– corriger une dénutrition ;
– renforcer la force musculaire des membres inférieurs ;
– améliorer le chaussage lorsqu'il est défectueux ;
– proposer un matériel adéquat pour aider à la marche (canne, déambulateur) ou pour réduire certains risques : par exemple utilisation : utilisation d'un coussin anti-glisse pour limiter les chutes au fauteuil, éventuellement mettre en place un protecteur de hanche, dont on a pu vérifier l'éfficacité dans une population institutionnalisée [7] même si ce dispositif pose un problème d'acceptabilité [25] ;
– éduquer le sujet s'il présente des comportements à risque.

Il a été proposé d'aider à identifier les sujets à risque par l'utilisation d'un bracelet pour susciter une vigilance particulière des soignants dans un service de réadaptation mais son utilisation n'a pas réduit la fréquence des chutes [8].

Au total, cette démarche répond aux mêmes principes recommandés pour la population communautaire [16, 21].

Résultats de programmes randomisés de prévention de chutes

Alors que de nombreuses études ont montré qu'il était possible d'améliorer diverses fonctions (force musculaire, équilibre, marche...) par des programmes ciblés appliqués en institution, peu d'études ont tenté d'infléchir l'incidence des chutes par des programmes ciblés ou pluri-disciplinaires.

La première étude contrôlée visant à réduire les chutes en maison de retraite a été réalisée par Rubenstein en 1990 [15] sur 160 résidents chuteurs : la moitié d'entre-eux a bénéficié d'un examen clinique, d'une évaluation de l'environnement, d'une révision des médicaments et d'interventions préventives ciblées, et a été comparée au groupe témoin. Le résultat a été modeste à deux ans : diminution non significative des chutes (moins 9 %) de la mortalité (moins 17 %) mais réduction significative des hospitalisations (moins 26 %) et du recours à l'hôpital de jour (moins 52 %) dans le groupe de résidents ayant bénéficié d'un bilan et de propositions spécifiques.

Dans le cadre programme FICSIT de prévention des chutes des personnes âgées, l'étude de Mulrow [10] a porté sur 194 résidents présentant une dépendance pour au moins deux activités de la vie journalière répartis en un premier groupe bénéficiant de visites régulières et un second groupe de séances d'entraînement physique trois fois par semaine pendant 4 mois. Le résultat a également été décevant : pas d'amélioration de l'autonomie pour les actes de la vie journalière, ni de modification de la force musculaire, ni du score à l'échelle de l'équilibre mais faible amélioration de l'index de mobilité (95 % CI : 6,4-24,7) sans modification significative des chutes mais réduction significative du recours aux aides à la marche ($p = 0{,}005$).

Egalement intégrée dans le programme FICSIT [13], une tentative de renforcement musculaire des membres inférieurs associé à un amélioration des apports nutritionnels, appliquée à 50 résidents de Long Séjour, d'âge moyen de 87 ans, pendant une période de 10 semaines, s'est soldée par un gain de 113 % de force musculaire mais sans effet bénéfique sur la prévention des chutes [4].

Le dernier programme de prévention a été appliqué par Mac Ray [14] à 482 résidents suivis pendant un an. Le groupe témoin a été comparé au groupe bénéficiant d'une approche similaire à celle de Rubenstein. Le groupe traité a présenté significativement moins de chutes récurrentes (43,8 % versus 54,1 %, $p = 0{,}03$) avec une tendance non significative à la réduction des chutes graves. Le bénéfice est plus important lorsque les recommandations ont été suivies, et pour les résidents ayant présenté au moins 3 chutes dans l'année précédente.

STRATÉGIES COLLECTIVES DE SOINS ET PRÉVENTION DES CHUTES

L'équipe soignante d'un établissement d'hébergement peut mettre en place des stratégies de soins ciblant tout particulièrement la prévention des chutes.

Maintien de l'autonomie pour les déplacements des résidents

Dans cet objectif, il s'agit de :

– réserver un espace de déambulation notamment pour les déments en y assurant la sécurité ;
– favoriser l'activité physique par exemple par des séances de gymnastique collectives et des sorties avec marche ;
– faire adopter par les soignants les bonnes stratégies pour assurer les transferts, la verticalisation et l'accompagnement à la marche ;
– limiter les contentions physiques dont on sait actuellement qu'elles majorent le risque de chutes par un phénomène de déconditionnement et qu'elles peuvent

entraîner des blessures parfois graves [2]. L'impact des contentions physiques a été évalué : ainsi réduire leur nombre ne fait pas augmenter le nombre de chutes graves [1,3]. Par contre, dans une étude prospective d'une année, portant sur 397 résidents de maison de retraite, l'utilisation de contention physique majore indépendamment le risque de chute avec blessures (OR = 10,2 ; 95 % CI : 2,8-36,9). Dans une population de 47 résidents de long séjour habituellement contentionnés, l'entraînement à la marche ou à l'utilisation d'un fauteuil roulant, a permis de réduire les blessures après 9 semaines d'exercice, par rapport au groupe de 50 témoins mais 54 % des sujets n'ont pas terminé l'étude [18] ;

– prévenir la dénutrition des résidents par la surveillance des apports et des paramètres anthropométriques et par des stratégies visant à améliorer qualitativement et quantitativement les apports alimentaires.

De toutes ces stratégies, seule la limitation des contentions physiques a fait l'objet d'une évaluation du risque de chute.

Vigilance particulière dans les situations à risque

On sait en effet que la période suivant l'admission d'un nouveau résident, ou le décours de toute affection aiguë intercurrente, ou les semaines suivant une modication du lieu de vie comme un déménagement [5], constituent des situations à risque particulier de chutes. Les soignants sont appelés à redoubler de vigilance à recourir avec rééducateurs et utiliser les aides techniques.

Il s'agit de toute façon de ne pas banaliser une chute mais d'y trouver explication et reméde par une démarche de qualité appliquée par une équipe pluridisciplinaire formée et motivée, ayant accès à un matériel adéquat en nombre suffisant.

L'ENVIRONNEMENT DE L'INSTITUTION

Quoique ce facteur intervienne probablement moins qu'à domicile, son importance a été mesurée de façon indirecte dans l'étude de Morfitt [9] : en Grande Bretagne les établissements dont la conception architecturale, l'équipement étaient adaptés aux risques de chutes ont une incidence de chutes plus faible dans leur population de résidents.

L'architecture générale

Les recommandations sont bien connues :

- accessibilité parfaite sur le plan horizontal et vertical ;
- signalisation visible ;
- luminosité adéquate (éclairage indirect d'intensité suffisante) ;
- espaces de déambulation sans obstacle ;
- sol ni glissant, ni antidérapant, sans rupture de couleur.

L'aménagement intérieur suppose la mise en place de rampes dans les couloirs et les escaliers, des chambres spacieuses, des barres d'appui dans les salles de bain, des lits à hauteur variable, des rehausse-WC, une bonne accessibilité des étagères, des prises électriques et des sonnettes [21].

Certains établissements se sont équipés d'un dispositif vidéo de surveillance mais dont l'objectif concerne plus la surveillance des fugues que celles des risques de chutes. Il existe également des dispositifs d'alarme spécifique mis en jeu par exemple lorsqu'une personne âgée quitte son lit, ou franchit une limite [17].

En définitive la prévention des chutes en institution doit être un axe prioritaire dont le résultat pourrait être pris en compte dans l'évaluation de la qualité de soins de cette institution. Cependant, nous manquons encore d'évaluation précise de ces stratégies, comme d'ailleurs dans la population vivant à domicile. Enfin, le souci d'éviter la chute des résidents ne doit pas entraîner d'entrave à la liberté de mouvements et préserver la qualité de vie en institution.

SUMMARY

Fall prevention in nursing homes. – Because of the high frequency of falls in nursing homes, the prevention of falls must be a priority in institution. That implies an identification of high risk comprehensive assessment and specific interventions (recommendations for personal safety, specific treatment, walking devices, reeducation) must be proposed. Yet few studies with prevention strategies have been achieved and their success was mixed. Care teams should adopt adequate behaviors, for exemple for restraint, and have to pay special attention during majored risk situations. Lastly environemental hazards must be reduced.

RÉFÉRENCES

[1] Cali C.M., Kiel D.P. – An epidemiologic study of fall related fractures among institutionalized older people. *J.A.G.S.* 1995; 43: 1336-40. [2] Capezuti E., Strumpf N.E., Evans L.K., Grisso J.A., Maisling G. – The relationship between physical restraint removal and falls and injuries among nursing home residents. *J. Gerontol. Med. Sci.* 1998; 53 A: M47-M52. [3] Ejaz F.K., Jones J.A., Rose M.S. – Falls among nursing home residents : an examination of incident reports before and after restraint reduction programs *J.A.G.S.* 1994; 42: 960-4. [4] Fiatarone M.A., O'neill E.F., Ryan N.D. *et al.* – Exercice training and nutritional supplementation for physical frailty in very elderly people. *N. Engl. J. Med.* 1994; 330: 1769-75. [5] Friedman S.M., Williamson J.D., Lee B.H., Ankrom M.A., Ryan S.D., Denman S.J. – Increased fall rates in nursing home residents after relocation to a new facility. *J.A.G.S.* 1995; 43: 1237-42. [6] Isaacs B. – The prevention of falls in older people. In *Facts and Research in Gerontology* Serdi Ed 1995: 11-21. [7] Lauritzen J.B., Petersen M.M., Lund B. – Effect of external hip protectors on hip fractures. *Lancet* 1993; 341: 11-3. [8] Mayo N.E., Gloutney l., Levy A.R. – A randomized trial of identification bracelets to prevent falls among patients in a rehabilitation hospital. *Arch. Phys. Med. Rehabil.* 1994; 75: 1302-8. [9] Morfitt J.M. – Residential homes for the elderly. Which are the safest ? *Public Health*, London 1980; 94: 223-8. [10] Mulrow C.D., Gerety M.B., Kanten D. *et al.* – A randomized trial of physical rehabilitation for very frail nursing home residents. *J.A.M.A.* 1994; 271: 519-24.

[11] Myers A.H., Baker S.P., Van Natta M.L. *et al.* – Risk factors associated with falls and injuries among elderly institutionalized persons. *Am. J. Epidemiol.* 1991; 133: 1179-90. [12] Neufeld R.R., Tideiksaar R., Yew E., Brooks F., Young J., Browne G. HSU M. – A multidisciplinary falls consultation service in a nursing home. *Gerontologist* 1991; 31: 120-3. [13] Province M.A., Hadley E.C., Hornbrook M.C. *et al.* – The effects of exercice on falls in elderly patients : a preplanned meta-analysis of the FICSIT trials. J.A.M.A. 1995, 273: 1341-7. [14] Ray W.A., Taylor J.A., Meador K.G. *et al.* – A randomized trial of a consultation service to reduce falls in nursing homes. *J.A.M.A.* 1997; 278: 557-62. [15] Rubenstein L.Z., Robbins A.G., Josephson K.R., Schulman B.L., Osterweil D. – The value of assessing falls in a elderly population : a randomized clincal trial. *Ann. Intern. Med.* 1990; 113: 308-16. [16] Rubenstein L.Z., Josephson K.R. – Causes and prevention of falls in elderly people. In Vellas B.J., Toupet M., Rubenstein L.Z., Albarede J.L., Christen Y. *Balance and Gait Disorders in the elderly* Elsevier Eds Paris 1992: 21-38. [17] Rubenstein L.Z., Josephson K.R., Robbins A.S. – Falls in nursing homes. *Ann. Intern. Med.* 1994; 121: 442-56. [18] Schnell J.F., Mac Rae P.G., Giacobassi K., Mac Rae H.S.H., Simmons S.F., Ouslander J.G. – Exercice with physically

restrained nursing home residents : maximizing benefits of restraint reduction. *J.A.G.S.* 1996; 44: 507-12. [19] Thapa P.B., Brockman K.G., Gideon P., Fought R.L., Raywa W.A. – Injurious falls in non ambulatory nursing home residents. A comparative study of circumstances incidence and risk factors. *J.A.G.S.* 1996; 44: 273-8. [20] Tinetti M.E., Williams T.F., Mayewski R. – Fall risk index for elderly patients based on number of chronic disabilities. *Am. J. of Med.* 1986; 80: 429-34.

[21] Tinetti M.E., Speechley M. – Prevention of falls among the elderly. *N. Engl. J. Med.* 1989; 320: 1055-9. [22] Tinetti M.E., Liu W.L.l, Ginter S.F. – Mechanical restraint use and fall-related injuries among residents of skilled nursing facilities. *Ann. Intern. Med.* 1992; 116: 369-74. [23] Tinetti M.E., Williams C.S. – Falls, injuries to falls and the risk of admission to a nursing home. *N. Engl. J. Med.* 1997; 337: 1279-84. [24] Vellas B., Albarede J.L., Garry P. – Santé et maison de retraite. Col. *L'Année Gérontologique* Serdi Ed 1997 175p. [25] Wallace R.B., Ross J.E., Huston J.C., Kundel C., Woodworth G. – Iowa FICSIT trial : the feasibility of elderly wearing a hip joint protective garment to reduce hip fractures. *J.A.G.S.* 1993; 41: 338-40.

DEUX ANS D'EXPÉRIENCE D'ÉCOLE DES CHUTES DE LA PERSONNE ÂGÉE EN SECTEUR INSTITUTIONNEL

D. BONNIER[1], A. ECOLAN, R. LE MOULEC

La création d'une école de chutes est partie d'une réflexion de l'ensemble des soignants travaillant auprès des personnes âgées en 1996.

L'idée était d'intervenir non pas sur la prévention de la chute (cela est en général fait au niveau de l'institution par une prise en charge interdisciplinaire) mais sur la *chute elle-même,* avec comme objectif :

- Comment tomber sans se blesser ?
- Comment se relever ?
- Puis :

• comment tomber de sa hauteur d'un lit, d'une chaise, d'un fauteuil ?
• De quel type de chute ? : chute avant, arrière, latérale ?

Notre expérience a donc commencé en octobre 1996 et a été évaluée en avril 1998.

LE MATÉRIEL

Choix des patients

Il s'agit d'une population de 39 résidents, constituée de 26 femmes et de 13 hommes de 82,5 ans d'âge moyen allant de 54 ans à 92 ans.

1. Service de Médecine Physique et Réadaptation, CH, 22023 Saint-Brieuc.

Nous avons formé deux groupes :

– un groupe de maison de retraite ;
– un groupe Cantoux (centre d'activités naturelles tirées d'occupations utiles. Il se veut être un lieu de vie communautaire spécifique aux personnes âgées présentant une démence ou une maladie d'Alzheimer et convient à toute personne âgée désorientée) ;
– chaque groupe est constitué de 10 à 12 personnes maximum.

Le choix des résidents s'est effectué sur plusieurs critères :

– des chuteurs (présentant des pathologies neurologiques associées : Parkinson – Alzheimer – démences...) ;
– des syndromes post-chute ayant entraîné pour certains le placement en institution ;
– des patients présentant des antécédents de fractures de membres ;
– des patients avec diminution du périmètre de marche ;
– tout patient présentant une perte de l'équilibre, une raideur générale, des attitudes figées, une perte plus ou moins importante des réactions parachutes, du schéma corporel.

Modalités pratiques

Lieu de prise en charge

Pour des raisons pratiques la prise en charge se fait :

– groupe maison de retraite : salle fermée ;
– groupe Cantoux : hall d'accueil.

Équipement

Tapis de sol 2 m^2, 4 cm d'épaisseur, lit, chaise, fauteuil.

MÉTHODES

Objectifs

Objectif final

Vaincre la peur de la chute en apprenant à bien tomber et à se relever seul.

Objectifs intermédiaires

– *sécuriser* la personne âgée confrontée à la peur de la chute ;
– lui *montrer les différentes façons de chuter* ;
– lui *apprendre à se relever par la répétition des séances, l'automatisation du geste.*

Les moyens : La séance

Fréquence

1 fois tous les 15 jours d'une durée d'1 heure environ avec arrêt pendant les deux mois d'été en raison d'un manque de masseur-kinésithérapeute pendant cette période.

Les résidents sont habillés de leurs vêtements journaliers, font leurs exercices avec leurs chaussures éventuellement avec leurs cannes, leur déambulateur, de façon à recréer le plus possible les conditions réelles de la vie quotidienne.

La séance se fait de façon ludique. Un membre de l'équipe soignante assiste actuellement à la séance, et sert ensuite de relais et de soutien aux résidents lors de chutes.

Elle comprend deux volets :

La chute

L'exercice est d'abord montré puis nous faisons participer chaque patient à tour de rôle. Lors des premières séances, nous accompagnons la chute du patient jusqu'au sol pour le sécuriser. Le maintien et l'accompagnement seront plus ou moins fermes en fonction de l'aptitude et de l'habitude de chacun. Au bout de plusieurs séances, certains résidents arrivent à vaincre la peur de la chute et chutent seuls. Nous travaillons plusieurs types de chutes :

Chute avant. Nous demandons au sujet de tomber en avant en pliant les genoux (ce qui ressemble à un accroupissement et sert d'amortissement) et de mettre les deux bras en avant (réaction parachute avant).

Le sujet arrive sur les genoux en se freinant et sur les mains en s'amortissant et non pas en se bloquant. Cela reproduit la chute par butée du pied sur un obstacle.

Chute arrière. Nous demandons au sujet de plier les genoux comme pour s'asseoir, de placer les mains en arrière (réaction parachute arrière), de s'enrouler et de rouler sur le dos en rentrant la tête en amortissant avec les bras qui *accompagnent* le mouvement d'enroulement et non pas en bloquant bras tendus poignets en extension (car risque de fracture).

Chute latérale. C'est la chute la plus difficile à réaliser. Nous demandons au sujet de croiser les pieds, de tomber sur le côté en s'enroulant autour du poignet, du coude et de l'épaule, le corps s'enroulant autour du membre supérieur avec comme axe de pivot le poignet et de se laisser rouler autour du membre supérieur. Il faut impérativement que le corps s'enroule autour du bras car si blocage, risque majeur de fracture. Cette chute ressemble à la chute latérale du judoka.

Au début, avec les résidents qui commencent l'école des chutes, nous leur bloquons l'avant bras contre le corps et nous les accompagnons au sol bras collé au corps en accentuant le mouvement de rotation du corps pour qu'ils mémorisent bien le mouvement à reproduire. Au bout de quelques séances et suivant le degré de compréhension de chacun, nous commençons le travail avec l'arrivée au sol le bras servant de pivot de rotation et d'enroulement, toujours en les aidant et en les accompagnant au sol. Beaucoup de séances ont été nécessaires pour avoir des patients qui soient capables de réaliser seuls ce genre de chute sans risque.

Chute d'un lit. C'est un dérivé d'une chute latérale ou d'une chute avant. Le sujet glisse et s'enroule autour du bras en roulant sur le tapis ou chute sur les genoux et amortit avec les bras.

Chute d'un fauteuil. Dérivé d'une chute debout avec les 3 types de chutes avant ; arrière ; latérale.

Chute d'une chaise. Petite chaise non stable : chute arrière en projetant la chaise en arrière avec arrivée sur les fesses. Sinon même chute que chute d'un fauteuil.

Le relever

Nous sommes partis des niveaux d'Évolution Motrice (NEM). La majorité des résidents préfèrent partir d'une position assise. L'expérience montre que lors de la chute ils arrivent le plus souvent assis.

– *Position assise.* Passage en quadrupédie du fait des handicaps rencontrés (PTH, gonarthrose, PSH, etc.) chacun tourne du côté qu'il préfère avec éventuellement de petites astuces pour compenser leur manque de mobilité.
– *Position quadrupédique.* Déplacement à 4 pattes jusqu'à un objet stable (fauteuil, table, lit, etc.), de là passage en chevalier servant avec appui antérieur à l'aide des bras pour se redresser.
– *Position debout.* Certains préfèrent arriver à genoux à l'objet, appui bi-brachial sur l'objet, pousser sur les pieds puis passage à genoux debout direct. Si les résidents ont une canne, un déambulateur, ils font l'exercice avec ces derniers ; ils doivent les amener près de l'objet dont il se servent pour se redresser et ne pas les oublier au sol (les mettre debout à côté de la chaise, du lit...) car lorsque le sujet et debout, il doit pouvoir repartir avec son aide technique.
– *Autres possibilités* :

- déplacements sur les fesses ;
- ramper sur le ventre, le dos jusqu'à un point d'appui ;
- se relever face à un mur lisse.

RÉSULTATS

Sur 39 participants d'octobre 1996 à avril 1998, nous avons eu 14 arrêts pour décès ou problèmes médicaux majeurs. Notre étude se base donc sur les 25 résidents qui continuent l'école des chutes à la date d'évaluation.

Avant leur prise en charge :

14 chutaient régulièrement

11 ne chutaient pas

Sur les 14 chuteurs :

- 11 femmes dont 5 ont plus de 83 ans et 6 plus de 2 ans d'institution ;
- 3 hommes dont 1 a plus de 83 ans et 3 moins de deux ans d'institution.

Sur les 11 non chuteurs :

- 7 femmes dont 5 ont plus de 83 ans et 3 plus de 2 ans d'institution ;
- 4 hommes dont 2 ont plus de 83 ans et 3 plus de 2 ans d'institution.

A la date d'évaluation (avril 1998)

8 chutent encore

17 ne chutent pas

Sur les 8 chuteurs :

– 6 femmes dont 2 ont plus de 83 ans et 3 plus de 2 ans d'institution ;
– 2 hommes qui ont moins de 83 ans et dont 1 a plus de 2 ans d'institution.

Sur les 17 non chuteurs :

– 12 femmes dont 7 ont plus de 83 ans et 6 plus de 2 ans d'institution ;
– 5 hommes dont 3 ont plus de 83 ans et 3 plus de 2 ans d'institution.

DISCUSSION

Nous avons pris en charge 39 résidents de 1996 à 1998, notre étude étant basée sur les 25 présents à la date d'évaluation.

A la date d'évaluation :

– 8 sur 25 chutent encore ;
– 17 sur 25 ne chutent pas dont *6 qui ne chutent plus* (soit environ *1/3 des chuteurs de notre population initiale).*

Nous n'avons pas retrouvé dans la littérature d'étude permettant de comparer nos résultats.

Par ailleurs nous avons noté

– Que *la durée du séjour* en institution ne serait pas un facteur de chutes, si elle s'accompagne d'une prise en charge en « École de Chutes ». En effet à la prise en charge nous avions 6 sur 25 chuteurs ayant plus de 2 ans d'institution, à la date d'évaluation 4 sur 25.
– Une *réorganisation gestuelle,* un *réapprentissage des réflexes parachutes,*, une *remémorisation des NEM.* Ceci est réévalué en début de séance par une interrogation orale du groupe chez les personnes psychiquement dépendantes dont certaines avaient perdu les réactions parachutes, d'autres étaient agressives, d'autres avaient une perte de la mémoire immédiate. Nous ne savions pas quel serait leur comportement sachant qu'une fois au sol ils n'avaient aucune réaction pour se relever.

A la prise en charge nous avions 13 patients psychiquement dépendants (9 femmes et 4 hommes).

A la date d'évaluation 11 sont capables de se relever seuls (7 femmes et 4 hommes) et certains arrivent aussi à maîtriser seuls la chute.

– *Une diminution très nette de la peur de la chute. Ils savent tous se relever et le syndrome post-chute disparaît.*

Tous ces points sont une réponse à notre interrogation de départ concernant ces patients et leur aptitude à se rééduquer. La poursuite de notre étude nous permettra peut-être de confirmer ces notions.

La prise en charge en école de chute nous semble positive. Néanmoins, il nous faut désormais *localement* approfondir la notion de *persistance de l'acquis* (savoir chuter, se relever, diminuer la peur de la chute) par l'arrêt d'un groupe avec évaluation à 3 mois, 6 mois...

Nous avons présenté notre expérience aux équipes de Rééducation Fonctionnelle *des Centres Hospitaliers Bretons.* Nous allons poursuivre notre démarche dans le cadre de ce groupe de travail par une formation pratique à la chute pour les masseurs kinésithérapeutes en partant de nos acquis. Nos domaines d'intervention pouvant être différents, notre objectif sera d'élaborer des *critères communs* de prise en charge et une séance type pouvant s'appliquer à toutes les structures.

Enfin, nous avons réalisé un support de notre étude sous forme de cassette.

SUMMARY

Two years of fall-training in institutionalized elderly. — 39 nursing home residents, m age = 82,5 years, with an history of fall or with stance or gait abnormalities, have been trained once a week during more than one year. Individual training was supervised by a physiotherapist and concerned different kinds of falls: forward, backward, on the side, from standing position, from a chair, or from the bed; simultaneously, subjects were trained to get up from the floor. At the end of the intervention, the number of fallers had decreased, all subjects were able de stand alone from the floor and the fear of falling had dramatically diminished.

URBANISME ET PRÉVENTION DES CHUTES

P.M. VELLAS[1]

La ville, selon les souhaits des personnes âgées, doit être un espace ouvert, sensible, chaleureux, dans lequel il est facile de circuler, de voir les autres, de les rencontrer. Pour qu'elle accomplisse cette fonction, essentielle, de communication entre les générations, le tissu urbain doit :

– éviter les risques des chutes et d'accidents,
– inciter à sortir, à marcher, à aller vers les autres,
– raccourcir les distances et humaniser la ville.

1. 43, chemin del Prat - 31320 Auzeville-Tolosane.

PRÉVENIR LES CHUTES ET LES ACCIDENTS

Ceci peut se faire par les aménagements, notamment :

– temporisation des feux de circulation tenant compte du temps de marche moyen des personnes âgées pour traverser la rue (0,86 mètres/seconde au lieu de 1,27 m/seconde) ;
– revêtements de sol non glissants, souples, sensibles, esthétiques, sans aspérité ;
– élimination des aspérités sur les trottoirs et les chaussées ;
– signalisation très visible des marches et des dénivellations ;
– équipement des escaliers avec barres d'appui bilatérales jusqu'au niveau du sol au-delà de la première marche et de la dernière marche ;
– profondeur des marches suffisante pour poser toute la plante du pied ;
– aménagement :

• d'escalators à vitesse lente lorsque les escaliers comportent trop de marches,
• de cheminements à l'écart de la circulation automobile pour se rendre d'un point à un autre, par exemple d'un ensemble de logements, à un supermarché, un centre commercial, etc. ;
– éviter les cheminements trop accidentés, en pente trop accentuée, compenser une dénivellation par quelques marches larges et bien signalées ;
– disposer des sièges sur les parcours piétonniers (rues piétonnes, cheminements) sur les places, dans les abribus, prévoir des coupes vents ;
– éviter les risques de chutes dans les autobus notamment aux démarrages et aux arrêts, par des mains courantes, des poignées suspendues facilement accessibles, et naturellement par une conduite sans brusquerie.

LA TRAME DE LA VILLE DOIT INCITER À SORTIR, À MARCHER

Selon les résultats d'une enquête à laquelle nous avons procédé, il y a quelques années, auprès d'un échantillon représentatif de personnes âgées de 65 ans et plus[1] une très forte majorité souhaite :

– que leurs logements soient proches d'une rue passagère mais situés dans une rue tranquille ;
– disposer de larges trottoirs, de rues piétonnes, d'espaces verts et de jardins, d'allées ou promenades ;
– que des bancs, chaises ou fauteuils soient disposés dans les espaces verts, sur les places publiques, dans les centres commerciaux, dans les rues passagères ou piétonnes ;
– l'existence de *repères familiers*, sonores ou visuels.

D'autres vœux sont souvent formulés :

– *entendre les cloches d'une église, d'un carillon ;*
– disposer d'*un marché traditionnel dans leur quartier*, de petits commerces de produits. Les personnes âgées marquent leur attachement aux relations sociales, aux contacts humains, sans pour autant s'opposer aux super/hypermarchés qui leur paraissent complémentaires ;

---

1 Année Gérontologique 1988, p. 285-330.

– avoir des *voies publiques agrémentées par des arbres et des fleurs,* par des fontaines, des sculptures, des terrasses de café, des étals de marchands.

La perception « sensible » de la ville ou du quartier est fortement ressentie par les personnes âgées. L'élévation de leur condition de vie, comme pour l'ensemble de la population, est liée à l'humanisation de la ville.

RACCOURCIR LES DISTANCES ET HUMANISER LA VILLE

Des distances plus courtes

Les services d'urbanisme favoriseront l'attribution de logements à des personnes âgées dans des lieux aussi proches que possible des logements de leurs enfants, des points de ravitaillement : épiciers, bouchers, boulangers, marchands de fruits et légumes, ou supermarchés, ou marché traditionnel (raccourcissement des distances). C'est-à-dire dans des lieux où l'on a plaisir à se retrouver, chaque jour : petits commerçants chez qui on bavarde, marché traditionnel avec son animation, galerie marchande d'un centre commercial avec sa foule et ses magasins.

Les voies de circulation seront conçues pour que le parcours soit facile – y compris avec un sac ou un caddy – dépourvu de risques (automobiles, sol glissant, seuils), aussi agréable que possible (abrité des vents dominants, de la pluie ou des bourrasques, disposant de bancs et éventuellement d'une végétation d'ornement arbres, pelouses, fleurs, etc.).

L'entrée et la sortie de l'immeuble que l'on habite doivent être commodes et agréables.

Une ville plus humaine

L'histoire de nos villes peut être divisée en trois époques.

– *La première,* la plus longue, a été celle des villes construites pour se protéger des périls extérieurs. Elles étaient resserrées sur elles-mêmes, souvent entourées de remparts, riches d'une vie sociale intérieure et d'échanges de toutes sortes.

– *La deuxième époque* a été celle de la croissance urbaine provoquée par la révolution industrielle avec toute la cohorte de ses impératifs, de ses contraintes et de ses entraînements. Les villes deviennent une construction du rationnel plus que de l'intuitif, du calculé plus que du ressenti, du fonctionnel plus que du sensible. Elles s'étalent le long des routes, s'étendent sur de grands espaces. Elles se hérissent de grands ensembles de logements que les architectes, soumis à des contraintes difficiles de normes et de coûts, essaient sans grand succès, de diversifier, d'adapter aux lieux, aux climats, aux populations. C'est l'époque des villes fonctionnelles dont les zonings répartissent les activités suivant des programmes préconçus, à la recherche des terrains les moins coûteux possibles et donc de plus en plus éloignés. C'est l'époque des villes sans âme, sans mémoire, sans identité, sans relations sociales, sans patrimoine, dont les ensembles de logements, entourés de vastes parkings, sont reliés par de grands axes de circulation automobile à des centres commerciaux ou administratifs.

Villes fonctionnelles imposées par la division du travail et la répartition des activités, villes déshumanisées dans lesquelles chacun se sent très éloigné des autres, même s'il est son voisin de palier. Villes dans lesquelles les personnes âgées sont seules, ou évacuées dans des institutions.

– *La troisième époque*, dans laquelle nous entrons, est celle d'une société vieillissante parce que les personnes âgées y sont, d'année en année, plus nombreuses et plus âgées.

Dans une société vieillissante, la capacité de déplacement se réduit parce que l'espace dans lequel évolue la population âgée est plus limité. L'accès aux services utiles doit être facilité. Une sécurité, une protection plus élevée doivent être apportée. Une population vieillissante a besoin, à nouveau, d'une ville rassemblée où les distances à parcourir seront plus courtes, et plus sûres, dont les quartiers vivront d'une vie économique et sociale naturelle autour des échanges et des relations que provoquent et qu'entretiennent les marchés du type traditionnel et les petits commerces. C'est-à-dire de villes radioconcentriques dans lesquelles on sent, dans leurs centres, le cœur d'un peuple battre. Ville dont les structures architecturales s'adapteront aux besoins fondamentaux de l'homme, alors que les villes de la deuxième époque voulaient que l'homme s'adapte à leurs structures. Ce qui était au-delà de ses possibilités.

En posant en termes nouveaux la relation temps-espace, par une augmentation du temps disponible et un raccourcissement des distances, une population vieillissante va provoquer de nouveaux aménagements, un nouvel urbanisme.

Villes à nouveau rassemblées dans lesquelles se déplacer sera plus simple. Commercer, parler, se rencontrer, musarder, retrouveront leur sens.

Villes retrouvées avec leurs rues, « lieux magiques de vie », avec leurs couleurs et leurs visages.

Villes réhumanisées, dans lesquelles un développement plus harmonieux pourra être retrouvé parce que tous – jeunes, adultes, personnes âgées – y vivront une vie plus proche, plus solidaire.

SUMMARY

Urban development and fall prevention. — According to the wishes of older people, city must be an open, sensitive and cordial space, inside which it is easy to move and meet the others. Town planning has to prevent the risk of falls and accidents ; simultaneously, it must incite the elderly to go out and walk around. Housing attribution should take into consideration the vicinity of friends and children, as well as supplying easiness. The moving space is lessening with growing old : older people need reassembled cities, offering an easy and safe access to services and human relations. General ageing of the population imposes to reconsider current plans of urban development.

INDEX

N, O, P

Q, R

S

T

U, V

583650 - (I) - (0,8) - CSB - G115 - JOUVE

MASSON Éditeur
120, bd Saint-Germain
75280 Paris Cedex 06
Dépôt légal : Février 1999

JOUVE
18, rue St-Denis
75001 Paris
Dépôt légal : Février 1999
N° 262779k